儿科诊疗关键丛书

# 小儿肿瘤与肿瘤样疾病

主　编　沈亦逵　林愈灯

副主编　林晓源　屠立明　张　健

编　者　沈亦逵　林愈灯　翟琼香　林晓源　屠立明

张　健　李文仲　李永康　钟纪茵　卢奕云

刘艳辉　庄恒国　陈少华　蒙秀玲　罗丹东

广东科技出版社

·广　州·

**图书在版编目（CIP）数据**

小儿肿瘤与肿瘤样疾病/沈亦逵，林愈灯主编．—广州：
广东科技出版社，2004.6
（儿科诊疗关键丛书）
ISBN 7-5359-3523-0

Ⅰ．小…　Ⅱ．①沈…②林　Ⅲ．小儿疾病：肿瘤—诊疗
Ⅳ．R73

中国版本图书馆 CIP 数据核字（2003）第 125484 号

出版发行：广东科技出版社
　　　　　（广州市环市东路水荫路 11 号　邮码：510075）
E－mail：gdkjzbb@21cn.com
http：//www.gdstp.com.cn
经　　销：广东新华发行集团
排　　版：广东科电有限公司
印　　刷：广州市穗彩彩印厂
　　　　　（广州市石溪富全街 18 号　邮码：510288）
规　　格：850mm×1 168mm　1/32　印张 23.5　字数 445 千
版　　次：2004 年 6 月第 1 版
　　　　　2004 年 6 月第 1 次印刷
印　　数：1～3 000 册
定　　价：48.00 元

**如发现因印装质量问题影响阅读，请与承印厂联系调换。**

# 儿科诊疗关键丛书

总 主 编　沈亦逵　谢祥鳌
副总主编　李文益　苏宜香　陈述枚　静　进

# 丛 书 前 言

医学科学的发展日新月异，知识量急剧增加、积累，学科越分越细，同时也出现了一些交叉或边缘学科。儿（内）科，传统的按系统分科，已不能满足需要，医学免疫学、遗传学、分子生物学的进展使小儿遗传学科、小儿免疫学科应运而生；传统的急性传染病虽明显减少，但感染性疾病仍占了小儿发病的首位，因而，传染病学已为感染病学所代替；历来认为是小儿少见病的肿瘤，发病在不断增加，伴随着其诊断水平的提高及治疗手段的增加，小儿肿瘤已成为独立的学科；随着医学模式的转变，小儿的心理和行为问题日益受到儿科临床医师的重视。此外，对小儿危重病病理生理认识的加深，急救技术和设备的提高，小儿监护病房的建立，使小儿急救医学也成了一门新兴的学科。因此，儿科医师，尤其是综合医院的临床儿科医师，面对复杂的病种，需要具有较以往更广泛的知识和诊断治疗技巧，为此，我们编写了这套"儿科诊疗关键"丛书。

"儿科诊疗关键"丛书不按系统疾病分述，而是以病因和发病为线索分册，包括"小儿营养与营养性疾病"，"小儿感染与感染性疾病"，"小儿肿瘤与肿瘤样疾病"，"小儿免疫与免疫性疾病"，"小儿遗传与遗传性疾病"，"小儿心理与心理行为疾病"共六册。

丛书各分册都分总论和各论两部分，总论对该领域或专题的基础及小儿特点进行较详细的论述；各论则包括该领域内小儿的常见、多发病的诊断和治疗。

丛书着眼于实用，简明，新颖。对病因，发病机制有简要的阐述，而诊断和治疗则尽量具体、详尽，以适应儿科临床医师日常参考。

本丛书各分册主要由广州儿科同道们编写，邀请了部分外地专

1

家参加。他们绝大多数有高级职称，从事儿科工作多年，在相关领域有丰富的临床实践经验。

虽然本丛书要求取材于近 5~10 年的最新文献资料，但由于医学技术发展迅速，编写者的学识水平总是跟不上科技的发展，因而难免有错误和不足之处，敬请读者批评指出。

沈亦逵　谢祥鳌

# 目　　录

# 第一编  小儿肿瘤诊疗基础

## 第一章  儿童肿瘤的特点

### 第一节  小儿肿瘤发病情况

　　随着社会的进步和医学的发展，使小儿疾病谱和死亡原因发生了明显的变化，严重威胁小儿生命的急性传染病的发生率和死亡率已大幅度下降，恶性肿瘤已成为严重威胁小儿生命的主要疾病之一。儿童恶性肿瘤年发病率约为 12.0/10 万，以此推算，我国 3 亿儿童，每年新发生的小儿恶性肿瘤病例数达 3 万例左右，其中 1/3 为白血病，2/3 为实体瘤。20 世纪 90 年代以来，在我国小儿死因顺位中，恶性肿瘤已上升到第 3 位（1~4 岁年龄组）或第 2 位（5~14 岁年龄组）。近 20 年来由于诊断、治疗方法的不断发展和化学治疗的不断进步，儿童恶性肿瘤预后已有明显提高，在先进国家 5 年无病生存率，已从 20 世纪 60 年代 28% 提高到 20 世纪 80 年代的 65%，而白血病则更高，故认为小儿恶性肿瘤无法医治概念应当纠正。

#### 一、小儿恶性肿瘤的发病率

　　我国 13 亿人口中约有 3 亿儿童，按 10/10 万的发病率计算，每年新发恶性肿瘤约有 3 万例，其中 1/3 为白血病（1 万例），2/3

1

为实体瘤（2万例）。

根据我国 1988～1992 年 11 个肿瘤登记试点地区的统计资料，其资料覆盖人年总数为 104 763 715 人年恶性肿瘤发病总数为 210 259 例。恶性肿瘤发病率，男性为 128.5/10 万～288.7/10 万，女性为 42.9/10 万～221.7/10 万。但小儿恶性肿瘤发病率远较成人为低，男孩为 5.7/10 万～11.9/10 万，女孩为 4.6/10 万～9.7/10 万（见表 1-1）。我国小儿恶性肿瘤发病率与美国小儿恶性肿瘤发病率 12.45/10 万近似（见表 1-2）。

小儿恶性肿瘤中各类肿瘤的发病率不同，以白血病为最高，占小儿恶性肿瘤发病数的 1/3 多（见表 1-3、表 1-4）。在国内 19 家医院（1990～1994 年）儿科住院的小儿白血病及恶性肿瘤中，白血病占 67.52%（见表 1-5）。我国小儿白血病的发病率为 2.2/10 万～4.0/10 万，较成人白血病的发病率 3.1/10 万～5.2/10 万稍低（见表 1-1）。

表 1-1  小儿恶性肿瘤发病率与死亡率（1/10 万）

| 发病率及死亡率 | | 北京 | | 上海 | | 天津 | |
|---|---|---|---|---|---|---|---|
| | | 男 | 女 | 男 | 女 | 男 | 女 |
| 恶性肿瘤发病率 | 总发病率 | 178.5 | 151.5 | 288.7 | 221.7 | 209.4 | 177.7 |
| | 儿童发病率 | 5.7 | 4.6 | 11.9 | 9.7 | 10.5 | 8.9 |
| 白血病发病率 | 总发病率 | 4.5 | 3.1 | 5.2 | 4.3 | 4.9 | 3.9 |
| | 儿童发病率 | 2.2 | 2.0 | 4.0 | 2.9 | 3.3 | 3.9 |
| 恶性肿瘤死亡率 | 总死亡率 | 134.5 | 100.9 | 224.8 | 151.5 | 121.3 | 91.0 |
| | 儿童死亡率 | 4.6 | 3.5 | 7.4 | 5.7 | 4.5 | 3.8 |
| 白血病死亡率 | 总死亡率 | 3.5 | 2.8 | 4.3 | 3.5 | 2.6 | 1.8 |
| | 儿童死亡率 | 2.1 | 1.8 | 2.5 | 1.7 | 1.3 | 1.7 |

*摘自：全国肿瘤防治研究办公室、卫生部卫生统计信息中心编，"中国试点市、县恶性肿瘤的发病与死亡"（1988～1992），中国医药科技出版社，2001。

表 1-2　美国 15 岁以下白人儿童的恶性肿瘤发病率

| 肿瘤种类 | 病例数 | 每年 100 万人中的发生率 | 每年 10 万人中的发病率* |
|---|---|---|---|
| 白血病 | 651 | 42.1 | 4.21 |
| 急性淋巴细胞性 | 380 | | |
| 急性粒细胞性 | 102 | | |
| 慢性粒细胞性 | 15 | | |
| 急性单核细胞性 | 5 | | |
| 急性（其他未作分类的） | 149 | | |
| 淋巴瘤 | 204 | 13.2 | 1.32 |
| 中枢神经系统肿瘤 | 370 | 23.9 | 2.39 |
| 交感神经系统肿瘤 | 148 | 9.6 | 0.96 |
| 视网膜母细胞瘤 | 52 | 3.4 | 0.34 |
| 肾肿瘤 | 121 | 7.8 | 0.78 |
| 肝肿瘤 | 29 | 1.9 | 0.19 |
| 骨肿瘤 | 86 | 5.6 | 0.56 |
| 性腺和生殖细胞肿瘤 | 34 | 2.2 | 0.22 |
| 卵巢 | 17 | | |
| 睾丸 | 16 | | |
| 其他 | 1 | | |
| 畸胎瘤 | 5 | 0.3 | 0.03 |
| 软组织肉瘤 | 130 | 8.4 | 0.84 |
| 横纹肌肉瘤 | 69 | | |
| 黑色素瘤 | 11 | 0.7 | 0.07 |

3

续表

| 肿瘤种类 | 病例数 | 每年 100 万人中<br>的发生率 | 每年 10 万人中<br>的发病率* |
|---|---|---|---|
| 其他肿瘤 | 84 | 5.4 | 0.54 |
| 甲状腺 | 25 | | |
| 共计 | 1925 | 124.5 | 12.45 |

1969～1971 年美国第三次全国恶性肿瘤资料。每年每百万人的发病率系根据 1970 年 5 151 699 人的调查资料。1970 年白种儿童的总数为 49 001 683人。(引自 Young 及 Miller："美国儿童恶性肿瘤的发病率"。J Pediatrics, 1975, 86：254～258)

(*：本表所列的发病率原为每 100 万人口计算，故折算为每 10 万人口的标准发病率)

表 1-3　小儿恶性肿瘤的发病年龄、性别与各种组织肿瘤的发病率

| 小儿恶性肿瘤 | 男/%<br>发病年龄（岁） | | | 女/%<br>发病年龄（岁） | | |
|---|---|---|---|---|---|---|
| | 0～4 | 5～9 | 10～14 | 0～4 | 5～9 | 10～14 |
| 白血病 | 37.7 | 30.5 | 23.2 | 34.8 | 34.7 | 17.7 |
| 神经脑细胞瘤 | 14.8 | 26.0 | 19.7 | 14.2 | 26.5 | 19.1 |
| 淋巴瘤 | 5.2 | 18.2 | 24.0 | 2.9 | 7.3 | 18.8 |
| 神经母细胞瘤 | 15.3 | 3.5 | 1.0 | 16.8 | 3.7 | 1.5 |
| 肾瘤 | 8.4 | 4.2 | 1.1 | 11.6 | 8.0 | 1.4 |
| 肉瘤 | 4.8 | 7.8 | 6.8 | 5.3 | 7.8 | 7.7 |
| 骨瘤 | 0.8 | 3.3 | 11.3 | 1.0 | 4.5 | |
| 眼瘤 | 5.4 | 0.6 | 0.1 | 7.3 | 8.2 | 11.4 |
| 其他 | 7.6 | 5.9 | 12.8 | 6.1 | 9.3 | 22.4 |
| 合计 | 100 | 100 | 100 | 100 | 100 | 100 |

4

表 1-4  上海市 14 岁以下儿童恶性肿瘤发病情况（1990～1992 年）

| 恶性肿瘤种类 | 不同年龄组（岁）的发病数（发病率）* | | | 合　计 | 百分比年龄组(%) |
|---|---|---|---|---|---|
| | 0～4 | 5～9 | 10～14 | | |
| 白血病 | 49(44.2) | 60(41.14) | 30(32.09) | 139(37.97) | 35.11 |
| 中枢神经肿瘤 | 21(16.77) | 41(28.18) | 31(33.16) | 93(24.73) | 23.49 |
| 淋巴瘤 | 11(8.79) | 26(17.78) | 7(7.49) | 44(12.08) | 11.12 |
| 神经母细胞瘤 | 9(7.19) | 4(2.75) | 2(2.14) | 15(4.12) | 3.79 |
| 软组织肉瘤 | 4(3.2) | 1(0.69) | 4(4.88) | 9(2.47) | 2.28 |
| 肾母细胞瘤 | 19(15.8) | 2(1.37) | 1(1.07) | 22(6.04) | 5.55 |
| 骨瘤 | 0 | 8(5.50) | 7(4.49) | 15(4.11) | 3.79 |
| 视网膜母细胞瘤 | 6(4.79) | 0 | 0 | 6(1.65) | 1.52 |
| 肝肿瘤 | 5(4.00) | 3(2.06) | 2(1.07) | 10(2.47) | 2.28 |
| 卵巢肿瘤 | 0 | 1(1.38) | 5(10.78) | 6(3.11) | 3.66(女) |
| 睾丸肿瘤 | 4(6.39) | 0 | 0 | 4(2.19) | 1.72(男) |
| 其他 | 14(9.84) | 9(6.18) | 10(7.70) | 33(8.99) | 7.34 |
| 共计 | 142(113.39) | 155(106.55) | 99(105.88) | 396(100.83) | 100.00 |

\* 发病率＝每百万人口每年发病数。

表 1-5  国内 19 家医院（1990～1994 年）小儿白血病及恶性肿瘤年龄分布

| 种类 | <1 岁 | | 1 岁～ | | 6 岁～ | | 11～14 岁 | | 总数 | % |
|---|---|---|---|---|---|---|---|---|---|---|
| | 例数 | % | 例数 | % | 例数 | % | 例数 | % | | |
| 急淋 | 55 | 2.76 | 878 | 44.53 | 594 | 29.82 | 456 | 22.89 | 1992 | 44.60 |
| 急非淋 | 29 | 2.83 | 308 | 30.08 | 358 | 34.96 | 329 | 32.13 | 1 024 | 22.92 |

| 种类 | <1岁 | | 1岁~ | | 6岁~ | | 11~14岁 | | 总数 | % |
|------|------|------|------|------|------|------|------|------|------|------|
| | 例数 | % | 例数 | % | 例数 | % | 例数 | % | | |
| 淋巴瘤 | 11 | 1.89 | 203 | 34.94 | 225 | 38.73 | 142 | 24.44 | 581 | 13.01 |
| 神母瘤 | 21 | 11.86 | 101 | 57.06 | 44 | 24.86 | 11 | 6.22 | 177 | 3.96 |
| 郎格罕 | 26 | 14.29 | 115 | 63.19 | 31 | 17.03 | 10 | 5.49 | 182 | 4.07 |
| 其他 | 41 | 8.02 | 209 | 40.90 | 137 | 26.81 | 124 | 24.27 | 511 | 11.44 |
| 总计 | 183 | 4.10 | 1 818 | 40.70 | 1 392 | 31.16 | 1 074 | 24.04 | 4 467 | 100.0 |

资料来源：广东省人民医院儿科等国内 19 家医院。

## 二、小儿恶性肿瘤的死亡率

根据我国 1988~1992 年 11 个肿瘤登记试点地区的统计资料，恶性肿瘤死亡率，男性为 121.3/10 万~151.5/10 万，女性为 91.0/10 万~151.5/10 万。但小儿恶性肿瘤死亡率远较成人为低，男孩为 4.5/10 万~7.4/10 万，女孩为 3.8/10 万~5.7/10 万（见表 1-1）。我国小儿恶性肿瘤死亡率（3.8/10 万~7.4/10 万）稍高于美国小儿恶性肿瘤死亡率 3.6/10 万（见表 1-5）。

由于近 20 年来肿瘤治疗方法的不断进步，小儿恶性肿瘤的死亡率已不断下降，特别是小儿急性白血病、恶性淋巴瘤、横纹肌肉瘤等实体瘤死亡率已大幅度下降。

小儿恶性肿瘤在小儿病死原因中占有重要位置：小儿（1~14 岁）的三大死亡原因是意外事故、感染及恶性肿瘤。

根据 1973~1977 年我国全国性统计，6~14 岁小儿死于恶性肿瘤者占该年龄组总死亡率的 0.8%，恶性肿瘤在各种死因中居第 11 位。

目前，由于社会的发展与医学的进步，小儿死亡原因发生了很大变化。我国和其他一些发达国家一样，感染性疾病的死亡率已大幅度下降，小儿恶性肿瘤（包括白血病）已成为小儿死亡的主要原因。根据国际儿童肿瘤登记处资料（1987），英国等国家儿童肿瘤死亡率占同年龄组总死亡率的16%，位于意外事故之后，居第2位。根据美国国家肿瘤研究所1990年报道材料中称104万新发肿瘤患者中15岁以下共6 800例（占0.6%），说明小儿肿瘤发病率比较低。但其死亡率却很高，为死亡原因第2位，仅次于创伤（见表1-6）。

表1-6　1990年统计小儿死亡率（1~14岁）

| 死因 | 例数 | 百分率（%） | 小儿人群死亡率 |
|---|---|---|---|
| 创伤 | 7 100 | 44.0 | 14.5/10万 |
| 肿瘤 | 1 734 | 10.7 | 3.6/10万 |
| 畸形 | 1 332 | 8.2 | 2.6/10万 |
| 其他疾病 | 6 044 | 37.1 | 12.0/10万 |
| 共计 | 16 268 | 100 | 32.6/10万 |

国内报道（1992）上海儿童肿瘤死亡率呈上升趋势，1990年儿童肿瘤死亡率为6.46/10万人口，死因顺位由1980年的第6位上升到1990年的第5位。在我国据上海地区的调查，全部小儿病死原因中，恶性肿瘤占第3位（第一为创伤，第二为畸形）。因此，小儿恶性肿瘤是严重威胁小儿生命的疾病之一。

成人恶性肿瘤在成人病死原因中，我国恶性肿瘤死亡率占各种死亡原因的第2位，在部分城市已占首位。并且从20世纪70年代到20世纪90年代，肿瘤死亡率呈明显上升趋势，由83.65/10万上升至108.26/10万。

### 三、小儿肿瘤与成人肿瘤对比

（一）小儿肿瘤除发病率较成人低之外，组织类型也与成人不同（表1-7）

表 1-7　小儿与成人常见恶性肿瘤发病比较

| 肿瘤部位 | 小儿（%） | 成人（%） |
|---|---|---|
| 白血病 | 31 | 2.6 |
| 中枢神经 | 19 | 1.5 |
| 淋巴瘤 | 12 | 5.3 |
| 肉瘤 | 6 | 0.5 |
| 泌尿系统 | 6 | 2.3 |
| 骨骼 | 5 | 0.2 |
| 眼部 | 5 | 0.2 |
| 其他（癌） | 3 | 87.4 |
| 合计 | 100 | 100 |

## （二）小儿与成人肿瘤的主要差异

儿童恶性肿瘤多来源于中胚层和胚胎残余组织，好发于造血组织、中枢神经和交感神经组织（包括眼和肾上腺髓质等）、软组织、骨和肾等，但罕见发生于皮肤、肺、胃等部位的上皮性癌（表 1-8）。有些儿童时期的肿瘤在发生学上与畸形、染色体异常及免疫缺陷等先天因素有关。

表 1-8　小儿与成人肿瘤的主要差异

| 特点 | 儿童肿瘤 | 成人肿瘤 |
|---|---|---|
| 原发部位 | 侵袭组织，造血系统、淋巴、中枢神经系统、周围神经系统、肌肉、骨骼 | 侵袭器官，乳房、肺、结肠、前列腺、子宫 |
| 病理 | 92% 为肉瘤 | 87% 为癌 |
| 诊断时病期 | 80% 已扩散 | 局部或区域性 |

8

| 特点 | 儿童肿瘤 | 成人肿瘤 |
|------|----------|----------|
| 筛查试验 | 神经母细胞瘤测尿儿茶酚胺 | 自我检查，隐血，镜检 |
| 早期发现 | 大多偶然发现 | 随教育和筛查而得到改善 |
| 化疗疗效 | 敏感 | 不太敏感 |
| 生存率 | 5 年 > 60%，治愈可能 > 60% | 5 年 < 50% |
| 预防 | 可能性少 | 80%可预防（如禁烟） |

## 四、小儿恶性肿瘤的生存率

近来，美国医学会发表了儿童肿瘤 1960 ～ 1996 年间治疗效果的进展。从中可看出常见儿童肿瘤的治愈率在 36 年间已经有了很大的提高（表 1-9）。

表 1-9　美国儿童肿瘤 36 年间 5 年生存率（%）

| 肿瘤种类 | 1960 年 | 1996 年 |
|----------|---------|---------|
| 所有部位 | 28 | 70 |
| 急性淋巴细胞白血病 | 4 | 78 |
| 急性髓细胞白血病 | 3 | 28 |
| 霍奇金淋巴瘤 | 52 | 92 |
| 非霍奇金淋巴瘤 | 18 | 69 |
| 神经母细胞瘤 | 25 | 61 |
| 脑和其他神经系统肿瘤 | 35 | 60 |
| 肾母细胞瘤 | 33 | 92 |
| 骨关节肿瘤 | 20 | 64 |

由于我国社会与经济的发展，以及医学科学的不断进步，有效抗癌药物增多与化疗方案不断改进，小儿肿瘤的治疗效果不断提

高，如小儿急性淋巴细胞白血病的 5 年无病生存率已达到 60% 以上。

小儿恶性肿瘤发病率在我国呈上升趋势，与先进国家相比我国的治疗效果还较差些，因此，小儿肿瘤成为我国儿科学中的一个重要课题。

# 第二节　儿童肿瘤分类

儿童期（0~14 岁）可患各种类型的肿瘤，其肿瘤谱与成人很不一样，而且比较集中在 10 种左右的类型，根据其以发病率及发病系统、组织或脏器，儿童肿瘤的常见类型如下：

## 一、血液肿瘤

指由造血组织或血细胞恶性增殖、分化停滞并凋亡障碍起病的；或易转移或累及造血组织（骨髓等）的肿瘤，所谓血液肿瘤包括以下类型：

1. 白血病　　小儿白血病在小儿恶性肿瘤中占首位，有 36%~40%。根据白血病的临床表现、发病过程及细胞形态学等特征可分为急性白血病和慢性白血病。儿童白血病中绝大多数（95%~97%）为急性白血病，而慢性白血病中只有慢性粒细胞性白血病，在儿童中未见慢性淋巴细胞性白血病（此乃成人尤其老年人群易患的白血病类型）。根据急性白血病的病理细胞的形态学（morphology，M）、免疫表型（immunotype，I）及细胞遗传学（cytogenetic，C），即 MIC 特征不同又可分为急性淋巴细胞白血病（ALL）和急性髓细胞白血病（AML）。

2. 恶性淋巴瘤　　在小儿恶性肿瘤中发病率占第 3 位，约 12%。根据临床表现、组织病理及细胞特征的不同又可分为霍奇金淋巴瘤（Hodgkin lymphoma）和非霍奇金淋巴瘤（non-Hodgkin lymphoma）。

3. 恶性组织细胞病　　是全身单核-巨噬细胞系统组织细胞恶性增生浸润的恶性血液肿瘤。

4．郎格罕细胞组织细胞增生症　　本病为分化性组织细胞增生症，属介于免疫反应性非肿瘤性增生和恶性肿瘤性组织细胞增生疾患之间，也有认为是一种恶性克隆性疾病。

5．多发性骨髓瘤　　是原发于骨髓的单克隆浆细胞恶性血液肿瘤，但小儿时期罕见。

## 二、实体瘤

1．中枢神经系统肿瘤（脑瘤）　　小儿脑瘤的发病率为小儿恶性肿瘤的第 2 位，仅次于白血病，占小儿恶性肿瘤的 21% ~ 24%。小儿脑瘤的病理特点是：①发生于天幕以下者较多（占50% ~ 70%），并多居中线部位。②小儿脑瘤多居于颅后窝，故易累及脑干、呼吸中枢、第四脑室、小脑及脑神经而产生相应的临床表现，后果严重。③病理类型以星形细胞瘤、髓母细胞瘤、颅咽管瘤及室管膜瘤为最多见。④小儿脑瘤与成人脑瘤不同，在成人中多见的脑膜瘤、垂体腺瘤及转移性脑肿瘤则罕见。

2．交感神经系统肿瘤　　在小儿恶性肿瘤中较为常见，占5% ~ 6%。主要是神经母细胞瘤，其他还有嗜铬细胞瘤等。

3．小儿肉瘤　　发病率比成人高，约占小儿恶性肿瘤的13%，小儿肉瘤以横纹肌肉瘤为多，其次是骨肉瘤及滑膜肉瘤等。小儿横纹肌肉瘤中，特别突出的是胚胎性横纹肌肉瘤，好发于阴道、宫颈、膀胱、前列腺、精索及附睾等泌尿生殖系统，眼眶、鼻咽、颈部及胆道亦常有发生。

4．肾母细胞瘤　　又称 Wilm's 瘤，在小儿中较为多见，约占小儿恶性肿瘤的 8%，75% 在 1 ~ 5 岁时确诊，发病高峰年龄是 3 ~ 4 岁。新生儿中偶可见，而在成人中则罕见。

5．小儿癌瘤　　成人常见的癌瘤在小儿中少见，如果加上胚胎性癌及内胚癌总共约占 7%，有报告 60 例小儿癌肿中，胚胎性癌 30 例，甲状腺癌 7 例，内胚癌 6 例，唾液腺癌 5 例，肝癌及肾上腺癌各 2 例，胆管癌、胰腺癌、膀胱癌、肺癌、鼻咽癌、卵巢癌及转移癌仅各 1 例。据文献报道，几乎成人所发生的癌瘤在小儿中皆可发生，但发病率极小。

6. 肝脏肿瘤　　在儿童期可见各种良性和恶性肝脏肿瘤，其中恶性占 2/3。发病率约占小儿恶性肿瘤的 2.5%，远不及成人的发病率高。儿童恶性肝脏肿瘤中常见的是：

(1) 肝母细胞瘤：是起源于上皮组织的一种肝脏恶性肿瘤。几乎所有患儿的发病年龄在 3 岁以下，尤其以婴儿多见，是儿童中常见的肝脏恶性肿瘤。

(2) 肝细胞性肝癌：绝大多数患儿发病年龄在 5 岁以上。癌细胞因分化程度不同，而多少仍保留肝细胞的特点，但这些肝细胞不形成肝小叶结构。

(3) 肝肉瘤：在儿童中罕见，发病年龄小于 4 岁，大多数患儿存活时间不超过 6 个月。

(4) 儿童胚胎横纹肌肉瘤：可发生在胆道，临床则表现有典型的梗阻性黄疸。

7. 性腺肿瘤

(1) 小儿睾丸肿瘤：小儿睾丸肿瘤大多数属胚胎源性，有关其分类与成人一样，过去甚为复杂，此处不予赘述，成人多见的精原细胞瘤在小儿中则少见。小儿睾丸肿瘤占男孩肿瘤的 1.7% 左右。病理学上分为以下两类：①生殖细胞瘤：卵黄囊瘤包括内胚窦瘤、卵黄囊瘤、婴儿睾丸腺癌、睾丸母细胞瘤、胚胎性腺癌及胚胎性癌等；畸胎瘤包括成熟和未成熟两种。②非生殖细胞瘤：支持细胞瘤包括支持细胞腺癌、真性腺癌、性腺间质细胞瘤及结节性腺瘤；间质细胞瘤即间质瘤；结缔组织瘤包括性腺母细胞瘤、淋巴瘤、白血病、血管瘤和转移性肿瘤。

(2) 小儿卵巢肿瘤：小儿卵巢肿瘤占女童恶性肿瘤的 4.6% 左右、可发生于任何年龄，但以 10 ~ 12 岁为多见，在婴儿及新生儿中则罕见。小儿卵巢肿瘤主要是生殖细胞瘤，包括无性细胞瘤、畸胎瘤、胚胎性癌及卵黄囊瘤，其中生殖细胞瘤占 60% ~ 80%。小儿卵巢囊性肿瘤包括囊肿、滤泡囊肿、囊腺瘤及良性囊性畸胎瘤，约占所有卵巢囊肿的 70%。

（沈亦逵）

## 第三节　现代儿童肿瘤治疗水平

近 20 年来，随着对恶性肿瘤病因和发病机制的进一步阐明，肿瘤的诊治水平有明显的提高。儿童肿瘤谱与成人迥然不同，药代动力学和药效动力学也明显不同于成人，多数对放疗、化疗敏感，预后也较成人明显好，超过半数儿童恶性肿瘤通过个体化综合治疗，可获得痊愈。据有关资料显示，发达国家儿童急性淋巴细胞白血病 5 年无病生存率达 70%~80%；急性髓细胞白血病也达 50%；肾母细胞瘤在预后良好的 I 期病例 5 年生存率为 100%，II 期为 75%，III 期为 45%，IV 期和 V 期病例无 5 年生存；神经母细胞瘤 I 期 5 年生存率为 100%，II 期为 44%，III 期为 35%~81%，IV 期为 26%~54%，横纹肌肉瘤为 71%。遗憾的是，对这些儿童恶性肿瘤治疗上的巨大进步，不仅是社会，而且相当一部分非小儿血液肿瘤专业医务人员也不为所知，持小儿恶性肿瘤是不治之症观念的人大有人在。在我国少数医疗单位，通过合理的治疗，部分儿童恶性肿瘤的诊治水平也达到或接近国际先进水平，不少恶性肿瘤患儿已完全恢复了健康，和正常人一样地工作、学习和生活，有的已生育出正常的后代。因此有必要加强普及宣传教育工作。然而在我国，由于受社会观念和经济条件、医疗体制的制约，加上多数医疗单位并未建立专门的小儿血液肿瘤专业队伍，大部分儿童恶性肿瘤不能得到及时有效的正规治疗，多数放弃治疗，如我国每年新发儿童恶性肿瘤 30 000 余例，其中急性白血病约 10 000 例，只有不到 1 000 例能接受治疗。不少恶性实体瘤在手术治疗前未得到强有力的放疗、化疗等综合治疗的支持，5 年长期无病生存率仍处于较低水平。

与成人恶性肿瘤治疗一样，手术、放疗、化疗仍是儿童恶性肿瘤的三大经典治疗方法。生物反应调节治疗对于消灭机体残存肿瘤细胞有一定作用；中医中药治疗对于减轻放疗、化疗的毒副作用，调节机体平衡功能有独到之处；支持治疗是大剂量放疗、化疗和造血干细胞移植的有力保证，对晚期恶性肿瘤主要行对症支持治疗，可减轻患儿痛苦，提高其生活质量。但任何单一的治疗方法都不可能彻底治愈恶性肿瘤，对小儿恶性肿瘤的治疗，应进行多科合作，成立包括小儿血液科、外科、病理科、放疗科和影像诊断专业医生组成的小儿肿瘤专业队伍，共同制定治疗方案，综合治疗，同时各级政府应重视，争取成立小儿重症基金，使多数患儿能得到治疗。儿童恶性肿瘤具有生长迅速、易早期转移，恶性程度高等生物学特性，加之家长和非肿瘤专科医生对小儿肿瘤缺乏警觉，许多儿童恶性肿瘤在临床诊断前，已通过血液或淋巴系统向远处转移，此时若仅单独依靠放疗、化疗或手术治疗，绝大部分将复发。通过各专业组医生的充分合作，对患儿进行正确的诊断、临床分期和预后评估，制定合理的治疗方案，可提高疗效。其一般的原则是：肿瘤局限者，以手术切除治疗为主，必要时术后辅以放、化疗；肿瘤巨大，超过局部范围者，可术前放、化疗，待瘤体缩小，转移灶得到理想控制后再行手术切除，此即延期一期手术，或在第一次手术时切除部分瘤体或活检，化疗、放疗一阶段后行二期探查手术（second look operation），将原发肿瘤彻底切除，术后再行放、化疗。实践证明，延期或二期手术，可使晚期恶性肿瘤的切除率明显上升，无病生存率提高。如现在主张对Ⅲ、Ⅳ期神经母细胞瘤行延期或二次手术，结合大剂量强化疗或造血干细胞移植，5年无病生存率可明显提高。化学治疗必须强调强烈、早期、联合用药原则，使用能杀伤肿瘤细胞的细胞毒药物，坚持长期正规治疗，防止抗肿瘤药物严重的近期毒副作用或远期并发症。由于放射设备的改进和放射生物学的进展，近年来发展的立体定向放疗，适形调强放疗、非常规分割放疗、放射化学修饰的应用，使得放疗效益明显提高，如应用三维定位的方法可以应用激光刀来切除肿瘤。

理论上，基因治疗最有希望治愈肿瘤，但由于恶性肿瘤的发病是一个多因素，多阶段复杂的发病过程，要完全治愈恶性肿瘤还有许多问题有待解决，短期内尚难应用于临床。肿瘤细胞的异质性及肿瘤细胞的多种免疫逃避机制，能使特异的免疫活性细胞失活，阻止免疫效应细胞的杀伤，使得免疫治疗临床只对少数恶性肿瘤有效，主要包括恶性黑色素瘤、肾癌。维甲酸诱导肿瘤细胞分化、三氧化二砷促使肿瘤细胞发生凋亡、端粒酶抑制肿瘤细胞的增殖等，都为恶性肿瘤的治疗提供了新的思路。

（林愈灯）

# 第四节　儿童肿瘤的病因与发病机制

对于肿瘤病因和发病机制，虽然医学和生物科学领域多年来进行了广泛深入的研究，但至今尚未完全阐明，还有待进一步探讨。要治愈和预防肿瘤发生，关键要阐明肿瘤的病因及其发病机制。

## 一、肿瘤的病因

肿瘤的病因非常复杂，是由多方面因素来决定，包括内因和外因两方面。外因指来自周围环境中的可能致癌因素，包括化学性致癌因素、物理性致癌因素、致癌病毒等。内因则包括遗传因素、机体的免疫功能状态或各种有利于外界致癌因素发挥作用的机体内在因素。

### （一）影响肿瘤发生发展的内在因素

在癌症多发区，长期工作、生活在同一环境的人，其中只有少数人发生肿瘤，有些恶性肿瘤如神经母细胞瘤、黑色素瘤有自发消退倾向，这一现象提示机体内因素在肿瘤的发生发展中有重要作用，内在因素可表现为以下几方面：

1. **遗传因素**　主要表现为恶性肿瘤的种族分布差异，家族聚集和遗传缺陷而使肿瘤形成。如广东人鼻咽癌相当常见，广东籍华侨，甚至他们的后裔，鼻咽癌发生率也高于当地居民。日本、波罗的海沿岸国家胃癌发生率显著高于其他国家。目前发现不少常见肿瘤有家族史，如乳腺癌、胃肠癌、肝癌、子宫内膜癌、黑色素瘤等。视网膜母细胞瘤、肾母细胞瘤、肾上腺或神经节的神经母细胞瘤属单基因遗传，以常染色体显性遗传出现。发生遗传性基因突变或缺失都是肿瘤抑制基因如 Rb、P53、APC 等。还有一些遗传综合征患者表现为对肿瘤的易感倾向，如毛细血管扩张性共济失调综合征易患白血病和淋巴网状细胞恶性肿瘤；着色性干皮病对皮肤癌易感；结节性硬化症易患星形细胞瘤。

人类肿瘤的遗传绝大多数并不是肿瘤本身的直接遗传，遗传的是对肿瘤的易感性或倾向性，在此基础上需要外在因素的作用才能发生肿瘤。早在 20 世纪 70 年代，Knudson 就以儿童视网膜母细胞瘤为模型提出了遗传性肿瘤二次突变假说（two-hit hypothesis）。该假说认为遗传性肿瘤第一次突变发生于生殖细胞，第二次突变发生于体细胞，在家族性视网膜母细胞瘤患儿，其基因组中已经存在一个从父母处得到有缺陷的 Rb 基因，另一个 Rb 是正常的（杂合型），只要再有一次体细胞突变，即可形成肿瘤（纯合型），这类遗传性肿瘤发病年龄早，并且多是多灶性或双侧性。而散发性视网膜母细胞瘤患儿，其两个正常的 Rb 基因都要经过体细胞两次突变而失活才能发病，故肿瘤发病迟，并且多是单发或单侧性的。

2. 免疫功能　　目前已累积大量资料证明机体免疫功能状态对肿瘤发生发展的影响。机体抗肿瘤免疫反应以细胞免疫为主，体液免疫为辅。小儿肿瘤发病因素中，先天性免疫缺陷如 X-性联无丙种球蛋白血症、Wiskott-Aldrich 综合征、Chediak-Higashi 综合征、共济失调毛细血管扩张症（ataxia-telangiectasis）患者有 5% 发生恶性肿瘤，比正常小儿人群高出 200 倍。年老体弱机体免疫功能低下易患肿瘤，长期接受免疫抑制剂治疗患儿恶性肿瘤发病率明显增高，多器官移植受者发生恶性淋巴瘤可能性大增。相反，有些肿瘤如神经母细胞瘤、恶性黑色素瘤患者，由于机体免疫功能增高而有自发消退倾向。大多数恶性肿瘤发生于免疫功能正常人群，这些肿瘤能逃逸机体的免疫监视作用，其机制还不完全清楚，可能与肿瘤的免疫原性低，或肿瘤本身能分泌封闭因子，抑制机体免疫反应有关。

**（二）外界致癌因素**

1. 化学致癌因素　　化学致癌大多与环境污染和职业因素有关。化学致癌物结构差别很大，包括无机和有机化合物，目前已知50种以上化学物质，化学混合物和工业生产过程为人类致癌物，300种以上的化学物质为动物致癌物，也可能和人类肿瘤有一定关系。目前研究表明，所有化学致癌物在结构上都具有亲电子结构基团，如环氧化物、硫酸酯基团，能与细胞大分子的亲核基团共价结合，形成加合物，导致DNA突变。按其作用方式可分为直接致癌物、间接致癌物和促癌物。

直接致癌物，进入机体后能与体内的细胞直接作用，不需代谢转化即能诱导细胞癌变，一般为强致癌剂，致癌作用快，如各种致癌性烷化剂环磷酰胺、苯丁酸氮芥、亚硝基脲等，用于治疗白血病和恶性淋巴瘤及非肿瘤性患者如类风湿性关节炎、系统性红斑狼疮，数年后可诱发第二肿瘤，通常为急性髓细胞性白血病。苯、氯霉素可致白血病，砷可诱发皮肤癌，氯乙烯可致塑料工人肝血管肉瘤。某些金属粉末对人类也有致癌作用，包括镍、铬、镉、铍等。如铬可引起肺癌，镉与前列腺癌、肾癌有关，镍与鼻癌和肺癌有关。

间接致癌物，这类化学物质进入人体后须经体内代谢活化才有活性反应，环境中广泛存在，化学性质稳定，活性中间产物一旦形成就能与DNA反应造成遗传性损伤，包括癌基因和抑癌基因在内的关键性细胞基因突变。普通人群对这类致癌物质暴露倍受关注。主要包括：①多环芳香烃类：存在于煤焦油、石油、烟草燃烧的烟雾、煤烟及工业废气中，其中3,4-苯并芘、1,2,5,6-双苯并蒽、3-甲基胆蒽、二甲基苯蒽有强致癌作用。3,4-苯并芘也存在于烤制和薰制的鱼肉中。②芳香胺类和偶氮染料：主要存在于着色剂、除草剂、防氧化剂和人工合成染料中。如联苯胺、4-氨基联苯与印染厂工人和橡胶工人膀胱癌多发有关。食品工业染料二氨基偶氮苯（奶油黄）可引起肝细胞性肝癌；4-氨基偶氮苯涂擦皮肤可引起皮肤癌；口服可引起肠癌和皮肤癌。③亚硝胺类：广泛存在于香烟烟雾、薰烤肉类、咸鱼、油煎食品和酸菜中，环境中广泛存在可以合成致癌性亚硝胺类的前身物质，如亚硝酸盐作为肉鱼类食品保存剂与着色剂进入人体，在胃内酸性环境下，易于合成亚硝胺。亚硝胺在体内经羟化作用而活化，形成烷化碳离子而致癌。④霉菌毒素类：研究较深入的是黄曲霉菌所产生的黄曲霉毒素，黄曲霉菌广泛存在于霉变的食品中，以霉变的花生，玉米及谷类含量最多。黄曲霉毒素有 10 余种，其中黄曲霉毒素 $B_1$ 致癌作用最强，主要诱发肝细胞癌。

2. 物理性致癌因素　　物理性致癌因素有多种，有些已证明有直接致癌作用。电离辐射是主要的物理性致癌因素，包括 X 射线、γ 射线，亚原子微粒电子、质子、中子，α 粒子的辐射及紫外线辐射。大量事实证明，长期接触镭、铀等放射同位素可引起恶性肿瘤；暴露于原子弹爆炸或核污染射线范围内的居民，发生白血病的人数明显增高；长期阳光暴晒和紫外线照射可引起人和动物的皮肤癌，特别在白种人和照射后皮肤色素不增加的人更易发生；长期接触放射性钴、氡或其他放射性粒尘的矿工，肺癌发病率明显增高。用 $^{60}Co$ 射线治疗宫颈癌与白血病和肾、直肠、膀胱、阴道、口腔肿瘤发生有关。电离辐射形成自由基，引起 DNA 断裂，表现为染色多种畸变方式，如重复、易位、倒位、缺失、点突变等，因而激活癌基因或灭活肿瘤抑制基因。

3. 致瘤病毒　　现已知有上百种病毒在动物中可致肿瘤，人类恶性肿瘤是否也由病毒引起，尚缺乏确凿证据，但确有实验证据表明某些病毒确实与人类某些恶性肿瘤有关。致瘤性病毒分致瘤性 DNA 病毒和致瘤性 RNA 病毒两类，其中 1/3 为 DNA 病毒，2/3 为 RNA 病毒。与动物和人类有关的致癌性 DNA 病毒有 5 大类：乳多空病毒类、腺病毒类、疱疹病毒类、乙型肝炎病毒类及痘病毒类。RNA 病毒主要为逆转录病毒。DNA 肿瘤病毒作用于抑癌基因，可使其蛋白产物功能失活。RNA 肿瘤病毒通过转导或插入突变将其遗传物质整合到宿主细胞基因中，能使插入点附近的原癌基因结构改变或表达异常而致肿瘤的发生。已知 Burkitt 淋巴瘤、鼻咽癌与 EBV 感染有关；乙型肝炎病毒与肝细胞癌密切相关；人类乳头状病毒（human papilloma virus，HPV）与宫颈和肛门生殖器区域的鳞状细胞癌有关；人类 I 型 T 细胞白血病淋巴瘤病毒（human T-cell leukemia/lymphoma virus I）与成年人 T 细胞白血病淋巴有关。

## 二、恶性肿瘤发生的分子生物学基础

近年来分子生物学的发展，已初步阐明了一些肿瘤的病因及发病机制。肿瘤的发生发展是一个多因素、多阶段、多基因变异累积的复杂过程。机体内、外环境共同作用于癌基因和肿瘤抑制基因、凋亡调节基因和 DNA 修复基因等，这些基因作用的总和，导致细胞增殖失控，恶性转化，从而获得浸润和转移能力，形成恶性肿瘤。

### （一）癌基因

癌基因首先在逆转录病毒中出现，在体外能转化细胞，在体内可诱发肿瘤，为具有转化能力的 RNA 片断，称为病毒癌基因（V-onc），在正常细胞中也发现与 V-onc 全相同的 DNA 序列，称为细胞癌基因（C-onc），癌基因在体内以非活性形式存在，故称为原癌基因。见表 1-10。原癌基因的活化，表现为癌基因结构改变（点突变或融合基因形成）或基因表达量的异常（转导增高或基因增幅）。原癌基因产物功能可以是调节细胞生长分化的生长因子或生长因子受体；胞膜、胞浆信号转导蛋白；核调节蛋白；细胞周期蛋白。癌基因产物过度或持续表达，使细胞发生转化。

表 1-10  常见癌基因，其活化机制和相关肿瘤

| 基因 | 活化机制 | 蛋白功能 | 相关肿瘤 |
| --- | --- | --- | --- |
| erb-B1 | 过度表达 | 生长因子受体 | 神经胶质瘤 |
| erb-B2 | 扩增 | 生长因子受体 | 乳腺癌、卵巢癌、肺癌 |

| 基因 | 活化机制 | 蛋白功能 | 相关肿瘤 |
|---|---|---|---|
| erb-B3 | 过度表达 | 生长因子受体 | 乳腺癌 |
| SIS | 过度表达 | 血小板衍生生长因子 | 星形细胞癌、骨肉瘤 |
| hst-1 | 过度表达 | 纤维母细胞生长因子 | 胃癌 |
| Int-2 | 扩增 | 纤维母细胞生长因子 | 膀胱癌、乳腺癌、黑色素瘤 |
| Ras | 点突变 | P21GTPase | 胰腺癌、肺癌、白血病 |
| Myc | 染色体易位、扩增 | 转录因子 | Burkitt 淋巴瘤 |
| N-myc | 扩增 | 转录因子 | 神经母细胞瘤、小细胞肺癌 |
| L-myc | 扩增 | 转录因子 | 小细胞肺癌 |
| Cyclin D | 易位、扩增 | 细胞周期素 | 套细胞淋巴瘤、肺癌、食道癌 |
| CDK4 | 扩增 | 细胞周期蛋白性激酶 | 肉瘤、神经胶质瘤 |
| APC-RARα | 易位 | 嵌合型转录因子 | 急性早幼粒性白血病 |
| BCR-ABL | 易位 | 嵌合型非受体性酪氨酸激酶 | 慢粒、急淋 |
| fms | 点突变 | 集落刺激因子 α-1 受体 | 白血病 |

## （二）肿瘤抑制基因

肿瘤抑制基因的生物学功能与癌基因相反，在细胞生长、增殖和分化过程中起到负调节作用，并能潜在抑制肿瘤生长，当它失活后，可导致原癌基因充分发挥作用而致癌的发生和发展，多数通过等位基因突变或缺失而失活。常见肿瘤抑制基因见表 1-11。

表 1-11　常见肿瘤抑制基因及相关肿瘤

| 基因 | 功能 | 与体细胞相关肿瘤 | 与遗传型突变相关肿瘤 |
|------|------|------------------|---------------------|
| Rb | 调节细胞周期 | 视网膜母细胞瘤、骨肉瘤、小细胞肺癌、乳腺癌 | 视网膜母细胞瘤 |
| P53 | 调节细胞周期、DNA 修复，细胞分化和凋亡 | 大多数人类肿瘤 | Li-Fraumeni 综合征 |
| P16 | 调节细胞周期 | 多数人类肿瘤 | 恶性黑色素瘤 |
| Wt1 | 核转录 | 肾母细胞瘤 | 肾母细胞瘤 |
| PTEN | 生长抑制 | 胶质母细胞瘤、前列腺癌、甲状腺癌等 | 错构瘤性综合征 |
| APC | 抑制信号传导 | 胃癌、结肠癌、胰腺癌 | 家族性多发性息肉病、结肠癌 |
| BRCA-1 | 转录因子、DNA 修复 | | 女性乳腺癌、卵巢癌、前列腺癌 |
| BRCA-2 | 转录因子、DNA 修复 | | 女性乳腺癌、男性乳腺癌 |
| NF-1 | 抑制 ras 信号传递 | 神经鞘瘤、脑膜瘤 | Ⅰ型神经纤维瘤病和肉瘤 |

| 基因 | 功能 | 与体细胞相关肿瘤 | 与遗传型突变相关肿瘤 |
|------|------|----------------|--------------------|
| NF2 | 产生断裂蛋白产物 | 神经鞘瘤、脑膜瘤 | Ⅱ型神经纤维瘤病和肉瘤、听神经瘤和脑膜瘤 |

### （三）凋亡调节基因

细胞在生物发育特定时空内发生的生理性死亡（程序化细胞死亡），即称为凋亡。细胞凋亡对于细胞数量的精细调控和具潜在性危险的细胞的清除等方面发挥重要作用，从而保持组织自稳态。对凋亡的抵抗性是肿瘤进展的一个主要因素。细胞凋亡受特异基因控制。其中研究最深入的是凋亡抑制基因和凋亡活化基因的异常，Bc1-2 原癌基因高表达可抑制凋亡，除淋巴瘤之外，在前列腺癌和乳腺部等实体癌中都有高表达。P53、Bax 则可以促进细胞凋亡。P53 可以诱导 Bax 合成。正常情况下 Bc1-2 和 Bax 细胞内保持平衡，如 Bc1-2 蛋白增多，细胞长期存活，如 Bax 蛋白增多，细胞进入凋亡。

### （四）端粒-端粒酶系统

除细胞凋亡外，端粒-端粒酶系统也精细调节正常哺乳动物细胞进化，生长和发育。端粒是真核细胞染色体末端的核蛋白复合体，其长度取决于细胞分裂次数与端粒酶的活性间的平衡，在细胞增殖分裂过程中端粒不断缩短，端粒酶可作为逆转录酶利用自身内在 mRNA 为模板合成端粒重复序列。细胞每复制一次，端粒缩短，复制一定次数后，端粒缩短染色体互相融合，细胞死亡。多数体细胞中，不含端粒酶，恶性肿瘤细胞却含有一定程度的端粒酶活性升高。Bc1-2、P53 可调控端粒酶的活性而与细胞凋亡相联系。针对抑制端粒酶活性及端粒酶长度的肿瘤治疗有着广阔的应用前景。

（林愈灯　沈亦逵）

# 第五节　儿童肿瘤的组织病理特点

儿童肿瘤的组织病理具有特殊性，主要表现为细胞增生活跃和母细胞分化特征，由于许多肿瘤来自胚胎残余组织，具有不同分化阶段的特点。有些良性肿瘤组织学呈现不典型增生，表现为核大深染、核分裂易见，或呈现不成熟细胞分化。如婴儿毛细血管瘤、幼年性黑色素瘤、血管内皮瘤、先天性中胚叶肾病或脂肪母细胞瘤。若这种不成熟分化的肿瘤发生于成人，则要考虑为恶性。有的肿瘤在发育过程中可逐渐消退或恶性程度减轻，出现分化成熟成分，如神经母细胞瘤可自发消退，或向成熟分化的节细胞分化。

## 一、儿童母细胞瘤

包括髓母细胞瘤、肝母细胞瘤、肾母细胞瘤、神经母细胞瘤、胰母细胞瘤、胸膜肺母细胞瘤以及视网膜母细胞瘤。多属于胚胎残余组织肿瘤，发生肿瘤变后，多受到某些调控因素影响，可出现多极分化倾向，表现为未分化、部分分化、完全分化类型。其未分化型肿瘤组织学上都为小圆细胞肿瘤，肿瘤增生迅速，预后很差。而部分分化或分化较好的肿瘤，生物学行为则表现为低度恶性或良性肿瘤。

### （一）肾母细胞瘤（nephroblastoma）

又称 Wilms 瘤，是婴幼儿腹腔母细胞中较常见类型，出生时即可发生，50%病例小于 3 岁。组织学特征包括有 3 种成分：未分化胚芽、间叶组织及上皮组织，不同比例组织不同类型的肿瘤。未分化细胞呈小圆、卵圆形原始细胞，核深染，胞浆极少，呈弥漫结节、索样或基底样排列；间叶成分呈梭形细胞性纤维母细胞样结构，可向平滑肌或横纹肌分化；上皮组织主要形成胚胎性肾小管或肾小球结构。若同时具有 3 种成分，诊断不会造成困难。若以某种成分为主，其他成分不明显时，可带来诊断混乱。以胚芽未分化小细胞为主时，难以与其他小圆细胞肿瘤鉴别；若以横纹肌分化为主，可造成与葡萄簇横纹肌肉瘤相似；当上皮成分为主时，要与多囊性肾瘤或肾细胞癌鉴别。由于肿瘤来自胚胎残余组织，肿瘤可出现其他多种组织成分，表现为畸胎瘤样肾母细胞瘤。当瘤细胞呈现明显间变形态时，预后不良。

## （二）肝母细胞瘤（hepatoblastoma）

为婴幼儿腹腔母细胞瘤中又一常见恶性肿瘤，主要由未成熟肝细胞组成的肿瘤。根据细胞分化程度，可分为小细胞型、胚胎型、胎儿型和混合型。小细胞型是一种未分化型，瘤细胞是小圆形或椭圆形，核深染，胞浆少，核分裂象多，呈条索或片块状分布，富于血窦及造血灶，可找到小胆管样结构；胚胎型，瘤细胞呈胚胎期肝细胞，稍大，胞浆嗜碱性，呈腺泡样、假菊形团样、片块状分布，可有血窦及造血灶；胎儿型，瘤细胞进一步分化，具有肝细胞形态，胞浆嗜双色或嗜酸性，呈条索、腺泡状、编织状排列；混合型，除了上皮细胞成分外，还有间质成分，这些间质成分呈未分化或发育成骨或软骨、纤维、平滑肌或横纹肌，具有畸胎瘤样形态特征。

## （三）神经母细胞瘤（neuroblastoma）

为婴幼儿腹腔内最常见的母细胞瘤，年龄越小，转移越广泛，消退的可能性越大，表现为瘤块消失或由恶性过渡到良性。神经母细胞瘤是由成簇成片的小圆形细胞组成，核圆形，深染，可找见Homer-Wright菊形团结构。神经母细胞瘤可进一步分化，出现神经节细胞、雪旺氏细胞与神经纤维。在神经母细胞向神经节细胞分化时，可出现中间型细胞，表现为圆形细胞，有胞浆突起，核大，有核仁，胞浆较丰富，即神经节母细胞。若进一步分化，则为神经节细胞。因此神经母细胞瘤可出现不同程度分化而分别命名为神经母神经节细胞瘤、神经节母细胞瘤或神经节细胞瘤。

## （四）髓母细胞瘤（medulloblastoma）

为小儿原发于后颅窝的最常见的原始神经上皮性肿瘤。病理形态学上可分为"经典型"及"促纤维增生型"。经典型是最原始形态，表现为小的未分化细胞，紧密成片排列，核深染，圆形或成角

24

形，胞浆极少，常见核分裂。细胞呈 Homer-Wright 假菊形团排列。而"促纤维增生型"髓母细胞瘤呈结节性无网状纤维区（光镜下为淡染岛状），周围为致密排列、高度增生的细胞，伴有致密的细胞间网状纤维网。结节内细胞成分少，松纤维间质以及明显核的均一性，而结节间细胞的核不规则而深染。如果仅仅表现为胶原和网状纤维增加而没有结节类型的髓母细胞瘤不能分类为促纤维增生型。与其他母细胞瘤一样可呈现畸胎瘤样形态，具有多胚层成分，尤其表现为横纹肌母细胞分化，称为髓肌母细胞瘤。髓母细胞瘤可向神经细胞和胶质细胞分化。

**（五）胸膜肺母细胞瘤（pleuropulmonary blastoma）**

为一种极其罕见的累及胸膜和肺的恶性间叶性母细胞瘤，常缺乏或呈良性形态的上皮成分。有些肿瘤以囊性为主，预后较好，表现为囊壁被覆假复层柱状上皮，上皮下为原始小细胞增生，似胚胎性横纹肌肉瘤细胞，其中可见分化较好的横纹肌母细胞。有的肿瘤为实性，含有纤维肉瘤样组织及母细胞岛，良性到明显恶性的软骨结节，散在或群集的横纹肌母细胞以及多形性间变细胞，这类肿瘤恶性度高。有些为囊实性肿瘤。

**（六）胰母细胞瘤（pancreatoblastoma）**

为罕见的胰腺外分泌部的恶性肿瘤。分背侧（侵犯胰体及尾部）及腹侧型（侵犯胰头）。肿瘤呈实性和囊性，和其他母细胞瘤一样具有上皮和间质成分。上皮呈器官样或腺样，伴有由鳞状细胞团块和角化珠构成的漩涡样细胞巢。可见到腺泡样分化，肿瘤细胞多为小圆形，胞浆少，核深染。

**（七）视网膜母细胞瘤（retinoblastoma）**

为儿童最常见的眼内肿瘤。分内生性、外生性及混合性。内生性主要向晶状体生长，外生性主要向视网膜下间隙生长而引起视网膜剥离。肿瘤由未分化视网膜母细胞构成，细胞呈小圆形，核深染，胞浆极少，核分裂象多见，伴有广泛的坏死。常见到两种类型的菊形团：Flexner-Wintersteiner 菊形团（真菊形团）和 Home-Wright

菊形团（假菊形团）。真菊形团为视网膜母细胞瘤的特征性菊形团，表现为肿瘤细胞顶端的终丝形成一个环，中央有腔，腔内含抗透明质酸酶的酸性粘多糖。肿瘤细胞亦可呈小花及花样排列，代表有明显的感光体的分化。

## 二、儿童淋巴瘤

多为弥漫浸润型，以低分化的小圆细胞类型为主，常合并骨髓浸润及白血病。

### （一）淋巴母细胞型非霍奇金淋巴瘤（lymphoblastic lymphoma）

最常见类型。淋巴结结构破坏，由大小较一致的小圆形和曲核细胞所替代。肿瘤细胞核比正常淋巴细胞大 2～3 倍，核圆形、椭圆形或脑回状，核膜较薄，染色质丰富，粉尘样匀细分布，核仁不明显，胞浆稀少。核分裂象多见。常呈密集或弥漫排列。

### （二）Burkitt 淋巴瘤（Burkitt's lymphoma）

最常见类型之一，仅次于淋巴母细胞型淋巴瘤。肿瘤由一致的小圆形细胞构成，胞浆界限不清，核圆形，核膜厚，染色质凝集，分布不匀，核仁清楚。可见到大量吞噬细胞而呈星空样改变，吞噬细胞胞浆内可见核碎片。核分裂象多见，可见点状或片状坏死。

## 三、儿童生殖细胞来源的肿瘤

除了畸胎瘤以外，恶性肿瘤中最常见为生殖细胞瘤和内胚窦瘤。

### （一）生殖细胞瘤（germinoma）

发生在睾丸者称精原细胞瘤，发生在卵巢者称无性细胞瘤，如发生在性腺外称生殖细胞瘤。由形态一致的肿瘤细胞聚集成巢。肿瘤细胞边界清楚，核圆形，核仁明显。常伴有淋巴细胞的浸润，偶见多核细胞。

### （二）内胚窦瘤（endodermal sinus tumor）

又称卵黄囊瘤。组织学改变多样，瘤细胞体积大，胞浆丰富，染色较浅，常呈空泡状。核圆形或椭圆形，染色质丰富，呈泡状或凝聚成块，可见一个至数个核仁，核膜清楚。瘤细胞可排列呈假乳头状、网状、囊泡状和小腺管状，实性及肾小球样。

## 四、儿童软组织肿瘤

多为良性，在恶性肿瘤中组织学形态常表现以小圆形细胞和梭形细胞为特征，其中以小圆形细胞为共同特征的肿瘤有原始神经外胚叶瘤、尤文肉瘤、神经母细胞瘤、横纹肌肉瘤、恶性淋巴瘤、T细胞急性淋巴母细胞白血病、促纤维增生性小圆细胞肿瘤、恶性间叶瘤、黏液样软骨肉瘤、恶性横纹肌样瘤，而以梭形细胞为共同特征的肿瘤包括恶性外周神经鞘瘤、平滑肌肉瘤、恶性纤维组织细胞瘤、滑膜肉瘤、纤维肉瘤、透明细胞肉瘤（软组织黑色素瘤）、上皮样肉瘤、骨肉瘤、隆突性皮纤维肉瘤。

### （一）原始神经外胚叶瘤-尤文肉瘤（primitive neuroectodermal tumor-Ewing sarcoma，PNET-EWS）

为最常见儿童软组织肉瘤之一，形态学谱广，可表现为弥漫一致的小蓝细胞形态，也可呈菊形团、假菊形团和缎带状结构，肿瘤细胞核圆形或卵圆形，染色质深染，胞浆少。常排列成巢状，花穗状或梁状。伴有纤维血管间质。大部分的病例可见到真菊形团样结构。典型的原始神经外胚叶瘤呈复杂的分叶结构，常伴有区域性坏死，明显的细胞异型及多形性。菊形团样结构中央常为管腔或中央纤维丝带。典型的尤文肉瘤细胞形态较一致且弥漫分布。

### （二）横纹肌肉瘤（rhabdomyosarcoma，RMS）

为最常见的儿童软组织肿瘤，约占50%。根据横纹肌肉瘤的组织学亚型在国际分类中分为三组：预后好的包括葡萄样型胚胎性RMS、梭形细胞型胚胎性RMS；中等预后的为普通型胚胎性RMS；预后差的包括腺泡状RMS和未分化RMS。

胚胎性RMS可由原始间叶细胞到高度分化的伴有横纹及蝌蚪状肿瘤细胞构成。可表现为细胞稀疏到细胞致密，伴有黏液样间质，在细胞稀疏区的血管周围可见到致密的肿瘤细胞围绕。核仁小，核染色质淡染。分化差的胚胎性RMS可见到胞浆极少的纺锤形细胞及分化极不成熟的梭形细胞。葡萄状亚型具有新生层的特征，形态上表现为有完整的被覆上皮，上皮下见到致密的肿瘤细胞，并有疏松的表浅间质与上皮分隔。梭形细胞亚型由梭形细胞构成，细胞稀疏，排列成平滑肌肉瘤样的结构或车辐状或漩涡状结构，背景有不等量的胶原。

腺泡状 RMS 分为经典型和实性型。前者由衬以圆形肿瘤细胞的纤维血管束相互吻合构成。圆形细胞具有薄层的嗜酸胞浆，横纹肌细胞相当少见。在腺泡间隙可见到具有肌源性胞浆的多核细胞。通常可见到灶状腺泡状结构与单形片状的圆形细胞及散在的肌源性细胞混合相间。微腺泡变异型由小而呈腺样排列的细胞构成。在实性型，瘤细胞聚集成实性块状。

### （三）促纤维增生性小圆细胞肿瘤（desmoplastic small round cell tumor, DSRCT）

DSRCT 是 PNET-EWS 家族成员之一，但远比 EWS 和 PNET 少见。经典的镜下特征包括具有明显带状纤维间质和肿瘤细胞成实性巢状排列。肿瘤细胞小到中等大小，有不等量的胞浆，曲形和卵圆形核，染色质细颗粒状，核仁小，核分裂象常见。大巢细胞中央可见到坏死及营养不良性钙化。其变异形态可表现为小簇上皮样小细胞与片状具有多核形态大的肉瘤样细胞构成的双相形态，单个细胞浸润，索样及梁状排列。个别瘤细胞可见有横纹肌样或印戒样形态，也可见到腺样或乳头状区域。

### （四）恶性间叶瘤（malignant ectomesenchymoma, MECT）

MECT 被包括在 PNET-EWS 家族中，但少见。间叶瘤以多向分化为特征。组织学上显示神经母细胞瘤、成熟和不成熟节细胞神经瘤、丛状神经纤维瘤、雪旺瘤、良性黑色素细胞增生、胚胎性横纹肌肉瘤、软骨及骨等形态。

### （五）黏液样软骨肉瘤（myxoid chondrosarcoma, MCHON）

组织学上以在丰实黏液样间质中散在分布着吻合呈索状和带状的嗜酸性小细胞且在小叶周边细胞密集为特征。其变异形态包括可见到横纹肌样细胞、梭形细胞、高度未分化细胞灶及小量透明软骨。

**（六）恶性横纹肌样瘤（malignant rhabdoid tumor，MRT）**

组织学上肿瘤组织由成片、巢状和索状的多形性细胞构成，细胞核偏位，具有明显突出的核仁。胞浆呈玻璃样，含有嗜酸性小球，在超微结构上为束状的中间丝成分。

**（七）恶性外周神经鞘瘤（malignant peripheral nerve sheath tumor，MPNST）**

少见，可伴 von Recklinghausen 神经纤维瘤病。具有广泛的组织形态学谱。可表现为类似于神经纤维瘤或雪旺瘤的波浪状梭形细胞束，或显示腺样或上皮样分化。形态学变异包括细胞丰富、多形性、小圆细胞形态、核分裂活跃及坏死。如见到灶状横纹肌肉瘤分化则归为恶性"蝾螈"瘤（malignant "triton" tumor）。可见到其他间叶成分如软骨、骨、脂肪组织。也可见到外周神经分化和黑色素细胞灶。

**（八）平滑肌肉瘤（leiomyosarcoma，LMS）**

少见，除非在伴 HIV 感染或具有免疫缺陷的儿童。由异型梭形细胞束构成，细胞丰富。可见到上皮样结构，漩涡样排列或明显的炎症。核分裂和细胞异型性不是侵袭性临床行为的可靠指标。

**（九）恶性纤维组织细胞瘤（malignant fibrous histiocytoma，MFH）**

少见，形态学上为梭形细胞构成的肿瘤，包括车辐状-多形性亚型，黏液样（黏液样纤维肉瘤）亚型，巨细胞亚型及炎症性（恶性黄色肉芽肿，黄色肉瘤）亚型。

**（十）滑膜肉瘤（synovial sarcoma，SS）**

SS 占儿童和青少年软组织肿瘤的 2% ~ 10%。组织学上分为双相型和单相型。前者显示上皮样和梭形细胞灶，上皮样区域由透明多角形或柱状细胞构成实性巢，腺样或乳头状结构，梭形细胞类似于纤维肉瘤，常伴有宽阔的、透明的胶原束，钙化及血管周细胞瘤样灶。单相型 SS 完全由一致的小梭形细胞构成，细胞排列成束和致密的漩涡状。黏液样区域、胶原纤维、钙化及肥大细胞的出现可为诊断提供线索。钙化 SS 为双相型 SS 的变异型，广泛的钙化，骨化生，5 年生存率为 83%。核分裂象 < 5 ~ 10 个/HPF 以及腺样结构 > 50% 是预后好的组织学特征。

**（十一）纤维母细胞-肌纤维母细胞肉瘤（fibroblastic-myofibroblastic sarcoma，FMS）**

先天性婴儿纤维肉瘤（congenital-infantile fibrosarcoma）同义名的变异型，应归为纤维瘤病或低级别肉瘤。组织学上呈经典的人字形或鲱骨状排列方式，有丰富的染色质，散在分布的核分裂象及灶状坏死。组织学变异型包括灶状血管周细胞瘤样血管型、圆细胞型和黏液型。

**（十二）透明细胞肉瘤（clear cell sarcoma，CCS）**

PNET-EWS 家族中的成员。组织学上表现为肿瘤细胞被纤细的纤维素分隔成巢或束。细胞形态一致，多边形或纺锤形，具有透明到嗜酸性细颗粒状胞浆，曲核，核仁明显。偶见多核巨细胞。核分裂象罕见。

**（十三）上皮样肉瘤（epithelioid sarcoma，EPS）**

罕见。组织学上结节状肿瘤细胞团块中有区域性坏死，并呈栅栏状。淋巴细胞常围绕肿瘤结节浸润。肿瘤细胞大而多边形，致密的嗜酸性胞浆，圆形到卵圆形的核，突出的核仁。核分裂象常见。可见到双核或多核细胞、印戒样细胞、腺样结构或血管瘤样排列方式。

**（十四）隆突性皮纤维肉瘤（dermatofibrosarcoma protuberans，DFSP）**

又名车辐状纤维组织细胞瘤。属于中间类型的纤维组织细胞病变。组织学上以真皮内致密的梭形纤维母细胞-肌纤维母细胞增生，具车辐状结构，并呈蜂窝状浸润脂肪组织为特征。可分为萎缩性、黏液性、色素性（Bednar 瘤）及纤维肉瘤样变异型。

（刘艳辉　庄恒国）

# 第二章　小儿恶性肿瘤的诊断方法

## 第一节　临床特点

儿童恶性肿瘤的构成和成人不同，多见于实体脏器的成人癌症如肝癌、肺癌、胃肠道肿瘤、乳腺癌，儿童极为少见，儿童恶性肿瘤以淋巴造血组织和胚胎残留组织的肿瘤多见。多数恶性肿瘤在5岁以下有一发病高峰，包括急性白血病、肾母细胞瘤、神经母细胞瘤、视网膜母细胞瘤、胶质瘤，而淋巴瘤、骨肿瘤、性腺恶性肿瘤则较常发生于年龄较大的儿童。新生儿极少发生恶性肿瘤，以神经母细胞瘤、先天性白血病多见。由于小儿外科、放疗、化疗的进展及生物治疗的临床应用，多数儿童恶性肿瘤有完整包膜能手术完整切除，同时对放疗、化疗敏感，疗效优于成人，约50%儿童肿瘤可治愈而不遗留严重后遗症。

多数恶性肿瘤可产生一些全身性非特异性症状和体征，如不明原因的低热、食欲减退、营养不良等，而特殊表现包括血液学，全身性、颅内或眼部的症状和体征对于恶性肿瘤的早期诊断、治疗具有重要意义。这些特殊的表现可以是肿瘤局部增大直接影响或转移的结果。如嗜铬细胞瘤、神经母细胞瘤可致高血压；胰腺癌可致腹泻；胰岛细胞瘤可致低血糖；肾上腺、肺和垂体肿瘤可致 Cushing 氏综合征（见表 2-1）。

淋巴结肿大在儿童非常多见，通常是对全身或局部感染的良性反应，而有些恶性肿瘤常以淋巴结肿大起病，因此鉴别淋巴结肿大是良性或是恶性疾病引起非常重要。儿童淋巴组织丰富，淋巴结较成人更易触及。通常锁骨上淋巴结、腘窝淋巴结、纵隔淋巴结、腹腔淋巴结、腋窝淋巴结肿大更有临床意义。腹股沟淋巴结、颌下淋巴结肿大常为非特异性炎症所致。左侧锁骨上淋巴结肿大常提示腹腔恶性肿瘤如恶性淋巴瘤、横纹肌肉瘤，而右侧锁骨上淋巴结肿大常提示胸腔病变。淋巴结质地柔软、热、触痛、能移动常为感染引起，而固定无痛性淋巴结肿大常为恶性肿瘤所致。

表2-1　小儿时期恶性肿瘤常见表现

|  | 症状和体征 | 临床意义 | 常见病例 |
|---|---|---|---|
| 血液学 | 贫血、苍白、瘀点、血小板减少、发热、白细胞减少 | 骨髓浸润 | 白血病、神经母细胞瘤 |
| 全身性 | 骨痛、关节痛、跛行 | 原发性骨肿瘤、肿瘤骨转移 | 骨肉瘤、白血病、神经母细胞瘤 |
|  | 不明原因发热、夜间盗汗、无痛性淋巴结肿大 | 淋巴网状内皮细胞恶性肿瘤 | 淋巴瘤、白血病 |
|  | 皮肤病变 | 原发或转移性疾病 | 神经母细胞瘤、白血病、郎格罕细胞组织细胞增生症 |
|  | 腹部包块 | 肾上腺-肾脏肿瘤 | 神经母细胞瘤、Wilm's瘤 |
|  | 腹泻 | 血管活性肠道多肽 | 神经母细胞瘤、神经节瘤 |
|  | 头痛、呕吐、视乳头水肿视觉障碍、共济失调 | 颅内压增高 | 原发性脑瘤、转移瘤、中枢神经性白血病 |

|  | 症状和体征 | 临床意义 | 常见病例 |
|---|---|---|---|
| 眼部体征 | 瞳孔泛白<br>眼眶周围瘀血 | 白瞳孔<br>转移瘤 | 视网膜母细胞瘤<br>神经母细胞瘤、白血病 |
|  | 瞳孔缩小、上睑下垂、异色性 | 颈交感神经麻痹或受压 | 神经母细胞瘤 |
|  | 眼球突出、前垂 | 眼眶肿瘤 | 横纹肌肉瘤 |
| 胸部肿块 | 咳嗽、喘鸣、肺炎气管-支气管压迫 | 前纵隔腔 | 胸腺瘤、淋巴瘤 |
|  | 脊柱或神经根受压迫，吞咽困难 | 后纵隔腔 | 神经母细胞瘤<br>甲状腺瘤、畸胎瘤 |

　　腹部肿块最重要的是鉴别是位于腹腔内或腹膜后。腹腔内肿块随着人工压力或体位而改变，腹膜后肿块固定。肾母细胞瘤肿块边界规则，常可移动，一般不越过中线，而神经母细胞瘤肿块无定形，常为结节性。肿块不要过多触诊，以免瘤栓脱落随血道转移或肿瘤破裂而致腹腔内扩散。

（林愈灯　沈亦逵）

# 第二节　病理组织学诊断方法

　　儿童肿瘤的病理诊断与成人相同。病理诊断是由具有病理执业资格的医师作出的。病理医师运用诊断病理学的理论、技术以及个人专业经验，依据对肿瘤的病变组织或器官的肉眼及显微镜观察，辅以其他有关技术，结合患者的临床资料，尤其影像学、实验室以及术中所见，对疾病作出直接诊断。病理诊断具有权威性，被称之为疾病诊断的"金标准"。迄今乃至今后相当一定时间内，能为疾病，尤其是肿瘤，作出准确诊断的依然是由病理医师作出的病理诊断。根据病理诊断的过程，不难看出，一个准确的病理诊断报告的产生主要依据病变组织的形态学诊断，辅以其他技术，如组织化学、免疫组织化学以及分子生物学技术，结合临床资料综合判断的结果。临床医生要获得一份满意的病理诊断报告，必须重视临床资料的完整提供，加强临床病理联系，开展临床病理讨论。

## 一、形态学诊断

形态学诊断是病理医师依据送检的肿瘤组织的肉眼形态特征和光镜下病理组织学特征作出的。相当一部分肿瘤可以根据形态学特征作出诊断。但是随着现代诊断技术不断涌现，以及人们对肿瘤发生机制的研究不断深入，认识到一个肿瘤疾病的诊断必须综合临床特征、形态学特征、免疫表型特征以及细胞遗传学特征作出。所以单纯依赖形态学特征作出肿瘤疾病诊断具有片面性。尽管这样，形态学特征的识别仍然是肿瘤诊断与鉴别诊断的病理基础。

要作出形态学诊断，必须要有充足的、完整的肿瘤组织，及时而充分的固定。但这一点并不为临床医师所重视，常常组织太少、撕拉、挤压变形，造成形态学诊断困难。肿瘤组织的大体（肉眼）形态的观察，包括大小、颜色、质地、浸润范围、包膜、出血、坏死等病变，对于判断肿瘤的良恶性有一定帮助，也有助于确定取材的范围，尤其对于术中冰冻切片诊断更为重要。一个有经验的病理医师可以准确地判断出肿瘤病变部位，准确取材，及时作出诊断。例如肿大的淋巴结切开后，切面外翻，质嫩，灰红色，鱼肉样，大多是淋巴瘤的外观。但是大体形态仅仅是初步印象，病理组织学的特征对于形态学诊断尤其重要。诊断必须建立在组织细胞学病变基础上。虽然相同的肿瘤可有不同的分化程度，表现出形态学的异质性，不同的组织来源的肿瘤可有相似的形态特征，造成形态诊断的困难，但是，肿瘤仍具有其来源的组织和细胞的某些分化特征，表现出相应的形态特点，病理医师就是在这看似杂乱无章的形态中寻找某种组织学特征和细胞分化的蛛丝马迹，作出诊断和鉴别诊断。例如淋巴瘤都是淋巴细胞源性恶性肿瘤，但由于在淋巴细胞分化和转化不同阶段受阻，发生不同类型的淋巴瘤。淋巴瘤细胞是圆形细胞，胞界清楚，弥漫分布。如果病理医师认识到淋巴细胞在分化和转化过程中的形态与功能的变化规律，那么就能识别不同类型淋巴瘤的形态特征，作出相应诊断。小圆细胞性肿瘤，如神经母细胞瘤、尤文肉瘤或原始神经外胚叶肿瘤、促纤维增生性小圆细胞肿瘤、Askin瘤、腺泡状横纹肌肉瘤、淋巴瘤、粒细胞肉瘤以及小细胞未分化癌的诊断与鉴别诊断，一直是病理形态学诊断的难题。在缺乏必要的辅助手段之前，尤其是免疫组化技术，病理医师主要是基于肿瘤的特异的形态特征作出诊断，例如，横纹肌肉瘤的胞浆红染，出现横纹；神经母细胞的弥漫或团块分布，菊形团结构等。因此观察这些形态学特征对于确立诊断极为重要。但是，要作出准确的形态学诊断，需要制作优良的病理切片和经验丰富的病理医师。制片不良往往会误导病理医师，作出错误的诊断。病理医师必须熟悉儿童肿瘤的病理组织学特点，具有严谨的工作作风、渊博的知识、严密的逻辑思维。

## 二、辅助诊断

### （一）组织化学

病理诊断是建立在大体及组织学水平的观察中找到"特征性"形态表现的基础上。从组织学水平而言，除常规苏木素伊红（HE）染色外，病理组织学曾发展了几十种乃至几百种的"特殊染色"方法，以帮助寻找"特征性"组织学改变。这些特殊染色是以组织和细胞内化学成分不同为基础，因而称之为组织化学方法。近20年来随着免疫组织化学的发展和应用，许多的特殊染色方法已渐被取代，但仍然有一些方法在病理诊断中有重要的辅助作用，主要分为以下几类：

1. 显示细胞内糖类物质　　显示糖类的特殊染色主要用于显示糖原和粘多糖。糖原广泛存在于心、肝、骨骼肌、毛囊、子宫内膜腺体等多种组织中，在儿童的恶性肿瘤中以尤文肉瘤、横纹肌肉瘤和生殖细胞肿瘤等富含糖原。常用于显示糖原的染色方法为过碘酸-雪夫氏染色（periodic acid-Schiff，PAS）。粘多糖常见于有分泌功能的消化道上皮细胞内。常用的染色方法有黏液卡红显示上皮黏液，Alcian 蓝/PAS 法显示酸性及中性黏液。

2．显示脂类物质　由于脂肪存在于许多上皮性及间叶性肿瘤中，不具有特异性，肿瘤细胞变性或吞噬脂质后，脂肪染色呈阳性；许多脂肪肉瘤瘤细胞分化差，几乎不含可着色的脂肪；而且用于脂肪染色的组织要求新鲜组织冰冻切片染色，因此脂肪染色用于肿瘤的诊断有很大的局限性。目前多用于鉴别卵巢纤维瘤和卵泡膜细胞瘤，支持肾细胞癌和皮肤皮脂腺肿瘤的诊断，以及确认不同器官中富于脂质的癌。常用的染色方法有油红 O 和苏丹Ⅲ染色。

3．显示色素及沉着物　病理性色素及沉着物包括内源性和外源性。常见的内源性色素有含铁血黄素，是由于组织内发生出血，长期慢性淤血等情况下血红蛋白分解破坏的产物，Pearls 蓝反应显示蓝色。胆色素是淤胆所致，Stein 染色呈绿色。黑色素在黑色素母细胞内合成，起源于神经嵴，因此可见于表皮基底细胞层的黑色素细胞内、毛囊、炎性皮肤疾病、真皮浅层的巨噬细胞内、皮肤色素痣及恶性黑色素瘤细胞内、眼脉络膜、睫状体、虹膜、脑黑质等。常用 Masson-Fontana 银染法，六铵银法及 Dopa 黑色素反应法显示黑色。

4．显示细胞内神经内分泌颗粒　不同的神经内分泌细胞内含有各种神经内分泌颗粒，这些细胞除了分布于内分泌器官如甲状腺、甲状旁腺、肾上腺等，也广泛存在于全身多个器官和组织，后者被称为弥散神经内分泌系统。根据染色特性，神经内分泌细胞可分为亲银细胞和嗜银细胞，通过亲银和嗜银染色方法可以显示神经内分泌颗粒而用于神经内分泌细胞的组织定位。也可用于神经内分泌肿瘤的诊断。

5．显示结缔组织和肌肉　结缔组织和肌肉组织的染色主要用于显示或区分各种纤维成分和肌纤维成分。胶原纤维、肌肉及纤维素常用 Masson 三色及 Van-Gieson 染色。可用于鉴别诊断间叶性组织来源的肿瘤和纤维增生性疾病如骨髓纤维化等。骨骼肌和心肌横纹一般用 Heidenhain 铁苏木素及磷钨酸苏木（PTAH）显示，用于诊断横纹肌肉瘤以及观察肌肉的变性改变。网织纤维在上皮性肿瘤及间叶性肿瘤中的分布不同，上皮性肿瘤中，网织纤维围绕在癌巢周围，而在大多数肉瘤及大细胞淋巴瘤中则位于瘤细胞间，因此网状纤维染色可帮助鉴别某些肿瘤的组织来源。常用方法包括 Gordon-Sweets、Gomori 及 Nassar sharklin 银染法。

6．显示神经组织　　常用 Van-Gieson 染色法显示神经纤维。

7．显示蛋白质和核酸　　最常用方法有 Feulgen 染色显示 DNA 物质，而甲基绿-派洛宁染色显示胞浆内的 RNA 物质。

8．显示细胞外物质　　常用刚果红染色来显示淀粉样物质以协助诊断淀粉样变性。原发性淀粉样变性主要为 AL（amyloid lightchain）蛋白，继发性淀粉样变为 AA（amyloid associated）蛋白，后者经高锰酸钾处理后刚果红染色阴性。

（二）酶组织化学

酶组织化学是指原位显示一些酶类活性的化学染色。因技术太复杂，需要新鲜组织以及多数反应相对不特异，因此在常规病理诊断中很少使用。目前应用于诊断目的的有骨骼肌相关酶（用于肌病）、乙酰胆碱酯酶（用于先天性巨结肠诊断）和氯乙酸酯酶（用于识别骨髓细胞和肥大细胞）等染色方法。

（三）免疫组织化学

1．免疫组织化学技术　　免疫组织化学是免疫学原理和技术在细胞和组织研究中的应用。免疫组织化学技术是利用已知的特异性抗体或抗原能特异性结合的特点，通过化学反应使标记于结合后的特异性抗体上的显示剂如酶、金属离子、同位素等，显示一定的颜色，并借助显微镜、荧光显微镜或电子显微镜观察其颜色变化，从而在抗原抗体结合部位确定组织、细胞结构。免疫组化染色方法可根据标记物的不同而分为免疫荧光法、免疫酶标法及免疫胶体金法，在肿瘤病理诊断中最常使用免疫酶标法来帮助诊断，其中以辣根过氧化物酶应用最为广泛。该技术分为识别、显色和联结3个系统。识别系统为特异性抗体即一抗，可为单克隆或多克隆性。显色系统由酶、底物及显色剂组成，辣根过氧化物酶所用底物为 $H_2O_2$，显色剂为 DAB。联结系统由联结或桥联抗体组成，是染色反应中的第二抗体。染色方法包括：直接法、间接法、PAP 法、ABC 法及 LSAB 法。

2. 免疫组织化学的应用　　诊断免疫组织化学开始于20世纪70年代，至20世纪90年代已成为国外病理科的常规诊断技术。在诊断病理主要用于肿瘤的诊断与鉴别诊断，判断组织来源，提供治疗和预后相关信息等方面。

（1）肿瘤病理的诊断与鉴别诊断：单纯依赖于组织形态学作出准确的诊断，约有10%的病例是十分困难的。如果应用免疫组织化学检查，以形态学为基础，根据需鉴别肿瘤类型选择必需的抗体种类、数量，并结合诊断的经验，最后可以解决其中半数以上的疑难病例而获得正确诊断。如儿童肿瘤中在形态学上表现为小圆形细胞的恶性肿瘤可以包括：胚胎性横纹肌肉瘤（ERMS）、尤文肉瘤（EWS）、原始神经外胚叶瘤（PNET）、神经母细胞瘤（NB）、恶性淋巴瘤（ML）、T 细胞急性淋巴母细胞白血病（TALL）、促纤维增生性小圆细胞肿瘤（DSRCT）、恶性间叶瘤（MECT）、黏液性软骨肉瘤（MCHON）、恶性横纹肌样瘤（MRT）等类型，表现为梭形细胞形态的恶性肿瘤有：恶性神经鞘瘤（MPNST）、横纹肌肉瘤（RMS）、平滑肌肉瘤（LMS）、恶性纤维组织细胞瘤（MFH）、纤维肉瘤（FS）、透明细胞肉瘤（CCS）、上皮样肉瘤（EPS）、骨肉瘤（OS）、隆突性皮纤维肉瘤（DFSP）等。免疫组织化学反应的特征可以帮助鉴别诊断（表2-2、表2-3）。

表2-2　儿童小圆细胞肿瘤的免疫组化特征

| 肿瘤 | VIM | p30/32 | NSE | Leu7 | SYN | S100 | CK | MSA | DES | CD$_{45}$ | L26 | MT1 | EMA | MYG |
|------|-----|--------|-----|------|-----|------|-----|-----|-----|------|-----|-----|-----|-----|
| PNET | + | + | + | +/− | +/− | +/− | +/− | +/− | +/− | | | | | |

续表

| 肿瘤 | VIM | p30/32 | NSE | Leu7 | SYN | S100 | CK | MSA | DES | CD₄₅ | L26 | MT1 | EMA | MYG |
|---|---|---|---|---|---|---|---|---|---|---|---|---|---|---|
| EWS | + | + | +/- | - | - | - | +/- | +/- | +/- | - | - | - | - | - |
| NB | - | - | + | + | + | +/- | - | - | - | - | - | - | - | - |
| RMS | + | - | +/- | +/- | - | +/- | +/- | + | + | - | - | - | - | + |
| ML | +/- | +/- | - | - | - | - | - | - | - | + | + | +/- | - | - |
| TALL | - | + | - | - | - | - | - | - | - | +/- | - | + | - | - |
| DSRCT | + | +/- | + | + | + | + | +/- | - | +/- | - | - | - | - | - |
| MECT | + | - | + | +/- | +/- | - | + | + | - | - | - | - | - | + |
| MCHON | + | - | - | + | - | + | - | - | - | - | - | - | - | - |
| MRT | + | - | - | - | - | - | + | - | +/- | - | - | - | +/- | - |

\* VIM：vimentin，波形蛋白；p30/32：p30/32 糖蛋白；NSE：neurospecific enolase，神经特异性烯醇酶；Leu7：糖蛋白；SYN：synaptophysin，突触素；S100：S100 蛋白；CK：cytokeratin，细胞角蛋白；MSA：muscle-specific actin，肌肉特异性肌动蛋白；DES：desmin，结蛋白；CD₄₅：leukocyte common antigen，白细胞共同抗原；L26：CD₂₀，B 淋巴细胞标志物；MT1：T 淋巴细胞标志物；EMA：epithelial membrane antigen，上皮膜抗原；MYG：myogenin，肌源性标志物。

表 2-3　儿童梭形细胞肿瘤的免疫组化特征

| 肿瘤 | VIM | DES | SMA | MSA | S100 | Leu7 | MYG | CK/EMA | CD68 | HMB45 | CD34 |
|---|---|---|---|---|---|---|---|---|---|---|---|
| MPNST | + | +/- | - | +/- | +/- | +/- | - | +/- | +/- | - | +/- |
| RMS | + | + | +/- | + | - | - | - | +/- | +/- | - | - |
| LMS | + | + | + | + | - | - | - | +/- | +/- | - | - |
| MFH | + | +/- | +/- | +/- | - | - | - | +/- | + | - | - |
| SS | + | - | - | - | +/- | - | - | + | +/- | - | - |
| FS | + | - | +/- | - | - | - | - | - | - | - | - |
| CCS | + | - | - | - | + | - | - | - | +/- | + | - |
| EPS | + | - | - | - | - | - | - | + | - | - | - |
| OS | + | +/- | +/- | +/- | - | - | - | - | - | - | - |
| DFSP | + | - | - | +/- | - | - | - | - | +/- | - | + |

＊SMA：smooth muscle actin，肌动蛋白平滑肌型；$CD_{68}$：组织细胞标志物；HMB45：melanoma-specific antigen，黑色素瘤特异性抗原；$CD_{34}$：broad-specificity transmembrane glycoprotein。

（2）淋巴瘤的分类及分型：WHO 2000 年淋巴瘤分类中进一步强调了免疫表型对淋巴瘤分类及分型的极其重要性。如霍奇金淋巴瘤根据其免疫表型的特点被分为结节性淋巴细胞为主型霍奇金淋巴瘤和经典霍奇金淋巴瘤两大类，其重要的区别在于前者瘤细胞仅表达 $CD_{20}$，不表达 $CD_{15}$ 和 $CD_{30}$，而后者瘤细胞表达 $CD_{15}$ 和 $CD_{30}$，部分病例（20％左右）可表达 $CD_{20}$，但诊断后者必须有 $CD_{15}$ 和 $CD_{30}$ 的表达。非霍奇金淋巴瘤的分型更强调了免疫表型的价值，单凭形态学难以准确分类和分型。

（3）内分泌肿瘤的分类及诊断：通过检测激素类抗体在肿瘤细胞的表达而进一步明确内分泌细胞的类型和功能状态，协助病理诊断和分类，如垂体功能性腺瘤的诊断、胰腺以及胃肠道内分泌肿瘤的分类诊断等。

（4）指导肿瘤的治疗：在一些常见于成人发生的肿瘤中，可有不同程度的激素受体以及生长因子的表达，从而影响着肿瘤的生物学行为，常规检测这些激素受体及生长因子的表达状况，可以协助临床医生制定治疗方案及评估预后。如乳腺癌病人表达雌激素受体（ER）和（或）孕激素受体（PR）可给予内分泌治疗。如过度表达表皮生长因子受体-2（HER-2），常预示预后不良，可予以靶基因治疗。

（5）指导肿瘤预后的判断：用免疫组化方法检测肿瘤中不同癌基因蛋白的表达水平可以帮助预测病人的预后。如多药耐药基因的检测可预测肿瘤对化疗的反应；P53癌基因的过度表达在大肠癌可以帮助早期诊断，在乳腺癌提示有淋巴结转移的高危性。

（6）免疫性疾病的辅助诊断：主要是自身免疫性疾病，如肾小球肾炎、皮肤自身免疫性疾病等，对组织内免疫球蛋白、补体、复合物的检测可以协助诊断。

3. 免疫组化标记物　　常用于肿瘤病理诊断与鉴别诊断的免疫组化标记物可分为上皮性、间叶性、神经源性、淋巴造血系统及肿瘤相关抗原等 5 个方面。

（1）上皮性肿瘤标志物

1）细胞角蛋白（cytokeratin，CK）：细胞结构蛋白之一，共有20 种亚型。理论上高分子量 CK 见于复层上皮，低分子量 CK 见于单层上皮。移行上皮和假复层上皮可表达高分子量和低分子量 CK。在癌组织中，低分子量 CK 多在腺癌表达，高分子量 CK 多在鳞癌表达。检测 CK 的表达能帮助确定肿瘤细胞的上皮属性，但也可见于滑膜肉瘤、脑膜瘤、间皮瘤、上皮样肉瘤及脊索瘤等，因此应结合其他标志物来综合判断。

2）上皮膜抗原（epithelial membrane antigen，EMA）：EMA 是上皮细胞分泌的一种乳脂小膜糖蛋白，广泛存在于人体多种上皮细胞及许多上皮性肿瘤，间皮瘤、滑膜肉瘤、上皮样肉瘤、恶性淋巴瘤、恶性黑色素瘤等也呈阳性反应，最好与 CK 联合使用提高诊断准确率。

3）桥粒蛋白（desmoplakins）：桥粒是上皮细胞所特有的结构，桥粒蛋白是一种广谱的上皮性标志，可用于与小细胞肿瘤如神经细胞瘤和淋巴瘤的鉴别诊断。

（2）间叶性肿瘤标志物

1）波形蛋白（vimentin）：细胞中间丝的一种，见于间叶来源的细胞及其起源的肿瘤。可用于癌与肉瘤、低分化癌与恶性黑色素瘤、未分化癌与淋巴瘤、尤文肉瘤及神经细胞瘤的鉴别诊断。

2）结蛋白（desmin）：细胞中间丝的一种，见于所有肌细胞。平滑肌肉瘤及横纹肌肉瘤其波形蛋白和结蛋白均阳性，但分化差的肿瘤结蛋白表达弱或不表达。

3）肌动蛋白（actin）：是一种具有收缩功能的微丝蛋白，广泛存在于肌细胞。可分为 3 种：肌动蛋白肌肉型（HHF35）在平滑肌及横纹肌肿瘤中均可表达；肌动蛋白肌源节型（sarcomeric）用于横纹肌肿瘤的诊断；肌动蛋白平滑肌型（smooth muscle）用于平滑肌肿瘤以及肌上皮细胞源性肿瘤的诊断。

4）肌红蛋白（myoglobin）：横纹肌肿瘤特异性标志物。

5）第八因子相关抗原（factor Ⅷ-related antigen, FⅧ-RAg）：存在于血管内皮细胞及其肿瘤。但肿瘤分化差时表达减弱。

（3）神经及神经内分泌源性肿瘤标志物

1）胶质纤维酸性蛋白（glial fibrillary acid protein, GFAP）：GFAP 主要分布于星形细胞、纤维性室管膜细胞、胚胎性室管膜细胞、少突胶质细胞、视网膜胶质细胞等。可用于确定肿瘤的胶质性质。

2）神经微丝（neurofilamen, NF）：NF 是神经元特异性中间丝蛋白，可作为神经元细胞分化的标志。

3）S100 蛋白（S100 protein）：一种高度酸性钙结合蛋白，广泛分布于神经系统及非神经源性的正常细胞。应结合其他标志物综合判断。

4）神经元特异性烯醇酶（neuro specific enolase，NSE）：主要存在于神经元，神经内分泌细胞及其肿瘤中。敏感性高但特异性差，应与其他标志物联合使用。

5）突触素（synaptophysin，SY）：是一种神经性和上皮性神经内分泌肿瘤极好的广谱神经标志物，与肿瘤分化程度无关。

6）嗜铬素 A（chromogranin A，CgA）：广泛分布于神经元和神经内分泌系统的细胞中，是神经内分泌肿瘤诊断的非常特异的标志物。

（4）淋巴造血系统肿瘤标志物：淋巴造血细胞的标志物很复杂，常用的识别系统为 CD 系统（cluster of differentiation system），是白细胞相关抗原的国际分类系统。在常规病理诊断中常用的标志物有以下几类。

1）白细胞共同抗原（leukocyte common antige，LCA）：用于鉴别淋巴造血系统肿瘤与其他非淋巴造血系统来源的小细胞性肿瘤。但浆细胞和 R-S 细胞不表达 LCA。

2）B 淋巴细胞常用标志物：包括 $CD_5$、$CD_{10}$、$CD_{19}$、$CD_{20}$、$CD_{21}$、$CD_{23}$、$CD_{35}$、$CD_{79}$、轻链 Ig 和重链 Ig 等。

3）T 淋巴细胞常用标志物：包括 $CD_1$、$CD_2$、$CD_3$、$CD_4$、$CD_5$、$CD_7$、$CD_8$、$CD_{43}$、$CD_{45}RO$ 等。

4）其他标志物：$CD_{30}$用于标记活化的 T 和 B 细胞，识别 R-S 细胞。TdT 识别中枢淋巴细胞。$CD_{15}$可识别 R-S 细胞及髓系细胞。MPO、Lysozyme、$CD_{68}$ 以及 $CD_{34}$ 等可用以识别原始及幼稚的髓细胞。

（5）肿瘤相关抗原标志物

1）癌胚抗原（carcinoembryonic antigen，CEA）：CEA 在许多上皮性肿瘤中有表达，可为上皮性肿瘤的重要标志物，不受肿瘤分化程度的影响，可用以鉴别腺癌与间皮肿瘤，前者 CEA 阳性。

2）甲胎蛋白（alpha-fetoprotein，AFP）：AFP 是一种糖蛋白，主

要来源于胎儿胚胎卵黄囊细胞，肝细胞和胎儿肠道细胞。多用于原发性肝细胞癌和某些生殖细胞肿瘤（如内胚窦瘤）的诊断与鉴别诊断。

3）前列腺特异性抗原（prostate specific antigen，PSA）：存在于正常、增生和肿瘤性的上皮细胞中，在男性转移性恶性肿瘤的鉴别诊断中有重要的作用。

4）前列腺酸性磷酸酶（prostate acid phosphatase，PAP）：PAP在正常和增生的前列腺上皮细胞及肿瘤中均有表达，对前列腺癌的诊断和鉴别诊断有一定作用，最好与 PSA 联合应用。

5）甲状腺球蛋白（thyroglobulin，Tg）：Tg 是甲状腺滤泡细胞合成的一种糖蛋白，可表达在正常及肿瘤性滤泡细胞，有助于转移性甲状腺癌的确认。

6）黑色素瘤特异性抗原（melanoma specific antigen，HMB45）：HMB45 是黑色素瘤相关抗原，存在于人皮肤的交界痣和蓝痣细胞中。绝大多数黑色素瘤表达 HMB45，与其他标志物联合使用可提高诊断准确率。

**（四）电子显微镜**

病理诊断中应用电镜来观察细胞超微结构，对疾病的确诊有重要辅助作用。如观察细胞表面微绒毛结构、神经内分泌颗粒形态、胞浆内纤维丝结构及细胞内特有的超微结构，例如黑色素细胞的黑色素小体，内皮细胞的 Weibel-palade 小体，郎格罕细胞的 Birbeck 颗粒等，可用于肿瘤的诊断与鉴别诊断。

**（五）流式细胞术**

用流式细胞仪可以快速和定量检测细胞的物理和化学特性包括大小、颗粒、表面标志物的表达，细胞内构成如蛋白质、DNA 和 RNA。流式细胞术被广泛用于白血病和淋巴瘤的诊断，确定预后、分期，HIV 感染病人的治疗性干预，各种肿瘤 DNA 倍体数及增殖率的检测，提供预后信息的细胞标志物的检测等。将流式细胞术与细胞遗传学分析相结合，对淋巴瘤和白血病的分型有重要的辅助诊断意义。由于流式细胞术检测的是单个细胞，因此应与组织形态学相结合，进行综合分析判断。

## （六）细胞遗传学

在儿童病理学研究中主要用于 3 个方面：①先天性疾病的研究；②产前诊断；③肿瘤性疾病。在一些临床和形态学表现独特的淋巴瘤和白血病类型具有特殊的细胞遗传学异常。如 Ph' 染色体，或 t（9；22）（q34；q11）常与慢性粒细胞白血病相关，t（8；14）（q24；q32）与 Burkitt 淋巴瘤相关。在大量实体瘤，特别是儿童肿瘤中，可见到特征性的染色体移位，包括尤文肉瘤或原始神经外胚叶瘤中 t（11；22）（q24；q12）、腺泡状横纹肌肉瘤中 t（2；13）（q35；q14）和滑膜肉瘤中 t（x；18）（p11.2；q11.2）等。

## （七）分子病理学

分子生物学技术的应用极大地推动了分子病理学的发展，深化了人们对许多疾病的发生发展等问题的进一步认识，对于某些肿瘤性疾病的准确诊断及分型分类起了重要的辅助作用，如淋巴造血系统肿瘤、滑膜肉瘤等。病理学中所应用的分子生物学技术主要有souther blot、northern blot、原位杂交等核酸分子杂交技术及多聚酶链反应（PCR）、反转录 PCR 及基因微阵列分析等。

病理学为临床服务。病理医师为临床医师送检的病变标本作出病理诊断报告；临床医师依据病理报告中所提供的病理信息，对肿瘤作出临床诊断，制订或修改治疗方案，评估病人的预后。所以肿瘤的病理诊断报告涵盖：肿瘤的准确病理诊断名称，分化程度，累及范围，切缘状况，淋巴结转移以及与生物学行为相关的因子表达状况。在肿瘤的临床病程中，可能发生肿瘤的形态学转化表现出相应的生物学行为。临床医师必须根据新的变化调整治疗方案。因此对于再发的肿瘤再次活检，进行相关病理学检测是完全必要的。病理医师必须注意病理报告的诊断准确性、内容的完整性以及报告的及时性。

（刘艳辉　庄恒国）

# 第三节　影像学检查

## 一、X线检查在小儿肿瘤临床诊断中的应用

X线检查的基本技术包括 X 线平片、体层摄影、造影检查。其中 X 线平片检查是 X 线检查最基本的方法，它主要适用于具有良好自然对比部位的检查，如胸部平片。体层摄影用于进一步检查胸片上的异常影像，如显示肿瘤病灶的层面。脑、脊髓、消化道、泌尿系统的肿瘤则需要造影检查。造影检查也用于血管和淋巴系统显影检查。由于 CT 与 MRI 的普遍应用，体层摄影与造影等的应用已大大减少。

1. 胸部 X 线摄片检查　是诊断肺部、胸膜、纵隔肿瘤的首要手段，按照肺部肿瘤的部位、分叶形态、毛刺、胸膜凹陷征等，在成人常可诊断为肺癌，但在儿童极少见。儿童肺部肿瘤常以胚胎源性、血管源性为多。血性胸腔积液，肿块基底部贴在胸腔胸膜上，常要考虑胸膜来源的肿瘤，这以胸膜间皮瘤多见。正侧位胸片上，按照纵隔解剖分区是确定纵隔肿瘤来源的重要方法。前上纵隔的肿瘤为胸腺源性肿瘤的特定部位，而中纵隔肿瘤以淋巴瘤占首位，其次包括前肠起源器官及心血管源性的肿瘤。后纵隔则为神经源性肿瘤的好发部位。为了更正确地判定肿瘤的来源及与周围脏器的关系，则需了解肿块与呼吸运动、吞咽动作的关系，并观察肿瘤内有无钙化，周围器官压迫、推移的情况，肋间隙有无增宽，肋骨、椎体或椎体附件的骨质有无侵犯、破坏。必须注意，勿将正常儿童肥大的胸腺、炎性肿大的淋巴结、球形肺炎、肺部炎性假瘤及畸形的大血管误认为肿瘤。因此，在 X 线检查初步诊断肺部、纵隔肿瘤后，应进一步的定位与定性检查，则需要作 CT 或 MRI 检查。

2. 骨骼 X 线摄片检查　既能诊断原发性骨肿瘤，也能确定转移性骨病变。X 线片上可见溶骨性病变、骨质增生的增生性病变

或既有溶骨也有骨增生的混合性骨病变，以及伴随的骨膜浸润。以此可初步确定骨肿瘤的范围及性质。因此，X线摄片检查对骨肿瘤的诊断具有重要意义。

用于发现和诊断白血病、恶性淋巴瘤、郎格罕细胞组织细胞增生症及其他实体肿瘤的骨骼浸润、溶骨性损害等转移病变。

3．头颅X线摄片　　一般除了肿瘤钙化外，不能见到肿瘤的直接征象，仅见长期慢性颅内压增高引起的间接征象，如颅缝增宽分离、颅板变薄、豹纹状的指压迫等。蝶鞍内肿瘤有时可见蝶鞍增大，鞍底呈双层状，前后床突骨质吸收。但由于颅内肿瘤平片上的显示率极低，因此头颅摄片颅内肿瘤的应用越来越少。

4．腹部X线摄片　　是诊断腹部肿瘤的方法之一，特别用于小儿，因为婴幼儿腹部肠曲较充气，常可衬托出肿块阴影。儿童腹部肿瘤以来自一侧肾脏的肾母细胞瘤（Willms瘤）最多，一般显示肾脏影增大，变形明显，肿块一般不超越中线，常需与后腹膜的另一好发肿瘤——神经母细胞瘤相鉴别，后者在平片上常可显示沙粒状钙化影。因肿瘤大多来自肾上腺或脊髓神经节细胞，所以可使肾脏向下或向外移位，肿块常可超越中线，并可较早出现骨转移。腹部畸胎瘤可出现在腹腔也可见于腹膜后，无论在何处，肿瘤内密度甚不均匀，可见低密度的脂肪影，及极高密度的钙化或骨化影，甚至可见成形的牙齿。

5．消化道钡餐检查及钡剂灌肠　　显示食管、胃、小肠、结肠的内腔情况，诊断消化道的腔内肿瘤或根据胃肠道推移、受压的情况，确定腹腔内、盆腔内的肿瘤类型及范围。胃肠道充盈钡剂后，若胃肠道内有肿瘤生长，则表现为充盈缺损。良性肿瘤外形规则、整齐，恶性肿瘤多不规则。管腔以外的肿瘤则形成外压性缺损。

6．静脉尿路造影　　静脉尿路造影在诊断肾源性肿瘤及腹膜后肿瘤的鉴别诊断中起十分重要的作用。在造影时，既要注意早期肾实质相的显示，也要注意造影剂在肾脏集合系统内的积聚情况，如有无破坏、变形、积水、不显影等征象；输尿管的行径，有无扩张、狭窄、移位。并注意膀胱形态及尿道的情况。以肯定肿瘤来自肾脏或腹膜后，而泌尿系统仅是受压推移。

值得注意的是当怀疑肿瘤要作静脉尿路造影时，腹部禁忌加压，造影剂剂量较成人相对要大，注射造影剂后宜 1min 时早期摄片以观察肾脏实质期的分泌情况，摄片以全尿路为宜。

7. 逆行膀胱造影　　主要用于怀疑有膀胱内或盆腔内的肿瘤，以了解肿瘤侵及的范围及与膀胱的关系。一般造影造影剂用 0.5% ~ 1% 新霉素稀释 2 ~ 3 倍，经导尿管滴入膀胱，以防止逆行感染。正、斜位摄片，是为了解与直肠等关系，必要时加摄侧位片。

## 二、CT 检查在小儿肿瘤临床诊断中的应用

CT 检查的最大特点是能直接检查出许多实质器官内部的肿瘤。CT 检查还能显示器官的轮廓、形态、病变范围、病灶与邻近器官的关系。CT 检查在肿瘤诊断、分期、预后判断，制定化疗、手术或放疗计划，治疗后随诊等方面占有重要地位。该检查主要是依据组织密度变化及解剖结构变化等情况作出判断。螺旋 CT 检查可减少扫描时体内器官移动所造成的影像误差，保持影像的连续性。

1. 颅内肿瘤　　CT 扫描是脑瘤诊断的首选方法。多数脑瘤的密度与正常脑组织的密度有差异，CT 扫描可以观察肿瘤的部位、数目、大小、坏死、周围组织水肿等情况。

2. 头颈部肿瘤　　CT 扫描检查在诊断眼、眼眶、鼻、鼻咽、鼻窦、喉肿瘤方面有较好的优势。高分辨力可以显示肿瘤的部位、大小、周围软组织及骨受侵犯的情况。

3. 胸部肿瘤　　与普通 X 线胸片相比较，CT 扫描在诊断纵隔肿瘤方面有较好的优势，它可以显示纵隔的全貌。胸部 CT 扫描用于检查普通 X 线胸片难以观察到的肿瘤，如奇静脉食管旁、心后区、脊椎旁、气管腔内等部位的小肿瘤。CT 扫描检查可以观察到肿瘤的大小、肿瘤是否侵犯胸膜、肺门淋巴结、纵隔淋巴结等。

4．腹部肿瘤　　CT 扫描对于腹部空腔脏器的显示效果不佳，但对实质性脏器显示的效果较好，如肝脏、胰腺、肾脏、腹膜后淋巴结等。腹部 CT 扫描的优点是可以在同一断面显示多个脏器，了解多病灶与周围组织和关系。

5．盆腔肿瘤　　盆腔内组织结构复杂，普通 CT 图像分析较困难。在膀胱、阴道、结肠直肠内充填造影剂，可能较清楚地显示盆腔内是否有肿瘤病变、病灶的部位、范围与邻近器官的关系。

## 三、MRI 在小儿肿瘤临床诊断中的应用

MRI 检查诊断肿瘤的原理是基于核内磁性变化，经模数转换及图像处理而成为直观的图像。MRI 检查的主要优点是可以显示机体任何解剖截面的图像，可多层面直接成像；检查时无机械性及放射性损伤；对软组织及淋巴结转移灶的显示能力强。目前 MRI 检查的空间分辨力还不及 CT。MRI 检查中移动伪影、金属干扰等问题尚未得到较好的解决。造影剂可增强不同组织 MRI 信号的差别，使图像的分辨力增强，缩短检查时间。MRI 血管造影或非造影剂增强的灌注成像、弥漫成像技术可用于肿瘤血显示，这些技术可望提高肿瘤诊断和鉴别诊断水平。

MRI 光谱检查是无损检查活组织生化成分的新方法。检查时病人的身体或躯体的层次，可分为一组小方块，然后通过 MRI 信号单元的局部强度进行观察，可获得比常规 MRI 影像更为清晰的图像。在提供组织生化信息时还可能定位，从而获得的信号不仅仅是反映它来自病人头部某处组织，而且能表明信号是来自脑瘤或正常脑组织。判断肿瘤的良恶性特性，恶性程度。实验证明，光谱与氧含量值明显相关。MRI 光谱对预测脑瘤预后和病人治疗的反应有帮助，估计可减少约 25% 效果不大的肿瘤放疗、化疗。软组织肉瘤良性与恶性的灵敏性为 100%，特异性为 93%。

MRI 在小儿肿瘤中的诊断价值：①神经系统肿瘤。②了解肿瘤与血管关系及其侵犯范围，有利于肿瘤分期。③MRI 对肿瘤早期生化代谢改变测定有利于早期诊断，特别是对恶性肿瘤的早期诊断。

④对肿瘤术后、放疗后的纤维化及复发鉴别有较大意义。

1．脊髓肿瘤诊断　　对脊髓肿瘤的诊断明显优于 CT，具有精确、安全、无痛苦，能直接显示肿瘤的部位、范围及其继以空洞形成，并有较大的定性价值等优点。

2．颅脑肿瘤诊断　　MRI 在小儿颅脑肿瘤的诊断中提高了对幕下肿瘤的检出率，CT 扫描时颅底部经常发生骨性伪影，中颅窝以及后颅窝病变显示不佳。幕下肿瘤又占小儿颅内肿瘤较大比例，MRI 无骨性伪影，有利于显示幕下颅内结构。

3．颈部肿瘤诊断　　MRI 在检查小儿颈部肿瘤时，病变实质性或囊性、良性或恶性大致可由 MRI 区分。MRI 不仅有助于确定小儿颈部肿块的部位、大小、范围以及与邻近正常结构的关系，同时也有利于显示肿块的内部结构。MRI 特别有利于显示肿块是否进入颅内或胸部。常规检查时，$T_1$ 加权像、$T_2$ 加权像即可揭示肿瘤的供血情况以及它们与邻近大血管的关系。另外 MRI 能很好地显示颈淋巴结肿大，其中包括临床上未觉察的、位置较深的肿大淋巴结。

4．胸部肿瘤诊断　　小儿胸部最常见的实质性恶性肿瘤如神经母细胞瘤及非霍奇金淋巴瘤。胸部神经母细胞瘤主要源于椎旁交感神经链，以浸润性生长为主，常引起伴行静脉周围淋巴结转移。MRI 在确定病变范围，判断有无远隔转移方面优于 B 超与 CT，多参数成像使病变的内部结构如坏死、出血、钙化等一并显示。胸部神经母细胞瘤可通过横膈裂孔进入腹膜后间隙，造成肿瘤起源上的判断困难，MRI 可分辨肿瘤源于胸椎椎旁交感神经链抑或肾上腺髓质。另外，MRI 对于肿瘤治疗后疗效的评估较其他影像学检查方法可靠。

5．腹部肿瘤诊断　　MRI 对小儿腹部肿瘤如肝母细胞瘤、肾母细胞瘤、腹腔非霍奇金淋巴瘤、腹膜后神经母细胞瘤的诊断有重要价值。多方位成像不仅可清晰显示肾脏、肾上腺及腹部大血管，还可显示肿瘤的内部结构以及肿瘤与邻近结构的关系，不但利于定性，也有利于肿瘤分期。

6. 骨肿瘤诊断　　MRI 显示与小儿骨肿瘤方面的作用较其他检查方法更可靠。由于骨髓腔的脂肪信号被肿瘤组织信号代替，所以，仅 $T_1$ 加权像即可判断肿瘤的范围。一旦皮质骨为肿瘤侵犯，正常时具有连续性的无信号带失去其完整性，并为较高的肿瘤信号代替。

近年来，MRI 扫描不仅用于检查相对静止的部位，还用于检查一些处于运动的器官与结构，今后随着 MRI 仪的不断改进，MRI 在小儿肿瘤诊断中将得到更广泛的应用。

## 四、ECT 在小儿肿瘤临床诊断中应用

随着核医学显像仪器的发展和新的亲肿瘤放射性药物研制和开发利用，放射性核素显像对肿瘤的早期诊断、分期、分级、良恶性鉴别及疗效预测具有独特优势。根据使用不同的放射性核素可分为单光子发射型计算机断层显像（single photon emission computed tomography，SPECT）和正电子发射型计算机断层显像（positron emission tomography，PET）。首先介绍 ECT 在小儿肿瘤临床中的应用：

### （一）$^{67}$Ga（镓）肿瘤显像

采用 $^{67}$Ga（镓）枸橼酸钠显像剂。用于：①支气管肺癌，恶性淋巴瘤的诊断与分期。②为不能做其他创伤性检查的肿瘤病人提供分期依据。③与 X 线片结合诊断肺部肿物。

用 $^{67}$Ga 肿瘤显像，肺肿瘤阳性率为 88% ~ 96%。当肿瘤直径 < 2cm 时，核素扫描不易发现病灶。此外，该检查的特异性欠佳，肺部的结节性病灶、炎症等病变都可能出现阳性结果。

### （二）脑亲肿瘤断层显像

多数采用 $^{99m}$Tc-GH、$^{99m}$TcO$_4^-$ 显像剂，用于诊断原发或转移脑肿瘤。

### （三）内分泌肿瘤显像

1. 甲状腺显像　　甲状腺扫描显像剂常用 $^{131}$I 或 $^{99m}$Tc。甲状腺扫描可以对甲状腺肿瘤进行定位及鉴别诊断，对晚期甲状腺癌的患

者，全身核素显像有助于找甲状腺癌的转移病灶。

2. 甲状旁腺显像　　甲状旁腺扫描用$^{75}$Se代蛋氨酸显像。

3. 肾上腺皮质显像　　用$^{131}$I化胆固醇诊断肾上腺皮质腺瘤，其灵敏度约为93%，特异性为96.4%。

4. 肾上腺髓质肿瘤显像　　嗜铬细胞瘤显像用$^{131}$I磺苄胍（metaiodobenzyl guanidine，MIBG），其灵敏度为88%，特异性为95%。

**（四）肝亲肿瘤显像**

应用$^{99m}$Tc-GH、$^{99m}$Tc-Calglucon、$^{99m}$Tc-PMT显像剂，用于原发性肝癌诊断。最好在作肝亲肿瘤显像前，先用$^{99m}$Tc-phgtate显像剂先作肝断层显像，确定肝占位病变与弥漫性病变的诊断。

**（五）肺亲肿瘤显像**

用$^{99m}$Tc-MIBI、$^{99m}$Tc-GH、$^{99m}$Tc-Calglucon显像剂显像。可用于：①X线肺部肿块良、恶性病变鉴别诊断。②肺癌化疗肿瘤对药物敏感性评价。③肺癌切除后肿瘤复发、纵隔转移评价。

**（六）全身骨显像**

用$^{99m}$Tc-MDP740显像剂作全身骨显像，根据骨显像放射性摄取异常浓聚部位，可考虑：①原发性骨肿瘤病变范围及远处转移诊断。②恶性肿瘤骨转移早期诊断及定位。另用$^{131}$I-MIBG全身骨显像，用于嗜铬细胞瘤、交感神经节细胞瘤、恶性高血压的鉴别诊断。

**（七）骨亲肿瘤显像**

用$^{99m}$Tc-（V）DMSA显像剂作骨亲肿瘤显像对骨肿瘤进行诊断，但在做根据骨亲肿瘤显像前，先用$^{99m}$Tc-MDP740显像剂作全身骨显像。

**（八）全身骨髓显像**

应用$^{99m}$Tc-phgtate或$^{99m}$Tc-硫胶体显像剂，作全身造血骨髓分布及功能评价，对髓外造血部位的估计。

**（九）淋巴显像**

应用$^{99m}$Tc-DX或$^{99m}$Tc-硫化锑胶体显像剂，用于原发或转移性淋巴瘤的诊断，局部淋巴结的位置、形态及功能的评价。

### （十）肾脏显像

用$^{99m}$Tc-Calglucon、$^{99m}$Tc-GH、$^{99m}$Tc（V）-DMSA 显像剂显像。用于诊断肾占位性病变；确定肾脏位置、形态、大小，与腹部肿块鉴别。

## 五、PET 在小儿肿瘤临床诊断中的应用

PET（正电子发射计算机体层摄影术，positron emission computed tomography）是利用人体组织固有的几种元素的核素，如$^{11}$C（碳）、$^{13}$N（氮）、$^{15}$O（氧）及$^{18}$F（氟）等标记的葡萄糖、氨基酸类似物、单克隆抗体及受体特异性配体等，成为代谢显像剂、肿瘤特异性显像剂等。而这些核素都是能发射正电子的，进入人体后，正电子转成一对高能 γ 光子。用高灵敏、高精度的探头接受信号，经计算机进行定位定量分析核素在体内的变化，就反映了人体组织脏器包括肿瘤的生理和生化变化及代谢功能。由于肿瘤细胞消耗的糖比正常细胞要多，用葡萄糖的类似物，2-18Fluro-2-deoxy-D-glucose（FDG）做 PET 全身检测可发现其他检查方法未查出来的转移病灶或不明的原发灶。

### （一）PET 对肿瘤诊断和分期的评价

1．目前用于肿瘤诊断和分期的常规影像学检查项目　　无论是 X 线摄片、超声波，还是 CT、MRI，对提高肿瘤的诊疗水平发挥了非常重要的作用；但它们都是形态学的诊断，肿瘤增长到一定大小（1～2cm）才能显示，而且还常不能定性。上述各种检查项目只能有选择地对身体的某几个部位作检查，还不能互相代替，只是互补不足。

2．PET 用于肿瘤的早期探测和分期检查的优点

（1）可做全身一次扫描，对各种组织脏器均可进行评价；可发现一些非常见部位的转移灶或其他方法未查出的转移灶，避免不必要的手术或使能及时做淋巴结清扫术。

（2）PET 显像反映的是肿瘤的糖代谢，分辨率达 4～6mm，并

可定量分析。

（3）代谢变化显像总是早于形态学改变，可显示＜10mm的淋巴结；对恶性黑色素瘤患者可发现小至3mm大小的转移灶以及临床未能查出的皮下转移灶。

（4）探测肺门纵隔和腹部淋巴结转移的敏感性，PET各为71.4%和100%，明显高于常规影像学检查；探测周围淋巴结转移的敏感性，PET（97.1%）也明显优于常规方法（51.4%）。

3．PET其不足是有一定的假阳性和假阴性

（1）急性炎症特别是含有巨噬细胞和粒细胞者，以及新的瘢痕组织可像肿瘤细胞一样糖代谢增加而降低PET的特异性。

（2）由于脑是高糖消耗组织，PET探测脑的小转移不如MRI。

（3）PET探测很小的肺转移的敏感性不及CT。

（4）肿瘤的分化与FDG消耗有密切关系，低分化肿瘤虽小可清楚显示，高分化肿瘤虽较大，但与周围组织信号差别不大而难辨认。

（5）PET对高危黑色素瘤患者（肿瘤厚度＞1.5mm）的敏感性达100%。

（6）PET对不明或隐蔽的原发癌（＜1cm）做全身扫描时有较高的检出率。

**（二）PET在小儿肿瘤诊断中应用**

1．肿瘤的诊断与鉴别诊断　　PET对于其他显像方法怀疑是转移的病例进行鉴定，提供灵敏的全身扫描断层的筛选方法。这在卵巢肿瘤、头颈部肿瘤、胰腺癌中有确定作用。对于不明来源的恶性肿瘤，有25%可以发现原发病灶。

2．肿瘤（治疗前）分期　　在多种恶性肿瘤，一旦确诊，理想的治疗取决于适当的肿瘤分期。淋巴瘤的首次分期对于治疗方案的选择及预后判断提供基础资料。

3．肿瘤的定位　　原发瘤灶定位，转移病灶的确定和肿瘤受体检测。

4. 肿瘤治疗效果监测　　PET 对早期评价治疗效果有一定价值。在化疗 1～2 个疗程后，病灶的 FDG 摄取明显下降或完全被抑制。对多数淋巴瘤等实体肿瘤的化疗或放疗作 FDG 定量分析是有帮助的。早期发现治疗无效是有必要的，这可避免了无效疗法的毒性作用，及时选新的疗法。

5. 淋巴瘤　　用 PET 进行淋巴瘤的 $^{18}$F-FDG 代谢显像具有独特价值，尤其在评价患者治疗后复发、预后判断，因为 $^{18}$F-FDG 可用于判断组织存活力，可补充常规方法不能发现的活动性淋巴瘤，其灵敏度大于经典的 $^{67}$Ga 肿瘤阳性显像。Rigo 等用 $^{18}$F-FDG 研究初诊和随访 33 例淋巴瘤患者，结果表明其对高、中度分化淋巴瘤的诊断令人满意，认为该法是淋巴瘤患者的疗效评价和预后判断的重要方法。对 1 例非霍奇金淋巴瘤患者在接受治疗前做了 $^{18}$F-FDG 代谢显像，发现上纵隔、颈部、脊柱旁、颈内侧多个淋巴结与咽部、舌下、腭部 $^{18}$F-FDG 摄取明显增高，并注意到双肺门多个病灶，双侧腋下和多处纵隔淋巴结以及腹股沟、腹腔等淋巴结病灶。数个疗程化疗后，$^{18}$F-FDG-PET 显像示原来葡萄糖代谢活跃的病灶全部消失。因此，$^{18}$F-FDG-PET 显像对淋巴瘤患者的随访，解决 CT 不能解决的问题，尤其对淋巴瘤病孩放化疗后肿瘤灶活动性的鉴别诊断具有重要临床价值。

6. 脑肿瘤　　原发性脑瘤的诊断用 CT 和 MRI 就能基本解决问题，但在对脑瘤的良、恶性鉴别诊断，分期和分级，手术或放疗后复发与坏死的鉴别诊断，以及继发性脑瘤寻找原发病灶等方面与 $^{18}$F-FDG-PET 葡萄糖代谢全身显像相比就显得十分逊色。$^{18}$F-FDG 用于神经胶质瘤和星状细胞瘤的研究表明，高度分化或恶性程度大的脑瘤 FDG 代谢明显增强，提示患者的预后差。而低分化或低恶性肿瘤表现为 FDG 摄取与周围组织相似或低于正常组织，这种 FDG 代谢低者的预后相对较好。

7. 骨和软组织肿瘤　　骨肉瘤其恶性度极高、预后差、死亡率高。Kern 等研究把 $^{18}$F-FDG 用于骨肉瘤的诊断，结果表明肿瘤组织显示葡萄糖代谢显著增高，且葡萄糖利用率与肿瘤组织分级相关。采用微分摄取率（DUR）和标准化摄取值（SUV）半定量方法有助于良、恶性软组织肿瘤的鉴别诊断，并可区别炎症或 Ewing 肉瘤的诊断。

8. 其他肿瘤 [18]F-FDG-PET 显像在肾母细胞瘤、头颈部肿瘤、肺癌、结直肠癌、肝细胞肝癌、卵巢肿瘤、乳腺癌、胰腺癌等也表现葡萄糖代谢增高，其放射性定量分析与肿瘤细胞增长率呈正相关，因此[18]F-FDG-PET 对此类肿瘤诊断也具有高灵敏度和特异性。

综上所述，[18]F-FDG-PET 进行肿瘤代谢显像，主要用于良、恶性肿瘤鉴别诊断，恶性肿瘤的分级和分期，复发早期诊断与瘢痕的鉴别诊断，化疗、放疗疗效预测和预后诊断。全身 PET 显像仅在 0.5～2h 内即可获得病灶和全身有否转移和影像，比其他影像技术（CT、MRI、B 超和内镜）提供更早或对临床有重要参考价值的信息，极大地推动了[18]F-FDG 的 PET 显像的肿瘤研究和应用。通过与 CT 或 MRI 影像融合（显像）和肿瘤放射性药物的深入研究以及有关软件的开发，未来 PET 在肿瘤临床应用前途光明。

（沈亦逵）

# 第四节　超声波检查在小儿肿瘤诊断中应用

超声波检查技术在肿瘤诊断中占有重要地位。超声波诊断属于无损伤检查，B 型超声波已被广泛应用于小儿肿瘤的诊断。超声波检查鉴别实质性、液性及气体性肿块的准确性高，对肿瘤定位、定性、大小范围、与周围组织器官的关系以及引导穿刺检查极具诊断价值。

## 一、B 型超声波检查对各器官组织肿瘤的诊断价值

1. 颅内肿瘤 　　B 型超声波检查可以了解大脑中线位置、天幕上的占位性病变、肿瘤与血流的关系。超声波检查颅内肿瘤的价值远不及 CT 或 MRI 扫描。

2．眼及眼眶肿瘤 B型超声波检查可以清晰显示眼球及眶内组织，了解肿瘤与视神经、眼肌及眶骨之间的关系。

3．甲状腺肿瘤 B型超声波检查可以迅速鉴别甲状腺肿块是囊性还是实质性占位性病变。

4．唾液腺肿瘤 B型超声波检查可以清晰地显示腮腺和颌下腺的形态和轮廓，分辨肿块与腺体的关系。

5．胸部肿瘤 ①纵隔肿瘤：B型超声波检查对上纵隔的肿瘤的诊断有一定价值。②肺部肿瘤：超声波检查对肺部肿瘤探测的价值不大。③胸膜：对胸水及胸膜肿块的诊断及定位价值较高。

6．腹部肿瘤 ①肝脏肿瘤：超声波是检查肝脏占位性病变的首选方法。该方法能显示直径小于1cm的肝占位性病变，迅速鉴别囊肿、多囊肝、肝血管瘤、转移性肝癌等肝脏占位性病变。②脾脏肿瘤：超声波可探测脾脏的大小，检查有无占位性病变。③胆囊肿瘤：超声波对早期胆囊癌的诊断价值高，检查可以显示胆囊的形态、大小及收缩功能。④胰腺肿瘤：胰腺肿瘤检查首选超声波。检查时应注意，肿块小于2cm时，经腹壁探查可能误诊。⑤胃肠道肿瘤：B超探查对于胃肠道肿瘤的诊断价值不如钡餐及内镜检查。

7．肾脏肿瘤 超声波是肾脏肿瘤诊断的首选方法，它可以从肾脏的冠状面、矢状面、横切面3个切面检查，该检查对于鉴别肾占位性病变的性质有较高的准确性，但对较小的肾实质性肿瘤的诊断尚有一定的困难。

8．肾上腺肿瘤（嗜铬细胞瘤、神经母细胞瘤） 首选超声波检查。该检查可能发现直径小于1cm的肿瘤。

9．膀胱肿瘤 超声波检查可以探测膀胱肿瘤的大小、部位、有无蒂等情况。但是，如果膀胱壁上的肿块呈扁平状，而且直径小于0.5cm，经腹壁探测就不容易准确诊断。

10．睾丸肿瘤 超声波检查睾丸肿块，可以鉴别睾丸肿大是积液还是实质性肿块，但对结核和肿瘤的鉴别较困难。

11．卵巢肿瘤 B型超声波检查可以显示盆腔肿块的部位、大小和质地，实质性肿块、明显的乳头状突起及邻近脏器的受累，可提示恶性肿瘤。

12．腹膜　　B型超声波检查可以探测腹膜有无占位性病变，诊断腹水的准确性高于其他检查项目。

13．腹膜后肿瘤　　超声波检查可用于探测腹膜后肿大淋巴结及腹膜后肿块，鉴别腹腔与腹膜后肿块。

## 二、腔内超声探险测

普通B型超声波检查对胃肠道等空腔脏器的肿瘤，尤其是肿块呈扁平状、体积小的肿瘤难以探测。近年，超声探头的研究有了较大的革新，各类腔内探头相继问世，如食管、胃肠、膀胱、阴道、宫腔、腹腔、血管、输尿管、输卵管内超声探头。这些腔管内探头可以直接置于上述器官内的壁上进行探测，它不仅可以探测经体外难以探出的早期癌症，而且还可能了解癌症浸润深度和范围，同时还可以引导直接活检，使内镜检查和活检一次完成。腔内超声探测将是未来发展的方向。

## 三、肿瘤介入性超声诊断

介入性超声技术是指在实时超声监视引导下，经皮肤把穿刺针或导管置入预定部位，进行穿刺活检抽吸检查、插管引流、注入药物、注药造影、化疗等操作。超声检查引导下，细针穿刺诊断早期小肝癌是介入性超声诊断技术成功的典范。

# 第五节　内窥镜检查

内窥镜检查在肿瘤诊断中占有非常重要的地位。内窥镜检查不仅可以直接窥视许多体腔内及孔隙部位的癌前病变及癌肿，而且可以取活检，以便组织病理学检查和细胞学检查，以确定病变性质，以明确诊断，确定手术的可能性及肿瘤分期。内窥镜的发展经历了硬式内窥镜、纤维光导内窥镜、电子纤维光导内窥镜3个阶段。内窥镜与超声波、微波、激光等高新技术结合，将进一步提高内窥镜在肿瘤诊断中的作用。

临床常用的内窥镜有：纤维支气管镜、上消化道纤维内窥镜、胃镜、肠镜、十二指肠镜、结肠内窥镜、胸腔镜、腹腔镜等。可以根据病情及患者的具体情况，进行必要的检查，同时进行病变形态诊断、摄影录像、病理活检、细胞刷涂片、穿刺细胞学诊断等，以协助诊断。

内窥镜检查需要一定的设备和技术，应当严格掌握适应证，减少并发症。尤其是对小儿实行内窥镜检查多不能配合，往往需要麻醉配合，使实际应用受到了一定限制。对可疑肿瘤患儿，其他方法不能确诊时，如有设备条件和技术，为便于确诊，可考虑作内窥镜检查，以获得诊断。

（沈亦逵）

# 第六节　肿瘤标志物在临床上的应用

肿瘤标志物（tumor markers，TM）是肿瘤细胞在癌变过程中由于癌基因的表达而生成的抗原和其他生物活性特质。可以在肿瘤病人的体液及排泄物中检出，它在正常组织或良性疾病中不产生或产生极微。现已发现的肿瘤标志物有：肿瘤特异性及相关抗原、激素、受体、酶和同工酶、癌基因及其产物等40多种。

## 一、用肿瘤标志物的种类

儿科常用的肿瘤标志物见表2-4。

表2-4　儿科常用肿瘤标志物

| 肿瘤标志物 | 诊断意义 | 正常参考值 |
|---|---|---|
| 血清甲胎蛋白（AFP） | 肝母细胞瘤、肝细胞癌、生殖细胞瘤、恶性畸胎瘤、胚胎性癌、胰母细胞瘤 | <20ng/mL（RIA法） |

续表

| 肿瘤标志物 | 诊断意义 | 正常参考值 |
|---|---|---|
| 血清癌胚抗原（CEA） | 结肠癌、胃癌、肺癌、肝母细胞瘤、肝细胞癌、生殖细胞瘤、肺母细胞瘤、胰腺癌 | < 15ng/mL（RIA 法） |
| 血清 β-人绒毛膜促性腺激素（β-HCG） | 绒毛膜癌、生殖细胞瘤、畸胎瘤、肝母细胞瘤 | < 5ng/mL |
| 血清神经元特异性烯醇化酶（NSE） | 神经母细胞瘤、原始神经外胚层肿瘤、髓母细胞瘤、小细胞肺癌、精原细胞瘤 | < 15ng/mL（IRMA 法） |
| 尿儿茶酚胺（VMA） | 神经母细胞瘤、嗜铬细胞瘤 | 尿 VMA 含量：4.75 ~ 13.1mg/24h |
| $\beta_2$ 微球蛋白（$\beta_2$-MG） | 淋巴瘤、胃癌、肝癌、骨髓瘤、结直肠癌等 | < 2.5mg/L（RIA 法） |
| 血清降钙素（CT） | 甲状腺髓样癌 | 45 ~ 145ng/L（RIA 法） |
| 甲状腺球蛋白（TG） | 甲状腺癌分化型 | 8 ~ 25ng/mL（RIA 法） |
| 血管活性肠肽酶（VIP） | 神经母细胞瘤、血管活性肠肽瘤 | < 75pg/mL |
| 血清肾素 | 肾母细胞瘤 | D.O.M |
| 血清红细胞生成素 | 肾母细胞素、肾上腺皮质癌、肾癌、肝细胞瘤、嗜铬细胞瘤 | 15 ~ 30U/L |
| 血清乳酸脱氢酶（LDH） | 急性白血病、非霍奇金淋巴瘤、神经母细胞瘤、尤文肉瘤、骨肉瘤、生殖细胞瘤 | 297 ~ 537U/L，取决于实验室 |

| 肿瘤标志物 | 诊断意义 | 正常参考值 |
|---|---|---|
| 糖类抗原（CA50） | 胰腺癌、胆囊癌、肝癌、卵巢癌、子宫癌、淋巴瘤 | <20U/mL（IRMA 法） |
| 糖类抗原（CA125） | 卵巢癌、畸胎瘤 | <35U/mL（IRMA 法） |
| 糖类抗原（CA19-9） | 消化道腺癌如胰腺癌、胆道癌 | <37U/mL（IRMA 法） |
| 血清铁蛋白 | 神经母细胞瘤、霍奇金病、肝细胞癌、生殖细胞瘤 | 12～113μg/L（6 个月～15 岁）（RIA 法） |
| 尿中 Bence-Jones 蛋白 | B 细胞淋巴瘤、浆细胞瘤 | |

注：RIA(放射免疫分析)，IRMA(非竞争性 RIA，又称免疫放射量度分析)。

D.O.M 依据不同的测定方法。

## 二、常用肿瘤标志物检测的临床意义

### （一）甲种胎儿球蛋白（AFP）

甲种胎儿球蛋白［（α）alpha fetoprotein，αFP、AFP］属于肿瘤胚胎抗原，是一种在电场中泳动在 α-球蛋白区带的糖蛋白，分子量约为 69kD，它是胎儿发育早期的一种主要血清蛋白，由卵黄囊、胎肝和胃肠道合成。出生后 AFP 合成很快受到抑制，在 6 个月～2 岁时，血中浓度即降至成人水平。患睾丸、卵巢和后腹膜的胚胎性癌，肝母细胞瘤、原发性肝癌时可产生大量的 AFP，血清 AFP 显著升高。

1. 血清正常参考值（RIA）　　脐血：3 周～2.5 个月，（405±600）μg/L；～6 个月，（39±50）μg/L；<24 个月，（18.5±30）μg/L；～5 岁，（4.8±3）μg/L；～16 岁，（1.6±2.5）μg/L；成人，<10μg/L。

2. 临床应用价值

（1）肝癌：肝细胞发生恶性病变时，细胞中合成 AFP 的基因又重新被激活，使原来已丧失合成能力的细胞又重新开始合成AFP，以致其血中含量明显升高。因此血中 AFP 浓度检测对监测原发性肝细胞性癌有特殊的诊断价值，是一种人类原发性肝癌特异性较强的肿瘤标志物。在原发性肝细胞癌患者中约有 80% ~ 90%，AFP 定量显示高值；肝母细胞瘤约有 84% AFP 显示高值。随着病情的进展，其值越高。当给予抗癌化疗或手术后，AFP 常明显下降。如果减少不明显，说明手术摘除不彻底或为弥漫性肝癌。如下降后复而增加，可能是复发。胆管癌中约 5% 的患者可出现 AFP 血清浓度升高。

(2) 畸胎瘤：是由 3 种原始胚层组织演变而来的先天性肿瘤。好发于骶尾部、纵隔、腹膜后以及卵巢、睾丸等。畸胎瘤多数是良性瘤，但有恶变倾向，少数畸胎瘤在初发时即为恶性。恶性畸胎瘤时，AFP 常明显升高，对诊断有一定意义。因而在小儿 AFP 增高时，除想到肝脏的原发性肿瘤外，应检查有无畸胎瘤的可能，特别是骶尾部畸胎瘤和睾丸畸胎瘤。同肝肿瘤一样，AFP 的追踪观察，也可作为该病治疗效果的一项判断指标。

(3) 卵黄囊肿瘤：小儿卵黄囊肿瘤约 50% 的患儿 AFP 增高。如未经治疗，AFP 随着瘤体的增大而升高；治疗后其值下降。

生殖细胞瘤：另一类与 AFP 浓度升高有密切关系的肿瘤是生殖细胞癌，包括睾丸癌、卵巢癌、恶性畸胎瘤等，其检测敏感度也可达 45% ~ 85%。

(4) 转移性肝癌：转移性肝癌患者，AFP 常增高，特别是胃癌肝转移。

(5) 在其他一些恶性肿瘤如胃癌、肠癌、胰腺癌、肺癌等病人中，也会出现低浓度的 AFP 异常升高，但其敏感性仅为 20% 左右，且升高浓度一般不超过 500ng/mL。

(6) 一些良性病变，也有存在 AFP 升高，但这种升高都是散在的和暂时性的，如婴儿肝炎、先天性胆道闭塞患儿中多数有 AFP 升高；小儿肝炎患者中，约有 10% 的患儿可出现 AFP 升高，但其

水平一般均 < 50ng/mL；肝硬变病人中，虽有 30% 的患儿有 AFP 持续升高情况出现，但血中浓度一般都不超过 5ng/mL。

## （二）人绒毛膜促性腺激素（HCG）

人绒毛膜促性腺激素（human chorionicgonadotropin，HCG）是监测早孕的重要指标。绒毛膜上皮细胞癌、葡萄胎、畸胎瘤时 HCG 异常升高，是诊断滋养层细胞肿瘤、内胚层细胞源性恶性肿瘤的辅助诊断指标。

1. 血清正常参考值　　总 HCG < 25ng/mL；β-HCG < 5ng/mL。

2. 临床应用价值

（1）小儿睾丸绒毛膜上皮癌时血中 HCG 浓度明显升高。

（2）肝母细胞瘤：有部分男性患儿以性早熟为始发症状，其原因是该肿瘤可合成 HCG，故血清中 HCG 可明显升高。

（3）小儿生殖细胞瘤中内胚窦瘤、恶性畸胎瘤、睾丸肿瘤患儿 HCG 血浓度也异常升高。

## （三）癌胚抗原（CEA）

癌胚抗原（carcino-embryonic antigen，CEA）是由 Gold 等（1965）从结肠癌患者血清中发现的，是一种具有人类胚胎抗原特性的酸性糖蛋白，是胎儿细胞和多种癌组织共有的一种抗原。

1. 血清正常参考值　　 < 15ng/mL（RIA 法）。

2. 临床应用价值

（1）血清 CEA 升高：主要见于结肠癌或直肠癌、胃癌、肝癌、肺癌、胰腺癌、乳癌、卵巢癌、子宫癌及泌尿系肿瘤等，其他恶性肿瘤也有不同程度的阳性率。

（2）CEA 的检测：对儿童大肠癌的诊断无太大价值，但可作为大肠癌预后的参考。大肠癌治疗前 CEA 水平正常，则手术根治术后不复发的频率很高；相反，如果手术前 CEA 水平大于 $75\mu g/L$，则虽行根治手术预后也不良。术前高水平的 CEA 常伴癌的血管、淋巴管、神经周围侵袭及远处转移。术前 CEA 高，术后下降并长期正常，说明手术切除彻底，无癌存在。术后 CEA 上升，常为复发和转移，CEA 上升可早于临床症状 3～18 个月。

（3）CEA 的浓度：与癌症的早、中、晚期有关，越到晚期 CEA 值越升高，但阳性率不是很高。

（4）CEA 的浓度：与肿瘤体积大小亦有关，随体积增大而升高，但到底在癌细胞分裂多少个时 CEA 才升高，目前还缺乏这方面的研究。

（5）CEA 的浓度：与肿瘤转移有关，当转移后，CEA 的浓度也升高。

（6）CEA 的浓度：与癌症的组织类型有关，腺癌最敏感，其次是鳞癌和低分化癌，这说明 CEA 是一种分化性抗原，分化程度越高阳性率也越高。

（7）癌症患者的胸水、腹水、消化液、分泌物中的 CEA 常升高。

（8）不少良性疾病如结缔组织病、心血管疾病、糖尿病和非特异性结肠炎也可有 15%～53% 的患者血清 CEA 升高。因此不是肿瘤特异性标志物，只能作为监测肿瘤复发及转移的预后指标。

**（四）糖类抗原 50（CA50）**

糖类抗原 50（carbohydrate antigen 50，CA50）主要分布在糖酯及高分子糖蛋白中，遍布于结肠、直肠、胃肠道、胰腺、肺脏、胆囊、膀胱、子宫和肝脏等很多器官的肿瘤组织中。在许多恶性肿瘤时明显增高，是一种广谱肿瘤标志物，其增高的机制可能与癌基因的活化有关。

1. 血清正常参考值　　< 20U/mL（IRMA 法）。

2. 临床应用价值

（1）肝癌、肺癌、胃癌、直肠/结肠癌、胰腺癌、胆囊癌、肾癌、子宫癌、卵巢癌、乳癌、膀胱癌、淋巴瘤、黑色素瘤等血清 CA50 升高，是一个非特异性广谱肿瘤标志物。

（2）肺炎、肾炎、胰腺炎、结肠炎等某些感染性疾病血清 CA50 升高。

（3）某些溃疡性疾病、自身免疫性疾病也有 CA50 升高的现象。

### （五）糖类抗原 125（CA125）

糖类抗原 125（CA125）是一种不稳定的糖蛋白，是一种与卵巢癌相关的抗原存在于上皮性卵巢癌组织和患者的血清中，主要用于辅助诊断恶性浆液性卵巢癌、上皮性卵巢癌，同时也是手术切除、化疗后疗效观察的指标，有较大的临床价值。

1．血清正常参考值　　 < 35U/mL（IRMA 法）。

2．临床应用价值

（1）卵巢癌血清 CA125 升高，阳性率为 61.4%。治疗有效者 CA125 水平很快下降。若有复发时，CA125 升高可先于临床症状出现之前。因此是观察疗效、判断有无复发的良好指标。

（2）其他恶性肿瘤血清 CA125 也有不同程度的升高，如胰腺癌阳性率为 50%，肺癌 41%，胃癌 47%，结/直肠癌 34%，乳癌 40%。

（3）某些非恶性肿瘤，如卵巢囊肿、盆腔炎、子宫内膜移位症、胰腺炎、肝炎、肝硬化等疾病也有不同程度的升高，但阳性率较低。

（4）在许多良性和恶性胸腹水中发现有 CA125 升高，羊水中也能检出较高浓度的 CA125。

### （六）糖类抗原 19-9（CA19-9）

糖类抗原 19-9（CA19-9）是 Lewis 血型抗原的类似物。胚胎期间胎儿的胰腺、胆囊、肝脏、肠等组织也存在这种抗原，但正常人体组织中含量很微。消化道恶性肿瘤，特别是胰腺癌、胆囊癌患者血清 CA19-9 含量明显升高。目前认为检测血清 CA19-9 可作为胰腺癌、胆囊癌等恶性肿瘤的辅助诊断指标，对监测病情变化和复发有很大价值。

1．血清正常参考值　　 < 37U/mL（IRMA 法）。

2．临床应用价值

（1）胰腺癌、胆囊癌、胆管癌时，血清 CA19-9 水平明显升高，尤其是胰腺癌晚期患者，阳性率可达 75%，是重要的辅助诊断指标，但早期诊断价值不大。

（2）胃癌的阳性率为 50%，结/直肠癌的阳性率为 60%，肝癌的阳性率为 65%。

（3）其他恶性肿瘤如乳癌、卵巢癌及肺癌等也有一定的阳性率。

（4）某些消化道炎症，如急性胰腺炎、胆囊炎、胆汁淤积性胆管炎、肝炎、肝硬化等疾病，CA19-9 也有不同程度的升高，但一般升幅较低。

（5）CA19-9 的检测对上述肿瘤的疗效观察，预后判断，复发和转移的诊断均有重要意义。

**（七）糖类抗原 72-4（CA72-4）**

糖类抗原 72-4（CA72-4）属于粘蛋白类癌胚抗原。组织化学研究证明，它存在于 50% 的乳腺组织和 85%~95% 的结肠、胰腺、胃、肺及卵巢的肿瘤中。

1．血清正常参考值　　< 6U/mL（IRMA 法）。

2．临床应用价值

（1）胃癌时血清 CA72-4 升高。阳性率约为 65%~70%。有转移者更高。

（2）结/直肠癌、胰腺癌、肝癌、肺癌、乳腺癌、卵巢癌也有一定的阳性率。

（3）CA72-4 还可作为治疗后随诊的指标，以及复发和预后的判断。

**（八）β$_2$ 微球蛋白（β$_2$-MG）**

β$_2$ 微球蛋白（β$_2$-microglobulin，β$_2$-MG）属组织相容性抗原（HLA）的亚单位，相对分子量 11 800，电泳时位于 β$_2$ 区带，故命名 β$_2$-MG。由白细胞、淋巴细胞和有核细胞合成。这种小分子蛋白由肾小球滤过 99.9%，经肾小管重吸收，尿液中含量甚微。恶性肿瘤细胞能分泌和合成 $\beta_2$-MG，也可能与肿瘤患者免疫功能失调有关。

1. 血清正常参考值　　　< 2.5mg/L（RIA 法）。

2. 临床应用价值　　一些肿瘤细胞及浸润的单核细胞由于过多地产生 $\beta_2$-MG，因而血清 $\beta_2$-MG 增高。在淋巴网状内皮系统肿瘤，特别是非霍奇金淋巴瘤、多发性骨髓瘤，慢性淋巴细胞白血病等常显示高值。

（1）淋巴系统肿瘤：$\beta_2$-MG 浓度与淋巴肿瘤疾病的病情和疗效明显有关。治疗前 $\beta_2$-MG 浓度大于 4mg/L 的存活率明显低于 $\beta_2$-MG 浓度小于 4mg/L 的病孩。

（2）原发性肝癌、骨髓瘤、胃癌、结肠癌等均可出现 $\beta_2$-MG 不同程度的增高。肿瘤转移，$\beta_2$-MG 明显增高，定期测定 $\beta_2$-MG 对观察病情提供有价值的意义。

## （九）神经元特异性烯醇化酶（NSE）

神经元特异性烯醇化酶（neuron specific enolase，NSE）是由 3 个亚基（α，β，γ）组成的二聚体同工酶，是参与转化酵解的酶，催化 2-磷酸甘油向磷酸烯醇丙酮转化。NSE 存在于神经元及神经来源的细胞中，相对分子量为 $78 \times 10^3$，是神经母细胞瘤的肿瘤标志物，也是小细胞肺癌最敏感最特异的标志物，而小细胞肺癌是最常表现有神经分泌性的肿瘤。

1. 血清正常参考值　　　< 15ng/mL（IRMA 法）。

2. 临床应用价值

（1）神经母细胞瘤患者 NSE 水平异常升高，而 Wilms 瘤（肾母细胞瘤）升高不明显，因此测定 NSE 的水平可用于上述疾病的诊断和鉴别诊断，也可用来监测神经母细胞瘤的病情变化，评价疗效和预报复发。

（2）神经内分泌肿瘤如嗜铬细胞瘤、胰岛细胞瘤、甲状腺髓样癌、视网膜母细胞瘤等血清 NSE 也可升高。

（3）小细胞肺癌患者血清 NSE 明显高于肺腺癌、肺鳞癌、大细胞肺癌等非小细胞肺癌，可用于鉴别诊断、监测小细胞肺癌的治疗效果，治疗有效时 NSE 浓度逐渐降低至正常水平，复发时血清 NSE 升高。用 NSE 升高来监测复发要比临床确定复发早 4～12 周。

### （十）血清铁蛋白（SF）

铁蛋白（ferritin，Ft）是铁的储存形式，所有的细胞均能合成并含有铁蛋白。铁蛋白是一种带铁离子的水溶性蛋白质，主要分布于肝、脾、骨髓等处，以肝实质细胞含量最多，约占体内储存铁的 1/3 左右。血清铁蛋白（ferritin，SF）的含量能反应肝脏储铁量和体内储铁总量。血清铁蛋白的检测虽已较多地用于贫血的诊断，但由于肿瘤细胞也能分泌合成或促进铁蛋白的生成，现广泛地用于肿瘤诊断。

1．血清正常参考值（RIA）　　脐血 25～200$\mu$g/L，1 个月 200～600$\mu$g/L，2～5 个月 50～200$\mu$g/L，6 个月～15 岁 7～140$\mu$g/L，成人 15～200$\mu$g/L。

2．临床应用价值

（1）霍奇金病：该病时血清铁蛋白的增多与周围血液淋巴细胞铁蛋白合成的急剧增加有关。正常时周围淋巴细胞铁蛋白合成数量很少，霍奇金病时其合成数量为正常人的 4 倍多，释放速度也明显增快。霍奇金病明显升高，与临床分期有关，从 I 期到 IV 期病孩铁蛋白呈进行性递增，IV 期最高，同一期患者有症状者较无症状者高。铁蛋白与病情活动有关：活动期增高，缓解期下降，复发时又升高，提示霍奇金病患者的血清铁蛋白的测定有助于了解此病扩散范围以及疾病活动情况。

（2）白血病：急性淋巴细胞白血病和急性粒细胞白血病血清铁蛋白浓度常比正常人高 13～15 倍。血清铁蛋白含量与细胞数之间有平行关系，增高原因可能与白血病细胞分泌和释放铁蛋白以及体内受损的细胞释放铁蛋白有关。在缓解期可降至正常水平。慢粒病孩的铁蛋白在正常范围内，一旦病情急变，铁蛋白明显增高，提示铁蛋白的测定对预示慢粒急变有一定帮助。

（3）肝癌：原发性肝细胞癌和肝母细胞瘤患儿血清铁蛋白增高是由于肝脏组织变性坏死，储存于肝脏中铁蛋白大量流入血循环中，同时肿瘤细胞能利用 $Fe^{2+}$ 合成大量铁蛋白，肿瘤细胞分泌铁蛋白到血循环中。所以血清铁蛋白可作为肝细胞癌、肝母细胞瘤的第二血清标志物。故血清铁蛋白测定可作为 AFP 检测阴性病例的重要补充检查。

（4）缺铁性贫血患儿血清铁蛋白明显下降（$< 16\mu g/L$），再生障碍性贫血、溶血性贫血、地中海贫血、输血及铁剂治疗后血清铁明显升高。

## （十一）甲状腺球蛋白（TG）

甲状腺球蛋白（thyroglobulin，TG）是由甲状腺上皮细胞合成，储存于甲状腺滤泡腔内的大分子蛋白。正常情况下，只有微量甲状腺球蛋白进入血循环。甲状腺因肿瘤、炎症、手术等破坏、损伤，使甲状腺球蛋白进入血中。分化型甲状腺癌也合成一定量的甲状腺球蛋白，TSH 刺激也可使血清甲状腺球蛋白水平升高。

1. 血清正常参考值　　8～25ng/mL（RIA 法）。

2. 临床应用价值

（1）甲状腺癌分化型，如滤泡细胞癌、乳头状细胞癌一般明显升高，尤其可作为滤泡细胞癌的特有诊断。亦可为肿瘤术后的复发和转移的诊断、疗效判断和随诊观察。

（2）亚急性甲状腺炎、甲状腺囊肿、慢性淋巴性甲状腺炎、甲状腺功能亢进时也有部分患者血清 TG 升高。

## （十二）降钙素（CT）

降钙素（calcitonin，CT）是甲状腺 C 细胞分泌的多肽。降钙素可抑制骨吸收和骨释放，同时对肾脏和胃肠道均有生理作用，是机体内钙、磷代谢的重要激素之一。同时也是甲状腺髓样癌的血清标志物。

1. 血清正常参考值　　45～145ng/mL（RIA 法）。

2. 临床应用价值

（1）甲状腺髓样癌血清降钙素明显升高，可达到 1 000ng/mL 以上。降钙素的测定对甲状腺髓样癌有特异性诊断价值。同时也是治疗、复发、预后的观察指标。

（2）小细胞未分化型肺癌、胰腺癌等血清降钙素也可轻度升高。

（3）高胃泌素血症、胰腺炎可刺激降钙素分泌增加，血清降钙素可升高。

（4）原发性甲状旁腺功能亢进、急性高血钙时，血清高钙素水平可明显升高。甲状腺功能减退或甲状腺切除后，因 C 细胞数目减少，血清降钙素水平低下。

（5）各种疾病导致的骨代谢异常时，均可使血清降钙素浓度发生变化。儿童因骨骼更新率快，故血清降钙素水平可升高。

### （十三）促红细胞生成素（EPO）

促红细胞生成素（erythropoietin，EPO）是一种糖蛋白激素，成人主要由肾脏远曲小管细胞和肾皮质产生的，胎儿期所有的 EPO 由肝脏合成。EPO 是具有促进红细胞生成的功效，缺氧是 EPO 生成的始发因素，血管内皮紧张素、肾上腺素及血管加压素都可刺激 EPO 的产生。EPO 能促进红细胞的增殖，促进红细胞系干细胞向成熟红细胞方向分化、成熟，促进血红蛋白合成。

1. 血清正常参考值　　15～30U/L。

2. 临床应用价值

（1）嗜铬细胞瘤：该瘤时红细胞生成增多，是由于肿瘤分泌的儿茶酚胺通过激活肾组织内腺苷酸环化酶而促进 EPO 的合成。

（2）恶性肿瘤：肾母细胞瘤、肾上腺皮质癌、肾癌、肝母细胞瘤等 EPO 也有不同程度的增多。

（3）慢性肾性贫血、早产婴贫血时 EPO 生成减少。高血压患者 EPO 可升高。

### （十四）儿茶酚胺（CA）

测定儿茶酚胺对诊断嗜铬细胞瘤、神经母细胞瘤很重要。嗜铬细胞瘤时，尿香草扁桃酸（VMA）为儿茶酚胺的最终代谢产物，肾上腺髓质肿瘤、嗜铬细胞瘤、神经母细胞瘤患者，尿中 VMA 排量增高。24h 尿测定 VMA 含量可有助于诊断。

1. 正常参考值　24h 尿 VMA 总量的测定，正常值为 4.75 ~ 13.1mg/24h 尿。正常小儿 1mg 肌酐中 VMA < 20$\mu$g，HVA < 40$\mu$g。

2. 临床应用价值　尿中 VMA 显示高值时，应首先怀疑嗜铬细胞瘤和神经母细胞瘤。

（1）嗜铬细胞瘤：在大多数嗜铬细胞瘤患儿，血、尿儿茶酚胺浓度均升高，达 2 ~ 5 倍，个别达 10 ~ 20 倍。故 24h 尿 VMA 测定有助于嗜铬细胞瘤的诊断。

（2）神经母细胞瘤：在未治疗的神经母细胞，约 96% 的患者尿中 VMA 排出增多，如果同时测定 VMA 和 HVA，不但对本病的诊断很有价值，而且对治疗效果和疾病复发的判断均有重要意义。

### 三、肿瘤标志物在小儿常见恶性肿瘤中的应用

见表 2-5。

表 2-5　常用肿瘤标志物在小儿常见恶性肿瘤中的应用

| 肿瘤 | LDH | SF | VMA | HVA | NSE | CEA | AFP | HCG |
|---|---|---|---|---|---|---|---|---|
| 神经母细胞瘤 | + | + | + | + | + | | | |
| 肾母细胞瘤 | + | + | | | | | − | |
| 肝母细胞瘤 | + | + | | | | | + | |
| 原发性肝癌 | + | + | | | | + | + | |
| 横纹肌肉瘤 | + | + | | | | | | |
| 卵黄囊瘤 | + | + | | | | | + | |
| 睾丸肿瘤 | | | | | | | + | + |
| 恶性畸胎瘤 | | | | | | | + | + |
| 肺癌 | | | | | + | + | | + |

＊NSE：神经元特异性烯醇化酶，HCG：绒毛膜促性腺激素，CEA：癌胚抗原。

肿瘤标志物是表示肿瘤存在并反映其一定的生物特性的生化物质。从临床角度出发，主要指那些在血液中可检测到的与肿瘤相关的物质，这些物质达到一定水平时能揭示某些肿瘤的存在。从已发现并应用于临床的肿瘤标志物，主要作为恶性肿瘤的辅助诊断、动态观察疗效、随访和检测肿瘤复发和预后判断等。

　　但是到目前为止，所有肿瘤标志物仅作为肿瘤存在的一种指标，没有任何一项是绝对特异的诊断指标。临床诊断阳性率并非完全一致，为了减少假阳性和漏诊，必须注意的是：①联合检测：一般以两种（或两种以上）肿瘤标志物同时检测，如用 VMA、HVA、NSE 等联合诊断神经母细胞瘤。②动态检查和观察：因肿瘤标志物在血中存在着自身的消长特点，同时由于影响高灵敏度 RIA（放射免疫分析）或 IRMA（免疫放射量度分析）测量的因素较多，故需进行多次连续的动态检查，避免只靠一次检测结果而带来的误差。③结合临床有关资料进行分析判断，减少盲目性和主观性。④正常参考值的确定，也是某一检查的前提，因为不同地区、不同年龄组的人群及试剂生产的质量有所差异，每个实验室必须建立本实验室肿瘤标志物的正常参考值范围。

（沈亦逵）

# 第三章 小儿肿瘤的治疗原则

## 第一节 儿童肿瘤的化学治疗

化学治疗和手术治疗，放射治疗为儿童肿瘤的三大主要的治疗方法。近年来，由于新的化疗药物的出现，儿童肿瘤化疗已从姑息性目的向根治性目标迈进。不少儿童恶性肿瘤可通过化学治疗获得完全缓解，甚至长期生存。如儿童急性淋巴细胞白血病、恶性淋巴瘤，通过联合强烈化疗可使 70％ 的患者获得治愈的机会。部分恶性肿瘤在有效的局部治疗（如手术，放疗）后，辅助化学治疗，可杀灭残存的微转移灶，防止恶性肿瘤的复发转移，如横纹肌肉瘤、神经母细胞瘤、肾母细胞瘤、骨肉瘤术后化疗，疗效明显改善。如肿瘤巨大，手术难以切除，须在术前予以全身化疗，使肿瘤缩小，有助于减少手术造成的损伤，此即为新辅助化疗（neoadjuvant chemotherapy）。

### 一、联合化疗

如同正常人体组织细胞，肿瘤细胞只有部分细胞处于活跃的增殖状态，称为增殖部分，大部分细胞处于相对静止的非活跃状态（$G_0$ 期）。活跃增殖细胞与 $G_0$ 期细胞比率称为增殖比率。不同肿瘤细胞增殖比率不同，增殖比率多的肿瘤细胞对化疗敏感，$G_0$ 期细胞比率大的肿瘤对化疗不敏感，同时肿瘤细胞对某些化疗药物也存在着天然的抗药性。为避免单一药物局限性，有必要将作用于不同时相的药物联合应用，尽可能最大限度杀灭肿瘤细胞，又可促进 $G_0$ 期细胞进入增殖周期，提高化疗的敏感性。联合化疗应尽可能选择作用机制不同、作用时相各异、对肿瘤细胞有协同或相加杀伤

73

作用、毒副作用无叠加的药物组成。化疗药物杀灭肿瘤细胞遵循一级动力学规律，即一定量的化疗药物只能杀灭一定比例的肿瘤细胞，而非固定数量的肿瘤细胞。一疗程的化学治疗对肿瘤细胞只起到一次阻断作用，反复化疗才能使肿瘤细胞不断下降而获得长期缓解，甚至治愈。如急性淋巴细胞白血病诱导缓解后，须依次行巩固治疗、庇护所治疗、早期强化、定期强化和维持治疗。

## 二、剂量强度

化疗应用中除须考虑每次药物的剂量外，尚需考虑剂量强度，即不论给药途径，单位时间内的药物剂量及药物累积量，以每周$mg/m^2$表示，和临床疗效与粒细胞减少明显相关。减少每次给药剂量或延长用药间隔时间，都可使剂量强度降低。临床治疗应尽可能使用最大可耐受的剂量强度而又不至于产生严重的毒副作用。粒细胞刺激因子、成分输血、造血干细胞移植有助于保证最大剂量强度的实施。

## 三、化疗个体化

对于同样的疾病，采用同一化疗方案，相同标准剂量的化疗药物治疗，临床会产生明显不同的疗效和毒副作用，这是由于宿主的遗传特性和疾病的本质不同所致。因此近年来在白血病的治疗中提出个体化治疗概念。即在用同一总体方案治疗前提下，不同的个体应用同一化疗药物的不同衍生物和不同剂量，根据不同的早期治疗反应，不同时段的残留白血病状态，采取不同的化疗措施。如标准剂量的 6-MP 维持治疗，不同个体间活性代谢性产物硫鸟嘌呤核苷酸（6-TGN）差异很大，与巯嘌呤甲基转移酶（TPMT）活性不同有关。T、B 淋巴细胞 MTX 代谢酶叶酰聚谷氨酸合成酶（FPGS）活性不同，HDMTX 化疗用于 B-ALL 剂量为 $3g/m^2$，而 T-ALL 剂量为 $5g/m^2$，才能达到有效的血液浓度。

## 四、多药耐药性

多药耐药性（multidrug resistance，MDR）是指肿瘤细胞接触一种抗癌药后产生对多种结构和功能迥异的抗癌药物的耐受性。引起

MDR 的因素较多，目前比较明确的有膜糖蛋白：P-糖蛋白（p-gly-coprotein）、多药耐药相关蛋白（multidrug resistance-associated protein，MRP）和肺耐药相关蛋白（lung resistance protein，LRP），介导药物外排；凋亡调控基因 bcl-2，p53，Ras，c-myc 等表达失控；MDR 相关酶 DNA 拓扑异构酶 II（Topo II），谷胱苷肽转移酶（GST），氧化解毒酶 $P_{450}$ 活性异常。MDR 是肿瘤化疗失败和复发的主要原因。克服耐药是提高治疗效果的重要手段。目前研究的耐药逆转剂种类很多，如钙离子通导阻滞剂异博定，环孢霉素 A 及其衍生物，肿瘤坏死因子及干扰素，中药提取物汉防己甲素、补骨脂素体外效果较好，但有待于临床进一步证实。

（林愈灯　李永康）

# 第二节　儿童肿瘤的手术治疗

手术治疗是肿瘤治疗最古老的方法。按外科手术作用的不同，可分为外科诊断和外科治疗。

## 一、外科诊断

肿瘤的外科治疗，特别是恶性肿瘤的根治术，对机体破坏很大，因此，术前明确组织病理诊断、临床分期对肿瘤的治疗和预防具有重要意义。按取材方式的不同，活检可分为：

1. 细针吸取活检　　通过细针，对可疑肿块作穿刺细胞学检查。一般在实时 B 超显像或 CT 引导下进行。适用于深部肿瘤的诊断，如腹腔、胸腔和盆腔肿瘤。方法简单易行，但存在一定的假阴性和假阳性，因取材为抽样性质。

2. 针穿活检　　在局麻下应用特殊的穿刺针头，对可疑肿块进行穿刺获取组织作病理检查。准确率因所取组织块大小不同而异，如获得足够的组织，诊断准确率高，组织太少，则诊断较为困难。针穿活检可造成创伤出血、癌细胞扩散转移，须严格掌握适应证，注意进针的部位、方向和深度。

3. 切取活检　　局麻下切取一小块组织作病理检查，或术中因肿瘤巨大，浸润广泛无法完全切除，也须作切取活检。切取活检需要注意防止癌细胞扩散，明确诊断后应尽快行切除手术。

4. 切除活检　　可能情况下，肿瘤完全切除后送病理检查，诊断准确率高，多适用于小的皮下病变或可移动较易切除的肿瘤，如果是良性肿瘤，不必行第二次手术，如为恶性肿瘤也不至于引起扩散。

5. 淋巴结活检　　某些恶性肿瘤常发生体表部位淋巴结转移，可作淋巴结切除活检。须注意的是淋巴结须完整切除，最好选取增大较快、质地较硬的淋巴结。腹股沟、颌下和颈部淋巴结常有慢性特异性淋巴结炎，一般不选择。

## 二、外科治疗

良性肿瘤边界清楚，多数有完整的包膜，无淋巴结或血道转移。手术原则是完整切除肿瘤即可治愈，手术切除应包括肿瘤包膜及少许正常组织，忌作肿瘤挖出术。恶性肿瘤的手术治疗应坚持最大限度切除肿瘤，同时又最大限度保护机体免疫功能原则。术前明确诊断和手术适应证，制定合理的治疗方案，对于合并有重要器官功能衰竭、严重传染病或高热不能耐受手术、肿瘤广泛转移，则不宜手术治疗。可预先行纠正代谢紊乱，器官功能不全或术前化疗、放疗，再行手术切除肿瘤，按手术方法不同，可分为：

1. 肿瘤切除　　以彻底切除肿瘤为目的，凡肿瘤局限于原发部位和邻近区域淋巴结，或肿瘤虽已侵犯邻近淋巴结，但能与原发病灶整块切除，皆应完整切除肿瘤。肿瘤切除应包括一定范围的正常周缘组织，切缘肉眼和镜下未见肿瘤。

2. 肿瘤部分切除　　晚期癌瘤巨大或转移，失去手术治愈机会，为减轻症状，延长生命，宜作肿瘤部分切除手术。减体积手术或次全切除手术，可减少肿瘤负荷，为放疗、化疗创造条件。

3. 转移癌手术治疗　　转移癌属于晚期，常难以手术治愈，但部分孤立性转移癌手术后可获得长期生存。转移癌手术，常须在有效化疗控制下进行，首先必须完整有效地消除原发性肿瘤，转移癌瘤必须完整切除，部分切除或减体积手术毫无意义。

4. 肿瘤手术注意事项　　手术前肿瘤检查要轻柔，避免挤压和反复多次触诊检查，对肿瘤不宜作局部不适当治疗，如理疗、按摩、热敷。手术中防止癌扩散，手术切口充分大，以充分暴露为原则，避免挤压或牵拉肿瘤。探查由远及近，尽量锐性分离，少用钝性分离。先清除远处淋巴结，后清扫邻近淋巴结。先结扎阻断肿瘤输出静脉，后处理动脉。肿瘤根治手术应遵循连续整块切除原则，将肿瘤和淋巴结完整切除。切除手术后应更换手套，彻底冲洗手术野，后用氮芥溶液浸泡伤口，以彻底清除可能残留的肿瘤细胞。

（罗丹东　林愈灯）

# 第三节　儿童肿瘤放射治疗

放射治疗和手术治疗、化学治疗是儿童恶性肿瘤综合治疗的重要组成部分。由于放疗设备的改进，肿瘤放射效应日渐提高。儿童组织器官对于放疗、化疗比成人更为敏感，同时也应重视放疗的远期毒副作用。

## 一、放射治疗的生物基础

放射线对生物体组织细胞的损害可以通过直接作用靶细胞DNA或电离细胞中的水分生成有害的自由基团而起作用。由于DNA的损害造成细胞分裂机制损害，导致细胞分裂失败或损害，从而造成组织、器官或肿瘤的放射损害。分裂周期中不同时相细胞放射敏感性不同，M 期细胞最敏感，$G_2$ 期细胞也较敏感，$G_1$ 早期细胞相对敏感，$G_1$ 后期、S 期细胞呈放射抵抗性。放射敏感性也和细胞的增殖速率和分化程度有关。增殖周期短敏感性高，增殖周期长敏感性差；分化程度高放射敏感性差，分化程度低放射敏感性高。来源于淋巴造血组织、上皮组织肿瘤对放射治疗敏感，而来源于间叶组织恶性肿瘤放射敏感性低。

由于肿瘤血管不成熟和不完善，血液供应差，肿瘤组织中还存在一定比例的乏氧细胞，具有放射抵抗性；在分割放疗中，出现残存肿瘤细胞加速再增殖，使待杀灭的肿瘤细胞数量明显增加；肿瘤细胞固有的放射敏感性差，这些都可导致肿瘤放疗失败。应用放射增敏剂可以提高肿瘤细胞放射敏感性，增加肿瘤细胞的杀灭。目前研究的放射增敏剂包括：①嘧啶类衍生物，以氟或溴代替脲嘧啶，在细胞分裂时被摄入，子代细胞放射敏感性提高。②化疗药物如阿霉素、博莱霉素能抑制放射损伤修复，提高放射疗效。③缺氧增敏剂：高压氧、硝基咪唑等。

放射学的剂量单位以 Gray 表示，$1Gy = 100rad = 100cGy$，任何被照射物体，每克组织接受照射时吸收 100 尔格能量即为 1rad。

## 二、放射治疗的分割放疗

常规分割放疗是指每天照射一次，经典的常规分割放疗仍是目前放疗的常用方法，每次 $1.8 \sim 2.0Gy$，每周照射 5 天，疗程 $5 \sim 7$ 周，总剂量 $60 \sim 70Gy$，对于成人上皮源性癌有效。在肿瘤放疗中，后期放射反应组织损伤是限制放射剂量提高的主要因素，减少分割剂量能提高后期放射反应组织耐受量，对早期反应组织和肿瘤杀灭效应无明显影响，在此基础上，提出非常规分割放疗，临床证明其对部分肿瘤疗效优于常规分割放疗。非常规分割放疗主要包括以下两种类型：①超分割放疗：分割剂量小于常规分割剂量，分割次数增加，总剂量增加，疗程不变，肿瘤受到更高生物效应剂量照射。②加速超分割放疗：每次剂量降低，分割次数增加，总疗程时间缩短。加速超分割放疗能克服疗程中肿瘤细胞加速再增殖，同时降低每次分割剂量以保护后期反应组织。由于每周剂量增加，急性反应明显加重，成为这种分割方式剂量限制性因素。

## 三、儿童恶性肿瘤放疗的特点

1. 小儿恶性肿瘤大部分来源于淋巴造血组织、中枢神经系统和交感神经、骨、软骨组织，多从未成熟细胞发生，以胚胎性肿瘤和肉瘤为主，对放射治疗较敏感，疗效较好。

2．儿童正常组织耐受量与肿瘤致死量较成人为小；肿瘤生长快，易发生浸润，在制定放疗计划时，应精心设计照射野，既能有效地杀灭肿瘤，又不至于对周围组织器官造成不必要的放射损害，合理使用挡块技术，注意保护晶体、脊髓和生殖腺。

3．为防止一侧颈部照射后软组织萎缩而致双侧颈部不对称，颈部病变应双侧照射；脊柱照射应包括全脊椎、横突在内，以免引起侧弯畸形；肢体肿瘤照射应尽量保护骨骺，以免影响骨的继续生长。

4．多采用等中心技术对肿瘤进行照射，对于姑息治疗或简单野照射，采用源皮距摆位。以 4-6MV 直线加速器为宜。对于不配合小儿，宜镇静或麻醉状态下实施照射。

## 四、放疗早期、晚期效应

1．早期效应　　在放疗开始至结束后 3 个月发生。

（1）全身反应：全身症状如头痛、头晕、乏力、味觉异常；消化道症状如恶心、呕吐、腹泻、上腹部不适；骨髓抑制致白细胞、血小板减少，予以对症处理可完成治疗。

（2）局部反应

1）皮肤反应：色素沉着、脱屑（即干性脱皮）、水疱形成（即湿性脱皮）。

2）黏膜反应：包括腮腺肿痛、咽痛，常伴口干、口腔黏膜溃疡，进食困难。放射性食管炎常伴进食咽下困难，放射性肠炎伴腹泻。

3）脑水肿：头颅放疗后可出现脑水肿，颅内高压。及时应用脱水剂可减轻症状。

2．晚期反应　　在放疗结束后 6 个月以后发生。

（1）内分泌功能障碍：易发生于丘脑下部肿瘤放疗后，甲状腺功能低下、亚临床肾上腺皮质功能不全、患儿生长激素分泌减少、性腺激素分泌减少。

（2）眼球损害：白内障。

（3）照射器官反应：放射性肝炎、肺炎、肾炎、心包炎，淋巴管阻塞引起水肿。

（4）继发性肿瘤：常见淋巴瘤，实体瘤包括肝癌、肉瘤、鳞癌。

（林愈灯）

## 第四节　生物调节治疗

手术切除、放射治疗和化学治疗为治疗恶性肿瘤的三大有效方法，大部分肿瘤患者生命延长，部分患者获得痊愈。但放疗、化疗在杀灭肿瘤细胞的同时，也不加选择地损害正常组织细胞，导致贫血、出血和感染等副作用。生物治疗能明显克服放疗、化疗的缺陷，对正常组织和细胞毒副作用小，通过对机体的免疫系统进行调节或直接改变肿瘤细胞遗传结构，而达到抑制肿瘤生长的目的，具有广阔的应用前景，因此生物治疗被誉为恶性肿瘤的第四种治疗模式。目前肿瘤生物治疗主要包括以下四个方面，多处于实验研究和临床试验阶段。

### 一、细胞因子

在免疫反应过程中，细胞之间的相互作用有许多细胞因子参与，细胞因子是由免疫细胞（淋巴细胞、单核细胞、巨噬细胞）和相关细胞（纤维母细胞、内皮细胞）产生具有重要生物学功能的细胞调节多肽，与靶细胞膜上特异受体结合后，能发挥调节细胞生长和免疫功能作用。

### （一）细胞生长因子

GM-CSF、G-CSF 体内疗效最为确切，能显著促进大剂量化疗或造血干细胞移植后骨髓造血功能恢复。但对于髓系白血病，CSF 应用有利有弊。一般宜掌握以下原则：①病后早期应用较晚期更好，因早期耐药情况较少。②有条件检测耐药基因，MRD 阴性者，应用更放心。③白血病未缓解者，宜应用于化疗后骨髓增生低下以及幼稚细胞比例不太高者（如 10% 左右）。④用药过程中及时观察外周血象、骨髓象，了解正常及异常细胞增殖，调整治疗。

## （二）白细胞介素

目前已正式命名的有 IL-1 ~ IL-18，其中研究最多和 20 世纪 90 年代初曾广泛应用于肾癌和黑色素瘤治疗的是 IL-2，其客观反应率为 20%。IL-2 由 T 辅助细胞（Th）产生，生物学功能极为复杂，能诱导细胞毒性 T 细胞（CTL）、NK 细胞活性，诱导 TNF-α、IFN-γ、IL-1、IL-6 的分泌，增强抗体依赖性细胞介导的细胞毒作用（ADCC）效应，激活淋巴因子激活的杀伤细胞（LAK）和肿瘤浸润性淋巴细胞（TIL）的抗肿瘤作用。由于 IL-2 须大量应用才能发挥抗肿瘤效应，毒副作用较大，主要表现为微血管渗透性增加如肺水肿、低血压和肾功能损害，长期应用 IL-2 还可诱使机体产生 IL-2 抗体导致疗效降低。IL-2 用于癌性胸腹水的局部治疗，疗效较好。

其他应用于临床Ⅰ期或Ⅱ期试验的白细胞介素有：IL-3 可促进全血细胞生成，用于化疗、放疗，所致的全血细胞减少；IL-11 用于促进血小板的生成；IL-1α、IL-6 用于预防化疗或放疗后的骨髓抑制；IL-12 动物试验抗瘤作用显著，但毒副作用大，限制了进一步临床应用。

## （三）干扰素（IFN）

分为 IFN-α、IFN-β、IFN-γ。IFN-α、IFN-β 在结构和功能上相似，并具有共同受体，称为Ⅰ型 IFN，IFN-γ 称为Ⅱ型 IFN。Ⅰ型 IFN 抗肿瘤效应机制包括：抑制肿瘤细胞与免疫效应细胞之间的细胞黏附分子，抑制 MHC-Ⅱ类抗原的表达。IFN-γ 除具有与 IFN-α、IFN-β 相似作用外，还可增强抗原提呈细胞（APC）、MHC-Ⅱ类抗原表达及多种不同细胞的 MHC-Ⅰ类抗原表达，促进 Th 细胞、APC 及 CTL 与靶细胞识别和相互作用，促进 CTL、B 细胞分化成熟。通过上调 TNF 受体的表达，增强 TNF 的抑瘤作用，激活 NK 细胞、巨噬细胞，与 GM-CSF 有协同作用。主要用于毛细胞白血病和艾滋病相关的卡波西肉瘤治疗。对于化疗失败的低度恶性非霍奇金淋巴瘤、多发性骨髓瘤、肾癌、黑色素瘤、白血病均有一定疗效。

### （四）肿瘤坏死因子（TNF）

TNF（Tumor Necrosis Factor）抗肿瘤机制包括：直接溶解肿瘤组织、抑制肿瘤增殖、破坏肿瘤血管、诱导肿瘤组织出血坏死、增强巨噬细胞和 NK 细胞的细胞毒作用。TNF 抗瘤作用广，全身应用毒副作用显著，如高热、寒战、严重低血压及体液潴留和恶心、呕吐。多局部应用，如病灶内注射，局部浓度高，副作用较小。

## 二、免疫毒素导向治疗

通过化学交联或基因工程重组技术将特异性结合"靶位"运载体和抗肿瘤物质有机联合起来，选择性杀伤肿瘤细胞，降低抗肿瘤物质对全身组织器官的毒副作用，也称为生物导弹疗法。常用的运载体包括单克隆抗体如 $CD_3$、$CD_5$、$CD_7$、$CD_{10}$、$CD_{30}$ 等，细胞因子和生长因子如 IL-2、IL-6、IL-7、GM-CSF；耦联的活性抗肿瘤物质包括放射性同位素如 $^{131}I$、$^{90}Y$，化疗药物如 ADM、DNR、MTX 等；毒素类物质如蓖麻毒素、白喉毒素、假单胞杆菌外毒素、角皂素等。主要用于清除微小残留病变和转移灶。但临床应用效果还不明显，存在的主要问题包括肿瘤抗原表达的异质性、运载体的特异性，免疫毒素的半衰期、稳定性、毒性和免疫原性。

## 三、细胞过继免疫治疗

LAK 细胞、TIL 细胞治疗恶性肿瘤在 20 世纪 80 年代一度很盛行，但随着临床病例数的增加和病种的扩大，对其疗效有了客观的评价，主要对恶性黑色素瘤、肾癌有一定疗效，现提倡将其局部应用，以克服其体内靶向性欠佳、毒副作用严重的缺点。除 LAK 细胞、TIL 细胞外，$CD_3AK$ 细胞（$CD_3$ 抗体刺激的杀伤细胞）、树突状细胞（Dendritic Cells，DC）也用于细胞过继免疫治疗。特别是 DC 细胞，动物实验表明多种形式的肿瘤抗原体外冲击致敏 DC，少量回输即可诱导机体产生强大的抗肿瘤免疫。DC 免疫疗法用于 NHL、黑色素瘤、前列腺癌和多发性骨髓瘤已取得一定的临床疗效。

## 四、肿瘤疫苗

将肿瘤疫苗给肿瘤患者进行免疫接种，诱导机体产生特异性的抗肿瘤免疫反应，最终排斥杀灭肿瘤。肿瘤疫苗的研制已成为近几年肿瘤免疫治疗的热点，包括肿瘤细胞疫苗、肿瘤基因工程疫苗、肽疫苗、核酸疫苗、抗独特型抗体疫苗。

（林愈灯　李永康）

# 第五节　其他治疗

## 一、介入治疗

介入治疗创伤性小、定位准确、安全高效，已成为肿瘤治疗的重要方法。肿瘤介入治疗包括血管性和非血管性介入治疗。在 B 超、CT、MRI 等影像设备的导引下，将导管选择性插至病变器官，经导管动脉注入化疗药物或将化疗药物与栓塞剂混合在一起注入肿瘤供血动脉，分别称为经导管动脉灌注化疗和经导管动脉栓塞化疗，可增加肿瘤组织局部药物浓度，提高疗效，又能减低化疗药物的全身毒副作用。栓塞化疗同时还可使肿瘤血供动脉栓塞，造成肿瘤组织缺血、缺氧和坏死，疗效较单纯动脉灌注化疗好。适用于原发性及转移性肝癌、肝血管瘤、盆腔肿瘤，骨和软组织中晚期恶性肿瘤及肿瘤术后，放疗后复发。

非血管介入治疗即经皮肿瘤消融治疗，在影像设备的导引下经皮穿刺肿瘤组织，经穿刺针直接向肿瘤组织注入破坏性物质如乙醇、热盐水或利用微波、冷冻、激光使肿瘤发生凝固性坏死而达到治疗肿瘤的目的，主要适用于乏血供肿瘤和脑深部肿瘤。

## 二、冷冻治疗

冷冻治疗是利用液氮对肿瘤组织迅速冷冻，使组织凝固坏死，产生无菌性炎症反应、组织细胞脱水、电解质浓缩、冰晶形成导致细胞膜破裂，同时血流淤滞，血栓形成，组织高度缺氧，促使肿瘤细胞死亡。冷冻治疗反应轻，操作简单、安全，可反复进行，适用于：

（1）恶性肿瘤晚期因体积大不能继续行放疗或化疗，或失去常规肿瘤切除时机。

（2）常规手术切除肿瘤后，对癌细胞部位进行冷冻清除。

（3）肿瘤所在部位靠近大血管，常规手术难以切除者。

（4）表浅肿瘤，不仅能消除瘤体，还能最大限度保持器官外形功能。

### 三、基因治疗

随着癌基因和抑癌基因的相继发现及分子生物学、免疫学理论和方法的不断完善，肿瘤基因治疗已成为近年来生物治疗领域最引人瞩目的研究内容。目前基因治疗的策略主要包括：细胞因子基因转移治疗、MHC抗原基因转移治疗、共刺激因子基因转移治疗、抑癌基因治疗、抗血管生成基因治疗和"自杀"基因治疗等。但由于其关键技术仍不成熟，同时恶性肿瘤的发生是一个多因素、多环节、多阶段的复杂病变，单一因素的纠正往往不能达到理想的抗肿瘤效果，所以目前基因治疗大多临床疗效不佳。继续寻找和获取更高效率的抗肿瘤目的基因、肿瘤组织细胞特异性表达载体的构建、肿瘤高效性靶向基因传染，有助于推动基因治疗的进一步发展。

### 四、微波治疗

微波治疗是肿瘤透热治疗的一种方法，除产生热效应，造成肿瘤细胞即刻不可逆坏死外，微波辐射还可引起细胞形态结构改变，并造成细胞功能损害。当温度不足够以引起细胞坏死时可以导致另一种形式的细胞死亡即凋亡。临床常与手术、放疗、化疗和免疫治疗联合使用，可以增强化疗、放疗敏感性，提高治疗效果，减轻毒副作用。微波治疗的剂量、温度的测量、深部肿瘤的微波治疗等问题仍有待进一步解决。

### 五、激光治疗

激光治疗是一种微创伤性原位肿瘤清除方法，在影像设备的引导下，光导纤维通过穿刺针直接进入肿瘤组织中心，通过光毒素或热辐射形式选择性杀伤肿瘤细胞。激光治疗对小肿瘤可达到肿瘤完全性坏死，疗效较好。主要适用于：①原发性肝癌，尤其对于直径<3cm可达到完全坏死；②转移性肝癌。

（罗丹东　林愈灯）

## 第六节　综合治疗

　　大量的实验和临床研究表明，恶性肿瘤是一组高度异质的疾病，其发病是一个多因素，多基因变异累积的复杂发病过程。其确切的发病机制还远未明确。恶性肿瘤的治疗，还不能像感染性疾病、营养不良性疾病那样进行有效的病因治疗，只能针对其某一发病环节，不同阶段采取不同的治疗措施。目前单一的肿瘤治疗方法，如手术切除、化疗、放疗和生物治疗还不可能从根本上完全治愈肿瘤，因此有必要采取综合治疗。恶性肿瘤的综合治疗就是根据病人的机体状况、肿瘤的种类、性质、临床分期和发展趋势，合理地、有计划地综合应用现有的治疗方法，以期最大限度提高治愈率，改善患者的生存质量。这么多年来，通过综合治疗，恶性肿瘤的疗效也大为提高，已取代了以往的单一治疗模式。

　　小儿恶性肿瘤多来源于胚胎残余组织和间叶组织，以血液淋巴系统肿瘤、神经母细胞瘤、肾母细胞瘤、软组织肉瘤多见，瘤体部位较深，诊断时多已发生全身转移，但多数对化疗、放疗敏感，治愈率较成人高。如急性淋巴细胞性白血病5年无病生存率达70%左右，肾母细胞瘤达80%，神经母细胞瘤也达50%。目前除少数单位外，多数治疗不正规。一方面与经济条件有关，另一方面对于儿童恶性肿瘤的疗效，不但是社会，而且非肿瘤专业医务人员也认识不够，有必要加强宣传普及教育。

　　单一的肿瘤治疗方法都存在一定的局限性。手术切除治疗，只限于局部切除肿瘤，对于局部扩散、远处转移无效。放疗同手术一样，也属于局部治疗，而且存在剂量限制性毒性和放射抵抗性。化疗遵循一级动力学规律，即一定量的化疗药物只能杀灭一定比例的肿瘤细胞，且对于多药耐药肿瘤细胞化疗无效，且化疗对肿瘤细胞的选择性细胞毒作用不强，全身毒副作用明显，可致骨髓抑制和免疫功能低下。生物治疗，目前只局限于对少数肿瘤有一定疗效，而且肿瘤负荷不能太大。中医治疗对于调动机体抗病能力，减轻化疗的毒副作用有其独到之处，但对于肿瘤的局部控制作用差。各种方法相互配合，相互补充，有互补作用，有助于疗效的提高。对于巨大肿瘤，术前放疗、化疗，可使肿瘤缩小，为手术创造条件，同时切除对化疗、放疗不敏感的肿瘤组织。术后放疗，可使相当一部分患者获得痊愈的机会，对于神经母细胞瘤外科治疗，近年来倾向于采用二次手术和推迟首次手术治疗方案。生物治疗，通过调节机体的免疫功能，有助于杀灭单纯放疗、化疗或手术治疗不可能消灭残存肿瘤细胞。化疗可能有放疗增敏作用，激素治疗不依赖细胞增殖，有助于补充化疗的不足。充分考虑这些因素，才有可能制订恶性肿瘤的合理治疗方案。

恶性肿瘤综合治疗，并不是几种治疗方法的简单相加。每一例肿瘤患者治疗前，都要精心计划，合理安排。综合治疗的贯彻，有赖于肿瘤科、外科、放疗科和影像科、病理科各专业医务人员的充分合作。肿瘤免疫学、分子生物学等基础医学研究进步将为恶性肿瘤综合治疗提供新的治疗途径，从而使更多的肿瘤患者能获得痊愈的机会。

（林愈灯　沈亦逵）

# 第四章　常用抗肿瘤药物

抗肿瘤药物的研究进展较快，目前已有数十种。现按抗肿瘤化疗药物的作用机制与作用方式对抗肿瘤药物进行归类，并对肿瘤细胞增殖动力与合理应用抗肿瘤药物作简要介绍。

## 第一节　肿瘤细胞增殖动力学与合理用药

### 一、肿瘤细胞的细胞周期特点

肿瘤细胞可分为处于增殖状态的细胞和非增殖状态的细胞，后者主要处于特定的功能状态。从一次细胞分裂结束至下一次细胞分裂结束称为一个细胞增殖周期。细胞分裂是一种受基因控制的连续过程，细胞周期分为连续的 4 个期：①$G_1$ 期（DNA 合成前期）→②S 期（DNA 合成期）→③$G_2$ 期（DNA 合成后期）→④M 期（有丝分裂期）。处于 4 个期的增殖细胞，增殖细胞占整个白血病细胞群中的一部分。另一部分细胞从 $G_1$ 期进入 $G_0$ 期，即进入静止状态。在一定条件下 $G_0$ 期细胞进入 $G_1$ 期，即进入细胞周期成为增殖细胞（图 4-1）。

肿瘤细胞的细胞周期时间一般比正常细胞长。研究表明，正常骨髓造血干细胞周期时间约 1～2 天，以血液肿瘤细胞为例，如急性白血病细胞约 4～5 天（见表 4-1）。肿瘤细胞是一群非同步化增殖的细胞群，一般以 $G_0/G_1$ 期细胞占大多数，细胞增殖的速率取决于 S 期、$G_2$ 期及 M 期细胞占总的细胞的比例，即 $(S + G_2 + M)\%$。$(S + G_2 + M)\%$ 高者增殖速度快，对化疗敏感，但也易复发，由于非增殖细胞对某些化疗药物不敏感，成为肿瘤治疗的难点。

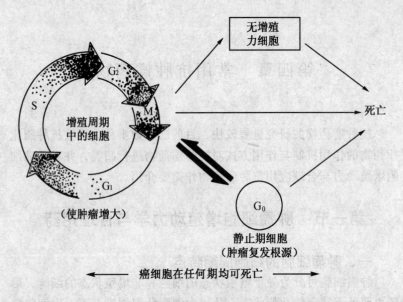

图 4-1 肿瘤细胞类型与抗肿瘤药物治疗的关系

表 4-1 急性白血病细胞的细胞周期各期持续时间

| 周　　期 | | 平均持续时间（h） | |
|---|---|---|---|
| | | 正常白细胞 | 白血病细胞 |
| 细胞增殖周期 | M 期（有丝分裂期） | 0.5 | 1.0 |
| | $G_1$ 期（DNA 合成前期） | 4.0 | 76.0 |
| | S 期（DNA 合成期） | 12.0 | 20.0 |
| | $G_2$ 期（DNA 合成后期） | 2.0 | 3.0 |
| | 整个细胞周期（TC） | 18.5 | 100.0 |
| 非增殖周期 | 休止细胞（$G_0$ 期） | 不　　定 | |

## 二、肿瘤细胞周期对化疗的影响

1. $G_0$ 期的比例　　完成分裂的子细胞只有部分进入下一周期

的 $G_0$ 期；其余则部分分化衰亡，部分成为静止的 $G_0$ 期细胞。研究指出即使增殖快的肿瘤亦只有 $40\% \sim 60\%$ 的瘤细胞处于增殖期，晚期的白血病其 $G_0$ 期细胞甚至可达 $75\% \sim 90\%$，由于 $G_0$ 期细胞相对静止，对化疗不敏感难于杀伤，当其再度受激活进入细胞周期增殖时，成为复发原因之一。

2. $G_1$ 期延长　　肿瘤细胞周期较正常组织细胞周期长，晚期患者的肿瘤细胞因缺氧及营养物质不足，可出现部分细胞死亡和（或）$G_1$ 期明显延长，后者导致 $G_1$ 期细胞比例相对增加。此期细胞代谢低，药物敏感性差，残余的 $G_1$ 期细胞亦是导致复发的原因。

3. 肿瘤细胞的增殖特点　　正常细胞的增殖受内在调控因素节制，维持补充与丢失间的动态平衡。肿瘤细胞的增殖呈指数或近似指数曲线的生长，不受机体内在调控因素的节制抑或调控因素失常所致。恶性肿瘤时体内约有 $10^{11} \sim 10^{12}$ 个白血病细胞，有效化疗杀灭 2 个对数级以上后，可使其下降到 $10^9 \sim 10^{10}$ 个细胞，此时临床上达到完全缓解。特别是血液肿瘤，一旦停药后，剩余的恶性肿瘤细胞将以平均约 5 天增加一倍的速度增加，最终导致复发，故取得完全缓解后仍需要巩固、维持和强化治疗。

利用小鼠 $L_{1210}$ 细胞的动物实验表明，化疗的对数级杀灭最终可使 $L_{1210}$ 细胞少到 $10^0$ 即 1 个白血病细胞，按照泊松（Poisson）分布的概率推算，可约有 $40\%$ 的动物白血病细胞数达 0 个而治愈。但是 $L_{1210}$ 细胞几乎 $100\%$ 处于细胞周期中，和人的白血病实际情况并不相同。所以目前多数学者认为化疗使白血病细胞减少到 $10^4 \sim 10^5$ 个以后，机体自身的免疫功能将最终根治白血病。这方面的资料尚待进一步的研究证实。

### 三、常用抗肿瘤药物对细胞增殖周期的作用时相

1. 细胞周期非特异性药物（cell cycle non-specific agents, CCNSA）　　这类药从大分子水平直接破坏 DNA 双链或与其结合成复合物，干扰 RNA 转录和影响蛋白质的合成，杀伤增殖期和非增殖期的细胞。由于其对处于周期各个时相上的细胞和静止期

（$G_0$）细胞均有杀伤作用，所以称为 CCNSA。常用的如烷化剂和抗癌性抗生素等皆属此类。CCNSA 杀瘤细胞作用强，尤其是对 $G_0$ 期细胞也有杀伤作用，相辅而成的是对机体的毒性，尤其是造血组织的毒性也较大而持久，对常处于 $G_0$ 期的造血干细胞亦造成损害，骨髓抑制时间较长。

2. 细胞周期特异性药物（cell cycle specific agents，CCSA）

凡能杀伤处于周期不同时相上细胞的药物均称为 CCSA。本组药物主要从小分子水平阻碍 DNA 的合成，如干扰嘌呤核苷酸、嘧啶核苷酸的代谢，抑制 RNA 及蛋白质的合成等。CCSA 包括一组在不同时相中杀白血病细胞的药物，它们的药理机制不同，作用时相有高度选择性，如作用于 S 期细胞的药不能杀伤 $G_1$、$G_2$、M 期的细胞等。表 4-2 列出了常用的 CCNSA 及 CCSA。

表 4-2　常用的 CCNSA 及 CCSA

| CCNSA | CCSA | | | |
|---|---|---|---|---|
| | $G_1$ | S | $G_2$ | M |
| 环磷酰胺、异环磷酰胺 | L-门冬酰胺酶 | 阿糖胞苷 | 博来霉素 | 长春新碱 |
| 柔红霉素 | 强的松 | 甲氨蝶呤 | 平阳霉素 | 长春地辛 |
| 阿霉素、表阿霉素 | | 巯基嘌呤 | | 长春瑞宾 |
| 去甲氧柔红霉素 | | 硫鸟嘌呤 | | 威猛 |
| 米托蒽醌 | | 羟基脲 | | 依托泊甙 |
| 丝裂霉素 | | 5-氟尿嘧啶 | | 紫杉醇 |
| 放线菌素 D | | 健择 | | |
| 氮烯咪胺 | | 氟达拉宾 | | |
| 顺铂、卡铂 | | | | |
| 马利兰 | | | | |

3. 对不同周期作用药物的应用　利用细胞周期非特异性药物（CCNSA）和细胞周期特异性药物（CCSA），或将几种不同周期特异性药物联合使用。

（1）先用周期非特异性药物：大量杀灭肿瘤细胞，细胞总数减少后，使更多细胞进入增殖周期，而被后用的细胞周期特异性药物所杀死。

（2）细胞周期同步化作用药物：处于增殖期细胞的白血病细胞弥散地分布在各个时期中，同时使用作用于各个时相的药物，势必加大毒副作用。研究发现先用一种细胞周期特异性（CCSA）药物不仅对特定时相的白血病细胞起杀灭作用，而且能延缓白血病细胞的增殖过程，使原处于不同期的细胞阻滞于同一期中，当药物作用终止后，这些滞留的细胞同步进入下一周期，然后再作用此周期的药物，则可更多地杀死肿瘤细胞，而较少地损伤正常细胞。目前常用的同步化药物有 VCR、HU、Ara-C 和 VM-26，它们都可使白血病细胞滞留于 $G_1$ 期。除 HU 外，其余 3 药多在用药后约 12h 有大量白血病细胞进入 S 期，HU 则需要服药 48h 左右才达同步化高峰。将这些同步化药物与 S 期药物按合理时差搭配，将起到疗效好副作用小的结果，这也是设计临床治疗方案的基本依据之一。

但实体瘤中只有小部分肿瘤细胞处于增殖周期，难于使所有肿瘤细胞进入同步（同一周期）。目前常用的化疗方案，大多为大剂量间歇给药，亦可起到大量杀死肿瘤细胞后，使 $G_2$ 期细胞进入增殖周期的作用，然后进一步杀灭。

（3）肿瘤细胞各周期时间及倍增时间：根据肿瘤细胞的周期时间及倍增时间，联合化疗方案采用短程、间歇用药。肿瘤细胞的增殖是不同步的，药物作用时细胞可处于周期的各个时相，并且有相当数量的细胞处于非增殖状态。为了使药物对所有的细胞都起到作用，每一疗程的用药时间应比细胞的周期时间长，但又不能过长以利于正常造血细胞的恢复。例如，急性淋巴细胞白血病的诱导治疗方案都是用 4 周，其中长春新碱、柔红霉素为每周 1 次，急性髓细胞白血病的疗程多为 5~7 天，也有 10 天的。

经过联合用药之后，不论是肿瘤细胞还是正常（造血）细胞都受到抑制，需要停药一段时间以利恢复，称为间歇。间歇的目的是使正常细胞或造血功能恢复到正常状态以使病儿能耐受下一疗程的治疗。但要防止肿瘤细胞恢复，由于血液肿瘤细胞的周期时间较正常造血细胞长，如果采用适当的间歇时间可以避免。如白血病细胞的倍增时间（白血病细胞增加一倍的时间）为 4~6 天，连续给药超过 2 倍较好，因此连续给药 5~10 天。因正常细胞与造血干细胞的修复和更新约需 2 周，以利于正常组织和造血细胞的恢复。一般用法是连续用药 5~7 天，休息 7~14 天为 1 个疗程。实体瘤的细胞周期与倍增时间均不一致，多数为用药 1 周，间歇 2~3 周左右为 1 个疗程。

### 四、恶性肿瘤的根治性化疗

肿瘤化疗是在姑息治疗恶性肿瘤中起步，经过 50 多年的艰苦努力，已逐渐发展成熟，已成为可以治愈恶性肿瘤的根治性治疗手段（单独或综合治疗）。小儿急性淋巴细胞白血病是化疗在恶性肿瘤治疗中的一个成功范例。通过化疗，使肿瘤细胞完全消失，而达到肿瘤治愈，这才是肿瘤化学治疗的最终目的。

有效抗肿瘤（抗癌）药物的联合应用，以不同作用机制药物，根据药物对细胞增殖周期的不同作用点及肿瘤的倍增时间，巧妙地安排多种药物的并用顺序、剂时强度、周期时间、周期次数，以及其他治疗手段适时参与，合理运作，对某些肿瘤可以达到根治目的。

根治性化疗是指治疗必须达到杀灭体内全部恶性肿瘤细胞，即"完全杀灭"（total kill）概念：①一个体细胞恶变为恶性细胞后，细胞分裂增殖，经 30 次倍增，需数月至数年（视细胞倍增时间而定），细胞数达 $10^9$ 可形成 1cm 大的肿块，达到临床诊断肿瘤病灶的程度。②如不治疗，再经 10 次倍增，细胞数达 $10^{12}$，肿瘤重量 1kg 以上时，病人往往可以致死。③如经有效治疗，肿瘤细胞被杀灭 99.999%，即达 5 个对数杀灭，体内仍残存 $10^4$ 肿瘤细胞，此时病人已处于临床完全缓解（CR）阶段。④如停止治疗，在有利于肿瘤细胞生长的条件下，肿瘤细胞又继续增殖，经若干时间，肿瘤细胞超过 $10^9$，达到临床复发，见图 4-2 和表 4-3。

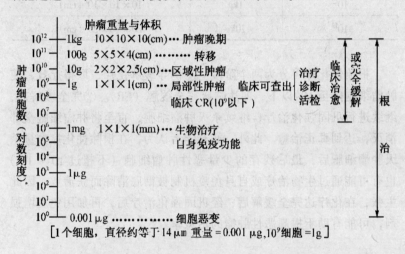

图 4-2　恶性肿瘤的发展过程与肿瘤细胞数

表 4-3　肿瘤细胞数、重量和体积的关系

| 肿瘤细胞数 | 重量 | 体积 |
|---|---|---|
| $10^4$ | 0.01mg | $0.2 \times 0.2 \times 0.25$（mm） |
| $10^5$ | 0.1mg | $0.5 \times 0.5 \times 0.4$（mm） |
| $10^6$ | 1mg | $1 \times 1 \times 1$（mm） |
| $10^7$ | 10mg | $2 \times 2 \times 2.5$（mm） |
| $10^8$ | 100mg | $5 \times 5 \times 4$（mm） |
| $10^9$ | 1g | $1 \times 1 \times 1$（cm） |
| $10^{10}$ | 10g | $2 \times 2 \times 2.5$（cm） |

| 肿瘤细胞数 | 重量 | 体积 |
|---|---|---|
| $10^{11}$ | 100g | $5 \times 5 \times 4$ (cm) |
| $10^{12}$ | 1kg | $10 \times 10 \times 10$ (cm) |
| $10^{13}$ | 10kg | $20 \times 20 \times 25$ (cm) |

根治性化疗可分为两个阶段：①诱导缓解化疗，取得疗效，使肿瘤细胞降至 $10^9$ 以下，即达临床完全缓解（CR）。②完全缓解后，继续进行巩固强化治疗，继续杀灭肿瘤细胞，直至将肿瘤细胞全部消灭，达到真正治愈。此外，亦有学者认为，在根除性化疗大量杀灭肿瘤细胞后，最后残存的少量恶性肿瘤细胞（不超过 $10^4 \sim 10^5$）也有可能通过生物治疗或自身免疫机制被彻底清除而获治愈。因此主张，在化疗达完全缓解后，经巩固强化治疗后，再加用免疫增强剂，可能有助于提高恶性肿瘤的治愈率。

# 第二节 烷 化 剂

## 一、氮芥 （Mustine，Nitrogen）

1. 作用机制 此药的烷化基团能与细胞的生物学成分如氨基、羧基、羧基等发生烷化作用。为细胞周期非特异性药物，但在 M 期和 $G_1$ 期最敏感。抑制 DNA 合成，并影响核酸和蛋白质的合成。此药能杀伤肿瘤细胞和一切增生迅速的正常组织（骨髓、淋巴组织、肠黏膜上皮）的细胞。

2. 临床应用 此药主要用于霍奇金淋巴瘤，如与长春新碱（VCR）、甲基苄肼（PCZ）、强的松（Pred）联合为 MOPP 方案，有较高疗效。对精原细胞癌、卵巢癌等亦有效。此药作用发挥较快，可使肿瘤对周围压迫引起的严重症状迅速缓解，胸、腹、心包腔内的恶性积液，经腔内给药后可完全消失。

3．用法与用量　　静脉给药，每次 $6mg/m^2$（$0.2mg/kg$），每周 1 次。腔内给药剂量每次 $0.4mg/kg$，溶于 $10 \sim 20mL$ 生理盐水中，在抽液后注入腔内，每 $5 \sim 7$ 天 1 次，$4 \sim 5$ 次为 1 个疗程。对由于恶性淋巴瘤等压迫呼吸道和上腔静脉压迫综合征引起的严重症状，可一次注射 $0.4mg/kg$，可使之迅速缓解。

4．不良反应　　①胃肠道反应：多数在用药后 14h 可有恶心、呕吐，故预先应用止吐药使反应减轻。②骨髓抑制：较明显，为氮芥较严重的副作用，常发生于注射后 $7 \sim 10$ 天，白细胞和血小板减少，停药后 24 周恢复。③其他：可有睾丸萎缩、月经失调、脱发、皮肤色素沉着等。④局部反应：对皮肤和黏膜刺激性大，注射时如漏出静脉外会引起发泡或溃烂，当药液外漏时应在局部皮下注入生理盐水或等渗硫代硫酸钠溶液，并置冰袋 $6 \sim 12h$。反复注射同一血管可引起血管硬变、疼痛和血栓性静脉炎。

## 二、环磷酰胺（Cyclophosphamide，CTX，Endoxan）

1．作用机制　　本品在体外无抗肿瘤活性，但进入体内后在肝微粒体酶作用下，生成醛磷酰胺，经血循环转运至白血病细胞或癌细胞内，分解出磷酰胺氮芥，与 DNA 发生交叉联结等共价结合，破坏 DNA 的结构和功能，从而抑制白血病细胞或肿瘤细胞生长繁殖，导致白血病细胞或肿瘤细胞死亡。属细胞周期非特异性药，主要杀灭 $G_2$ 期细胞。本品也是较强的免疫抑制剂，其免疫抑制作用是由于抑制了细胞的增殖，非特异性地杀伤抗原敏感小细胞，限制其转化为免疫母细胞。对体液免疫和细胞免疫均有抑制作用，可用于器官移植及自身免疫性疾病。口服后吸收良好，生物利用度（$74 \pm 22$）%，达峰时间 1h。静脉注射后，药物迅速分布到全身组织，肝中分布较多，肝癌中分布亦较多。用 $10 \sim 80mg/kg$ 时，血浆 T1/2 在 $4 \sim 6.5h$。用药后 $2 \sim 4h$ 在尿中浓度最高，在 48h 内可由肾排出 $50\% \sim 70\%$（68% 为代谢物，32% 为原形）。

2．临床应用　　用于急性淋巴细胞白血病，如 CAT（CTX、Ara-C、6-TG）方案；COAP（CTX、VCR、Ara-C、Pred）方案。急

性粒细胞白血病，如 COAP 方案。霍奇金淋巴瘤（Hodgkin's 病）如 COPP（CTX、VCR、PCB、Pred）。非霍奇金淋巴瘤，如 CHOP（CTX、ADM、VCR、Pred）方案；COMP（CTX、VCR、MTX、Pred）方案；CHOA（CTX、ADM、VCR、Ara-C）方案。神经母细胞瘤如 OPEC/OPAC（VCR、CDDP、VP-16/ADM、CTX）方案。软组织肉瘤如 VCP（VCR、CTX、CDDP）/AVCP（ADM + VCP）方案。

3. 用法与用量　　大剂量冲击疗法：$800 \sim 1\,200 \text{mg/m}^2$，每 3~4 周 1 次，临用前以生理盐水适量溶解后加入 5% 葡萄糖溶液内静脉滴注。

4. 不良反应　　①骨髓抑制：较常见，白细胞较血小板下降明显，用药后 1~2 周达最低，停药后 3~5 周可恢复。②胃肠道反应：常见食欲减退及恶心、呕吐，少见腹泻，偶可见口腔炎、胃溃疡。③中毒性膀胱炎：为特有的毒性反应，在大剂量注射时可见。主要由于其水解产物在膀胱内浓集，引起膀胱刺激症状和少尿、血尿、蛋白尿等。④可能引起的心脏毒性；急性心衰竭，多发生于大剂量给药后。⑤肝功能损伤较常见，对原有肝病患者应慎用。⑥脱发较多见，一般在用药后 3~4 周出现。⑦该药与别嘌呤醇合用可能会加重骨髓抑制毒性。

### 三、异环磷酰胺（Ifosfamide，IFO）

1. 作用机制　　该药为 CTX 异构体，与 CTX 不同处是有一个氮乙基接在环上的 N 原子上，这一差异使其溶解度增加，代谢活性增强。IFO 静脉滴注进入血液，很快分布在各组织中，先在肝内经酶激活后，变成 4-羟异环磷酰胺，再进一步经酶活化，转化成有细胞毒作用的异磷酰胺氮芥，与肿瘤细胞 DNA 发生交叉联结，阻止 DNA 复制，使 DNA 裂解。该药为细胞周期非特异性药物，作用优于 CTX 或与之相等，但 CTX 的抗癌作用是浓度依赖型，而本药是时间依赖型，在一定浓度下，维持时间的长短则决定它的抗肿瘤效应。其毒性较 CTX 低，化疗指数较 CTX 高，且对 CTX 有耐受性者，加大 IFO 剂量仍有一定疗效。由于本品对泌尿系统有毒性，故与尿路保护剂美斯纳（Mesna）合用。

2. 临床应用 ①恶性淋巴瘤。②高危、难治或复发型 ALL。③软组织肉瘤：MAID（IFO、Mesna、ADM、DTIC）方案；IEV（IFO、VP-16、VCR）方案。④神经母细胞瘤、睾丸肿瘤等。

3. 用法与用量 每次 1 200mg/m², 每周 1～2 次，或每次 2 500～4 000mg/m², 每周 1 次。临用前以注射用水溶解后加入 5% 葡萄糖溶液或生理盐水 250～500mL 中静脉滴注。

4. 不良反应 骨髓抑制较环磷酰胺低，肾毒性及出血性膀胱炎为多见，大剂量可引起感觉迟钝、嗜睡、幻觉。余同环磷酰胺。

【附】美斯纳（Mesna）［巯乙磺酸钠］

1. 作用机制 美斯纳本身对肿瘤无治疗作用，其作用是解除 IFO 代谢产物对泌尿系统的毒性。美斯纳通过两种形式解除 CTX 和 IFO 的毒性，一种是和两者降解产生的丙烯醛化合而成无毒化合物（美斯纳中巯基-SH 与丙烯醛结合成无毒物质）；另一种是和两者的 4-羟基降解产物形成相对稳定的缩合物，可减低降解速度。

美斯纳进入体内后，主要浓集于肾脏，可迅速在组织中转化为无生物活性的双硫化物，该化合物经肾小球滤过后，经肾小管上皮又转变成巯乙磺酸钠，从而发挥其缩合丙烯醛的作用。

2. 临床应用 ①任何应用 IFO 的化疗方案。②应用大剂量 CTX 方案。③既往应用 CTX 有出血性膀胱炎的患者。

3. 用法与用量 剂量为 CTX/IFO 的 20%～30% 或每次 10～15mg/kg，用生理盐水 10～20mL 稀释后静脉注射（15～30min），于 IFO/CTX 开始起每 3h 1 次，共 4 次，即第 0、3、6、9h 各 1 次。

4. 不良反应 ①极少数患者有皮肤及黏膜过敏反应。②极少数患者可有静脉刺激反应。③用药量过大时出现恶心、呕吐、腹泻等胃肠道反应。

## 四、马利兰（Myleran）

1. 作用机制 该药为细胞周期非特异性药物，主要作用于 $G_1$ 及 M 期细胞。通过烷化作用而破坏 DNA 的结构和功能，从而起抗肿瘤作用。对粒细胞系有明显抑制作用，对血小板及红细胞系也有一定抑制作用。

2．临床应用　①慢性粒细胞白血病慢性期。②原发性血小板增多症。③真性红细胞增多症。

3．用法与用量　用于慢性粒细胞白血病：诱导缓解剂量为每日 $1.8 \sim 3.6 mg/m^2$ [$0.06 \sim 0.12 mg/（kg \cdot d）$]，分 $2 \sim 3$ 次口服，当白细胞降至原来的 $50\%$ 时开始减量，降至 $15 \times 10^9/L$ 时停药，或白细胞降至 $20 \times 10^9/L$ 时改为 $0.5 \sim 2mg$，隔日 1 次维持治疗，使白细胞数维持在 $10 \times 10^9/L$。

4．不良反应　①骨髓抑制：白细胞、血小板减少。②肺纤维化、月经不调、睾丸萎缩、肾上腺功能不全及男性乳房发育。③消化道反应：食欲减退、恶心、腹泻。

## 五、噻替哌（Thiotepa）

1．作用机制　能与细胞内 DNA 的碱基如鸟嘌呤结合，影响肿瘤细胞 DNA 的复制和 RNA 的转录，最终导致核酸功能的破坏，影响癌细胞的分裂。为细胞周期非特异性药物，对增殖细胞的各时期均有影响。

2．临床应用　用于成人型慢粒、恶性淋巴瘤、肺癌、卵巢癌、肝癌、胃癌、膀胱肿瘤等。

3．用法用量　静脉注射或肌肉注射为每次 $0.3 \sim 0.4 mg/kg$，每隔 $1 \sim 4$ 周 1 次。也可每 $2 \sim 4$ 周给予 $0.6mg/kg$ 或 $6mg/（m^2 \cdot d）$ 用药 $4 \sim 5$ 天。腔内注射剂量为 $0.6 \sim 0.8 mg/kg$，每周 1 次，也可将此剂量作肿瘤内注射。

4．不良反应　①骨髓抑制：引起白细胞及血小板下降，多在用药后 $1 \sim 6$ 周时发生，一般较氮芥为轻。②胃肠道反应：较轻，可有食欲减退，少数有恶心、呕吐等。③过敏反应少见，偶有皮疹和瘙痒。④本品可增加血尿酸水平，为控制高尿酸血症可给予别嘌呤醇。

## 六、卡氮芥（Carmustine，卡莫司汀，BCNU）

1．作用机制　通过烷化作用抑制 DNA 和 RNA 合成，对

$G_1 \sim S$ 过渡期作用最强，对 S 期有阻滞作用，对 $G_2$ 期作用又增强，对 $G_0$ 期也有作用，为细胞周期非特异性药。此药有高度脂溶性，易通过血脑屏障，脑脊液中浓度可很快达到血浓度的 15% ~ 70%，与蛋白质结合后缓慢释放，故作用持久。

2．临床应用　抗瘤谱广，对脑膜白血病、恶性肿瘤的脑及脊髓转移、霍奇金淋巴瘤、急性白血病、多发性骨髓瘤疗效好，对癌的骨转移、恶性淋巴瘤和睾丸肿瘤有一定疗效，对原发与继发性脑瘤有效。局部外用对淋巴瘤丘疹有良效。

3．用法用量　单用剂量为每次 $90mg/m^2$，每日 1 次，1 个疗程 2 ~ 3 天，用 10% 葡萄糖或生理盐水 100 ~ 250mL 稀释后静脉滴注，每 6 ~ 8 周 1 个疗程。如与其他药物合用或原有骨髓抑制，则应适当减量。治疗淋巴瘤丘疹病可用本品 10mg 溶入 95% 乙醇中，然后加水稀释至 60mL，于浴后涂擦，每日 1 次。

4．不良反应　①有迟发性骨髓抑制：用药后 4 ~ 6 周血细胞降至最低值。②即发的恶心、呕吐等胃肠道反应。③长期应用可引起肺间质炎症、肺纤维化、抑制卵巢及睾丸功能。④大剂量对肝、肾功能有损害。⑤皮炎、色素沉着。

## 七、环己亚硝脲（Lomustine，洛莫司汀，CCNU）

1．作用机制　为烷化剂，属细胞周期非特异性药物。在体内能使 DNA 链断裂，RNA 及蛋白质被烃化，发挥抗肿瘤作用；脂溶性高，能通过血脑屏障进入脑脊液，为血浓度的 55% 以上。

2．临床应用　用于脑瘤、霍奇金淋巴瘤及脑膜白血病的预防。

3．用法用量　每次 $150mg/m^2$，口服（临睡前一次顿服），每 6 ~ 8 周 1 次，3 次为 1 个疗程。如出现迟发性骨髓抑制，可适当减少剂量；或 $75mg/m^2$，每 3 周 1 次。

4．不良反应　①胃肠道反应：可有恶心、呕吐。②迟发性骨髓抑制：4 ~ 6 周白细胞及血小板降至最低点。③少数肝肾功能损害。④可能有闭经及精子缺乏。

## 八、甲环亚硝脲（Me-CCNU，Semustine）

1. 作用机制　　通过烷化作用抑制 DNA 和 RNA 的合成，发挥抗肿瘤作用；为细胞周期非特异性药物，对处于 $G_1 \sim S$ 边界或 S 早期的细胞最敏感。本品脂溶性高，能透过血脑屏障。口服吸收迅速，在体内广泛分布。

2. 临床应用　　与 CCNU 相同，用于脑瘤、脑膜白血病、恶性淋巴瘤颅内浸润等。

3. 用法与用量　　口服剂量：每次 $2 \sim 3mg/kg$ 或 $150 \sim 200mg/m^2$，每 $6 \sim 8$ 周 1 次。

4. 不良反应　　①胃肠道反应：常见恶心、呕吐，多在服药后 $2 \sim 6h$ 发生。②迟发性骨髓抑制：在停药 $3 \sim 5$ 周后，可出现血小板下降、白细胞减少。

## 九、甲基苄肼（Procarbazine，PCB）

1. 作用机制　　本品为甲基肼衍生物，在体内解离出甲基正离子而发挥烷化作用，与 DNA 结合而使之解聚，抑制 DNA、RNA 和蛋白质合成，并抑制有丝分裂。为细胞周期非特异性药物，主要作用于 $G_1 \sim S$ 边界期，对 S 期亦有延缓作用。本品易透过血脑屏障。

2. 临床应用　　与其他化疗药物组成 MOPP/COPP（Mustine/CTX、VCR、PCB、Pred）治疗霍奇金淋巴瘤，也可与其他药物联合用于成人型慢粒、多发性骨髓瘤及脑瘤的治疗。

3. 用法与用量　　每日 $100mg/m^2$，分 $2 \sim 3$ 次口服，连用 14 天。

4. 不良反应　　①骨髓抑制：可有白细胞和血小板减少。②胃肠道反应：常见有恶心、呕吐、食欲减退，也可有腹泻、便秘、口腔炎症。③神经系统反应：可有头晕、嗜睡、头痛、疲倦，偶有失眠、不安、幻觉、精神错乱、共济失调、肌肉或关节痛。④肝、肾功能损害：有肝肾功能不良者慎用。⑤其他：可见皮炎、瘙痒、色素沉着、脱发，偶有发热、复视、听力减退、直立性低血压等。

## 十、氮烯咪胺（DTIC，达卡巴嗪，Dacarbazine）

1. 作用机制　　本品活化后具烷化剂作用，为细胞周期非特异性药物，但主要作用于细胞周期的 $G_2$ 期，能抑制 DNA 及 RNA 合成。本品另为一种嘌呤类生物合成的前体，能干扰嘌呤的生物合成。

2. 临床应用　　用 MOPP 方案治疗霍奇金病无效者可用 ABVD（ADM、BLM、VCR、DTIC）方案。对软组织肉瘤可用 MAID（IFO、Mesna、ADM、DTIC）方案。神经母细胞瘤可选用 COD（CTX、VCR、DTIC）方案。

3. 用法与用量　　应先以 10～20mL 注射用水溶解，静脉滴注时以 5% 葡萄糖溶液稀释，于 15～30min 内滴完。剂量为 2.5～6mg/（kg·d），静脉滴注，每日 1 次，连用 5 日，疗程间隔 3～6 周。

4. 不良反应　　①骨髓抑制：较轻，主要有白细胞和血小板减少。②消化道反应：食欲减退，恶心、呕吐。③肝、肾功能损害：转氨酶值升高。④其他：流感样症状及静脉注射部位疼痛。

# 第三节　抗代谢药

抗代谢药物——干扰或阻止 DNA 合成的药物。

## 一、甲氨蝶呤（Methotrexate，MTX）

1. 作用机制　　MTX 是一个叶酸的结构同类物，它与二氢叶酸还原酶（DHFR）形成强有力又可逆的结合。两者结合后阻止二氢叶酸还原为四氢叶酸，而四氢叶酸经酶促反应加上一个碳单位后参与一些生化反应。应用 MTX 后胸腺嘧啶合成酶减少而影响代谢。$N^{10}$-甲烯四氢叶酸减少，嘌呤核苷酸的合成受抑制而影响了 DNA 及 RNA 的合成。还原型的叶酸是甘氨酸转变成丝氨酸及同型胱氨酸转变为甲硫氨酸的辅因子。它的缺乏使蛋白质合成受抑。MTX 属细胞周期特异性药物，主要作用于细胞周期的 S 期，对处于对数生长期的细胞作用最强,推迟细胞进入 S 期,是一种自限性药物。

MTX 透过血脑屏障甚微,但大剂量治疗时,可较多进入屏障。为使脑脊液中维持一定的浓度,一般在大剂量治疗时,可先鞘内注射 MTX 一定剂量,然后再行静脉注射。它大多数以原形从肾小球滤过和肾小管分泌而排出,少量从粪便排出。大剂量给药时可代谢为具肾毒性的 7-羟基代谢物。

2.临床应用　　①用于急淋白血病维持治疗期。②用于急淋髓外白血病防治为 HDMTX + CF 疗法。③鞘内注射作中枢神经系统的预防和治疗。③用于非霍奇金淋巴瘤为 COMP(CTX、VCR、MTX、Pred)方案。B-NHL-B(MCP-842)方案(IFO、Mesna、VP-16、MTX、VCR)方案。

3.用法与用量　　①口服、肌肉注射剂量:20~30mg/m$^2$,每周 1 次。②大剂量 MTX + CF 疗法:3~8g/m$^2$,静脉滴注 24h,并于用药开始后 36h 起用四氢叶酸进行解救。③鞘内注射 MTX 剂量为 12mg/m$^2$。

4.不良反应　　①骨髓抑制反应:出现粒细胞、血小板减少以及全血细胞下降。②胃肠道反应:恶心、呕吐、腹痛、腹泻。严重时有便血、口腔炎、溃疡性胃炎、出血性肠炎。③大剂量 MTX 可引起消化道黏膜广泛性损害,并可引起肝肾功能损害。④反复低剂量使用,易引起脂肪肝、肝硬化。⑤鞘内注射 MTX 有时可发生化学性脑膜炎。

## 二、阿糖胞苷(Cytarabine.Cytosine Arabinoside,Ara-C)

1.作用机制　　是一种抗嘧啶类抗代谢药。该药进入体内后,经过 3 次转化后成为阿糖胞苷三磷酸(Ara-CTP),后者可进入细胞,掺入到 DNA 的核苷酸键中,阻止 DNA 链的延长,同时抑制核苷酸还原酶,阻断胞嘧啶核苷还原成脱氧胞嘧啶核苷酸,从而抑制 DNA 合成。另外,该药还可抑制与 DNA 修复有关的 β-DNA 聚合酶,低浓度时还可诱导某些白血病细胞的分化。但对 RNA 和蛋白质的合成无显著作用。属于细胞周期特异性药物，作用于 S 期，并对 $G_1/S$ 及 $S/G_2$ 期有作用。在血中由于酶的作用而迅速地脱氨失活，转变成对细胞没有毒性的阿糖尿嘧啶。因此，用药时间至少持续一个细胞周期时间。

2. 临床应用　用于各种急性白血病、恶性淋巴瘤、脑膜白血病防治、成人型慢粒急变期的诱导、巩固和强化治疗。用于急淋有 COAP（CTX、VCR、Ara-C、Pred）、CAT（CTX、Ara-C、6-TG）、EA（VP-16、Ara-C）方案。②用于急粒有 DA（DNR、Ara-C）、DAT（DNR、Ara-C、6-TG）、ADE（Ara-C、DNR、VP-16）、HD-Ara-C + DNR/VP-16 方案。

3. 用法与用量　静脉滴注：一般剂量为 $100 \sim 150\text{mg}/（\text{m}^2 \cdot \text{d}）$，静脉 24h 匀速滴注或日分 2 次静脉滴注、肌肉注射；皮下注射或肌肉注射，主要用于维持治疗。小剂量皮下注射：$10 \sim 20\text{mg}/（\text{m}^2 \cdot \text{d}）$，作为诱导分化剂，主要用于骨髓增生异常综合征、急性早幼粒细胞性白血病。大剂量为 $3 \sim 5\text{g}/（\text{m}^2 \cdot \text{d}）$，主要用于高危型急淋的巩固治疗、急粒完全缓解后的根除性化疗。具体用法与剂量见有关化疗方案。

4. 不良反应　①骨髓抑制反应：白细胞、血小板下降，贫血，大剂量时可发生重度骨髓抑制。②胃肠道反应：食欲减退、恶心、呕吐、黏膜炎、腹泻、肝功能损害。③大剂量应用时偶可发生急性小脑综合征：眼球震颤、步态不稳、辨距障碍及轮替运动障碍等。④其他：发生脱发、皮疹。

## 三、健择（Gemzar）

又称吉西他宾（Gemcitabine），化学名称为：2'-脱氧-2'，2'-二氟胞苷。

1. 作用机制　为抗代谢药（抗肿瘤及免疫调节剂），对肿瘤细胞有明显的细胞毒活性。其作用具有细胞周期特异性，主要作用于 DNA 合成期，即 S 期细胞，在一定的条件下，可以阻止由 $G_1$ 期向 S 期的进展。吉西他宾的细胞代谢及作用机制：吉西他宾

（dFdC）在细胞内经过核苷激酶的作用转化成具有活性的二磷酸（dFdCDP）及三磷酸核苷（dFdCTP）。吉西他宾的细胞毒作用就是由于 dFdCDP 和 dFdCTP 抑制 DNA 合成。

2. 临床应用　　主要用于局限晚期或已转移的小细胞肺癌，局限晚期或已转移的胰腺癌。

3. 用法与用量　　用于成人非小细胞肺癌：①单药化疗：吉西他宾剂量为 1 000mg/m²，静脉滴注 30min；每周 1 次，连续 3 周，随后休息 1 周，每 4 周重复。②联合化疗：吉西他宾与顺铂联合治疗有两种治疗方案：3 周疗法和 4 周疗法。3 周疗法是最常用的治疗方案：吉西他宾剂量为 1 250mg/m²，静脉滴注 30min；第 1、8 天给药，接下来的 1 周休息，即为 21 天疗法。4 周疗法：吉西他宾剂量为 1 000mg/m²，静脉滴注 30min；第 1、8、15 天给药，接下来的 1 周休息，即为 28 天疗法。晚期胰腺癌：吉西他宾剂量为 1 000mg/m²，静脉滴注 30min；每周 1 次，连续 7 周，随后休息 1 周。以后为每周 1 次，连续 3 周，随后休息 1 周。

4. 不良反应　　①骨髓抑制：常为轻至中度，多为粒细胞减少，血小板减少不常见。②肝脏损害：多为轻度转氨酶增高。③消化道损害：有恶心、呕吐、腹泻，常有口腔黏膜炎样毒性。④肺脏损害：常有短暂性呼吸困难，重者可有发生肺水肿、间质性肺炎和成人呼吸窘迫综合征。⑤肾功能损害：可出现轻度蛋白尿和血尿，常有肾功能损害，偶有发生溶血尿毒综合征。⑥过敏反应：可有过敏性皮疹，偶有脱皮、水泡和溃疡、皮肌炎等。滴注过程中可发生短暂支气管痉挛。罕有发生过敏性休克。⑦心脏损害：偶有发生心肌梗死、心力衰竭及心律失常。⑧其他：少见有流感样症状、脱发和嗜睡等。

## 四、羟基脲（Hydroxyurea，Hu）

1. 作用机制　　主要抑制核苷酸还原酶，阻滞核糖核酸还原为脱氧核酸，选择性地阻止 DNA 合成。因它能使癌细胞集中在 $G_1$ 期达同步化，而 $G_1$ 细胞对放射线敏感，故该药和放疗合用可提高放疗疗效。该药为细胞周期特异性药物，主要作用于 S 期。口服吸收好。

2. 临床应用　　用于急、慢性粒细胞白血病，慢粒加速期和急变期，高细胞性急性白血病的治疗。

3. 用法与用量　　一般剂量每日 $20 \sim 30mg/m^2$，分次口服。

4. 不良反应　　①骨髓抑制反应：白细胞和血小板下降，停药 $1 \sim 2$ 周后可恢复。②胃肠道反应：恶心、呕吐、腹泻或便秘。③可有脱发、头晕、头痛、定向力丧失，但较少见。④偶见肾小管损伤，排尿疼痛。⑤少见皮疹、红斑、色素沉着。

## 五、巯基嘌呤（Mercaptopurine，6-MP）

1. 作用机制　　为嘌呤类药物，结构与黄嘌呤相似，因能阻断次黄嘌呤转变为腺嘌呤核苷酸及鸟嘌呤核苷酸，故抑制核酸的合成。该药在体内代谢为相应的硫基苷酸而发挥其抗肿瘤作用，即硫基苷酸抑制肌苷酸转变为腺苷酸，从而抑制了 DNA 和 RNA 的合成，对肿瘤细胞产生细胞毒作用。它对多种动物肿瘤有抑制作用。与其他常用抗肿瘤药物无交叉耐药性，但与硫鸟嘌呤、8-氮杂鸟嘌呤（癌散）有交叉耐药性。主要作用于细胞周期的 S 期，对 $G_1$ 期也有延缓作用。口服后吸收较快，迅速被氧化为硫尿酸。在 $24 \sim 48h$ 内有 60% 从尿中排出，少量分布于肝、肾和脾脏，可进入细胞内，并有一定的蓄积作用。别嘌呤醇能延迟该药的代谢，可使其作用提高 $2 \sim 4$ 倍，故与别嘌呤醇合用时，剂量应酌情减少。肝肾功能不好的患者代谢及排泄也较慢。

2. 临床应用　　用于急淋巩固与维持治疗，CAM（CTX、Ara-C、6-MP）、MM（6-MP、MTX）方案。幼年型慢性粒细胞白血病；郎格罕细胞组织细胞增生症。

3. 用法用量　　常用剂量为 $50 \sim 75mg/ (m^2 \cdot d)$，分次口服或睡前顿服。

4. 不良反应　　可有骨髓抑制，从而引起白细胞和血小板减少等。可有恶心、呕吐、食欲减退、腹泻和口腔炎等消化道症状。

可出现高尿酸血症，并影响肾功能。少数患者可出现黄疸及肝功能损伤。

### 六、硫鸟嘌呤（Thioguanine，6-TG）

1．作用机制　　该药在体内被活化后发挥抗肿瘤作用，其代谢产物能掺入 DNA 后抑制核酸生成，继而抑制 DNA 和 RNA 合成。该药为细胞周期特异性药物，主要作用于 S 期。由于其代谢和黄嘌呤氧化酶无关，故别嘌呤醇并不明显抑制本品的代谢。

2．临床应用　　同巯基嘌呤。

3．用法用量　　口服，每日 $50\sim75\mathrm{mg/m^2}$，1 次或分次服，一般以 $5\sim7$ 日为 1 个疗程。

4．不良反应　　不良反应与巯基嘌呤相似，但较之为轻。

### 七、5-氟尿嘧啶（Fluorouracil，5-FU）

1．作用机制　　为嘧啶类抗代谢药，影响 DNA 和 RNA 的合成，为细胞 S 期最敏感药物。

2．临床应用　　用于消化道癌、肝癌、肺癌、卵巢癌、膀胱癌、皮肤癌等。

3．用法用量　　$10\sim12\mathrm{mg/kg}$，加入 5% 葡萄糖溶液 250mL 中，缓慢静脉滴注，每日 1 次，$10\sim12$ 天为 1 个疗程。

4．不良反应　　可有骨髓抑制、消化道反应、共济失调、皮炎、脱发、肝肾功能损害等。


## 第四节　抗癌抗生素


### 一、柔红霉素（Daunorubicin，DNR）

1．作用机制　　本品属于细胞周期非特异性药物，对细胞 $G_2$ 期作用明显。作用机制是通过与 DNA 结合，使 DNA 模板发生变化，抑制 DNA 和 RNA 聚合酶，从而抑制 DNA 和 RNA 合成，对 RNA 的影响尤为明显，选择性作用于嘌呤核苷，对细胞具有高度的破坏性。血浆半衰期为 $30\sim50\mathrm{h}$。

2．临床应用　　为治疗各型急性白血病首选药物，用于急性淋巴细胞白血病如 VDLP（VCR、DNR、L-Asp、Pred）方案；急性髓细胞白血病如 DAE（DNR、Ara-C、VP-16）、DA（DNR、Ara-C）、DAT（DNR、Ara-C、6-TG）方案。对神经母细胞瘤、恶性淋巴瘤、横纹肌肉瘤、尤文氏瘤等也有一定疗效。

3．用法与用量　　静脉注射或静脉滴注，以生理盐水或 5% 葡萄糖溶液稀释后应用。常用剂量为每次 $20 \sim 40mg/m^2$；每日或隔日 1 次，应用次数按不同化疗方案而定。累积总量不超过 $300mg/m^2$。

4．不良反应　　①骨髓抑制反应：白细胞下降，一般在给药后 $2 \sim 4$ 周达最低；血小板下降，在小儿患者中尤其明显。②心脏毒性反应：可引起心电图异常、心律失常、呼吸困难、心脏扩大，严重的可有心力衰竭、肺水肿。③胃肠道反应：恶心、呕吐、腹泻、口腔溃疡和肝功能障碍。④其他：脱发、皮疹。

## 二、阿霉素（Adriamycin，ADM，14-hydroxydaunomycin，羟基柔红霉素）

1．作用机制　　本品结构和作用机制与柔红霉素相似，直接作用于 DNA 分子，抑制 DNA 及 RNA 合成，阻止细胞分裂，属于细胞周期非特异性药物，对 S 期（早）及 M 期作用最明显，对 $G_1$ 及 $G_2$ 期也有作用。其抗瘤谱广，治疗指数高于柔红霉素，而毒性略低。血浆半衰期约 43h。

2．临床应用　　对急性淋巴细胞白血病、急性髓细胞白血病均有效，可以 ADM 取代 VDLP、DAT 中的 D（DNR），组成 VALP（VCR、ADM、L-Asp、Pred）、AAE（ADM、Ara-C、VP-16）方案。用于非霍奇金淋巴瘤如 CHOP（CTX、ADM、VCR、Pred）方案；神经母细胞瘤如 OPAC（VCR、CDDP、ADM、CTX）方案。也用于肝细胞癌、软组织肉瘤、成骨肉瘤、肾胚胎瘤、尤文氏肉瘤、睾丸肿瘤等。

3．用法与用量　　静脉注射或静脉滴注，使用前以生理盐水或 5%葡萄糖溶液稀释后（浓度小于 5mg/mL）静脉滴注。常用剂量为每次 20～30mg/m²，每日或隔日 1 次，连用 2～3 次或每周 1 次，连用 4 周。累积总量不超过 300mg/m²。

4. 不良反应　①骨髓抑制反应：白细胞减少，一般在用药后 10～14 日出现，停药后 21 日恢复。②胃肠道反应：恶心、呕吐、食欲减退。③心脏毒性反应：表现为两种心脏反应：一为早期短暂的心电图异常，如心动过速、期外收缩、S-T 升高、心律不齐、T 波异常等；另一为用药后 1～6 个月间突发的进行性心脏病，表现为快速的进行性充血性心力衰竭、心动过速、肝肿大、心界扩大、肺水肿、胸腔积液等。

### 三、去甲氧柔红霉素（Idarubicin，Ida，善唯达）

1. 作用机制　本品为柔红霉素第 4 位碳上去掉了甲氧基。作用机制为嵌入 DNA 分子，从而抑制 RNA 合成，还能抑制 DNA 拓扑异构酶Ⅱ，另外还能产生自由基，从而使 DNA 链断裂，使细胞停留在 $G_2$ 期。实验研究发现，本品的效价强度是柔红霉素的 8 倍，是阿霉素的 5 倍。此药比柔红霉素更活跃，易被白血病细胞摄取，细胞毒作用强于柔红霉素。该药同柔红霉素、阿霉素无交叉耐药。

2. 临床应用　用于治疗急性髓细胞白血病为 IA（Ida、Ara-C）、IEA（Ida、VP-16、Ara-C）方案；治疗高危型急性淋巴细胞白血病（HR-ALL）、复发型或难治型急性淋巴细胞白血病可用 VILP（VCR、Ida、L-ASP、Pred）方案。用于难治或复发型非霍奇金淋巴瘤，如取代 CHOP 方案中 H（ADM）组成 CIOP 方案。

3. 用法与用量　静脉滴注：每次 8～12mg/m²，急性髓细胞白血病 IEA 方案每疗程用 Ida 3 次（qod），用于急性淋巴细胞白血病 VILP 方案中 Ida 每周 1 次或第一周连用 3 次；Ida 与大剂量 Ara-C 联合治疗复发或难治性急性白血病。口服：25～30mg/（m²·d），连用 3 天。累积量为 93mg/m²。

4. 不良反应　骨髓抑制及心脏毒性较柔红霉素为低。但其剂量限制性毒性仍为骨髓抑制，可见粒细胞显著下降。其他副作用较少，有黏膜炎、恶心、脱发、转氨酶升高及心电图异常等。

## 四、吡喃阿霉素（吡柔比星，Pirarubicin，THP-ADM）

1. 作用机制　　本品为合成蒽环类抗肿瘤抗生素，能迅速进入细胞核，嵌入 DNA 双链之间，抑制 RNA 聚合酶，从而抑制 DNA 和 RNA 合成。阻滞肿瘤细胞于 $G_2$ 期，使肿瘤细胞停止增殖并引起死亡。

2. 临床应用　　用于急性白血病、恶性淋巴瘤和其他实体瘤。

3. 用法与用量　　常与其他化疗药联合应用，一般用量为每日 10～30mg/m²，每日或隔日 1 次，加入 5% 葡萄糖溶液 100～250mL 中静脉滴注。

4. 不良反应　　对心脏毒性较低，脱发少，胃肠反应、骨髓抑制等副作用亦较轻。

## 五、表阿霉素（Epirubicin，EPI；Farmorubicin，法玛新）

1. 作用机制　　为新蒽环类药物，作用同柔红霉素。属细胞周期非特异性药物。

2. 临床应用　　用于各种急性白血病、恶性淋巴瘤、软组织肉瘤、肾母细胞瘤、神经母细胞瘤等。

3. 用法与用量　　急性白血病：每日 30mg/m²，每日 1 次，连用 3 天。非霍奇金恶性淋巴瘤：每次 50～75mg/m²，每 3～4 周 1 次。最大累积总量 550mg/m²。

4. 不良反应　　胃肠道、骨髓及心脏毒性较阿霉素为轻，脱发、白细胞减少常见，贫血、血小板减少少见，肝、肾功能损害偶见。

## 六、阿克拉霉素（安乐霉素，Aclarubicin，ACR）

1. 作用机制　　作用类似柔红霉素，对 RNA 合成的抑制比对 DNA 强；属细胞周期非特异性药物，对 $G_1$ 期及 S 期最敏感，尚有强的诱导分化作用。

2. 临床应用　　用于各种初治及难治或复发的急性白血病及

骨髓增生异常综合征。对恶性淋巴瘤和实体瘤也有效。

3．用法与用量　　急性白血病及恶性淋巴瘤：每日 10～15mg/m²，连用 3～5 天，隔 2～3 周可重复。

4．不良反应　　①心脏毒性：同柔红霉素，其毒性较之为低（为其 1/10～1/6）。②骨髓抑制：白细胞及血小板减少。③胃肠道反应：恶心、呕吐、食欲低下。④其他：可有肝肾功能损害，少数病例可见发热、皮疹、脱发、色素沉着。

## 七、米托蒽醌（Mitoxantrone，MIT）

1．作用机制　　为合成的蒽环类抗肿瘤药，其结构与阿霉素相近。其抗肿瘤活性相当或略高于阿霉素，且抗瘤谱广。其作用使 DNA 单链或双链断裂而引起细胞损伤，属细胞周期非特异性药物，但对 S 期细胞最敏感，并可使细胞阻断于 $G_2$～M 期。

2．临床应用　　为二线药物，抗瘤谱广。疗效较好，主要应用于其他药物治疗耐药与难治或复发型急性白血病与非霍奇金淋巴瘤。

3．用法与用量　　治疗白血病：联合化疗时 5～10mg/（m²·d），连用 3 天；或每周 1 次，连用 3 次。用于难治性非霍奇金淋巴瘤。

4．不良反应　　①中、重度骨髓抑制。②胃肠道反应：食欲减退、口腔炎、恶心、呕吐、腹泻、胃肠道出血。③心脏毒性较柔红霉素轻。④其他有肝肾功能损害、轻度脱发。

## 八、博来霉素（Bleomycin，BLM）

1．作用机制　　主要抑制胸腺嘧啶核苷掺入 DNA，与 DNA 结合，引起单链断裂，抑制 DNA、RNA 及蛋白质合成。本品属细胞周期非特异性药物，主要作用于细胞周期的 S、$G_2$ 期。

2．临床应用　　用于恶性淋巴瘤、恶性组织细胞病、睾丸肿瘤、脑瘤等。

3．用法与用量　　每次 10mg/m²，深部肌肉注射，也可溶于 10～20mL 生理盐水或 10% 葡萄糖溶液中静脉注射或静脉滴注

10min。也可作瘤内注射（2mg/mL）及局敷用。

4．不良反应　对骨髓抑制较轻，对白细胞数很低者仍可使用。常见发热、脱发、手足指趾肿胀、皮肤色素沉着、指（趾）甲变色。偶见肺炎样症状，可致肺纤维化。偶有过敏反应，甚至休克，用药前先给地塞米松以减轻反应，并做好抢救准备，以防严重过敏反应出现。

国产为平阳霉素 A5，是博来霉素多种组分中的一个单一组分 A5，作用机制同 BLM。抗癌作用强而对肺损害较轻。

## 九、放线菌素 D（Actinomycin D，ACTD，更生霉素）

1．作用机制　低浓度具有结合双螺旋 DNA 及干扰 RNA 聚合酶的功能，从而抑制 RNA 的合成；高浓度可影响蛋白质合成。属细胞周期非特异性药物。

2．临床应用　用于肾母细胞瘤、霍奇金淋巴瘤、软组织肉瘤、肝母细胞瘤、睾丸肿瘤。

3．用法与用量　每日 $15\mu g/kg$，溶于 5% 葡萄糖液 250mL 中静脉滴注，或溶于生理盐水 20mL 中静脉注射，每日 1 次，5 天为 1 个疗程，两疗程间相隔 2 周。

4．不良反应　①骨髓抑制：明显，多发生于用药后 7～16 天，血小板减少较白细胞减少常见。②胃肠道反应：恶心、呕吐、腹痛、腹泻，可有黏膜炎、口腔溃疡、食欲下降。③皮肤反应：有放射敏感性，或皮肤暴露于阳光后发生红斑；可见脱发和痤疮性发疹。④可有肝功能损害。

## 十、丝裂霉素（Mitomycin C，自力霉素）

1．作用机制　为细胞周期非特异性药物，对增殖各期及静止期细胞均有作用，可抑制 DNA 合成并引起 DNA 的断裂。

2．临床应用　用于肝母细胞瘤、原发性肝癌、恶性淋巴瘤、软组织肉瘤、消化道癌、肺癌等，对癌性胸、腹腔积液有较好疗效。

3．用法与用量　每次 5～6mg/m$^2$，每周 2 次，溶于 5% 葡萄糖溶液或生理盐水中静脉滴注。

4. 不良反应　①骨髓抑制：白细胞减少，血小板减少。②胃肠道反应：恶心、呕吐、腹泻、黏膜炎。③肝、肾功能轻度损害。④静脉炎，如漏出血管外可引起局部组织坏死。

## 十一、胺苯吖啶（Amsacrine，m-AMSA，安吖啶）

1. 作用机制　为吖啶类抗癌药。能阻止 DNA 合成，使 DNA 断裂，并改变细胞膜结构而阻止细胞增殖，$G_2$ 及 S 期最敏感。

2. 临床应用　用于急性白血病有较好的疗效，亦用于复发与难治性急性白血病。对恶性淋巴瘤亦有效。但对实体瘤无效。

3. 用法与用量　每日 $75 \sim 90mg/m^2$，加入 5% 葡萄糖溶液 150mL 中静脉滴注，连用 $3 \sim 5$ 天。

4. 不良反应　①骨髓抑制：主要限制剂量的毒性反应为骨髓抑制，可出现白细胞和血小板减少。②胃肠道反应：有恶心、呕吐、腹泻、食欲减少、吞咽困难。③神经毒性：可有头痛、精神错乱，甚至抽搐。④其他：有黏膜炎、脱发，少数可有黄疸、低血压、肝肾功能损害。

## 第五节　铂　类

## 一、顺铂（顺氯氨铂，Cisplatin，DDP）

1. 作用机制　为铂的金属络合物，能与 DNA 碱基共价交叉联结造成 DNA 损伤，破坏 DNA 复制。显示细胞毒作用，为细胞周期非特异性药物。

2. 临床应用　用于神经母细胞瘤、骨肉瘤、肾母细胞瘤、脑瘤、睾丸瘤等。

3. 用法用量　每次 $20 \sim 30mg/m^2$，连用 5 天，或每次 $80 \sim 120mg/m^2$，间隔 3 周 1 次，以 NS 溶解再用 NS 或 5% GS 稀释后静脉滴注 $4 \sim 6h$ 以上，并用甘露醇与速尿以加速排泄。

4. 不良反应　①肾脏毒性：较大剂量及连续用药可产生持

久的肾脏毒性，出现血尿、管型尿、蛋白尿，低钾、钠、氯、钙、镁血症及氮质血症。②胃肠道反应：恶心、呕吐较剧，食欲减退。③骨髓抑制：可有贫血、白细胞和血小板减少。④神经毒性：运动失调，肌痛，上下肢感觉异常，癫痫。⑤其他：可有心脏、肝脏损害，耳鸣、听力减退等。

## 二、卡铂（碳铂 Carboplatin，Paraplatin，CBP）

1. 作用机制　　与顺铂相似。

2. 临床应用　　神经母细胞瘤、脑瘤、肉瘤。

3. 用法用量　　每次 $0.3 \sim 0.4 g/m^2$，加入 5% GS 静脉滴注 1h 或每次 $0.06 \sim 0.08 g/m^2$，每天 1 次，连用 5 天，隔 4 周后可重复。

4. 不良反应　　与顺铂相似，骨髓抑制较轻，无听力损害。

# 第六节　抗肿瘤植物生物碱

## 一、长春新碱（Vincristine，VCR）

1. 作用机制　　长春新碱是由长春花中提取的一种生物碱。主要作用于细胞周期 M 期，为细胞周期特异性药物。该药能与细胞管蛋白二聚体结合，抑制微小管蛋白聚合，阻止微管装配，抑制纺锤丝的形成。使细胞分裂同步停止于 M 期，从而有利于其他抗癌药物发挥作用。此外，对嘌呤、RNA 或 DNA 的合成有抑制作用。静脉注射后迅速分布到各组织中，在神经细胞中浓度超过血细胞，因此本品有较强的神经系统毒性。

2. 临床应用　　用于治疗急性淋巴细胞白血病为 VDLP（VCR、DNR、L-Asp、Pred）、VCP（VCR、CTX、Pred）方案；急性髓细胞白血病为 HOAP（三尖杉酯碱、VCR、Ara-C、Pred）、COAP（CTX、VCR、Ara-C、Pred）等方案；霍奇金病为 MOPP/COPP（Mustine/CTX、VCR、PCB、Pred）、ABVD（ADM、BLM、VCR、DTIC）方案；非霍奇金淋巴瘤为 CHOP（CTX、ADM、VCR、Pred）、COMP（CTX、VCR、MTX、Pred）等方案；恶性组织细胞病为

CHOP、COP（CTX、VCR、Pred）、VACOP（VM-26/VP-16、ADM、CTX、VCR、Pred）方案；郎格罕细胞组织细胞增生症为 VEP（VCR、VP-16/VM-26、Pred）方案。

3．用法与用量　①用于血液肿瘤的剂量：每次 1.5～2mg/m²，每周给药 1 次，用生理盐水或 5% 葡萄糖溶液 10～20mL 溶解后，缓慢静脉注射。与环磷酰胺或甲氨蝶呤合用时应先用本品，以增加抗肿瘤细胞作用。与门冬酰胺酶同用，可加重神经系统毒性。②用于难治性或慢性特发性血小板减少性紫癜：VCR 剂量为每次 0.015～0.03mg/kg，每周 1 次，缓慢静脉滴注（避光）8～12h。

4．不良反应　①骨髓抑制：一般较轻。②胃肠道反应：恶心、呕吐、腹痛、便秘；严重可有肠麻痹、口腔溃疡、胃溃疡、血性腹泻。③神经系统毒性：周围神经炎、四肢麻木、腱反射消失、麻痹性肠梗阻、肠绞痛、脑神经麻痹（复视、眼睑下垂、声带麻痹）等。④长期应用可抑制睾丸及卵巢功能。⑤其他：该药刺激性较强，注射时不得漏出血管外，以免引起局部坏死，静脉反复注射可致血栓性静脉炎。

## 二、长春地辛（Vindesine，VDS）

1．作用机制　该药是长春碱半合成衍生物，是一种细胞周期特异性药物，抑制细胞内微管蛋白的聚合，阻止增殖细胞有丝分裂中纺锤体的形成，使细胞停止于有丝分裂中期（M 期）。较低剂量的作用为 VCR 的 3 倍，为长春碱（VLB）的 10 倍。VDS 的抗白血病疗效较 VLB、VCR 显著。在 VCR 由于神经系统毒性不能使用时，可作为第二线药物。

2．临床应用　主要用于急性白血病、恶性淋巴瘤、恶性组织细胞病、郎格罕细胞组织细胞增生症，以 VDS 取代化疗方案中的 VCR。

3．用法与用量　剂量为每次 3～5mg/m²，每周 1 次。用生理盐水 10～20mL 溶解后缓慢静脉注射。

4．不良反应　①骨髓抑制：可有中性粒细胞减少，对血小板无明显影响。②胃肠道反应：可有恶心、呕吐、腹泻。③神经系统毒性：神经毒性只有 VCR 的 1/2，可有腱反射减退、四肢疼痛、手足发麻、肌肉疼痛、肌无力、末梢感觉异常、声哑、便秘，停药后可逐渐恢复。④其他：可有皮疹、发热、脱发、口腔炎等。

## 三、长春瑞宾（Vinorelbine，VNB；Navelbine，NVB，诺维本）

1. 作用机制　　同长春新碱抑制细胞分裂，具有广谱抗肿瘤作用。

2. 临床应用　　用于恶性淋巴瘤和其他恶性肿瘤。

3. 用法用量　　每次 $25 \sim 30mg/m^2$，用 $10 \sim 20mL$ 生理盐水稀释后静脉注射，每周 1 次。

4. 不良反应　　①血液毒性：可有白细胞减少，对红细胞和血小板影响较少。②神经毒性：可有感觉异常，发生率较长春新碱和长春地辛低，症状轻。③其他：有恶心、呕吐，脱发，转氨酶升高。

## 四、三尖杉酯碱（Harringtonine，H）

1. 作用机制　　该药为植物三尖杉中提取的一种生物碱。抑制蛋白质合成的起始阶段，抑制 DNA 聚合酶活性，导致 DNA 合成下降。并能诱导细胞分化，提高 cAMP 含量，抑制糖蛋白合成。该药为细胞周期非特殊性异性药物，但对 S 期作用较明显，$G_1$ 期也有作用，表现为 $G_1$ 期细胞增加，S 期和 $G_2 + M$ 期细胞减少。

2. 临床应用　　主要用于急性髓细胞白血病，与其他药物联合应用，如 HOAP（H、VCR、Ara-C、Pred）、HA（H、Ara-C）、HAD（H、Ara-C、DNR）方案。

3. 用法与用量　　①静脉滴注：$4 \sim 6mg/（m^2 \cdot d）$，加入 5% 葡萄糖溶液 250mL 中缓慢滴注，$5 \sim 10$ 日为 1 个疗程，间隔 14 日可重复给药。②用于中枢神经系统白血病：治疗剂量为每次 $0.5 \sim 1.0mg/m^2$，以生理盐水稀释后缓慢注入鞘内，每周 2 次，至病情缓解、脑脊液正常，再以同样剂量每 $4 \sim 6$ 周 1 次作为维持治疗。预防剂量为每次 0.5～1.0mg/m², 每 6 周 1 次。

4. 不良反应　①骨髓抑制：主要为白细胞、血小板减少。②胃肠道反应：食欲减退、恶心、呕吐。③心脏毒性反应：心动过速、胸闷、心悸，严重者出现心衰，也可有心肌损害、窦性心动过速；若出现心房扑动应立即停药。④其他：该药一次大剂量静脉推注可引起呼吸抑制甚至死亡，故应采用静脉缓慢滴注。

**附：高三尖杉酯碱（Homoharringtonine，H）**

该药作用机制、临床应用、用法用量与不良反应同三尖杉酯碱，但本品毒性比三尖杉酯碱高，剂量大于 3.0mg/m² 时，部分患者可出现血压下降；而其疗效不及三尖杉酯碱。

## 五、依托泊苷（Etoposide，VP-16，鬼臼乙叉甙，足叶乙甙）

1. 作用机制　从鬼臼植物中提取的一种鬼臼毒素，具有抗肿瘤作用，由于其严重的毒副作用，未能在临床应用。本品（VP-16）为鬼臼毒素的半合成衍生物，在细胞内的作用靶点是 DNA 拓扑异构酶Ⅱ，其与 DNA 嵌入剂一样能引起 DNA 双链的断裂，并干扰 DNA 拓扑异构酶Ⅱ对断裂 DNA 的重新连接反应。该药在体内激活某些内切酶，或通过其代谢物作用于 DNA。该药为细胞周期特异性药物，主要对 S、$G_2$ 期有较大的杀伤作用，使细胞周期阻滞于 $G_2$ 期，阻止细胞进入 M 期，因此 VP-16 为 $G_2$ 期特异性药物。

2. 临床应用　用于急性髓细胞白血病为 DAE（DNR、Ara-C、VP-16）、EA（VP-16、Ara-C）方案。急性淋巴细胞白血病 EA（VP-16、Ara-C）方案用于巩固与强化治疗。郎格罕细胞组织细胞增生症为 VEP（VCR、VP-16、Pred）方案。VP-16 与 IFO、MTX、VCR 联合治疗非霍奇金淋巴瘤。与顺铂（DDP/PDD）等组成 OPEC（VCR、PDD、VP-16、CTX）方案治疗神经母细胞瘤。

3. 用法与用量　常用剂量为 100～150mg/（m²·d），连用 3～4 日，隔 2～4 周可重复用药。溶于生理盐水 250～500mL（浓度低于 0.25g/L）中缓慢静脉滴注 3h。

4．不良反应　①骨髓抑制：为剂量限制性毒性，对白细胞的影响比血小板大，主要累及粒细胞。②胃肠道反应：食欲减退，中度恶心、呕吐，口腔炎。③常见脱发、头晕、心悸，少数可见皮疹。④滴注过速可有低血压、胸闷及喉痉挛等过敏反应。

5．注意事项　①严重骨髓抑制者忌用。②此药不能肌肉注射，不能作胸腹腔注射和鞘内注射，静脉滴注时不能外漏。③静脉滴注时间不能少于30min，否则可能产生严重的低血压。④在葡萄糖液中不稳定，可形成细微沉淀，因此需用生理盐水稀释，所用的生理盐水量使VP-16浓度低0.25mg/mL。⑤注射液一旦出现混浊不能使用。

## 六、威猛（VM-26，Teniposide，替尼泊甙）

1．作用机制　该药亦为半合成鬼臼毒素的衍生物，作用机制与VP-16相似，抗肿瘤谱广，其抗肿瘤作用强5倍。对白血病或肿瘤细胞具有双重作用：本品破坏DNA，对$G_2$期和M期有不可逆性阻断作用，细胞毒作用和对拓扑异构酶Ⅱ抑制作用较VP-16大。该药脂溶性高，能透过血脑屏障。

2．临床应用　主要用于急性白血病、恶性淋巴瘤、恶性组织细胞病、郎格罕细胞组织细胞增生症。以VM-26取代化疗方案中的VP-16。

3．用法与用量　常用剂量为100～150mg/（m² · d），连用3～4日，隔2～4周可重复用药。溶于5%葡萄糖溶液或生理盐水250～500mL（浓度低于0.1g/L）中静脉缓滴3h。

4．不良反应　毒性基本上与VP-16相近。①骨髓抑制：为剂量限制性毒性，主要为血小板减少，白细胞下降较轻。②胃肠道反应：如恶心、呕吐、腹泻、腹痛等。③低血压反应：快速静脉注射时会发生血压骤降，甚至虚脱，静脉滴注本品时应监测血压。④其他：脱发、皮疹、发热、免疫抑制、局部静脉炎。

## 七、紫杉醇（Paclitaxel，泰素，Taxol）

1．作用机制　通过抑制纺锤体，抑制微管解聚，癌细胞复制受阻于有丝分裂期而死亡，属有丝分裂抑制剂，并阻止细胞周期的 $G_2$ 期及 M 期的修复。还与细胞凋亡有关，研究发现，此药可促进 Bcl-2 的磷酸化，使其抗凋亡作用减弱。该药为广谱抗肿瘤药，与地塞米松合用可提高疗效。

2. 临床应用　　用于非霍奇金淋巴瘤的治疗，对卵巢癌、肺癌、黑色素瘤等有效。

3. 用法用量　　剂量为每次 $135 \sim 170 mg/m^2$，加入 5% 葡萄糖溶液 250mL 中，静脉缓慢滴注，每 3 周 1 次。

4. 不良反应　　①骨髓抑制：有白细胞和血小板减少。②胃肠道反应：有胃炎，恶心、呕吐。③过敏反应：可有低血压、血管神经水肿、荨麻疹等，故用此药前 30min 给予苯海拉明、地塞米松等预防严重过敏感反应。④其他：一过性肝肾功能、心肌损害，脱发，肌痛。

# 第七节　酶　　类

## 左旋门冬酰胺酶（L-asparaginase，L-Asp）

1. 作用机制　　左旋门冬酰胺是机体细胞合成蛋白质所必需的氨基酸，正常细胞内具有左旋门冬酰胺合成酶，能合成所需的左旋门冬酰胺，进行蛋白质合成。但白血病或肿瘤细胞缺乏门冬酰胺合成酶，故不能自己合成对生长必需的氨基酸门冬酰胺，必须依赖宿主供给。本品能促使血浆门冬酰胺的水解使之变成门冬氨酸和氨，从而阻断了白血病或肿瘤细胞门冬酰胺的来源，也就抑制了白血病或肿瘤细胞的蛋白质合成，起到了抑制白血病或肿瘤细胞生长的作用；亦能干扰 DNA、RNA 合成，可能作用于 $G_1$ 期，为细胞周期特异性药物。大多数正常细胞由于自己能合成门冬酰胺，故受影响较少。因此，这是一种对白血病或肿瘤细胞具有选择性抑制作用的药物。静脉注射本品血浓度比肌肉注射难度高 10 倍，静脉注射半衰期 $8 \sim 24h$，血浓度可维持 $5 \sim 6$ 天。

2. 临床应用　　用于急性淋巴细胞白血病为 VDLP（VCR、DNR、L-Asp、Pred）方案。L-Asp 可阻断 MTX 的作用，在急性髓细胞白血病、恶性淋巴瘤应用大剂量 MTX 化疗后给予 L-Asp 可解除 MTX 的毒性。

3. 用法与用量　　常用剂量为每次 6 000～10 000IU/m²，用生理盐水或 5% 葡萄糖溶液稀释，缓慢静脉滴注，隔日 1 次，连用次数按不同方案而异。用药前需先做皮试，一般以 5～50IU/0.1mL，皮内注射，观察 3h，如有红肿斑块或风团为阳性，即应停用；如仍有必要作重点治疗者，应进行脱敏后再用。左旋门冬酰胺酶可减轻 MTX 的毒性，因为左旋门冬酰胺酶阻止细胞进入 DNA 合成期，一般 MTX 2g/m² 时，24h 内用左旋门冬酰胺酶 10 000～20 000U/m²。

4. 不良反应　　①过敏反应：发热、皮疹或荨麻疹、喉头水肿或呼吸困难、低血压、烦躁不安等。②抑制蛋白质、凝血因子合成：由于门冬酰胺酶能够抑制蛋白质的合成而引起低蛋白血症、血氨升高、血胆固醇降低，水肿及凝血因子Ⅶ、Ⅷ、Ⅸ、Ⅹ，凝血酶、纤维蛋白原低下，可引起出血。③胰腺炎与高血糖：L-Asp 对胰腺的毒性作用可发生非酮性高血糖和出血性坏死性胰腺炎。④肝、肾功能损害：常见转氨酶升高，偶见严重肾功能衰竭。⑤神经系统毒性：可因血栓和出血累及脑部引起大脑皮质梗死、内囊梗死、脑出血等，可有头痛、头晕、精神改变、偏瘫、呕吐等症状。⑥其他：全身乏力、食欲不振、体重下降、轻度恶心、呕吐。

# 第八节　糖类皮质激素

## 一、强的松（Prednisone，Pred）

1. 作用机制　　Pred 能在敏感细胞中与受体结合形成复合物，然后进入细胞核与染色质结合，影响 RNA 转录，促进蛋白质分解。能使淋巴细胞 DNA 减少，并溶解淋巴母细胞。该药作用于 S 期及

$G_2$ 期细胞，并对 $G_1/S$ 转换期有延缓作用。

2．临床应用　　用于急性淋巴细胞白血病为 VDLP（VCR、DNR、L-ASP、Pred）方案；恶性淋巴瘤为 CHOP（CTX、ADM、VCR、Pred）方案等。

3．用法与用量　　常用剂量为 40～60mg/（$m^2 \cdot d$），分次口服，疗程日数按具体方案而定。

4．不良反应　　对骨髓无抑制作用。主要副作用是库欣氏综合征、高血压。

## 二、地塞米松（Dexamethasone，Dex）

1．作用机制　　该药抗白血病或肿瘤作用与强的松相似。Dex 在于组织内药物半衰期约 3 日，生物活性期长，能透过血脑屏障，脑脊液中半衰期长，抗白血病活性比强的松强 7 倍，有防治中枢神经系统白血病的作用。

2．临床应用　　与强的松相同，化疗方案中用 Dex 代替 Pred。用于防治中枢神经系统白血病，可鞘内注射 Dex。

3．用法与用量　　常用口服或静脉给药，剂量为 6～10mg/（$m^2 \cdot d$）。用于中枢神经系统白血病防治采用三联鞘注（TIT）：MTX + Ara-C + Dex，鞘内注射 Dex 剂量为每次 2～5mg。

4．不良反应　　与强的松相似，鞘内注射时偶有脑膜、神经根刺激症状。

# 第九节　其他抗肿瘤药

## 一、全反式维甲酸（All-trans Retinoic Acid，ATRA，全反式维 A 酸）

1．作用机制　　本品为维甲酸的第一代衍生物。维甲酸是维生素 A 衍生而来。全反式维甲酸有诱导分化早幼粒细胞白血病的作用，而对其他白血病细胞无明显分化作用。其生物活性是通过细胞核内维甲酸受体（RAR）的激活所介导，而 RAR 属于核受体超家族的一员，它的表达改变在急性早幼粒细胞白血病发病机制中起主要作用。

2. 临床应用　　ATRA 在急性早幼粒细胞白血病诱导分化治疗中的应用取得了公认的效果。亦用于治疗骨髓增生异常综合征（RAEB 亚型）。

3. 用法与用量　　治疗急性早幼粒细胞白血病：20 ~ 40mg/($m^2$·d)，分次口服，连续服用，直至缓解。用于骨髓增生异常综合征（RAEB 亚型）的剂量与用法同上。

4. 不良反应　　主要有口干、皮肤过度角质化、唇皲裂，快速耐药。ATRA 有两种危及生命的副作用：高白细胞增多症、维甲酸综合征。是构成 ATRA 诱导初期死亡的主要原因。①高白细胞增多症期：为诱导治疗的高危期，由于白细胞淤滞，释放组织因子和器官内弥漫性粒细胞浸润，可招致颅内出血、成人型呼吸窘迫综合征（ARDS）和多脏器功能衰竭。②维甲酸综合征：其特征为发热、呼吸窘迫、肺浸润、胸腔积液、组织水肿、心力衰竭和肾功能衰竭，还可出现头痛、视神经乳头水肿等颅内高压表现。

## 二、亚砷酸（Arsenious acid，$As_2O_3$，三氧化二砷注射液）

1. 作用机制　　本品为从中药砒霜中提取纯化的制剂，成分为三氧化二砷。近年来，亚砷酸用于治疗急性早幼粒细胞白血病取得满意结果，患者在用药后出现外周血白细胞升高，中晚幼粒细胞逐渐升高，早幼粒细胞下降，而达缓解。其主要机制是能在 mRNA 和蛋白质水平明显下调凋亡抑制基因 bcl-2 表达，即可诱导白血病细胞凋亡。故对耐受全反式维甲酸或传统化疗药物的急性早幼粒细胞白血病患者，亚砷酸是一相对安全而有效的药物。

2. 临床应用　　应用于急性早幼粒细胞白血病初治或复发患者。

3. 用法与用量　　静脉滴注剂量：每次 0.15 ~ 0.3mg/kg，用5%葡萄糖溶液或生理盐水注射液 250 ~ 500mL 稀释后静脉滴注，每日 1 次，4 ~ 6 周为 1 个疗程。

4. 不良反应　①胃肠道反应：可有轻度食欲减退、恶心。②肝、肾功能损害。③其他：皮肤痉挛、手足麻木，皮疹，下肢及全身水肿。④如使用本品过量引起中毒，可用二巯基丙醇（BAL）抢救。

## 三、干扰素（Interferon，IFN）

重组干扰素 α-2b（Recombinant Interferon α-2b）。

1. 作用机制　通过结合于细胞表面的特异性膜受体而引起细胞内一系列复杂的变化，如肿瘤抗原性增强、影响肿瘤基因表达、诱导分化等，并调节一系列细胞毒药物的抗肿瘤活性。

2. 临床应用　用于慢粒、非霍奇金淋巴瘤、多毛细胞白血病。

3. 用法用量　①多毛细胞白血病：每次 200 万 $IU/m^2$，每周 3 次，连用 6 ~ 12 个月。②慢粒：400 万 ~ 500 万 $IU/(m^2 \cdot d)$，白细胞计数控制后改为隔日 1 次。③非霍奇金淋巴瘤：每次 300 万 ~ 500 万 $IU/m^2$，隔日 1 次。

4. 不良反应　流感样症状、白细胞减少、血小板减少、肝肾功能损害。

## 四、格列卫（Glivec，STI 571，2-phenylaminopy-rimide，2-苯氨嘧啶；Imatinib，伊马替尼）

1. 作用机制　为特异性 Bcr/Abl 酪氨酸激酶抑制剂，可选择性抑制 Ph（+）慢性粒细胞白血病细胞。

2. 临床应用　可用于慢粒慢性期、加速期、急变期。

3. 用法用量　剂量为：成人每日 300 ~ 600mg；小儿按每日 5 ~ 10mg/kg，分次口服。

4. 不良反应　可有骨髓抑制发生，白细胞和血小板减少，胃肠道反应出现恶心、呕吐。

## 五、美罗华（Rituximab，利妥昔；anti-CD_{20} mono-clonal antibody，抗 CD_{20} 单抗隆抗体）

1. 作用机制　本品由人 $IgG_1$ 的 κ 链恒定区和鼠的可变区构

成的嵌合型抗体。特异识别 $CD_{20}$ 抗原。$CD_{20}$ 具有影响细胞周期起始与分化过程，存在于前 B 淋巴细胞和成熟淋巴细胞上。该抗原也表达于 95% 以上的 B 淋巴细胞型非霍奇金淋巴瘤的瘤细胞上。rituximab 的杀肿瘤作用：由于本品和 $CD_{20}$ 结合后，可产生抗体介导细胞毒作用（ADCC）和补体介导的溶解细胞作用。也可直接抑制淋巴瘤细胞系增殖，诱导细胞死亡。

2．临床应用　　本品可与化疗药物合用，治疗 B 细胞型非霍奇金淋巴瘤，尤其用于复发的或耐药的 B 细胞型非霍奇金淋巴瘤。rituximab 用来作为 $CD_{20}$ + B 细胞 NHL 自体造血干细胞的净化，以消除残留的微量肿瘤细胞。对 B 细胞 NHL 患儿化疗结束后应用 rituximab 以消除微小残留病（MRD），提高长期生存率。

3．用法用量　　剂量为 $375mg/m^2$，用生理盐水稀释至 1mg/mL，轻轻摇匀液体，缓慢静脉滴注，每周 1 次，4 周为 1 个疗程（第 1、8、15 和 22 天）。必要时可重复 1 个疗程。

4．不良反应　　可有发热、寒战、头痛、乏力、皮疹、体位性低血压。也可见支气管痉挛、血管神经性水肿及急性肿瘤溶解综合征。一般均在首次注射时发生。用药前 30～60min 给予扑热息痛和苯海拉明或地塞米松，可减少副作用发生。输液开始速度宜慢，并密切观察病人。

## 六、Mitotane（米托坦），又称氯苯二氯乙烷（O，P'-DDD）

1．作用　　为选择性肾上腺皮质细胞抑制剂。

2．用量与用法　　每日 6～15mg/kg，分 3～4 次口服，从小剂量开始逐渐增大到最大耐受量，其变化范围在 2～16g/d。如出现不良反应，则减少剂量，直到确定最大耐受量，治疗应持续到出现临床效果。有效后改为半量，4～8 周为 1 个疗程。如服用最大耐受量 3 个月仍无效，则停止治疗。

（沈亦逵）

# 第五章 小儿肿瘤常用诊疗技术

## 第一节 骨髓穿刺术

### 一、适应证

抽取骨髓，涂片作细胞形态分析、细胞化学、骨髓细胞培养、染色体分析、流式细胞仪检测等，协助诊断，判断预后及治疗效果观察。

### 二、操作方法

#### （一）髂前上棘穿刺

（1）令患儿仰卧，手术者站于患儿左侧，扪着髂前上棘，在髂棘后 1.0~1.5cm 处即为穿刺点。局部消毒并铺以消毒洞巾。

（2）在穿刺点用 2% 普鲁卡因作皮内、皮下及骨膜局部浸润麻醉。如对普鲁卡因过敏者，改用利多卡因作局部浸润麻醉。

（3）将骨髓穿刺针的长度调整装置固定于离针尖 1.5cm 处。

（4）用左手拇指、食指将髂棘两旁皮肤拉紧并固定，右手执穿刺针与髂棘骨平面垂直旋转推入，至有松动感觉，而且穿刺针直立不倒，即固定在骨内，表示进入骨髓腔。

（5）拔去针芯，用消毒干燥 10mL 或 20mL 注射器吸取骨髓液 0.1~0.2mL 作涂片（如作染色体核型分析、流式细胞仪白血病细胞免疫表型可吸 1~2mL），抽吸时患儿可感酸痛，抽出液若有脂肪小滴，可确证为骨髓液，若抽不出骨髓液，可放回针芯，继续推入少许再吸取。

（6）取得骨髓液后，左手取无菌纱布置于针孔处，右手将穿刺针连注射器一起拔出，盖以消毒纱布压迫 1~2min，同时由另一人迅速作涂片等，以免凝固。

**（二）髂后上棘穿刺**

（1）患儿俯卧位，助手帮助固定下肢及躯干。

（2）术者站于同侧。

（3）常规消毒，麻醉同前。

（4）穿刺点位于骶椎两侧、臀部上方突出部位。触摸为棱状边缘，其下方两侧各有一软组织窝，固定皮肤，穿刺针的方向几与背部垂直、稍向外侧倾斜刺入，进骨髓腔后按上述方法抽吸骨髓，成功率较髂前上棘高。

（5）吸取骨髓液与采集骨髓液后的操作同髂前上棘穿刺。

**（三）胫骨穿刺**

适用于新生儿与小婴儿。

（1）患儿仰卧，固定下肢，胫骨上 1/3 处皮肤消毒。

（2）软组织及骨膜用 2% 普鲁卡因作局部麻醉。

（3）于胫骨粗隆水平下 1cm 之前内侧垂直刺入，经过皮肤、软组织达骨膜后，针头向下与骨干长径成 60°角，约进 2～3cm，感到突然松动时表示已进入骨髓腔，拔去针芯，用干燥消毒注射器吸取骨髓液。

（4）取得标本后，将穿刺针连注射器一起拔出，盖以消毒纱布并包扎，同时迅速作涂片等。

**（四）胸骨穿刺**

（1）患儿仰卧位，胸骨柄或胸骨体相当于第 1、2 肋间隙的位置。

（2）术者站于患儿右侧。

（3）常规消毒，麻醉同前。

（4）将骨髓穿刺针的长度调整装置固定于离针尖 1.0cm 处，用左手拇指、食指将穿刺点的皮肤拉紧并固定，右手执穿刺针（或以接有 12 号注射针头的 10mL 干燥无菌注射器代替骨穿针来抽取骨髓）保持针体与骨面成 30°～40°角刺入，进骨髓腔后按上述方法抽吸骨髓液，吸取骨髓液与采集骨髓液后的操作同上述穿刺法操作。

（5）胸骨穿刺因胸骨较薄，其后为心房和大血管，操作时要严防穿通胸骨发生意外，但因胸骨骨髓液含量丰富，其他部位穿刺失败时，仍需作胸骨穿刺。

# 第二节　骨髓活体组织检查术

## 一、适应证

（1）骨髓涂片检查结果可疑，需进一步确诊者。

（2）低增生性白血病、骨髓增生异常综合征、再生障碍性贫血、多发性骨髓瘤、骨髓纤维化症（原发性）、疑血液肿瘤伴继发骨髓纤维化或恶性肿瘤骨髓转移干抽者需要作病理诊断时。

（3）骨髓组织作免疫组化等特殊染色有助诊断。

（4）急性白血病的诊断与化疗效果的判断以及骨髓移植前、后的动态观察。

## 二、操作方法

骨髓活体组织检查术（骨髓活检术）与髂骨穿刺术相仿。

1. 部位　　只能在髂前和髂后上棘进行。骨髓活检术可单独进行亦可和骨髓穿刺术一起一次进行，即先抽取骨髓液（作涂片），后继续进行活检术。

2. 方法　　用骨髓活检针按骨髓穿刺术进入骨髓腔后，拔出连手柄针芯，接上 10mL 干燥注射器，抽取 0.2mL 骨髓液（制片用）后，套入骨髓活检针附有的接柱（有长的 2.0cm，短的 1.5cm 两种），再将连手柄针芯插入针座和针套管内，以顺时针方向旋转再进针 1cm（约等于接柱长度），然后原地再顺时针转动 360°（针管前端的沟槽即可将骨髓组织离断）后，按顺时针方向旋转退针。将管内的骨髓组织用针芯轻轻推出放入 10% 福尔马林或 95% 乙醇的小瓶内送检。

骨髓活检病理检查在诊断白血病的价值：骨髓穿刺涂片仅仅是

穿刺一个点，会受到穿刺技术和抽吸力量过大而可能混血，影响正确的判断。而骨髓活检则是一块小组织，可以比较全面地了解骨髓病态特点。骨髓病理检查一般都有可能使增生程度增加，骨髓腔的红髓显著增加。在骨髓白血病细胞增生明显或极度活跃的病例，骨髓呈灰红色或黄绿色的脓样色泽。白血病细胞呈弥漫一片，且多属于同一类型白血病细胞，其分化有不同程度的阻滞。也可见骨髓增生低下，脂肪化，甚至衰竭，或有纤维化，甚至坏死，可为疾病本身表现或治疗后的变化。骨髓活检的病理检查可弥补骨髓穿刺术的不足，更全面地了解白血病时的变化。

# 第三节　淋巴结穿刺/活检术

## 一、淋巴结穿刺术

1. 适应证　对浅表淋巴结肿大原因不明者，如白血病、恶性组织细胞病、恶性淋巴瘤等淋巴结穿刺有助于血液肿瘤、肿瘤转移的诊断。

2. 操作方法

(1) 仔细检查需要穿刺的肿大明显的淋巴结或肿块大小、硬度、深浅及与周围组织或重要器官的关系，以便选择进针部位、方向和深度。

(2) 病孩取适当体位，使淋巴结充分暴露，按常规消毒穿刺部位的皮肤和手术者的手指，并作局部麻醉。

(3) 手术者左手拇指、食指与中指以 75% 乙醇擦洗后，固定穿刺的淋巴结。右手持装有 7 号针头之 10mL 注射器，自淋巴结顶端将针头以垂直方向或 45°方向刺入淋巴结中心。左手固定针头和针筒，右手抽针筒活塞至 5mL 左右使成负压，将淋巴结内的液体和细胞成分吸出，边拔针边用力抽吸，并反复用力抽吸 2～3 次，抽出液状物 1～2 滴供涂片检查。如未见任何抽出物，可取下注射器，吸取生理盐水 0.2～0.3mL，将其注入淋巴结内再行抽吸，抽吸后拔出针头，勿使抽吸物进入注射器内。局部涂以碘酊，以无菌纱布覆盖并按压片刻。如抽吸液少，可先将注射器与针头分离，抽吸空气后再套上针头推射，这样可将针头内抽吸液射在玻片上进行涂片染色。

（4）抽出物作涂片送检。

（5）注意点：①淋巴结局部明显炎症反应或即将溃烂者不宜穿刺。②刺入淋巴结不宜过深，以免穿通淋巴结及损伤附近组织。③当多处淋巴结肿大时，尽量选择新近肿大的易于固定的颈部或腋部淋巴结，且应远离大血管。④最好在饭前穿刺，以免抽出物里含脂质过多，影响染色。

## 二、淋巴结活检术

1．适应证　　同淋巴结穿刺。但淋巴结活检能得到完整的淋巴结和足够的组织，可以全面观察组织结构，较淋巴结穿刺涂片更能准确反映疾病的性质，是诊断恶性淋巴瘤、其他血液肿瘤（恶性组织细胞病、郎格罕细胞组织细胞增生症等）的主要依据。

2．方法　　以取锁骨上淋巴结为例，在锁骨上方摸到的淋巴结处作一横切口，直至淋巴结表面，用血管钳行钝性剥离或用刀镊作锐性剥离，结扎并切断至淋巴结的血管，然后将淋巴结取出，缝合切口。

3．注意点　　①取疾病明显的淋巴结：如颈部淋巴结肿大，应取颈侧部淋巴结，尽量选择受炎症干扰较少部位的淋巴结做活检。②取完整的淋巴结：如恶性淋巴瘤的诊断最好完整地切除淋巴结，以便观察淋巴结的结构，注意勿挤压淋巴结组织以免影响诊断结果。③取下的淋巴结应立即放入 10% 福尔马林液中固定，容器要大，固定液容积应是标本的 10 倍。经固定的标本应即送病理科作病理组织学等检查。应注意切勿延迟固定时间而产生自溶，影响制片质量和免疫组化、基因等检查。④淋巴结印片：将切下未经固定的淋巴结切开，切面轻轻地印在玻片上，使有一薄层印在片上，干后玻片染色镜检。印片上细胞清晰，优于淋巴结穿刺涂片。

（李永康）

128

# 第四节　鞘内注射化疗

几乎所有的急性淋巴细胞性白血病患儿在诊断时即有不同程度的中枢神经系统（CNS）浸润。因大多数药物不能通过血脑屏障，静脉用药 CNS 的浸润不能得到有效的治疗，经过一段时间，CNS 的白血病细胞增殖到一定数量，引起中枢神经系统白血病（CNSL）。因此，CNSL 的预防和治疗，是患者能够长期生存的极为关键的步骤，而鞘内注射化疗药物则是 CNSL 预防和治疗最常用的方法。另小儿恶性淋巴瘤，特别是Ⅲ、Ⅳ期患儿多数有 CNS 浸润，也应用鞘内注射化疗对 CNS 浸润进行防治。

1. 鞘内注射适应证　①通过测定脑脊液压力，脑脊液常规、生化检查及沉淀涂片细胞学检查，判定是否有中枢神经系统白血病、恶性淋巴瘤等的脑膜与中枢神经系统浸润。②向椎管鞘内注射化疗药物，以预防或治疗白血病与血液肿瘤对中枢神经系统的损害。

2. 鞘内注射化疗作用　鞘内注射化疗药物的目的是使其在脊髓腔、脑脊液中产生足够浓度，发挥杀灭白血病等肿瘤细胞的作用。实验证明，鞘内用药在蛛网膜表层浓度最高，但药物分布到脉络膜、蛛网膜样血管及室管膜中的浓度较低。因而鞘内用药对蛛网膜表层白血病细胞的杀伤作用最大，而 CNSL 特别是早期，主要累及蛛网膜表层，因此鞘内用药对预防 CNSL 有重要意义。鞘内注射用药对大脑半球深部血管周围的蛛网膜病的效果较差，这是由于白血病细胞的浸润，使脑脊液分布不均匀，在白血病细胞最多的蛛网膜部位浓度相对最低，因而对头颅内蛛网膜白血病预防效果较差。

3. 常用鞘内注射药物　①甲氨蝶呤（MTX）：MTX 是目前应用最广泛、效果肯定的鞘内注射预防药物，不仅能延长 CNSL 的完全缓解期，且能有效地根治 CNSL。②阿糖胞苷（Ara-C）：用生理盐水稀释，一般用于和 MTX 联合鞘内注射，对于 MTX 过敏的患者也可单独用药。③地塞米松（Dex）或氢化考的松：主要与抗白血病药联合使用，以减少副作用，提高疗效。④三尖杉酯碱和高三尖杉酯碱：这2种药是我国研制的抗白血病药，可用于鞘内注射，具有预防及治疗 CNSL 的作用。⑤左旋门冬酰胺酶：可直接鞘内注射，亦可联合使用。虽未见合用与单用药物疗效的比较，但有学者报道联合用药有协同作用。

小儿白血病与恶性淋巴瘤鞘内注射推荐采用 MTX、Ara-C 和 Dex 三联化疗。各年龄组药物剂量见表5-1。

表5-1　鞘内注射化疗剂量

| 年龄（月） | MTX（mg） | Ara-C（mg） | Dex（mg） |
| --- | --- | --- | --- |
| < 12 | 5 | 12 | 2 |
| 13 ~ 24 | 7.5 | 15 | 2 |
| 25 ~ 36 | 10 | 25 | 5 |
| ≥36 | 12.5 | 30 | 5 |

注：①预防 CNSL：开始每周鞘注1次，4次后改为2～3个月1次。

②治疗 CNSL：第1周隔天鞘注1次，第2周开始每周2次，直到脑脊液正常后改为按预防鞘注。

③恶性淋巴瘤 CNS 浸润的防治方法，参考该病治疗章节。

4．鞘内注射操作方法　　鞘内注射用药是有创伤性的治疗措施，操作者一定要按操作常规执行。

（1）病儿侧卧，背部近床缘，背平面与床面垂直，头向胸部贴近，下肢向腹部屈曲，双手抱膝，以使椎间隙增宽。婴幼儿可由助手固定在此位置，尽量弯腰，但不可过度屈曲颈部，以免影响呼吸。

（2）穿刺部位：一般选用第3、4腰椎间隙，两侧髂嵴最高点的连线上的突起为第4腰椎棘突，在此线以上为第3腰椎间隙，以下为第 4 腰椎间隙。

（3）局部皮肤消毒，铺以消毒洞巾，并在穿刺部位皮内、皮下和棘间韧带注射 2%普鲁卡因作局部麻醉。

（4）左手大拇指固定穿刺部位皮肤，右手持穿刺针身，针尖沿左拇指指尖垂直刺入，进针后，再改用两手的拇、食指握针，两小指支撑在小儿背上，使针身与背呈垂直，略指向病儿头端方向继续进针。经韧带到硬脊膜腔时，可有阻力减低感觉，再徐徐进针，至有穿破纸感觉（阻力甚小）时，表示已达蛛网膜下腔，然后将针芯拔出，使脑脊液自动流出。

（5）立即接上测压计，测定脑脊液压力。移去测压计，收集脑脊液 3 管，分别送检作常规、生化与沉淀涂片细胞学检查。

（6）鞘内注射化疗药物：先用生理盐水（3～4mL）溶解或稀释化疗药，分别将地塞米松及化疗药物（MTX、Ara-C 等）依次缓慢注入蛛网膜下腔。在推注过程中必须反复回吸脑脊液以不断稀释药物浓度，减少对局部神经组织的化学性刺激，全部推注时间应不少于 10min。

（7）注毕插入针芯，拔出穿刺针，涂以碘酒，覆盖无菌纱布，胶布固定。

（8）注意点：①术前向病孩说明目的和方法，解除不必要的顾虑和恐惧，以取得配合，同时应注意在检查中及检查后给病孩以情绪上的安慰。②术后平卧 6h，穿刺处保持干燥 3 天。③术中及术后注意病孩不适反应：头痛、呕吐、发热等化学性脑膜炎症状，积极给予对症处理。

5. 不良反应及其处理

（1）无菌性脑膜炎：是常见的严重不良反应，处理不当可导致患者死亡。临床表现为颅内高压，出现头痛、呕吐甚至脑疝。必须及时给予足量的甘露醇（2g/kg）和 Dex（0.5～1mg/kg）治疗。及时处理后患者很快缓解，无后遗症。

（2）下肢和臀部麻木和疼痛：是鞘注是最常见的不良反应，一般无需处理，可自行缓解，严重者可给予镇静剂。

（3）胃肠道反应：鞘注后出现呕吐，无头痛，可先按胃肠道反应处理，给予胃复安肌肉注射可缓解。

（4）发热：为一过性，可给予退热药。

（5）亚急性白质脑病：临床表现为抑郁、不安、嗜睡、话少、淡漠，因锥体束和小脑损伤出现步行障碍、言语及吞咽困难、尿失禁、角弓反张、颅压增高等症状。部分病人残留有严重后遗症，如感觉障碍、自主神经功能紊乱。

（6）脊髓损伤：多数在鞘内注射 3 次以上发病，临床表现为上行性急性-亚急性四肢麻痹，尸检可见脊髓有广泛脱髓鞘改变。

（张　健　李永康）

# 第五节　白细胞单采-治疗性粒细胞去除术

治疗性白细胞单采（therapeutic leukapheresis）是指应用血细胞分离机分离去除患者的白细胞，采出其白细胞（主要为白血病细胞），其余成分回输给患者作为治疗手段。目前常用的血细胞分离机均为由微机控制操作的一次性密闭式管道分离系统。

## （一）适应证

治疗性白细胞单采适应证为高白细胞性急性白血病，如急性髓细胞白血病（AML）、急性淋巴细胞白血病（ALL）和慢性粒细胞白血病（CML）外周血 WBC $> 100 \times 10^9$/L 时的白细胞去除。

## （二）方法和注意事项

以美国百特公司的 CS-3000 型血细胞分离机为例简述白细胞单采去除方法：病孩取仰卧位，16 号针穿刺一侧肘正中静脉将全血以一定速率（通常选用 50mL/min，可根据病情或血管条件予以加减）引出，经第一次离心，全血分为压积红细胞及富含白细胞和血小板的血浆（CRP），CRP 再经第二次离心，根据离心力的不同及分离机内其他参数的限定，可将白细胞或血小板从 CRP 中分出，这样通过两次离心，可将压积红细胞、白细胞、血小板及血浆等成分导入不同的管路，根据治疗需要将白细胞导出，而其他成分经共同通路汇合从另一侧肘正中静脉回输给病孩。

当外周血白细胞计数 $>200\times10^9$/L时，易导致白细胞淤滞及血栓形成，从而引发脑梗死、肺梗死（肺微循环栓塞致急性呼吸窘迫综合征）和出血、冠状动脉梗死及脾梗死等。治疗性白细胞单采术可迅速消除白细胞淤滞状态，同时可避免化疗所致的大量白血病细胞坏死溶解后的氮质血症、高尿酸血症、高磷酸盐血症、高钾血症、低钙血症等。对于外周血白细胞数 $>100\times10^9$/L的白血病患儿，化疗前白细胞分离可降低白细胞计数、减轻临床症状、改善化疗预后、提高缓解率。单次治疗性白细胞去除之后，白细胞计数可减少 25% ~ 50%，治疗性白细胞去除的频率取决于白细胞的动员及增殖速度。若想替代化学治疗，每周需要 2 ~ 3 次去除；因此主张与化疗配合使用。治疗性白细胞去除术最适处理血容量为患者血容量的 1.5 倍。去除术前白细胞计数愈高，去除的细胞比例也愈大。一般单采 3 ~ 4 次方可达到治疗目的。由于单采时可损失一定量的红细胞或血小板（血小板可下降 15.9% ~ 60.5%），因而必要时应对病孩补充红细胞或血小板。

（张　健）

# 第六节　成分输血在小儿肿瘤治疗中的应用

血液由不同血细胞和血浆组成，将供者血液的不同成分应用科学方法分开，根据患儿的具体需要。"缺什么、补什么"的合理有效的输血方法称为成分输血（blood component transfusion）。

小儿恶性肿瘤（如白血病、淋巴瘤、神经母细胞瘤等）大多数有发热、贫血、出血、肝脾淋巴结肿大等，部分患者初诊时就需输血治疗作为抢救、化疗或为外科手术做准备，近年来主张应用强化疗或放疗，使其严重骨髓抑制及其他合并症增多，合理输血对这部分患者非常重要。近20多年来，各种肿瘤病儿的输血治疗进展很大，主要是在正确诊断、分型、分期及合并症认识的基础上，输血指征的合理化和成分输血的合理应用方面。

全血输注缺点：

（1）血中有多种血细胞及成分，具有多种不同的抗原（包括HLA抗原），可产生多种血液成分抗体，易发生免疫性输血反应。

（2）全血所含白细胞、血小板和凝血因子量少，对严重血小板减少或凝血因子缺乏者难纠正。

（3）小儿循环系统发育不成熟，输全血量多使循环负荷过重，可造成心力衰竭。

（4）易传播肝炎等危险。

成分输血优点：

（1）容量小，浓度与纯度高，针对性强，疗效好，如机采血小板一次含 $2.5 \times 10^{11}$ 个血小板。

（2）输用安全，不良反应少（免疫性输血反应、输血传播疾病）。

（3）综合利用，节约血源（同一供血者多次选择性采用需要成分）。

（4）便于保存，使用方便。

近年，由于造血生长因子（rhG-CSF、EPO 等）的广泛应用，减少了血液成分（红细胞、粒细胞）的输注。

## 一、红细胞输注

贫血是小儿恶性肿瘤最常见的症状，部分病例在就诊时贫血就很严重，这是因为白血病或转移癌细胞占据了骨髓造血空间，显性或隐性失血和无效性造血或红细胞破坏增多等，化疗或放疗抑制骨髓造血者，贫血更严重，常需要合理输血才能取得较好的效果。

对恶性肿瘤患儿的贫血，输注红细胞是治疗贫血的有效措施。临床上需要输血的患儿，80%以上需补充红细胞。

### （一）常用红细胞的制品

1. 浓缩红细胞    一般压积为 0.7 ~ 0.8，含血红蛋白为 220g/L。

浓缩红细胞的优点：①携氧能力保持而容量减半，可减少输血后循环负荷过重的危险。②避免或减少由血浆引起的发热和过敏反应，传播肝炎等危险减少。③减少了血浆中钾、钠、氯、氨、乳酸和枸橼酸钠的含量，更适用于心、肝、肾病儿输用。④经济实惠，适用于各种贫血病。

2. 洗涤红细胞    用生理盐水反复洗涤 4 ~ 6 次，以去除抗体、补体、杂蛋白等有害成分。可减少输血后发生过敏反应及发热性输血反应的机会，减少输血性肝炎及 CMV 的感染率。主要用于严重免疫性溶血性贫血、尿毒症等。

3. 照射红细胞    对接受强化疗、造血干细胞移植前预处理方案及免疫功能缺陷者，为防止输入的血液中淋巴细胞在受体体内植活，因而产生输血相关的移植物抗宿主病（transfusion-associated graft-versushost disease，TA-GVHD）。故应在输血前，将供体之血液或红细胞经$^{60}$Co 或直线加速器照射 15 ~ 25Gy，破坏淋巴细胞的增殖能力，然后再输给受体。

4. 年轻红细胞    用血细胞分离机制备，12h 内输注。其存活期比成熟红细胞长，半存活期为 45 天，而成熟红细胞为 28 天。适用于骨髓造血功能严重障碍并需反复输血的病儿。输用年轻红细胞可明显延长输血间隔时间，减少输血次数，并减轻体内铁质负荷，防止血色病的发生。

（二）红细胞输注的指征

恶性肿瘤患儿有中重度贫血者，当血红蛋白下降到 60 ~ 70g/L 时，组织供氧有困难，患儿出现不适、乏力、活动减少、胃纳不佳、烦躁等表现，此时应给予浓缩红细胞输注，以迅速提高血红蛋白，增加对化疗的耐受性，以保证化疗顺利进行。

（三）输注浓缩红细胞的剂量及用法

剂量为每次 5 ~ 10mL/kg（浓缩红细胞每次 4mL/kg，可使 Hb

提高 10g/L），一次输血的最大安全量为 15mL/kg。按 2～3mL/(kg·h）输注。HCT > 0.8 的浓缩红细胞，输注时可加入适量生理盐水配制成压积约 0.7 的浓缩红细胞，以利输注。输注时最好用备有白细胞滤过器的输血器输注为宜。

有严重贫血（血红蛋白 < 50g/L），特别伴有充血性心力衰竭或高血压时，应少量多次输血，即每次给浓缩红细胞 3～5mL/kg，每次输血持续 3h 以上，间隔数小时后再输血，以使心血管系统稳定，在 24h 内恢复带氧能力，以避免迅速大量输血所致的肺水肿并发症。

## 二、粒细胞输注

粒细胞输注通常是中性粒细胞输注。中性粒细胞具有趋化、吞噬、杀菌功能，是机体抵抗感染的第一道防线。血液肿瘤或恶性实体肿瘤在强烈化疗、放疗后常引起严重骨髓抑制和粒细胞缺乏，中性粒细胞缺乏者常并发严重细菌感染、革兰氏阴性菌败血症、严重真菌感染，且多数感染难于控制，有时需要输注粒细胞。

1. 粒细胞制品

（1）单采粒细胞：应用血细胞分离机单采粒细胞一次可获得粒细胞数约含 $1.5 \times 10^{10}$ 个（为一个制备单位），可满足一成年患者一次输注量。且对同一供者反复采集，从而可大大减少因 HLA 抗原不合所致的不良反应。

（2）浓缩粒细胞：由全血通过离心、过滤、沉降等方法分离制成。一个（制备）单位浓缩粒细胞（由 200mL 全血制成）约含 $0.5 \times 10^9$ 个粒细胞。

浓缩粒细胞制备后应尽快（6h 内）输注。

2. 粒细胞输注的指征　①粒细胞缺乏：粒细胞绝对计数（ANC） $< 0.5 \times 10^9/L$，伴严重感染经用强力抗生素及 G-CSF 治疗 48h 无效者，为输注粒细胞指征。有人提出 ANC < （0.1～0.2）× $10^9/L$ 才考虑进行粒细胞输注。②小儿血液恶性肿瘤（恶组、白血病）及实体瘤经强烈化疗、放疗后引起严重骨髓抑制致粒细胞缺乏

并发严重感染者。③粒细胞功能缺陷伴有严重感染者。

人体内粒细胞存活期为 12.5 天，输入体内的粒细胞半存活期仅 7h，故输注粒细胞只能暂时性地缓解症状，且易使体内产生同种抗体、发生 CMV 感染，因浓缩白细胞中常混有大量有免疫活性的 T 淋巴细胞，免疫功能低下患儿输注后可发生输血相关性移植物抗宿主病（TA-GVHD）等。故一般情况下不主张粒细胞输注或预防性输注，如粒细胞 $< 0.5 \times 10^9/L$ 时，而无严重感染者，可应用粒细胞集落刺激因子（G-CSF、GM-CSF）促进骨髓粒细胞增殖分化、成熟和释放。

3. 粒细胞剂量及方法　　输注浓缩粒细胞者按 $10U/m^2$ 或 $0.2 \sim 0.3U/kg$，输注单采粒细胞者按 1（制备）$U/m^2$，可提高外周血粒细胞 $1 \times 10^9/L$ 计算，于 $1 \sim 2h$ 滴完，连续输注 $3 \sim 5$ 天，至感染基本控制。

输注后效果的评价：主要是感染是否控制，体温是否下降，而不要求粒细胞绝对数是否增加。因为粒细胞输注后很快离开血循环，感染时粒细胞常移动至炎症部位，因而不能以外周血粒细胞数评价疗效。

### 三、血小板输注

1. 血小板制品　　供临床应用的血小板制品包括富含血小板血浆、浓缩血小板、少白细胞血小板、冻存血小板等。以浓缩血小板应用最广泛。以下介绍常用的人工法和机采法制备的浓缩血小板。

（1）人工法：每单位由 200mL 全血制备，约含血小板（$2 \sim 2.4$）$\times 10^{10}$，尽可能于制备后 6h 内输注。

（2）机采法：应用血细胞分离机制备的血小板，可从一个供血者一次采得血小板约（$2.5 \sim 5$）$\times 10^{11}$ 个，为一个制备单位（1 大单位）。保存期 $3 \sim 5$ 天。

2. 血小板输注的指征　　①外周血血小板计数 $< 20 \times 10^9/L$ 伴发出血者：如血液肿瘤（白血病、恶组）及实体瘤等化疗、放疗后

引起的骨髓抑制，以及其他原因引起的血小板减少有严重出血者为输注血小板的适应证。②血小板功能异常严重出血者。③对原发性血小板减少性紫癜，外周血中存在自身血小板抗体，故输入血小板很快破坏，止血效果较差，但在有危及生命的出血时，可应急输注血小板。④血小板数 $< 50 \times 10^9 / L$ 做手术的患者。⑤血小板数 $< 20 \times 10^9 / L$，随时有大出血的可能，根据病儿具体情况可预防性输注血小板。

3．剂量和用法　　按血小板 $10U/m^2$ 或 $0.3U/kg$，可提高血小板数 $30 \times 10^9 / L$ 计算，机采法血小板约为人工法的血小板 10 倍，可按 1 大 $U/m^2$ 计算，输注速度越快越好。因输入的血小板存活期约 4 天（半存活期仅 1~2 天），故应每 2~3 天输 1 次，直至出血停止。

4．输注血小板效果评价　　临床上能控制出血症状 $> 48h$ 为输入有效，而血小板数可无明显增加。输注血小板后 1h 后可使血小板上升至 $50 \times 10^9 / L$ 为输入有效。否则为无效性输注。反复多次输注血小板可发生同种异体免疫，此时，70% 的患者血中可检出抗血小板的淋巴细胞毒抗体，致其输后血小板数不上升。

为避免免疫性的血小板无效性输注，可使用白细胞过滤器输注血小板。有些学者不主张预防性输血小板。如能选用单个供血者的血小板或输 HLA 相合的血小板，可减少免疫性的血小板无效性输注。

## 四、血浆凝血因子的输注

恶性肿瘤可伴多种凝血因子缺乏和 DIC，可有严重出血。根据临床出血情况及有关实验室检查选用新鲜冰冻血浆及凝血因子制剂。

1．新鲜冰冻血浆（FFP）

（1）新鲜冰冻血浆有其成分：新鲜冰冻血浆有效地保存血浆中各种生物活性成分及全部凝血因子（100mL FFP 中白蛋白 3.5g、纤维蛋白原 0.2~0.4g、凝血因子 70~100U、IG 0.8~1.6g）。可有止血、抗休克、抗感染、补充血浆蛋白等作用。

（2）新鲜冰冻血浆输注的指征：主要用于补充血容量和多种凝血因子。①凝血因子缺乏（DIC、消耗性凝血病、严重肝病、凝血酶原缺乏、先天性凝血因子缺陷、血友病等）。②免疫球蛋白缺乏及低蛋白血症等。③低血容量及休克等。

新鲜冰冻血浆输注有传播肝炎的危险，故应严格掌握输注新鲜冰冻血浆的指征，更不能作为补充营养剂输注。

（3）新鲜冰冻血浆的剂量和方法：①凝血因子缺乏者：每次1mL/kg可增加凝血因子活性2%，一般用每次10~15mL/kg。②低血量者：每次10~25mL/kg。新鲜冰冻血浆融化后2h内输注。

2．冷沉淀物　　一个制备单位由全血400mL制成（每袋约25mL）。其中含有Ⅷ因子（60~100U）、纤维蛋白原（150~250mg）、VWF及ⅩⅢ因子等。融化后4h内输注。

（1）冷沉淀物输注的指征：①DIC引起的凝血因子缺乏、获得性Ⅷ因子、血管性假性血友病因子（VWF）缺乏。②门冬酰胺酶引起的低纤维蛋白原血症等凝血因子缺乏。③血友病甲、血管性假性血友病（VWD）、ⅩⅢ因子缺乏症。④手术后出血、重症创伤等。

（2）冷沉淀物的剂量与用法：①获得性Ⅷ因子缺乏或血友病甲：体内Ⅷ：C<20%易自发性出血，根据病者Ⅷ：C水平给予Ⅷ因子，输Ⅷ因子1U/kg可提升Ⅷ：C 2%。Ⅷ因子简单计算公式为：所需剂量（U）=体重（kg）×所需提高的水平（%）×0.5。如一个20kg体重的血友病甲患儿，Ⅷ：C水平2%，现提高至20%（即20－2＝18×20kg＝360，需Ⅷ因子180U），约4袋冷沉淀物。②血管性假性血友病因子（VWF）缺乏：每5~10kg体重输1袋，每日1次，维持3~4天，维持剂量减半。③治疗低纤维蛋白原血症的剂量，也可按每5kg输1袋计算。④ⅩⅢ因子缺乏症出血倾向时，按每5kg输1袋，每2~3周输注1次。

3．第Ⅷ因子浓缩剂　　每瓶含有因子Ⅷ100U、200U、400U 3种规格。Ⅷ因子浓缩剂可防治血友病甲患儿的出血。

（1）Ⅷ因子输注的指征：①DIC引起的凝血因子缺乏、获得性Ⅷ因子、血管性假性血友病因子（VWF）缺乏。②血友病甲、血管性假性血友病（VWD）。

（2）Ⅷ因子输注的剂量与用法：输注Ⅷ因子1U/kg，可提高血中Ⅷ：C水平2%，有条件者根据患儿的Ⅷ：C水平输注Ⅷ因子，如不能测定Ⅷ：C水平者，一般对轻型出血者按Ⅷ因子10～15U/kg输注，中度出血者20～30U/kg，重度出血者40～50U/kg。因其生物半衰期为12h，输入的Ⅷ因子半衰期仅4～5h，故一般间隔8～12h输注1次，以保证循环血液中的Ⅷ因子达止血水平。根据病情需要决定维持输注时间，一般最少维持3～5天。Ⅷ因子浓缩剂可用注射用水或生理盐水进行稀释，溶解后立即应用，输注速度在1h内输完。

4．凝血酶原复合物　　本品是从健康人血浆提取制备的冻干制剂，富含Ⅱ、Ⅶ、Ⅸ、Ⅹ凝血因子。每瓶200U，相当于200mL血浆中凝血因子的含量。本品亦称Ⅸ因子浓缩剂。

（1）凝血酶原复合物输注的指征：①DIC低凝期。②门冬酰胺酶引起的凝血因子Ⅱ、Ⅶ、Ⅸ、Ⅹ缺乏的出血。③恶性肿瘤患儿长期用抗生素改变了肠道菌群、化疗药物引起的肝脏损害、肝脏肿瘤等引起与维生素K依赖的Ⅱ、Ⅶ、Ⅸ、Ⅹ因子缺乏，常引起严重出血。④用于凝血酶原时间延长、严重肝病的出血。⑤血友病乙患者的出血。

（2）凝血酶原复合物的剂量与用法：血友病乙急性出血时常用剂量每次10～20U/kg，8～12h后重复上述剂量。每瓶PPSB用30mL注射用水重溶后立即注射。为了尽快达到血中的止血浓度，每瓶PPSB须在3～5min内快速地静脉注入，不宜采用持续静脉滴注的方法。

## 五、免疫球蛋白输注

1．强化疗并发感染　　恶性肿瘤常伴IgG降低，特别是急性白血病诱导化疗、强化治疗期和恶性淋巴瘤患者，常因IgG明显降低和其他细胞免疫、体液免疫异常，并发严重感染、带状疱疹。静脉输注免疫（或丙种）球蛋白（IgG）不但可使 IgG 增加，且有免疫调节功能，对继发性感染有一定疗效。剂量为每次 100～300mg/kg。预防感染：每 1～3 周 1 次。严重感染时：每次 200～400mg/kg，连用 2～4 天。

2．预防带状疱疹　　免疫功能低下的肿瘤患儿接触带状疱疹 4 天内，可应用肌肉注射高价水痘-带状疱疹免疫球蛋白（VZIg）125U/10kg，可保护 3 周。

## 六、输血相关的移植物抗宿主病

输血可发生很多严重不良反应，如肝炎病毒、艾滋病病毒、巨细胞病毒和细菌感染、溶血、成人呼吸窘迫综合征、循环负荷过重等。对免疫功能低下的恶性肿瘤病儿进行输血，可发生与输血相关的移植物抗宿主病（TA-GVHD），其发生率占其输血病人的 0.1%～1%。

1．TA-GVHD 的发生机制　　因输血时输入供者的异基因免疫活性细胞（T 淋巴细胞）不能被受者免疫系统排斥，得以在宿主体内存活、分裂增殖，进而对宿主组织器官产生免疫性攻击反应所致的一系列临床表现。血液制品有较多异基因的淋巴细胞（一次性输入活淋巴细胞 $\geq 10^6$ 个）。输入异基因淋巴细胞愈多，发生 TA-GVHD 的可能性愈大，病情愈重。

2．TA-GVHD 的临床表现　　常在输血后 4～30 天内起病，表现为发热、皮疹、黄疸、腹泻、肝功能异常、肺功能不良、全血细胞减少等。

3．TA-GVHD 的防治　　预防极为重要。有主张对免疫功能低下的恶性肿瘤患者（淋巴细胞数 $< 0.5 \times 10^9$/L 的严重免疫抑制者），输注的血液制品进行预处理，用 $^{60}$Co 或直线加速器照射，以杀灭淋巴细胞。美国输血协会推荐照射剂量为 15～30Gy。

（沈亦逵）

# 第七节 造血生长因子在小儿肿瘤治疗中的应用

随着分子生物学和基因工程技术的进展，已有较多的细胞因子得到纯化和 cDNA 克隆成功，并能由基因工程技术经基因重组大量生产具有生物活性的重组细胞生长因子。其中对造血功能起到促进作用的一些重组人造血生长因子已用于临床并取得满意疗效，如重组人红细胞生成素（rhEPO）、重组人粒细胞集落刺激因子（rhG-CSF）、重组人粒-巨噬细胞集落刺激因子（rhGM-CSF）、重组人白细胞介素-3（rhIL-3），而重组人血小板生成素（rhTPO）已进入Ⅲ期临床试用阶段，将会有重要的临床使用价值。现就重组人造血生长因子在小儿肿瘤治疗中的应用予以介绍。

## 一、重组人红细胞生成素（rhEPO）

红细胞生成素（EPO）是第一个被发现的造血刺激因子。1983年 Lin 等从基因库中克隆了 EPO 基因，于 1985 年通过基因重组应用基因工程获得了重组人红细胞生成素（rhEPO），rhEPO 与天然 EPO 的结构和生物学作用相似，自 1985 年开始用于临床治疗。

1. rhEPO 作用机制　　rhEPO 主要作用于红系造血祖细胞（BFU-E、CFU-E）的表面受体结合，促进红系细胞增殖、分化和成熟，因而可增加红细胞数量和提高血红蛋白水平。

2. rhEPO 的临床应用

（1）rhEPO 用于肾性贫血的治疗：肾性贫血主要是慢性肾功能不全的贫血，患者血清 EPO 水平明显降低，肾性贫血是 rhEPO 疗效最好的一种贫血。用法因透析与否而异：①血液透析者：每次 rhEPO 50IU/kg，静脉注射或皮下注射，每周 3 次。②非透析肾性贫血：每次 rhEPO 100IU/kg，每 1～2 周 1 次；连续应用。一般在用药后 10 天内网织红细胞计数升高，而且通常在随后 2～6 周内，红细胞计数、血红蛋白也提高。一般红细胞压积（HCT）＞30%，可根据病人的情况给予维持剂量，每周总维持量为 100～300IU，分 2～

3次，皮下注射。

（2）rhEPO治疗早产儿贫血：对于早产儿贫血的治疗，传统方法是输血，但输血常并发感染（病毒性肝炎、巨细胞病毒感染等）。随着rhEPO治疗肾性贫血获得成功，推动了rhEPO在早产儿贫血中的应用。早产儿贫血时外周血网织红细胞下降、骨髓红系减少，血中EPO浓度明显低下，胎龄越小，EPO浓度越低。EPO产生不足是导致早产儿贫血的最主要因素，患婴骨髓中红系祖细胞BFU-E对EPO敏感，这是rhEPO治疗早产儿贫血的理论依据。早产儿贫血多发生在出生后4~12周，但由于rhEPO作用缓慢，一般在治疗后2~3周开始显效，因此多数学者主张早期用药，生后第1周即开始用药。rhEPO最适剂量为每周500~750IU/kg，每周3次（隔日1次），皮下注射，疗程一般主张4~6周，可视患儿当时贫血的改善情况而定。由于红细胞生成过程需要铁，应在用rhEPO 1~2周后，给予补充适量铁剂〔元素铁3~5mg/（kg·d）〕以提高治疗效果。有研究表明，早产儿使用rhEPO能明显增加网织红细胞，减轻早产儿贫血的程度，缩短贫血的时间，减少或避免输血。体内充足的铁储备是确保rhEPO疗效的重要因素。

（3）rhEPO用于新生儿溶血病晚期贫血：新生儿溶血病晚期贫血，多见于Rh血型不合溶血病，由于Rh血型抗体在体内持续存在，生后2~6周可发生晚期贫血，Hb<80g/L，血清EPO浓度低下，而红系祖细胞对EPO敏感性正常。据报道rhEPO 200IU/（kg·d），皮下注射，用10天，网织红细胞、Hb升高并减少输血。

（4）rhEPO在骨髓增生异常综合征（MDS）治疗中应用：MDS临床上以难治性贫血（RA）为主要症状，rhEPO可改善MDS患儿的贫血，只是效果相对较差；但其中RA型，血清EPO浓度≤100IU/L，疗效相对较好；rhG-CSF与rhEPO有协同作用，联合治疗者有效率可达50%，可见明显的红系细胞效应（输血减少，Hb升高）。rhEPO用法为每次150~200IU/kg，皮下注射，每周3次，疗程3个月以上。

(5) rhEPO 在再生障碍性贫血治疗中的应用：单用 rhEPO 效果较差，但与 rhG-CSF 合用取得一定疗效，用法是 rhEPO 100IU/kg，皮下注射，每周 3 次，rhG-CSF 400IU/m$^2$，每周 3 次，疗程 1~4 个月。目前认为可以与抗胸腺细胞球蛋白（ATG）或抗淋巴细胞球蛋白（ALG）联合治疗，可获得较为满意的疗效。

(6) rhEPO 在血液肿瘤贫血治疗中的应用：对血液肿瘤贫血应用 rhEPO 治疗能显著改善由化疗药物抑制引起的贫血，同时化疗并不影响 rhEPO 的疗效。Dster 用 rhEPO 治疗 5 例非霍奇金淋巴瘤（NHL）合并累及骨髓出现贫血的患者，有效率达 80%。

## 二、重组人粒细胞集落刺激因子（rhG-CSF）

1985 年成功地克隆了人类 G-CSF 基因，并将该基因转入大肠杆菌中培养出重组人 G-CSF（rhG-CSF），1991 年用于临床治疗。

### （一）rhG-CSF 作用机制

1. 对多能干细胞的作用　　rhG-CSF 可缩短多能造血干细胞的静止期（G$_0$ 期），诱导其进入细胞增殖周期，促进干细胞集落的形成。

2. 对粒系祖细胞的作用　　rhG-CSF 特异性的刺激中性粒系祖细胞的增殖、分化和成熟，这是因为中性粒系祖细胞表面有特异性的 G-CSF 受体所致，rhG-CSF 还可延长成熟中性粒细胞的寿命，从而使粒细胞计数增高。

3. 动员作用　　rhG-CSF 促进骨髓中的粒细胞和干、祖细胞释放于外周血中。

4. 提高中性粒细胞功能的作用　　rhG-CSF 可以提高中性粒细胞的化学趋化性，而且在化学趋化性物质的作用下，可以增加过氧化作用的产物，从而提高中性粒细胞的吞噬能力和杀菌功能，同时还可增强细胞间黏附分子补体受体的表达，增强对外来异物的粘着能力。

5. 对血管内皮细胞的作用　　rhG-CSF 可诱导血管内皮细胞的游走及增殖，此种作用与组织的修复密切相关。

### （二）rhG-CSF 临床应用

rhG-CSF 主要用于血液肿瘤与实体瘤强烈化疗引起骨髓抑制的粒细胞减少（缺乏）症，已证实有显著疗效，可使粒细胞迅速回升。

粒细胞绝对计数（ANC）$< (1 \sim 1.5) \times 10^9/L$ 为粒细胞减少症；ANC $< 0.5 \times 10^9/L$ 为粒细胞缺乏症。当 ANC $< 0.5 \times 10^9/L$ 易发生严重感染，ANC $< 0.1 \times 10^9/L$ 易导致"致死性感染"。

1. rhG-CSF 在小儿血液肿瘤化疗中的应用　　急性白血病、NHL、神经母细胞瘤等强化疗后常发生骨髓抑制、粒细胞减少（缺乏）症，并易发生严重感染等并发症。

rhG-CSF 对小儿急性白血病化疗后骨髓抑制与粒细胞缺乏有明显疗效，rhG-CSF 可刺激骨髓粒系干/祖细胞增殖、分化、成熟与释放，促进骨髓抑制的修复，粒细胞迅速回升，缩短粒细胞减少（缺乏）时间，加速控制感染，以保证化疗的进行。小儿 ALL 强烈化疗后骨髓抑制与粒细胞缺乏，应用 rhG-CSF 可作为粒细胞减少（缺乏）的治疗用药，亦可作为预防粒细胞减少（缺乏）的用药。rhG-CSF 治疗粒细胞减少（缺乏）用药，可掌握两个标准：①待粒细胞缺乏后用药（ANC $< 0.5 \times 10^9/L$）。②待粒细胞减少后用药 [ANC $< (1 \sim 1.5) \times 10^9/L$]。rhG-CSF 预防粒细胞减少（缺乏）用药，可以对前一疗程化疗易致粒细胞减少的患者采取预防给药。一般于化疗结束后 24h，不论白细胞（粒细胞）是否下降，即开始应用 rhG-CSF，直至化疗药物可能导致粒细胞下降时间已过，以期使粒细胞不下降，保证下一疗程化疗能按时用药；亦可于化疗前，对已有白细胞 $< 2 \times 10^9/L$，ANC $< 1 \times 10^9/L$ 者，在化疗前 $2 \sim 3$ 天开始用 rhG-CSF。

rhG-CSF 应用剂量：$5 \sim 10 \mu g/$（kg·d），皮下注射，每日 1 次，连用 $3 \sim 5$ 天，或用至 ANC $> 1.5 \times 10^9/L$ 停药。应用 rhG-CSF 疗程的时间与骨髓抑制的严重程度有关，轻度至中度骨髓抑制者一般用 $3 \sim 5$ 天即见粒细胞回升，如重度骨髓抑制（粒细胞严重缺乏者），因重度骨髓抑制时骨髓中粒系祖细胞也严重缺乏，因此常需用 rhG-CSF 10 天以上粒细胞才逐渐回升（骨髓中正常粒系祖细胞增殖、分化至成熟粒细胞需 9~11 天时间才能释放到血中）。

rhG-CSF 对小儿急性淋巴细胞白血病（ALL）化疗所致骨髓抑制恢复与粒细胞回升的疗效已被肯定。但在小儿急性髓细胞白血病（AML）治疗中的应用，是否会促进 AML 的复发，这是临床上所关心的问题。曾有人观察到，rhG-CSF 在体外可刺激粒性白血病细胞的生长。但临床实验研究表明，rhG-CSF 与化疗联合应用，rhG-CSF 可促使 AML 静止期的白血病细胞进入对化疗药物敏感的 $G_1$ 和 S 期，有利于周期特异性药物的杀灭作用，有利于提高 AML 完全缓解和持续完全缓解率。最近研究表明，正常粒系细胞与髓性白血病细胞上 G-CSF 受体有 10~100 倍的差异，即正常粒系细胞受体远远多于髓性白血病细胞，故 AML 治疗中应用 rhG-CSF 不会引起白血病复发。多数学者认为在 AML 诱导期如原始细胞过多时不应用 rhG-CSF，当外周血中无原始细胞或增生低下的骨髓中仅有少于 20% 的原始细胞时，这是开始 rhG-CSF 治疗较为恰当的时机。

2．rhG-CSF 在儿童再生障碍性贫血（AA）中的应用　　AA 时 ANC $< 0.5 \times 10^9/L$ 易发生严重感染，使用 rhG-CSF 的目的是为了增加外周血粒细胞数量并改善其功能，以减少感染的机会。使用剂量宜较大〔rhG-CSF 400~800μg/（$m^2 \cdot d$）〕，疗程至少用 2 周。疗效取决于骨髓残存造血干细胞（或粒祖细胞）的数量，如数量较少，则疗效差。对小儿重型 AA，目前主张 rhG-CSF 与 rhEPO、ATG 或 ALG 等联合应用可提高疗效，有效率达 88%。

3．rhG-CSF 在造血干细胞移植中的应用　　①rhG-CSF 可作为外周血造血干细胞移植的动员剂；动员骨髓中造血干、祖细胞进入外周血，以便采集供给外周血造血干细胞移植（PBSCT），rhG-CSF 用法：10μg/（kg·d），皮下注射，连用 5~6 天，使外周血祖细胞和 $CD_{34}^+$ 达到峰值，以血细胞分离器开始采集造血干细胞，输注给受体（患者）。②rhG-CSF 可促进造血干细胞移植后粒细胞的恢复：

干细胞移植后使用 rhG-CSF 会使中性粒细胞恢复时间明显缩短，从而减少感染的机会，并减少在层流室隔离护理的时间，一般自移植后 1 周左右开始给予 rhG-CSF 10μg/（kg·d），静脉注射或皮下注射，可分 2 次，直至 ANC > $1 \times 10^9$/L。

4．rhG-CSF 在严重慢性中性粒细胞减少症中的应用　用于严重慢性粒细胞减少症（先天性、周期性或特发性），以减轻中性粒细胞减少、发热和感染等，95％以上的严重先天性中性粒细胞减少症病儿在使用 rhG-CSF 后均可使中性粒细胞上升至安全范围内。用法：rhG-CSF 3～6μg/（kg·d），皮下注射，每日 1 次，使 ANC > $1 \times 10^9$/L，以后根据反应情况调整剂量。

5．rhG-CSF 用于其他原因的粒细胞减少（缺乏）症　①rhG-CSF 对 MDS 的中性粒细胞减少（缺乏）症有一定疗效，尤其是 RA 型，用 rhG-CSF〔3～5μg/（kg·d）〕，10～14 天，同时与 rhEPO 等联合应用，90％患者中性粒细胞恢复至正常值。②rhG-CSF 用于非化疗药物所致粒细胞减少（缺乏）症，给予 rhG-CSF 3～5μg/（kg·d），皮下注射，每日 1 次，用 5～7 天后粒细胞恢复明显加速。③rhG-CSF 用于感染性粒细胞减少症，rhG-CSF 应与抗生素同时使用，以控制感染有利于粒细胞回升，rhG-CSF 用法：3～5μg/（kg·d），皮下注射，每日 1 次，连用 5～7 天，随粒细胞回升而感染得到控制。④在糖原累积病中的应用：糖原累积病 Ib 型（GSDIb）的患儿均有慢性粒细胞减少伴吞噬细胞功能缺陷，易反复出现细菌感染。有报告应用 rhG-CSF 5μg/（kg·d），皮下注射，每日 1 次，2 天后中性粒细胞开始回升，从治疗前 ANC < $0.5 \times 10^9$/L 上升至 $1.3 \times 10^9$/L，随访 12 个月仍维持正常范围。

# 三、重组人粒-巨噬细胞集落刺激因子（rhGM-CSF）

重组人粒-巨噬细胞集落刺激因子（rhGM-CSF）早在 20 世纪 80 年代后期已应用于临床。

## （一）rhGM-CSF 作用原理

基本同 rhG-CSF，只是 rhGM-CSF 对多能造血干细胞无作用，而对单核-巨噬细胞系的祖细胞有促进增殖、分化和成熟的作用。另外体外研究表明还能促进单核-巨噬细胞对肿瘤细胞的裂解作用。

### （二）rhGM-CSF 临床应用

完全与 rhG-CSF 相同。临床当用于动员造血干细胞、祖细胞进入外周血或促进造血干细胞移植后白细胞（粒细胞）的恢复时，有人主张 rhG-CSF 和 rhGM-CSF 同时应用，剂量各自常规剂量的一半，常能收到较好的效果。

近来有报告 rhGM-CSF 局部应用于治疗血液肿瘤化疗后的口腔黏膜炎与口腔溃疡，获得较满意疗效。方法是将 rhGM-CSF 溶于生理盐水，按 $5 \sim 10 \mu g/mL$ 浓度配成漱口液，在黏膜炎发生 24h 内，开始每天漱口 $4 \sim 6$ 次，可使黏膜炎迅速好转，并促使溃疡愈合。可能与 rhGM-CSF 增强单核巨噬细胞功能，增加上皮生长因子的活性有关。

## 四、重组人白细胞介素-3（rhIL-3）

1986 年获得了人白细胞介素-3（rhIL-3）基因组 DNA 克隆，1988 年用基因重组技术生产出重组人白细胞介素-3（rhIL-3），1989 年开始试用于临床。

### （一）rhIL-3 作用原理

rhIL-3 主要作用是促进早期造血干、祖（多向祖细胞、红系祖细胞、粒系祖细胞、粒-巨噬系祖细胞、巨核系祖细胞）细胞等多种造血祖细胞的增殖分化，但造血细胞成熟作用不充分。rhIL-3 与 rhG-CSF、rhGM-CSF 之间有协同作用，必须加用其他造血因子（rhG-CSF、rhGM-CSF、rhEPO）才能促进各系血细胞成熟并释放入血中。有研究表明，rhIL-3 既可促进巨核祖细胞的增殖分化，又可直接刺激已成熟的巨核细胞释放血小板。

### （二）rhIL-3 临床应用

临床 I/II 期临床试验应用研究表明，rhIL-3 具有对骨髓多系造血刺激作用，对再生障碍性贫血、MDS、血液肿瘤大剂量化疗及造血干细胞移植后的骨髓抑制状态均有不同程度的造血促进作用，尤其在化疗后引起的骨髓抑制，有快速促进骨髓造血重建的作用。常规剂量〔rhIL-3 5~10μg/（kg·d）〕临床使用安全。由于 rhIL-3 主要作用于早期造血细胞，所以要与作用于分化后期与成熟期的 rhG-CSF、rhEPO 等联合用药方法，才能获得较好疗效。

## 五、重组人血小板生成素

血小板生成素（TPO）是造血生长因子家族中的新成员，是特异性作用于巨核细胞-血小板系统的造血细胞因子。1994 年 TPO 被克隆纯化，现已用基因重组技术获得了高纯度重组人血小板生成素（rhTPO），已进入Ⅱ期临床试用阶段，国内亦正在研制中。

1. rhTPO 作用原理　　在人类 $CD_{34}^+$ 造血干细胞、巨核细胞系定向祖细胞（BFU-MK 和 CFU-MK）、巨核细胞和血小板均表达 TPO 的受体，因而 rhTPO 有如下作用：

（1）维持造血干细胞的存活，抑制凋亡，并促进造血干细胞的增殖与分化。

（2）刺激巨核细胞系定向祖细胞的增殖，在体外培养中可促进巨核细胞集落形成。

（3）促进巨核细胞的增殖、分化和成熟，从而产生大量的血小板。

（4）增强血小板的功能，体外试验发现对 ADP、胶原等致聚剂的聚集反应增加。

（5）rhTPO 可协同 rhEPO 刺激红系祖细胞的生长，因而对红系造血有促进作用。

2. rhTPO 临床应用　　rh-TPOⅡ期临床试验的应用研究结果认为：与 rhG-CSF 和 rhGM-CSF 治疗粒细胞减少症一样，rhTPO 是特异性地治疗各种血小板减少症，特别是对血液肿瘤放疗和化疗后的血小板减少症、造血干细胞移植后的血小板减少更有重要的治疗价值。预计不久用于临床后必将展现广阔的应用前景。

3. rhTPO 用法和剂量　　有报道以逐步增量方法，剂量由每日每次皮下注射 0.03μg/kg，增至 5μg/kg。

## 六、重组人白细胞介素-11

重组人白细胞介素-11（Interleukin-11）简称的 rhIL-11，IL-11，又名：迈格尔。IL-11 是一种新的造血生长因子，在体内主要由骨髓基质细胞产生。国外由美国遗传学研究所首先报道利用大肠杆菌，通过基因工程的方法生产。我国 2000 年已在临床试用国产rhIL-11。

1. IL-11 作用原理　　本品可以直接刺激骨髓造血干细胞和巨核系祖细胞的增殖，诱导巨核细胞的成熟分化，增加体内血小板计数并增强功能。

2. IL-11 临床应用

（1）肿瘤化疗引起骨髓抑制的血小板减少症，应用 rhIL-11 后有明显的升高血小板作用，可避免或减少血小板输注。

（2）同时有粒细胞减少或缺乏症者，可合并使用粒细胞集落刺激因子（rhG-CSF）。

（3）骨髓移植时应用 IL-11，能促使血小板增加。

（4）可用于治疗再生障碍性贫血的血小板减少、先天性和原发性血小板减少症。

3. IL-11 剂量和用法　　一般化疗每次剂量为 $12.5 \sim 25 \mu g/kg$，皮下注射，每日 1 次；大剂量化疗后，rhIL-11 剂量可适当加大，每次剂量为 $25 \sim 50 \mu g/kg$，可在化疗药物给药结束后 $6 \sim 24h$ 使用，每日 1 次，一般 $7 \sim 14$ 日为 1 个疗程。

4. 不良反应　　使用 rhIL-11 病人耐受性较好，不良反应轻。主要不良反应有结膜充血、水肿、心悸、可逆性贫血、肌肉及关节疼痛等。

5. 制剂规格　　注射剂：每支 $750 \mu g$、$1\,500 \mu g$、$3\,000 \mu g$。$2 \sim 8 ℃$ 冷藏条件下贮存，不可冷冻。

6. 注意事项

（1）rhIL-11 可引起体液潴留，对有明显充血性心衰的患者慎用。

（2）对有视乳头水肿或颅内肿瘤的患者，因用药有可能加重或引起视乳头水肿，用药应慎重。

（3）对有心房纤颤或有严重贫血者应慎用。

（4）rhIL-11 应在化疗疗程末次给药后 6～24h 开始使用。

（5）稀释时，注射用水应顺着瓶壁注入，轻轻振荡使冻干粉溶解，不可用力过度振荡，以防止药品活性降低。

（6）药品稀释后应尽早使用，如在 2～8℃冷藏或低于 25℃的室温条件下，应在 3h 内使用。

（7）使用 rhIL-11 过程中应定期检查血象（一般隔日 1 次），注意血细胞数值的变化。

（沈亦逵）

# 第八节　骨髓与造血干细胞移植

骨髓移植（bone marrow transplantation，BMT）的实质是造血干细胞移植（hematopoietic stem cell transplatation，HSCT），是指将异体或自体造血干细胞植入受者体内，使其正常造血与免疫功能重建。造血干细胞移植是近 20 年来血液病治疗上的一个重要进展，已使许多恶性血液病（白血病、恶性淋巴瘤）、重型再生障碍性贫血、重型 β 地中海贫血等获得显著疗效。

## 一、造血干细胞移植种类

根据移植造血干细胞的来源不同，可分为：

1. 同基因骨髓移植（Syn-BMT）　　同卵双胎间移植。

2. 异基因骨髓移植（Allo-BMT）　　供髓者为 HLA（人类白细胞抗原）相合的同胞兄妹、亲属、无血缘关系者（无关供者）。

3. 自体骨髓移植（Auto-BMT）。

4. 外周血干细胞移植（PBSCT）　　包括自体外周血干细胞移植（APBSCT）、异体外周血干细胞移植（Allo-PBSCT）。

5. 脐血干细胞移植（UBSCT）。

目前，儿科临床常用的是异基因骨髓移植和自体骨髓移植。

## 二、造血干细胞移植的适应证与疗效

1. 急非淋患儿　　在第一次缓解期（$CR_1$）进行 Allo-BMT，5 年以上无病生存率（DFS）可达 64%；而作 Auto-BMT，DFS 也可达 50%；单纯化疗者 DFS 仅 30%～40%。

2. 急淋患儿　　高危急淋第一次缓解期（$CR_1$）进行 Allo-BMT，DFS 达 65%～70%，复发后第二次缓解期（$CR_2$）作移植，则生存率仅 30%～60%。多数学者认为低危型急淋第一次缓解期（$CR_1$）不作骨髓移植，但对复发病例在第二次缓解期（$CR_2$）应作骨髓移植。急淋患儿作 Auto-BMT 疗效不高，DFS 只有 30%左右。

3. 慢粒患儿　　成人型慢粒应在慢性期或稳定期作 Allo-BMT，DFS 可达 70%，作 Auto-BMT 疗效差。幼年型慢粒作 Allo-BMT，DFS 达 30%。

4. 非霍奇金淋巴瘤Ⅲ～Ⅳ期　　在第一次缓解期（$CR_1$）可作 Allo-BMT 或 Auto-BMT，患儿 DFS 可达 65%～70%。

5. 神经母细胞瘤Ⅲ～Ⅳ期　　化疗及切除原发病灶后进行 Auto-BMT，DFS 可达 40%。

6. 重型再生障碍性贫血　　病死率极高，作 Allo-BMT 使造血功能重建，DFS 可达 73%。

7. 严重联合免疫缺陷病（SCID）　　作 Allo-BMT 可重建免疫功能，DFS 可达 60%以上。

8. 重型 β 地中海贫血　　用 HLA 相合同胞兄妹作骨髓移植，DFS 达 83%。

9. 其他　　重型郎格罕细胞组织细胞增生症（LCH）、骨髓增生异常综合征、阵发性睡眠性血红蛋白尿、骨髓纤维化等也可进行 Allo-BMT。

## 三、异基因骨髓移植

异基因骨髓移植是目前骨髓移植的主要方式，HLA 相合是骨髓移植成功的基础。

### （一）供髓者选择和 HLA 配型

1. 供髓者选择　　首先从亲属中寻找 HLA 表型相合的供髓者。HLA 基因来自父母双方的各自单倍体，同胞兄妹间 HLA 相合几率的可能性为 1/4，这是目前 BMT 主要供者来源。父母双亲之一供髓，即 HLA 一半相合，即单倍型（Haplotype）移植，排斥率高，移植物抗宿主病（GVHD）严重。Seattle 的经验证明，只有一个 HLA 抗原不合亲属供者 BMT 是安全的，在白血病缓解期移植，其长期生存率与基因相合同胞间 BMT 无明显差异，如 2 个或 3 个抗原不合，则可发生不能接受的 GVHD 和移植失败。临床上 1 个抗原不合亲属的检出几率约 10%。

如亲属中找不到 HLA 相合的供髓者，可在无血缘关系的人群中寻找 HLA 表型相合的无关供者。寻找一个 HLA 完全相合者要在有 1 万人以上的骨髓库中可能找到。为了克服 HLA 相合供髓者来源少的困难，一些发达国家或地区已开始通过人群中志愿供髓者 HLA 型的检测，通过电脑建立骨髓库，扩大供髓者来源，通常每 1 万～2 万的无关供髓者中可找到一个 HLA 相合者，凡 HLA 全相合或 3 个位点相合者作为供髓者来源，已取得了成功。我国香港、台湾地区的骨髓库已建立，北京、上海、广东等地也相继筹建志愿供髓者 HLA 配型电脑检索骨髓库。

2. HLA 配型

（1）血清学配型：应用已知 HLA 型的标准抗血清作淋巴细胞毒试验，以测定供受体间 HLA 型（HLA-A、HLA-B、HLA-C、HLA-DR、HLA-DQ）抗原是否相合。

（2）混合淋巴细胞培养（MLC）：完全阴性可肯定其一致性。至少 HLA-A、HLA-B、HLA-DR 相合，MLC 阴性可作供髓者。

（3）HLA-DNA 配型（PCR 法）：与无关供者即使 HLA-A、HLA-B、HLA-DR 血清型一致，MLC 常阳性，应进一步应用更精确的 HLA-DNA 配型。由于 BMT 中 HLA 不合程度越高，易排斥，GVHD 发生率越高，植入的机会越低，而导致移植失败。所以，BMT 时对供髓者的选择顺序，应当首先选择同胞间的 HLA 基因型完全相合者；其次是表型相合的家庭成员；再次则是一个 HLA 位点不合的家庭成员，或 HLA 表型相合的无关供者；最后才是选择一个位点不合的无关供者，或家庭成员中 2 个或 3 个 HLA 位点不相合者。

**（二）骨髓移植前的受体准备**

1. 全环境保护　　接受骨髓移植的患者应隔离在层流空气净化室（层流室）内。口服不吸收抗生素，如庆大霉素、新霉素等进行胃肠道灭菌；用制霉菌素、伊曲康唑等预防霉菌感染。同时，注意皮肤、口腔卫生及肛周消毒。饮食要经高压灭菌，要补充足够的热量、蛋白质和维生素。

2. 移植前预处理　　为移植的造血干细胞准备"空间"，尽可能彻底地清除残留在体内的白血病细胞和骨髓中异常细胞群，最大限度抑制或摧毁正常造血细胞和免疫细胞，使骨髓产生空虚状态，移植入正常造血干细胞后，使之在骨髓空间中定居、增殖分化，重建正常造血和免疫功能，并减少移植排斥反应。目前常用的预处理方案有以下几种：

（1）白血病预处理方案：急性白血病应经诱导、巩固与强化治疗 6 个月，必须在化疗后完全缓解状态下才能进行 BMT。其预处理方案：常用全身照射（TBI）＋环磷酰胺（CTX），移植前 5 天静脉滴注 CTX，每日 60mg/kg，连用 2 日（－5 日、－4 日）;$^{60}$Co 或直线加速器分次全身照射（FrTBI），每日 4.0Gy，连照 2 日（－3 日、－2 日），然后移植。为防止出血性膀胱炎，需在注射 CTX 的同时静脉滴注美斯纳和静脉滴注大量液体及碱化尿液。

（2）再生障碍性贫血或非肿瘤性疾病的预处理方案：可用以上 TBI＋CTX 方案。亦可应用 CP-ALG 方案：移植前 5 日，每日 CTX 50mg/kg，连续 4 日（－5～－2 日），静脉滴注；同时口服甲基苄肼（P）每日 12.5mg/kg，连续 3 日；移植前 8 日静脉滴注抗淋巴细胞球蛋白（ALG）100mg 一次。

**（三）造血干细胞采集与输注**

1. 骨髓采集与输注 供髓者健康，骨髓采集在手术室内进行，严格无菌操作，一般选用硬膜外麻醉后，在髂后上嵴抽骨髓液，每次抽 2~5mL。采集骨髓液总量，至少为受体的 10~15mL/kg 或 400~600mL，有核细胞数不少于受体 $(2~3) \times 10^8$/kg 方为理想。采集后的骨髓液应在 6h 内经受者静脉输入，输入时经过 0.2mm 的筛孔过滤，以防脂肪栓塞。同时作骨髓有核细胞计数，以了解输入的细胞数量。

近年来研究表明：在采集骨髓前给供髓者应用造血细胞集落刺激因子（GM-CSF、G-CSF）可刺激造血干细胞增殖，使采集骨髓的质量提高，并可减少所需采集骨髓的量。此种尝试对 BMT 的供受者可能均有益处。

2. 外周血干细胞的采集 这是近年来为多数骨髓移植所采用的方法。供受者移植前的准备要同步进行，在 Allo-PBSCT 中，供者的准备应由移植前 5 天开始，皮下注射 G-CSF 或 G/GM-CSF 各半量，即每天 $5\mu g$/kg 或 G-CSF 及 GM-CSF 各 $2.5\mu g$/kg，5 天后即由 Baxter 或 COBE 血细胞分离器采集单个核细胞（MNC），循环血量为 10 000~12 000mL 的血中的 MNC，这样可将收集到的 $(2~6) \times 10^8$/kg（供者体重）的 MNC，可立即给患者输注，此类经 G/GM-CSF 准备的正常人的外周血 MNC 中的含 1% 左右的 $CD_{34}$ 细胞可供移植使用。

在 Auto-PBSCT 中，一般需要 2 种方法动员外周血的 MNC，作移植用。即化疗及造血干细胞刺激因子，给肿瘤或白血病患者化学药物治疗，当白细胞上升后，给予 G-GSF 进行动员。当白细胞上升到 $4.0 \times 10^9$/L 以上时采集造血干细胞，冷冻保存。动员采集的方法同 Allo-PBSCT。

**（四）骨髓移植后的处理**

由于原有疾病和强烈的免疫抑制作用，患儿处于骨髓无功能状态，表现为免疫功能极度低下、粒细胞缺乏和血小板减少及由此而产生的一系列并发症。

1．排斥反应　　是重型再生障碍性贫血移植失败的主要原因之一，在输入的骨髓细胞数 $<3.0 \times 10^8/kg$ 时易发生排斥，除增加骨髓细胞的抽取量外，亦可采集外周血单个核细胞（含造血干细胞）加以补充。采集量为 $2.0 \times 10^8/kg$ 单个核细胞。发生排斥反应者可应用环孢霉素 A 治疗。

2．移植物抗宿主病（GVHD）　　系供者骨髓植活后其免疫活性细胞攻击受者的结果，分急性和慢性两种：急性 GVHD 在 3 个月内发生，慢性 GVHD 为 3 个月后发生。临床表现：急性 GVHD 主要侵犯皮肤、胃肠道、肝脏和淋巴系统。表现为皮肤损害、不同程度腹泻、肝功能损害、黄疸，可同时出现或先后发生。根据其严重程度分为 4 度。GVHD 防治：①在移植后第 1 日用甲氨蝶呤（MTX）$15mg/m^2$，静脉滴注；第 3、第 6、第 11 日各每日 $10mg/m^2$，随后每周用药 1 次，直到 102 日，可预防 GVHD。②加用环孢霉素 A，每日 $3 \sim 5mg/kg$，到移植后 50 日，以后每周减 5%，直到移植后 6 个月至 1 年停药，其预防作用优于单用药物。③亦可大剂量静脉注射免疫球蛋白与 MTX 联用。④甲基强的松龙每日 $2mg/kg$，静脉注射，至少 14 日，然后根据病情逐渐减量，用于治疗急性 GVHD。④去除移植物中的 T 淋巴细胞，其作用尚有争论。

3．感染　　患儿在无髓期免疫功能极度低下，即使采取严格预防措施，仍有可能发生严重感染。①有感染时及时作病原学检查，以根据病原针对性用药。②注意各种条件致病菌的感染，常见有大肠杆菌、变形杆菌、各种真菌及结核复发。③粒-巨噬细胞集落刺激因子（GM-CSF）或粒细胞集落刺激因子（G-CSF）于移植后第 2 日开始，每日 $300\mu g/m^2$，皮下注射或静脉滴注，连用 $7 \sim 10$ 日，可促进中性粒细胞的恢复，抵御感染。

4．出血　　血小板 $<20 \times 10^9/L$，且有出血倾向时，或输注血小板悬液，供血者最好为家庭成员或骨髓供者。

**（五）造血干细胞植活证据**

骨髓移植的最终目的是使供体正常造血干细胞在受体内植活。

受移植人的造血干细胞植活成功的直接证据有受体出现供体的性染色体、HLA 抗原、红细胞、粒细胞和血小板抗原，红细胞同工酶以及同种免疫球蛋白或其他基因标记。骨髓移植成功的间接证据是受体发生 GVHD。骨髓移植成功的参考证据是受体在骨髓移植后 2～4 周后，周围血液出现粒细胞、淋巴细胞、血小板和网织红细胞增高，并逐渐重新建立造血和免疫功能。

## 四、自体骨髓移植

自体骨髓移植（Auto-BMT）主要应用于白血病、恶性淋巴瘤和实体瘤。

1. Auto-BMT 的选择　经诱导化疗或放疗使白血病或肿瘤细胞的负荷减少到最小程度，由发病时的 $1 \times 10^{12}$ 个白血病细胞或肿瘤细胞下降到 $1 \times 10^8$ 以下，此即所谓的临床缓解标准。再维持或强化治疗后体内残留白血病（肿瘤）细胞 $< 1 \times 10^6$。一般在第一次完全缓解（$CR_1$）后 6 个月左右进行 Auto-BMT。

2. 骨髓采集、净化和保存　采髓方法同 Allo-BMT。采髓量 7～14mL/kg，有核细胞数（1～2）$\times 10^8$/kg，至少应达 $> 0.5 \times 10^8$/kg。采取的骨髓经物理、化疗药物或单克隆抗体净化后，低温保存。一般造血干细胞在 4℃ 下保存时间不宜超过 3 日，如患者回输前预处理超过 3 日者应在 –180～–195℃ 液氮中保存。

3. Auto-BMT 前的预处理与回输　Auto-BMT 回输前的预处理，采用超剂量化疗与放疗，最大限度杀灭白血病细胞或肿瘤细胞，方案与 Allo-BMT 相同，采用全身照射（TBI）＋环磷酰胺（CTX），或移植前再加用 VP-16 或 VM-26 200mg/m²，连用 3 日（–4～–2 日）。回输前将冷冻骨髓融化为细胞悬液，经静脉直接输注。

4. Auto-BMT 治疗白血病（恶性肿瘤）的方法：

急性白血病（AL）

↓诱导化疗

AL-CR

↓ 早期强化治疗

AL 持续 CR（白血病细胞 $< 1 \times 10^6$）

↓ 采取骨髓、低温下保存

持续 CR

↓ 预处理（TBI + 化疗）

回输（静脉）冷冻骨髓

↓

等待造血恢复（全环境保护 + G-CSF 等支持疗法）

Auto-BMT 优点是移植后能较迅速恢复造血与免疫重建，不发生 GVHD；其缺点是骨髓中常有白血病细胞或肿瘤细胞污染，故易复发。小儿急粒 $CR_1$ 后 Auto-BMT 长期存活率可达 50%，而急淋 $CR_2$ 后 Auto-BMT 长期存活率也可达 30%，故明显优于化疗。

## 五、自体外周血干细胞移植

自体外周血干细胞移植（APBSCT）主要用于白血病、恶性肿瘤，经化疗完全缓解（$CR_1$）6 个月以上。

自体外周血干细胞的采集与回输：

1. 干细胞动员剂　　采集外周血干细胞前 5 日，用 GM-CSF 或 G-CSF，每日 $5 \sim 10\mu g/kg$，皮下注射，连用 5 日（$-5 \sim -1$ 日）。

2. 干细胞采集　　经外周血，用细胞分离机采取 50mL 有核细胞悬液，有核细胞数约 $(1.5 \sim 2) \times 10^8/kg$。采集的干细胞悬液冻存、净化、预处理等与 Auto-BMT 相同。

3. 回输　　预处理完成 1 日后经静脉输注。

## 六、异基因外周血干细胞移植

异基因外周血干细胞移植（Allo-PBSCT）的适应证与 Allo-BMT 相同。选择 HLA 相合的健康供体。为了采集足量的干细胞，供体外周血干细胞采集前 5 日，用 GM-CSF 或 G-CSF，剂量与方法同 Allo-PBSCT 的干细胞动员剂。供体干细胞采集方法也同上。采集的有核细胞悬液 50mL，有核细胞数约 $(2 \sim 3) \times 10^8/kg$，不经冷冻即时由静脉给患者输入。受者的预处理、GVHD 防治同 Allo-BMT。

Allo-PBSCT 有以下优点：①供者不需住院，避免麻醉、采骨髓的痛苦，供者易接受。②受者造血功能恢复快，移植后中性粒细胞计数 $>1 \times 10^9/L$ 的时间为 15 日，血小板 $>50 \times 10^9/L$ 的时间为 14 日，显示 Allo-PBSCT 后造血重建迅速。③NK 细胞比 Allo-BMT 多 20 倍，可增加移植物抗白血病（GVL）的作用。国内许多血液病治疗中心成功地开展了 Allo-PBSCT。Allo-PBSCT 未来可代替 Allo-BMT。

## 七、脐血造血干细胞移植

脐血造血干细胞移植（UBSCT）可使用于能接受 Allo-BMT 的各种疾病，已成为干细胞移植的一种途径受到越来越多的重视。

## 八、非清髓性移植（微小移植）

采用非去髓预处理方案的骨髓移植称为微小移植，微小移植的概念是基于异基因 PBSCT 是一种比大剂量治疗更有效的免疫治疗的思想。

1．适应证　①由于年龄大或器官功能不良而未被考虑进行造血干细胞移植的患者。②实体瘤患者。③自身免疫性疾病。

2．骨髓非清除性预处理

（1）FBA 方案：每日静脉输注氟达拉宾 $30mg/m^2$，连用 6 日（$-10 \sim -5$ 日）；口服马利兰 $4mg/（kg \cdot d）$，连用 2 天（$-6$ 日，$-5$ 日）；ALG $10mg/（kg \cdot d）$，连用 4 天（$-4 \sim -1$ 日）。

（2）减量的 BuCy 方案：马利兰 $0.6mg/（kg \cdot 6h）$移植前，口服（$-9 \sim -6$ 日）；环磷酰胺（Cy）每日 $30mg/kg$，移植前（$-5 \sim -2$ 日）静脉输注。

（3）用分次照射代替一次性照射；这样对宿主肺及胃肠道黏膜损伤小，因为在其照射的间期，这些组织的损伤可以较快修复。

骨髓非清除性 HSCT 作为造血干细胞移植的新策略，因其应用剂量相对较低的骨髓非清除性预处理，移植相关并发症和相关死亡少，鉴于其安全性好、适用范围宽等特点，值得进一步研究，以临床推广应用。

（张　健）

# 第六章 小儿肿瘤护理

## 第一节 小儿肿瘤一般护理常规

（1）按儿科一般护理常规。

（2）注意病孩及家长的心理护理。针对病孩及家长的情绪变化进行安慰，讲解肿瘤治疗与护理的发展，鼓励他们建立起治疗疾病的信心，使他们正确对待疾病，达到主动配合治疗的目的。

（3）指导病孩及家长在病情允许的范围，合理安排作息时间，协助做好生活护理及个人卫生，如保持皮肤清洁干燥，避免受凉，防止外伤或碰撞等损伤。

（4）协助医生的诊断检查操作，认真收集各种化验标本。

（5）加强营养，鼓励病孩增加进食，并增加饮食营养，给予高蛋白，高热量，高维生素等易消化的食物，提高体质战胜疾病。

（6）针对不同的治疗方法如化学治疗、放射治疗、手术治疗等提供有效的护理。

## 第二节 化疗护理常规

化学治疗（chemotherapy）是用于小儿恶性肿瘤，特别是血液肿瘤的主要疗法。所用药物有细胞毒素类的烷化剂药物、抗代谢药、抗癌抗生素、抗肿瘤植物生物碱、激素类等。

### 一、化学治疗一般护理常规

#### （一）治疗前护理

（1）了解病情，包括病孩的全身状态、血象、肝肾功能等，病

160

孩及家长的心理状态。

（2）协助医生向家长及病孩做好有关病情与治疗的知识介绍，增加其对治疗的信心，并做好心理护理。

（3）加强对病孩的营养，提高体质。

（4）注意保护性隔离，预防感冒。

（5）介绍入院后有关检查：①血常规每周2～3次，肝肾功能、尿常规每周1次。②血液肿瘤（白血病、恶性淋巴瘤等）诱导化疗期复查骨髓穿刺1～2周1次，缓解后2～3个月1次。③脑脊液每次做鞘内注射后送检。④必要时复查有关肝炎标志物。

（6）有些药物（如左旋门冬酰胺酶）应做好皮肤过敏试验。

**（二）治疗期间护理**

1. 根据不同的给药途径要注意使用不同的方法和技巧。

（1）静脉注射法：①对一般刺激性药物可直接推注，开始注药宜慢，注意观察病孩的反应，无明显反应可继续注药。②注意在注射前将药物稀释，注射前后推注生理盐水1～2mL，以防将药物注入皮下。③抽回血检查确定针头在血管内方向方可注药。

（2）静脉滴注法：①需将药物稀释后加入输液瓶中静脉点滴注入。②使用MTX（甲氨蝶呤）、ADM（阿霉素）、柔红霉素（DNR）、顺铂药物治疗全过程中严格掌握点滴速度，有条件用输液泵。③静脉留置针穿刺血管时，应从远端静脉开始，注射完毕，应轻压穿刺点数分钟以免药液外渗，并保护血管有利于长期治疗。

（3）口服给药法：直接将药物送病孩口中，教育病孩或家长使其认识到口服药品的重要性并由护士协助其用水服下，防止患儿将药物弃掉不吃而影响治疗。

（4）肌肉注射：①注意轮换注射部位并做好记录。②注射时进针要深些，防止硬结发生。③必要时可进行热敷，促进药物吸收。

（5）鞘内注射：①护士需准备药物并配合医生操作。②注意观察注射中病孩反应及注药后的药物反应如头痛、发热、呕吐、腹痛等。③注射后协助病孩去枕平卧6h，注意观察病孩有无不适，如有异常表现，应及时通知医生。

(6) 药物准备中要注意以下几点：①注射药物应现配现用，不得久置。②注意药物配液禁忌，如依托泊甙（VP-16）须用生理盐水稀释。③配药时禁几种药物同时吸入一个注射器混合。

(7) 严格核对及交接班制度：①化学药物注射前必须两人核对，严格执行"三查七对"制度。②认真做好交接班，输入药物速度准确，不能提前或延迟。

2．注意用药后病孩局部反应。发现问题及时处理。

(1) 药物从静脉外渗：可引起局部疼痛、红肿，应立即停止注药或输液，可用1%普鲁卡因封闭，也可用地塞米松（5mg加生理盐水10mL）封闭，或用50%硫酸镁湿敷。

(2) 出现栓塞性静脉炎：如局部皮肤疼痛、变红、变硬、呈条索状以后沿静脉皮肤色素沉着或栓塞，可给局部理疗。

3．注意患儿对药物的反应并做好记录与护理。

(1) 阿霉素、柔红霉素对等心脏有一定影响，可表现为心电图改变，还可导致充血性心力衰竭和严重的心肌病变。化疗时需做超声心电图，心电图监察注意观察病孩脉搏变化，如有无气短、胸闷、心律不齐、颈静脉搏怒张、下肢浮肿等。

(2) 烷化剂如氮芥、环磷酰胺等会引起消化道反应，且发生快，一般1h至数小时发生，最初反应为口干，以后食欲减退、恶心、呕吐、腹痛、腹泻。

(3) 抗代谢药物如阿糖胞苷等可引起全消化道反应，包括口腔炎、胃炎、肠炎和肛周感染。在护理上应关心病孩饮食，给易消化、少油腻的清淡饮食；呕吐频繁时可遵医嘱给予止吐药物，如吗丁啉、胃复安、枢复宁、呕必停等。

(4) 长春新碱和长春地辛常引起腹胀，甚至肠麻痹，防止的方法可在睡前服用普瑞博施等药物，促进肠蠕动。

(5) 大剂量的化疗药物对肾功能有影响，环磷酰胺可引起出血性膀胱炎，病孩可表现尿急、尿频、血尿，严重可引起尿闭，护理上可参照甲氨蝶呤护理常规。

4. 加强基础护理，防止各种感染的发生。

（1）所有注射穿刺需严格执行无菌操作规程，认真执行无菌技术。

（2）对皮肤、口腔、肛周采取预防感染措施：①每日用 0.1% 洗必泰漱口 3 次，合并感染用 1.5% 双氧水漱口。②每日便后清洗肛门，每晚用硼酸坐浴后肛周涂红霉素眼膏。③防鼻黏膜干燥和口唇干燥，每日鼻腔口唇涂红霉素软膏。

（3）口腔溃疡的处理：清洁口腔后，溃疡部位用吹氧疗法，每天 2~3 次，每次 15min，至溃疡愈合。

（4）对骨髓抑制、白细胞下降、血小板减少，粒细胞低于 $1 \times 10^9/L$ 要采取保护性隔离，具体隔离措施参照大剂量 Ara-C（阿糖胞苷）化疗护理。

**（三）治疗后的护理**

1. 帮助家长树立信心并对化疗长期性有充分的思想准备。

2. 强调按时用药，不随便停药或减量，每 1~2 周在血液专科门诊复查 1 次。

3. 年龄较大的患儿注意心理问题，使小孩用积极的态度面对疾病，保持愉快的心情，主动配合治疗，治疗期间可看书、下棋、散步、玩游戏机以利精神放松，调节生活。

4. 合理安排生活与休息，注意饮食卫生，缓解期患儿可活动，也可上学。

5. 合理调配患儿饮食，保证化疗期不减轻体重，多饮水，保证足量蛋白质、矿物质及维生素，血小板低时不要吃坚硬及带刺激性的食物。

6. 保护性隔离，不要去公共场所及人多聚集地方，以防止感染。

## 第三节　大剂量甲氨蝶呤（HDMTX）化学治疗护理常规

1. 适应证　　主要用于急性淋巴细胞白血病的髓外白血病（中枢神经系统白血病、睾丸白血病等）防治，亦可用于难治性或复发性白血病的治疗。

2. 用药前准备

(1) 用药前检查：血、尿常规，肝、肾功能。

(2) 用药前 3 天口服碳酸氢钠，每次 0.5~1.0g，每日 3~4 次，至治疗结束后 4~5 天。

(3) 用药当天测尿 pH，使 pH > 7，必要时遵医嘱给 5% 碳酸氢钠 3~5mL/kg 静脉滴注。

3. 护理

(1) 按化疗一般护理常规。

(2) 用药后 1~3 天需水化治疗，每日需水量与尿量要达到 3 000mL/m$^2$。

(3) 用完 MTX 冲击量后 2h 提醒医生给病孩作鞘内注射。

(4) HDMTX 同时给静脉注射长春新碱 1 次或每晚口服巯基嘌呤（6-MP）共 7 天。

(5) 用药开始后 36h 给予用四氢叶酸解救。

(6) 注意解救过程中若毒性反应严重，可建议增加四氢叶酸剂量或延长解救时间。

## 第四节　大剂量阿糖胞苷（HD-Ara-C）化学治疗护理常规

1. 适应证　　主要用于高危型急性淋巴细胞白血病、急性髓细胞白血病、恶性淋巴瘤等的巩固治疗、根除性化疗。

2．用药前准备

（1）病室的准备，病孩进入病室前进行。

1）准备单人房间，有条件置无菌层流病房或层流病床。

2）将病室用过氧乙酸薰蒸或紫外线消毒。

3）空气消毒后用消毒剂擦洗地面、桌面、窗台以及墙面。

（2）人员准备。

1）由主管医师向家属简单介绍使用大剂量阿糖胞苷化疗的目的及有关副作用。

2）协助必要的检查，如血、尿常规，肝肾功能、心电图、超声心动图、骨髓穿刺、脑脊液检查等。

3）制定护理计划：特护护士严格按照护理计划执行，做好每一项护理后签字，护理计划根据病孩病情变化随时修改。

3．护理

（1）工作人员进入病室接触病孩（检查或治疗）前洗净双手并用消毒液浸泡。

（2）所有用具均应用消毒液消毒或浸泡。

（3）食物、水果应洗净或消毒后才能食用。

（4）预防感染，最易感染的部位如呼吸道黏膜、皮肤黏膜，尤其口腔、肛周、鼻腔和外耳道。

（5）病室每日应进行紫外线照射，应保持洁净环境。

4．化疗观察及护理

（1）建立重危护理记录，观察生命体征变化，必要时每 2h 测体温、脉搏、呼吸、血压 1 次。常在输注阿糖胞苷后出现高热，应立即报告医生，以排除阿糖胞苷热，给予物理或药物降温。

（2）严格记录出入量，鼓励病孩多饮水，尿量应保持在每日 2 000mL 以上。

（3）密切观察病孩的胃肠道反应及全身反应，如呕吐、口腔溃疡、结膜充血、全身出血、高热等及时报告医生并给予相应处理。

（4）保持静脉通畅，严格掌握给药时间与速度。

5．心理护理

（1）向病孩家属做好解释工作，使家属了解治疗方法、治疗中易出现的问题以便配合。

（2）病孩在单人房间或层流床（室）与人接触少，要创造条件让病孩看电视，工作人员要与病孩多交流，减少寂寞感。

## 第五节　使用左旋门冬酰胺酶（L-ASP）护理常规

1．按化学治疗一般护理常规。

2．用左旋门冬酰胺酶（L-ASP）前需做皮内试验　皮试阴性后方可使用，如用药间隔超过 3 天则必须重新做皮试。皮试 L-ASP量一般用 10~50U/0.1mL 做皮内注射，如 L-ASP 皮内试验，10min时皮丘局部红肿阳性时，应观察 3h，如局部仍有红肿、斑块，则为阳性的过敏反应，不能使用左旋门冬酰胺酶。如病情需要应用，则根据医生的意见，应进行左旋门冬酰胺酶脱敏疗法试验。

3．用药开始病孩应低脂饮食，严禁食用肥肉、油炸食品。

4．病房常规备好抢救物品，如发生严重过敏反应，应立即停药，轻者如荨麻疹，可给予抗组织胺类药物，严重者可注射肾上腺素和肾上腺皮质激素。

5．观察过敏反应　注意病孩有无寒战、高热、皮疹、荨麻疹、神经血管性水肿；极少数病人有合并高血糖、低蛋白血症、胰腺炎；注意病孩有无多饮、多尿、腹痛，有无黄疸和出血倾向；注意病孩精神状态，如精神萎靡、嗜睡者可能因左旋门冬酰胺酶引起血氨增高所致。如有上述情况应立即告知医生。

## 第六节　放射治疗护理常规

小儿实体瘤、髓外白血病（如中枢神经系统白血病的预防和治疗，睾丸白血病的治疗）常需进行放射治疗（放疗），部分恶性淋巴瘤、郎格罕细胞组织细胞增生症的局部浸润病灶也需作放射治疗。放射治疗最严重的副反应为骨髓抑制（白细胞减少、血小板减少），其次为皮肤黏膜改变、肝肾功能损害、继发性感染及胃肠道反应。

1. 治疗前护理

（1）协助医生指导家长理解放射治疗的目的，使其解除顾虑，正确对待并接受对患儿的治疗。

（2）向家长介绍治疗的计划、时间、费用等，使其积极配合治疗工作。

（3）向家长宣传有关放射治疗的知识，使其了解放射治疗的反应及毒副作用，并认真介绍治疗的安全性及减轻毒副作用的方法及措施。

（4）治疗前协助对病孩进行全面查体，制定计划，确定治疗位置，保护照射野标记。

2. 治疗期间的护理

（1）如有全身症状乏力、头痛、眩晕、恶心及时报告医生对症处理。

（2）合理安排病孩的作息时间，保证充足的睡眠，避免劳累和情绪的影响。

（3）注意观察当骨髓抑制出现白细胞、血小板减少时可暂停治疗。

（4）加强对病孩的饮食指导，给予易消化、高蛋白、高维生素的食物，补充新鲜蔬菜、水果，鼓励病孩多饮水，加速毒素排泄，避免酸辣刺激性食物和过硬食物。

（5）照射野皮肤护理

1）保护皮肤，照射区避免冷、热刺激，避免日光照射及冷风。

2）避免刮照射区的毛发，照射区皮肤不要用含金属的药物，如碘酒、万花油、红汞等，应保持皮肤清洁干燥，防止感染。

3）注意观察皮肤反应，如皮肤出现红斑、色素沉着、干性脱皮或有纤维素性渗出，甚至出现湿疹性皮炎等症状，及时报告医生及时给予治疗。

4）通过病孩的行为观察在治疗期的心理变化，做好心理护理。

3．放疗后指导

（1）保证充足的睡眠和营养摄取，有利于病孩的康复。

（2）做好放疗后的宣教工作，照射引起的皮肤和脏器的反应，在3个月内恢复，建立其战胜疾病的信心。

（3）继续加强皮肤护理，照射后，由于皮肤黏膜萎缩，皮肤就薄。受照射的皮肤血管分布较差，血循环不良，易受伤可溃疡，因此要注意保暖。

（4）嘱病孩预防和及时治疗感冒，增强体质，增强放射治疗效果。

（5）嘱病孩定期复查。

（蒙秀玲　沈亦逵）

# 第七章　小儿肿瘤疗效标准

## 第一节　小儿急性白血病疗效标准

白血病患儿在发病初期就诊时，体内有白血病细胞总数达 $10^{10} \sim 10^{12}$ 个，总重量 1kg，经过化疗后达 2~5 个对数杀死，体内白血病细胞可减少到 $10^8 \sim 10^{10}$ 个，此时一般临床症状已消失，血象、骨髓象已恢复正常，称为临床缓解（clinic remission），在临床缓解中有 3 种不同程度的缓解标准来判断白血病治疗效果。

1. 缓解标准

（1）完全缓解（complete remission，CR）

1）临床上无白血病细胞浸润所致的症状和体征，生活正常或接近正常。

2）血象：血红蛋白 ≥90g/L，白细胞 ≥3.0×$10^9$/L，中性粒细胞绝对计数 ≥1.5×$10^9$/L，血小板数 ≥100×$10^9$/L，外周血分类中无白血病细胞。

3）骨髓象：原始粒 + 早幼粒或原单 + 幼单或原淋 + 幼淋细胞数 ≤5%。红细胞系及巨核细胞系正常。

（2）部分缓解（partial remission，PR）：骨髓中原 + 早幼（或幼）细胞 >5% 但 ≤20%，或临床，血象两项中有一项未达完全缓解标准者。

（3）未缓解（non remission，NR）：骨髓象、血象及临床 3 项均未达到上述标准者。

2. 白血病复发　　治疗达到完全缓解后，又发生下列三项之一者为复发：①骨髓原始细胞 + 幼稚细胞 >5% 但 <20%，经过有

效抗白血病治疗 1 个疗程仍未达到骨髓完全标准者。②骨髓原始细胞 + 幼稚细胞 >20％者。③有髓外白血病细胞浸润者，如在脑或睾丸出现白血病细胞浸润则称为髓外复发。

3. 持续完全缓解（continuous complete remission，CCR） 从治疗后获得完全缓解之日起计算，其间无白血病复发达 3~5 年者。

4. 长期存活 急性白血病自确诊之日起，存活时间（包括无病或带病生存）达 5 年或 5 年以上者。

5. 临床治愈 指停止化学治疗 5 年或无病生存达 10 年者。

6. 与白血病疗效有关的常用名词 ①分析疗效时凡不足 2 个疗程者（急性淋巴细胞白血病为 2 周，急性髓细胞性白血病为 4 周）不予统计。②"存活时间"，应从第一次确诊白血病时算起。③"持续完全缓解（continaous complete remisson，CCR）"，指经治疗 CR 后从未复发达 3~5 年以上者。若有复发应从复后再完全缓解算起，称为"复发后持续完全缓解。"④无病存活期（disease-free survival，DFS）或无白血病存活（leukemia-free survival），指从 CR 起至白血病复发或在白血病 CR 状态死亡的时间。⑤无事存活期（event-free survival）或无事期（event-free interval，EFI）的意义与 DFS 相近。但却从诊断开始计算时间。⑥无病期（disease-free interval）的定义类似于 DFS，但 DFI 不包括与白血病无关的死亡。

近年来已采用免疫学、细胞遗传学、流式细胞仪（FCM）、PCR、分子生物学等方法检测 MRD，如未发现白血病特异性基因称为分子生物学完全缓解，用临床形态学标准可称为血液学完全缓解，用染色体标准则称为细胞遗传学缓解，用免疫学方法即为免疫学缓解。

# 第二节 慢性粒细胞性白血病疗效标准

1. 完全缓解（CR）

（1）临床：无贫血、出血、感染及白血病细胞浸润表现。

（2）血象：Hb > 100g/L，白细胞数 < $10 \times 10^9$L，分类无幼稚细胞，血小板数（100～400）× $10^9$/L。

（3）骨髓象：正常。

2. 部分缓解（PR）　　临床表现、血象、骨髓象 3 项中有 1 项或 2 项未达到完全缓解标准。

3. 未缓解（NR）　　临床表现、血象及骨髓象均未达到完全缓解标准及无效者。

# 第三节　实体肿瘤疗效评估标准

在使用抗肿瘤药联合化疗后，须予以评价，以评估化疗药物在治疗中的价值。为了便于国内外的交流，应该使用统一的评价标准，目前国内外均采用世界卫生组织（WHO）制定的疗效评价标准，现介绍如下。

## 一、肿瘤病灶的种类

### （一）可测量病灶

临床或影像学可测双径的病灶：①临床检查可测量的病灶：如皮肤结节、浅表淋巴结。②影像学检查可测定的病灶：肺内病灶，X 线胸片至少 ≥ 10mm × 10mm；CT 检查至少 ≥ 20mm × 10mm；肝内病灶，CT 或 B 超测量占位病灶，至少 ≥ 20mm × 10mm。

### （二）单径可测病灶

如肺内病灶，可扪及的腹部肿块或软组织肿块，仅可测一个径者。

### （三）可评价，不可测量病灶

细小病灶无法测径者，如肺内粟粒状或点片状病灶、溶骨性转移病灶。

### （四）不可评价病灶

包括：①成骨性病灶。②胸腔、腹腔和心包腔积液。③曾经放疗过的病灶且无进展者，为不可评价病灶，但原放射野内如出现新病灶，则可认为是可测量或可评价病灶，然而不得作为惟一可测的病灶。④皮肤或肺内的癌性淋巴管炎。

## 二、WHO 疗效测量指标

### (一) 可测量病灶

1. 完全缓解（complete remission，CR）　　所有可测病灶完全消失，而且病灶完全消失至少维持 4 周后复测证实者（以下简称至少 4 周后复测证实或至少维持 4 周以上），才能评定为 CR。

2. 部分缓解（partial remission，PR）　　双径可测病灶，各病灶最大两垂直径之乘积总和减少 50% 以上，并在至少 4 周后复测证实。单径可测病灶，各病灶最大径之和减少 50% 以上，并在至少 4 周后复测证实。在多病灶时，PR 的标准以上述"总和"的消退为标准，并不要求所有病灶均缩小 50%。然而任何病灶不得增大，也不得出现新病灶，否则不能评为 PR。一系列测量所依据的影像学记录或照片，必须保留以备复核。

3. 无变化（no change，NC）或稳定（stable disease，SD）双径可测病灶，各病灶最大两垂直径之乘积总和增大 <25%，或减少 <50%，并在至少 4 周后复测证实；单径可测病灶，各病灶直径的总和增大 <25%，或减少 <50%，并在至少 4 周后复测证实。然而必须无新病灶出现，并至少经 2 周期（6 周）治疗，才能评定为NC。

4. 进展（progressive disease，PD）　　至少有 1 个病灶，双径乘积或在单径可测时单径增大 25% 以上，或出现新病灶。新出现胸、腹水，且癌细胞阳性，也评定为 PD。新出现病理性骨折或骨质压缩，不一定评为 PD。必须经 6 周以上治疗才能评为 PD，如在 6 周内出现病情进展，则称为早期进展（early progression）。脑转移的出现，如新出现脑转移，即使其他部位病灶有所消失，也应认为系肿瘤进展，但医生也可根据其他病灶有效面继续用药。

此外，在疗效标准中，还有报道将稳定（SD）再分为好转或微效（minimal remission，MR）和无变化（NC），其评定标准如下：

①好转或微效（minimal remission，MR），肿瘤病灶的两径乘积减少不足 50%和增大不超过 25%，无新病灶出现，维持 4 周以上。

②无变化（NC）：肿瘤病灶的两径乘积减少不足 25%和增大不超过 25%，无新病灶出现，维持 4 周以上。

**（二）可评价，不可测量病灶**

（1）CR：所有可见病灶完全消失，并至少维持 4 周以上。

（2）PR：肿瘤总量估计（estimate）减少 50%以上，并维持 4 周以上。

（3）NC：至少经 2 周期（6 周）治疗后，病灶无明显变化，包括病灶稳定，估计肿瘤减少 <50%，估计肿瘤增加 <25%。

（4）PD：出现新病灶，或原有病灶估计增加 >25%。

**（三）溶骨性或成骨性病灶**

也属于可评价、不可测量病灶。

（1）CR：溶骨性病灶消失，骨扫描恢复正常，至少维持 2 周以上。

（2）PR：溶骨性病灶部分缩小、钙化，或成骨性病灶密度减低，至少维持 4 周以上。

（3）NC：病灶无明显变化，因骨病灶改变缓慢，故至少在治疗开始后 8 周以上方可评定为 NC。

（4）PD：经 X 线、CT、MRI 或骨扫描发现新病灶，或原有病灶明显增大，但出现骨压缩、病理性骨折或骨折愈合，不作为疗效评定的惟一依据。

**（四）不可评价病灶**

（1）CR：所有可见病灶完全消失，持续 4 周以上，在成骨性病灶，骨显像亦须恢复正常，并不少于 4 周。

（2）NC：病灶无明显变化，至少持续 4 周，而成骨性病灶无变化须持续 8 周以上，包括病灶稳定，估计病灶减少 <50%或增加 <25%。

（3）PD：出现任何新病灶，或拥有病灶估计增加 25%以上，而腔内积液时，如不伴有其他进展病灶，只是单纯积液增多，则不能评价为 PD。

### 三、远期疗效指标

肿瘤化疗的疗效评价：包括近期疗效、缓解期和生存期。近期疗效分为完全缓解（CR）、部分缓解（PR）、好转或微效（MR）、无变化（NC）或稳定（SD）和进展（PD）。有效病例数（CR＋PR）÷可评价病例数×100＝有效率或缓解率（RR）%，按 CR＋PR 病例计算为有效率，而 MR＋NC 或 SD＋PD 病例为无效病例。

1．缓解期　　自出现达 PR 疗效之日起至肿瘤复发不足 PR 标准之日为止的时间为缓解期，一般以月计算，亦有以周或日计算的。将各个缓解病例的缓解量间（月）列出，由小到大排列，取其中间数值（月）即为中位缓解期，或按统计学算出中位数。

2．生存期　　从化疗开始之日起至死亡或末次随诊之日为止的时间为生存期或生存时间，一般以月或年计算，中位生存期的计算方法与中位缓解期的计算方法相同。

3．生存率　　如 5 年生存率＝生存 5 年以上的病例数÷随诊 5 年以上的总病例数×100。

（沈亦逵）

# 第二编　小儿血液肿瘤

## 第八章　急性白血病的诊断与治疗原则

### 第一节　小儿急性白血病的 MICM 分型

急性白血病可根据骨髓白血病细胞形态学（morphology，M）、免疫学（immunology，I）、细胞遗传学（cytogenetics，C）及分子生物学（molecular biology，M）特征进行分类，此即 MICM 分型法。以 MICM 分型能更全面反映白血病细胞的生物学特性及临床特征，从而作出更准确诊断及评估预后，有利于疾病的个体化治疗。因此有条件的医疗单位可作 MICM 分型。

#### 一、细胞形态学分型

形态学分型以白血病细胞形态为主，结合细胞化学特点进行分类。目前采用的分型标准是 FAB（French-American-British）协作组于 1979 年所制定，已在世界范围内广泛应用，我国于 1986 年制定的分型方案与 FAB 协作组的方案基本一致。

##### （一）急性淋巴细胞白血病形态学分型

FAB 协作组根据细胞形态学将急性淋巴细胞白血病（ALL）分为 $L_1$、$L_2$、$L_3$ 三种亚型。

1. $L_1$ 型　　小原淋细胞为主（> 75%）。
2. $L_2$ 型　　大原淋细胞为主，核形不规则。
3. $L_3$ 型　　有空泡的大原淋细胞为主，胞浆空泡呈蜂窝状。
三型的形态学特点见表 8-1。

表 8-1　急性淋巴细胞白血病形态学分型细胞特征

| 类　　型 | $L_1$ | $L_2$ | $L_3$ |
|---|---|---|---|
| 细胞大小 | 小细胞为主 | 大细胞较 $L_1$ 多，大小不一 | 大细胞为主，大小较一致 |
| 核染色质 | 较粗，结构较一致 | 细而分散，结构较不一致 | 细点状，均匀一致 |
| 核形 | 规则，偶见折叠凹陷 | 不规则，常见折叠凹陷 | 较规则 |
| 核仁 | 无，或小而不清楚 | 一个或多个，清楚 | 明显，一个或多个，泡状 |
| 胞浆量 | 少 | 不定，常较多 | 较多 |
| 胞浆嗜碱性 | 轻或中度 | 不定，有些细胞深染 | 深蓝 |
| 胞浆空泡 | 不定 | 不定 | 明显，呈蜂窝状 |

表中述及的小细胞及大细胞以细胞直径 $12\mu m$ 来划分，小于 $12\mu m$ 为小细胞，大于 $12\mu m$ 为大细胞。各型中不符合上述分型条件的细胞可高至 20%，例如，计数 100 个原始幼稚淋巴细胞，$L_2$ 型的大（原始淋巴）细胞不超过 20% 时诊为 $L_1$ 型，超过 20% 则诊为 $L_2$ 型。

小儿 ALL 以 $L_1$ 型多见，约占 84%，$L_2$ 型占 15%，$L_3$ 型占 1%。三型的预后各不相同，$L_1$ 型预后最好，$L_2$ 型次之，$L_3$ 型预后最差。

ALL的细胞化学染色：原始细胞过氧化酶（POX）或苏丹黑（SB）染色为阴性反应（阳性率≤3%），借助此点可与急性髓细胞白血病进行鉴别。糖原染色（PAS）在原始细胞中呈块状颗粒状阳性。细胞的末端脱氧核苷酸转移酶（TdT）活性明显升高。一般认为，原始细胞的 PAS 呈阴性反应的 ALL 预后较差。

## （二）急性髓细胞白血病形态学分型

急性髓细胞白血病(AML)，亦称急性非淋巴细胞白血病（acute non-lymphoblastic leukemia，ANLL），FAB 协作组根据 AML 各亚型骨髓细胞学特点分为：$M_1$ ~ $M_7$ 七大类型（表 8-2）。

**表 8-2 急性髓细胞白血病各亚型特征**

| 分　型 | 特　征 |
|---|---|
| $M_1$：急性粒细胞白血病未分化型 | 原粒细胞≥90%（非红系细胞，NEC） |
| $M_2a$：急性粒细胞白血病部分分化型 | 原粒细胞≥30% ~ 90%，早幼粒细胞以下阶段 >10% |
| $M_2b$：即亚急性粒细胞白血病 | 以异常中性中幼粒细胞为主，常有核仁，此类细胞 >30% |
| $M_3$：急性早幼粒细胞白血病　　$M_3a$：即粗颗粒型　　$M_3b$：即细颗粒型 | 以颗粒增多的异常早幼粒细胞增生为主 |
| $M_4$：急性粒单核细胞白血病　　$M_4a$：　　$M_4b$：　　$M_4c$：　　$M_4Eo$： | 原粒和早幼粒≥30%，原单和幼单 >20%　原单和幼单 >30%，原粒和早幼粒 >20%　原始细胞具有粒系及单核系双相特征 >30%　除上述特点外，颗粒粗大而圆的异常嗜酸性粒细胞，占5% ~ 30% |

续表

| 分　型 | 特　征 |
|---|---|
| $M_5$：急性单核细胞白血病<br>　$M_5a$：即未分化型<br>　$M_5b$：即部分分化型 | <br>原单核细胞≥80%<br>原单核细胞<80%，幼单核细胞>30% |
| $M_6$：红白血病 | 红细胞系>50%，原粒细胞（或原单+幼单核细胞）>30% |
| $M_7$：巨核细胞白血病 | 原始巨核细胞≥30%，细胞小，活检有原始巨细胞增多，组化、电镜及McAb证实，免疫表型为$CD_{41}^+$、$CD_{42}^+$和$CD_{61}^+$ |
| $M_0$：急性髓细胞白血病未分化型 | 呈早期原始细胞特征：体积较小，无Auer小体，核仁明显，类似ALL细胞（$L_2$），在形态学上不易区别是髓细胞型还是淋巴细胞型。髓系免疫标志$CD_{34}$阳性，无淋巴系免疫表面标记。但它对抗髓过氧化物酶单克隆抗体阳性，电镜髓过氧化酶（MPO）阳性 |

注：$M_1 \sim M_5$ 原始细胞计数时要除外红系细胞的百分数，即以非红系细胞（NEC）计数。

## 二、免疫学分型
### （一）急性淋巴细胞白血病免疫学分型

各种类型的造血细胞在不同分化发育阶段顺序出现某些抗原的表达，这类抗原称为分化抗原（cluster designation，CD）。白血病性的淋巴细胞系某种类型淋巴细胞在分化的某一阶段恶性转变而成，表现分化停滞及成熟障碍，与正常分化过程的淋巴细胞相对应也表达这一阶段的分化抗原。应用不同分化抗原的单克隆抗体对白血病细胞进行检测，依据所表达的抗原种类可确定白血病细胞的来源及分化阶段。一般将小儿ALL分为B细胞型和T细胞型。

B 淋巴细胞在发育分化过程中最早表达的细胞表面标志为 HLA-DR 抗原，进入早期前 B 阶段同时表达胞浆 $CD_{22}$（$CyCD_{22}$）和 $CD_{19}$。继而先后有 $CD_{10}$ 和 $CD_{20}$ 表达，至前 B 细胞阶段出现胞浆免疫球蛋白（CyIg）表达，最后达到成熟 B 细胞阶段则有膜免疫球蛋白（SmIg）表达。

T 淋巴细胞分化抗原在分化过程中最早表达的是 $CD_{17}$ 和胞浆 $CD_{33}$（$CyCD_{33}$）。进入胸腺阶段后，早期有 $CD_5$、$CD_2$ 表达，中期有 $CD_1$、$CD_3$ 以及 $CD_4$ 和 $CD_8$ 共同表达，晚期 $CD_1$ 消失，$CD_3$ 持续表达，同时 $CD_4$ 和 $CD_8$ 分别出现在不同的细胞上，分为 T 辅助细胞和 T 抑制细胞。

根据 T 淋巴细胞和 B 淋巴细胞分化抗原制备的单克隆抗体（McAb）种类较多，表 8-3 所列是进行 ALL 免疫分型最常用的单克隆抗体。

**表 8-3　免疫分型常用的单克隆抗体**

| B 细胞系列 | T 细胞系列 |
|---|---|
| HLA-DR | $CD_1$ |
| $CD_{19}$ | $CD_2$ |
| $CD_{10}$（普通型急淋抗原，CALLA） | $CD_3$ |
| $CD_{20}$ | $CD_4$ |
| CyIg（$C\mu$ 链） | $CD_5$ |
| SmIg（$\kappa$ 链、$\lambda$ 链） | $CD_7$ |
| $CD_{22}$ | $CD_8$ |

免疫分型是小儿 ALL 非常重要的一种分型方法。随着单克隆抗体技术和流式细胞仪（flow cytometry，FCM）在免疫分型中的应用，近年来将 ALL 分为 T 细胞系和 B 细胞系两大系列。一般将小

儿 ALL 分为 B 细胞系（型）和 T 细胞系（型），其中 B 细胞系 ALL 约占 80%~85%，T 细胞系 ALL 约占 15%~20%。根据细胞分化阶段的不同，对 McAb 的不同反应和免疫球蛋白基因重排、T 细胞受体（TCR）基因重排的不同，B 细胞系列和 T 细胞系列 ALL 又分为若干亚型。目前临床免疫分型应用见表 8-4、表 8-5。

表 8-4　B 细胞系列 ALL 的免疫亚型

| 型　　别 | McAb 的表达 | | | | | $CyIg^*$ | $SmIg^*$ |
|---|---|---|---|---|---|---|---|
| | HLA-DR | $CD_{19}$ | $CD_{22}$ | $CD_{10}$ | $CD_{20}$ | | |
| 早期前 B 淋巴细胞型 | + | + | + | − | − | − | − |
| 普通型急淋（C-ALL） | + | +/− | +/− | + | − | − | − |
| 前 B 淋巴细胞型 | + | +/− | + | +/− | +/− | + | − |
| 成熟 B 淋巴细胞型 | + | +/− | + | +/− | +/− | − | + |

注：CyIg（Cμ）胞浆中免疫球蛋白（重链）；SmIg：细胞膜表面免疫球蛋白轻链（κ、λ）。

表 8-5　T 细胞系列 ALL 免疫的亚型

| 型　　别 | McAb 的表达 | | | | | | |
|---|---|---|---|---|---|---|---|
| | $CD_7$ | $CD_2$ | $CD_5$ | $CD_1$ | $CD_3$ | $CD_4$ | $CD_8$ |
| 胸腺前阶段 | + | − | − | − | − | − | − |
| 胸腺早期 | + | + | + | − | − | − | − |
| 胸腺中期 | + | + | + | + | − | +/− | +/− |
| 胸腺后期 | + | + | + | − | + | +/− | −/+ |

1. T 细胞系列 ALL（T-Lineage-ALL）　　具有阳性 T 淋巴细胞免疫标志，如 $CD_7$、$CD_5$、$CD_2$、$CD_1$、$CD_4$、$CD_8$、$CD_3$ 以及 TdT 等，又分为 4 个亚型，见表 8-5。

180

2．B细胞系列 ALL（B-Lineage-ALL） 具有阳性的 B 淋巴细胞标志，如 HLA-DR、$CD_{19}$、$CD_{10}$、$CD_{22}$、$CD_{20}$、CyIg、SmIg 等，又分为 4 个亚型：

（1）早期前 B 淋巴细胞型（Early pre B-ALL）：又称早期前 BⅠ型淋巴细胞白血病：HLA-DR 及 $CD_{19}$ 或（和）$CyCD_{22}$ 阳性，其他 B 系淋巴细胞标志均为阴性。

（2）普通型急淋（C-ALL）：又称早期前 BⅡ型急淋（Early pre B-ALLⅡ）：$CD_{10}$ 阳性，CyIg、SmIg 均为阴性，其他 B 系标志 $CD_{19}$、$CyCD_{22}$ 以及 HLA-DR 常为阳性。

（3）前 B 淋巴细胞型（Pre B-ALL）：CyIg 阳性，SmIg 阴性，其他 B 系标志 $CD_{19}$、$CyCD_{22}$、$CD_{10}$、$CD_{20}$ 以及 HLA-DR 常为阳性。

（4）成熟 B 淋巴细胞型（B-ALL）：SmIg 阳性，CyIg 阴性，其他 B 系免疫标志 $CD_{19}$、$CyCD_{22}$、$CD_{10}$、$CD_{22}$ 以及 HLA-DR 常为阳性。

3．混合型细胞型或双表型急性白血病 即 ALL 伴有髓系标志或 AML 有淋巴细胞标志。如 ALL 具有淋巴细胞系的形态学特征、以淋巴细胞系特异的抗原表达为主，伴有个别、次要的髓系特异抗原标志（$CD_{13}$、$CD_{33}$ 或 $CD_{14}$ 等阳性），称为伴有髓系标志的 ALL（$My^+$-ALL）。

免疫学分型所有用检测材料是未经治疗病孩的骨髓或周围血（白细胞分类原幼细胞应占 70% 以上）。初诊及复发 ALL 都应进行免疫学分型。

ALL 的免疫学类型和形态学类型间无相关性，惟有形态学的 $L_3$ 型多是免疫学类型的成熟 B 淋巴细胞型（$SmIg^+$），此型预后最差，但仅占有 ALL 的 1%～2%。B 细胞系 ALL 占所有小 ALL 的 80%～85%，其中的 70% 有 $CD_{10}$ 表达（$CD_{10}^+$），过去习惯称为普通型 ALL（C-ALL），预后较好；前 B 细胞型 ALL（Pre B-ALL）与成熟 B 细胞型 ALL（B-ALL）预后均较差。

T 细胞系 ALL（T-ALL）占所有小儿 ALL 的 15%～20%，临床有一定特点，如起病时白细胞计数高，肝、脾、淋巴结肿大明显，常伴纵隔淋巴结肿大及中枢神经系统白血病等髓外浸润。小儿 T-ALL 预后较差，但近年来由于治疗的改进，给予针对性的强化疗及有效的白血病"庇护所"预防治疗，使疗效明显改观，相当部分患儿也能获得长期无病生存。

分子生物学的发展为 ALL 的分型提供了更多的手段，目前临床上应用较多的是测定免疫球蛋白重链（IgH）、轻链（IgL）基因重排及 T 细胞受体（TCR）基因重排。IgH 和 IgL 基因重排的发生是造血干细胞定向于 T 细胞系分化的早期标志。免疫分型时出现不能确定细胞系列或难下结论的情况，进行 IgH、IgL 和 TCR 基因重排的检测，可为分型提供更多的依据。随着这项工作的深入，发现 Ig 基因重排和 TCR 基因重排在 T-ALL 和 B 细胞系 ALL 有交叉，如有报告称 17% 的 T-ALL 有 IgH 基因重排，IgL 基因重排也可在 T-ALL 出现，但较少见，而 TCR 基因重排在 B 细胞系 ALL 出现更多，TCRβ 为 29%，TCRγ 为 56%。此外，Ig 及 TCR 基因重排也在急性髓细胞白血病（AML）出现。虽然 ALL 的临床特点存在共性，但白血病细胞的生物学特性存在差异，细胞表型有多种变化，并非完全遵循以上所述的规律，如近年来国内外学者报告的"杂合性"急性白血病。因此进行免疫学分型时尚需结合细胞形态、细胞化学等进行具体分析。

**（二）急性髓细胞白血病免疫学分型**

目前常用于 AML 免疫分型的单克隆抗体（McAb）见表 8-6。

表 8-6　常用于 AML 免疫分型的单克隆抗体

| McAb | 反应细胞 |
| --- | --- |
| $CD_{13}$ | 粒细胞，单核细胞 |
| $CD_{14}$ | 单核细胞 |
| $CD_{15}$ | 粒细胞 |
| $CD_{33}$ | 粒细胞，单核细胞 |

续表

| McAb | 反应细胞 |
|---|---|
| $CD_{34}$ | 粒、单系祖细胞 |
| $CD_{41}$ | 巨核系 |
| $CD_{42}$ | 巨核系 |
| 血型糖蛋白 A 抗体 | 红系，$M_6$ |
| HLA-DR | B 系细胞、髓系 |

其中特异性高的是 $CD_{41}$ 和 $CD_{42}$，两者分别特异于两种血小板膜糖蛋白 GP II b/III a 和 GP I b，对 $M_7$ 的诊断有较高价值。血型糖蛋白 A 抗体对 $M_6$ 的红系细胞有较高的特异性。$CD_{34}$ 抗原主要表达于造血前体细胞，包括多能干细胞及早期的多能或单能祖细胞。$CD_{13}$ 和 $CD_{33}$ 为粒系和单核系细胞共同表达的抗原。$CD_{14}$ 较特异于单核系，$CD_{15}$ 较特异于粒系。尽管如此，单独应用单克隆抗体不能将 $M_1 \sim M_6$ 几个亚型区别，原因在于这类细胞的抗原性较弱且互有交叉，因而特异性不高。AML 免疫表型的分析还需结合形态学及细胞化学的特点。对于形态学难以确定类型的急性白血病，免疫表型的检测可以提供鉴别依据，特别是在 ALL 和 AML 的鉴别方面细胞表面标志的检测有重要意义。AML 各亚型的细胞表型特点见表 8-7。

表 8-7　AML 各亚型的细胞表面标志

| 型　别 | $M_1$ | $M_2$ | $M_3$ | $M_4$ | $M_5$ | $M_6$ | $M_7$ |
|---|---|---|---|---|---|---|---|
| HLA-DR | + | + | － | + | + | +／－ | +／－ |
| $CD_{34}$ | + | +／－ | | +／－ | +／－ | － | － |
| $CD_{33}$ | + | + | + | + | + | +／－ | +／－ |
| $CD_{13}$ | +／－ | + | + | + | + | +／－ | － |

183

| 型　　别 | $M_1$ | $M_2$ | $M_3$ | $M_4$ | $M_5$ | $M_6$ | $M_7$ |
|---|---|---|---|---|---|---|---|
| $CD_{15}$ | - | + | +/- | +/- | +/- | +/- | - |
| $CD_{14}$ | - | +/- | - | + | + | - | - |
| 血型糖蛋白 A | - | - | - | - | - | + | - |
| $CD_{41}$ | - | - | - | - | - | - | + |

$M_1 \sim M_6$ 均可见 $CD_{33}$、$CD_{13}$、$CD_{34}$、$CD_{14}$、$CD_{15}$、MPO 等髓系标志 1 项或多项阳性。其中 $CD_{14}$ 多见于单核细胞系，$M_6$ 除上述标志外尚有血型糖蛋白 A 抗体阳性；$M_7$ 可见 $CD_{41}$、$CD_{42}$ 和 $CD_{61}$ 阳性，以及糖蛋白 GPⅡb/Ⅲa（血小板膜抗原）阳性。

## 三、细胞遗传学分型

### (一) 小儿 ALL 细胞遗传学分型

细胞遗传学分析在 ALL 的诊断方面占重要地位。染色体异常是独立的预后因素。从技术上讲，ALL 染色体分析难度较大。有人估计，几乎所有的 ALL 都有细胞遗传学改变，由于技术原因某些异常表现没有被检测出来而似正常。随着染色体分析技术的进步，将会有更多的异常被发现。ALL 时染色体异常主要包括染色体数量异常（核型异常）和结构异常（构型异常）。

1. **染色体数量（核型）异常**　　ALL 染色体数量（倍型）的改变有以下 5 种类型：①超二倍体（hyperdiploid）：染色体数目为小于大于 46 条，大于 50 条的超二倍体多发生于 $CD_{10}$ 阳性的 B 细胞系 ALL，一般预后较好；染色体数目为 47～49 条的超二倍体，预后次之。②亚二倍体（hypodiploid）：染色体数目小于 46 条，小于 40 条的亚二倍体者预后较差。③假二倍体（pseudodiploid）：染色体数目为 46 条，存在染色体结构异常，如易位，多见于前 B 细胞 ALL (Pre-B ALL)，预后不好。④二倍体（normal diploid）：染色体数目为 46 条，目前的检查方法没有发现结构异常，T-ALL 多见此型。根据较多文献报告及临床观察，超二倍体及正常核型（二倍体）的 ALL，特别是染色体大于 50 条者对化疗较敏感，完全缓解率（CR）较高，长期无病生存率也较高，其预后较好；反之，亚二倍体以及染色体数量改变呈三倍体、四倍体者预后较差，对治疗反应不佳，长期无病生存者较少。

2. 染色体结构（构型）异常　　染色体构型异常（结构异常）以易位最多。染色体易位有随机出现的，而非随机出现的染色体易位属特异性染色体改变，最多见于假二倍体，其次为亚二倍体。特异的染色体易位与细胞的免疫表型有一定关系（见表 8-8），涉及细胞的恶性转化机制。在 ALL 中不同系列的白血病有其不同类型的染色体构型异常。

表 8-8　ALL 染色体构型异常与免疫表型的关系

| 染色体构型异常 | 有关免疫表型 |
| --- | --- |
| t(4;11)(q21;q23) | 早期前 B 细胞,粒单前体细胞,杂合型白血病 |
| t(12)(p11~13) | B 系白血病 |
| t(1;19)(q23;p13) | 前 B 细胞白血病 |
| t(8;14)(q24;q32) | B 细胞,偶然前 B 细胞 |
| t(8;22)(q24;q11) | B 细胞,偶然前 B 细胞 |
| t(2;8)(p12;q24) | B 细胞,偶然前 B 细胞 |
| t(11;14)(q13;q32) | B 系白血病 |
| t(9;22)(q32;q11) | 多见于 B 系 |
| t(10;14)(q24;q11) | T 细胞系 |
| t(11;14)(p13;q11) | T 细胞系 |
| t(8;14)(q24;q11) | T 细胞系 |
| t(1;14)(p32;q11) | T 细胞系 |
| inv(14)(q11;q32) | T 细胞系 |

| 染色体构型异常 | 有关免疫表型 |
|---|---|
| t(7;v)(q32~q36;v) | T细胞系 |
| t(7;12)(q11;p12) | B系白血病 |
| dic(9;12)(p11;p12) | B系白血病 |

注：v：变异染色体；dic：双轴丝裂；inv：倒位。

## （二）小儿 AML 细胞遗传学分型

小儿 AML 主要细胞遗传学改变：AML 染色体改变与许多临床特征有关，与 AML 相关的细胞遗传学改变，常见者有：$M_1$：t（9；22）；$M_2$：t（8；21）；$M_3$：t（15；17）；$M_5a$：t（11q）；$M_4Eo$：inv（16）等异常，见表8-9。

表8-9  小儿 AML 的细胞遗传学异常

| 染色体核型改变 | 频率(%) | FAB 亚型 | 常伴主要特征 |
|---|---|---|---|
| t(9;22)(q34;q11) | 3 | $M_1$ | 即 Ph' 染色体,BCR/ABL 融合基因 |
| t(8;21)(q22;q22) | 12 | $M_2$ | AML1/ETO 融合基因,伴绿色瘤 |
| t(15;17)(q22;q11~12) | 6~10 | $M_3$ | PML-RARα 融合基因 |
| inv/del(16)(p13;q22) | 8~10 | $M_4Eo$ | 伴骨髓嗜酸细胞增多或异常的 $M_4$ |
| t/del(11)(q23) | 6 | $M_5a$ | 高白细胞数,肝脾淋巴结肿大 |
| t(8;16)(p11;p13) | | $M_5b$ | |
| t(3;5)(q25;q34) | | $M_6$ | |
| inv(3)(q21;q26) | | $M_7$ | 3q 重排常伴血小板增多 AML-$M_7$ |

## 四、分子生物学分型（白血病的基因分型）

染色体易位可产生新的融合基因及其相应的融合蛋白，导致白血病的发生。随着分子生物学技术的不断发展，采用 PCR、FISH 和原位 PCR 基因诊断技术，可以发现一些与白血病发生有关的异常融合基因。分子生物学异常融合基因检测不仅可对白血病类型分子生物学的分型诊断，而且可预测治疗反应、治疗方案的选择、预后判断等也起着重要的作用。

### （一）ALL 分子生物学

染色体易位（t）的分子或细胞遗传学证据见于 75% 左右的小儿白血病患儿，白血病相关的染色体易位造成蛋白激酶的癌基因活化，通常是转录子。

1. TEL-AML$_1$ 融合基因    t（12；21）（p13；q22）易位使 12 号染色体（短臂）上的 TEL 基因与 21 号染色体（长臂）上的 AML$_1$ 基因融合，形成 TEL-AML$_1$ 融合基因。该融合基因的出现经常伴有其他 TEL 等位基因的丧失，提示 TEL 可能是抑癌基因。TEL-AML$_1$ 融合基因是小儿 ALL 最常见的基因改变，主要发生在小儿 B 系 ALL，检出率可达 20%～25%。分子监测该融合基因具有重要的临床价值，因为 TEL-AML$_1$ 融合基因的存在提示预后较好，该融合基因的表达是独立的预后较好的指标。与已知的 B 前体细胞白血病预后好的因素（包括年龄、白细胞计数和超二倍体）不相关。TEL-AML$_1$ 融合基因表达证实了相当一部分临床不能证实的预后好的前 B 细胞白血病，这些病儿可以应用较弱的化疗方案，以减轻化疗的副作用。

2. BCR-ABL 融合基因    Ph 染色体 t（9；22）是慢性粒细胞白血病的细胞遗传学标志。该染色体是由于第 9 号染色体长臂 3 区 4 带（9q34）和 22 号染色体长臂 1 区 1 带（22q11）相互易位所致，其结果使位于 9q34 的原癌基因 C-ABL 和位于 22q11 的 BCR 基因发生融合，形成 BCR-ABL 融合基因：t（9；22）（q34；q11）。20 世纪 70 年代以来，在部分急性淋巴细胞白血病（ALL）中也发现有 Ph

染色体，同为 BCR-ABL 融合基因，占小儿 ALL 的 5%、成人 ALL 的 25%。表达该基因的 ALL 病例，BCR 断裂点分布在断裂丛区域的上游产生 190kD 的嵌合蛋白即 p190。p190 使酪氨酸激酶的活性增强，并且在实验室中可以转化造血前体细胞。在小儿 ALL，t (9；22) 易位伴有年龄较大、白细胞计数高和诊断时易发生中枢神经系统白血病。这些特征使得其预后较差，长期无病生存率仅 10%～30%。很明显，BCR-ABL 融合基因阳性病儿需早期诊断，以便用较强方案化疗，争取第一次化疗缓解后可进行异基因骨髓移植。

3. E2A-PBX1 融合基因　　t (1；19) (q23；q13) 使 1 号染色体上的 PBX-1 基因与 19 号染色体上的 E2A 基因融合，构成免疫分型为前 B（胞浆免疫球蛋白阳性）ALL 的 25% 病例。其产物包括 E2A 转录激活区域和 PBX-1 的 DNA 结合同源区域，致 PBX-1 高度表达，引起白血病发生。小儿 ALL 表达 E2A-PBX1 融合基因的病例，在诊断时白细胞计数较高。以前长期无病生存率 30%，用强化疗后，目前接近 80%。

4. MLL 基因重排　　MLL 基因位于 11q23，影响 80% 婴儿及 3% 儿童 ALL 病例。小儿有 MLL 基因重排预后极差，尽管采取较强的多药化疗，长期无病生存率 < 20%。因此分子方法证实 MLL 重排很重要，有 MLL 基因重排的小儿 ALL 需骨髓移植或强化疗。

5. MYC-IgH 融合基因　　t (8；14) (q24；q32) 使原位于 8 号染色体上的 myc 癌基因移位到 14 号染色体上和免疫球蛋白重链基因 (IgH) 并列；t (2；8) (p12；q14) 或 t (8；22) (q24；q11) 易位中，免疫球蛋白轻链基因 (Igk) 或 Ig 移位到 8 号染色体长臂上和 myc 基因并列，使 myc 基因调控失常而过度表达，最终导致白血病发生。

6. TAL-1-TCR 融合基因　　t (1；14) (q34；q11) 是 1 号染色体上的原癌基因 T 细胞急性白血病-1 (TAL-1) 基因与 14 号染色体上的 T 细胞受体 (TCR) 基因并列，造成 TAL-1 在 T 淋巴细胞中高度表达，而致白血病发生。在白血病缓解期，TCR 重排的持续检出，提示微小残留病的存在或以后复发的可能。

7. HOX11 和 TCR 基因　　t（10；14）（q24；q11）易位是 10 号染色体上的 HOX11 基因与 14 号染色体上的 TCR 基因并列，导致 HOX11 胸腺异位表达，引起 T 细胞系生长失控而发生白血病。

8. 抑癌基因　　抑癌基因的失活造成增殖失控而恶性变。许多白血病都伴有抑癌基因 p53 突变或缺失。虽然在初诊时仅 1%～2% B 前体 ALL 和 T-ALL p53 失活，但在复发性 T-ALL 25% 病例 p53 突变，并且此突变与复发后再次缓解时间短有关。在 20%～30% B 前体 ALL 和 70%～80% T-ALL 检测出 p16 纯合缺失，提示这个基因在白血病中起重要作用，然而 p16 缺失在其他类型白血病少见。

## （二）AML 分子生物学

1. AML-1-ETO 融合基因　　AML-1-ETO 是急性髓细胞白血病（AML）$M_{2b}$ 亚型特征性的融合基因，$M_{2b}$ 患者中 90% 存在特异的 t（8；21）（q22；q22）染色体易位，伴该染色体易位的白血病细胞具有一定程度的分化能力，能分化至较成熟的嗜中性和嗜酸性细胞，且对化疗反应敏感。该染色体易位使第 8 号染色体上的 ETO 基因和 21 号染色体上的 AML-1 基因融合，形成 AML-1-ETO 融合基因。AML-1-ETO 是一种转录子，直接参与 $M_2$ 型的发病机制。AML-1-ETO 融合基因为 AML 最常见的融合基因，在 AML 中约 30% 有此融合基因，一般认为 AML-1-ETO 融合基因为预后较好的指标，用 HD-Ara-C 治疗有较高的长期缓解率。因此检测 AML-1-ETO 融合基因对急性粒细胞白血病（$M_{2b}$）型患者的诊断、微小残留病的监测等具有重要意义。在 $M_4$ 患者 AML-1-ETO 融合基因阳性率为 4%。

2. PML-RARα 和 PLZF-RARα 融合基因　　①急性早幼粒细胞白血病（APL，$M_3$）患者中 95% 存在特异的染色体易位 t（15；17）（q22；q21），易位的结果使第 15 号染色体长臂 2 区 2 带上的早幼粒细胞白血病基因（PML）和第 17 号染色体长臂 2 区 1 带上的维甲酸受体 α（RARα）基因发生融合，形成 PML-RARα 融合基因。由于该融合基因对 APL（$M_3$）具有高度特异性，因此可以作为 APL 诊断的分子标志。三氧化二砷对 $M_3$ 的疗效与 PML-RARα 融合基因表达有关；另外 $M_3$ 在治疗结束后 PML-RARα 融合基因持续检出提示有复发可能，可作为早期治疗干预指标。②急性早幼粒细胞变异型易位 t（11；17）是 17 号染色体 RARα 基因与 11 号染色体长臂早幼粒细胞白血病锌指蛋白（PLZF）基因发生融合，形成 PLZF-RARα 融合基因。AML-$M_3$ 有 PLZF-RARα 融合基因表达者对维甲酸（A-TRA）不敏感。

3. CBFβ-$MYH_{11}$ 融合基因　　有 inv（16）（p13；q22）；倒位与 t（16；16）（p13；q22）易位。导致 16 号染色体长臂的 CBF（core binding factor，核心结合因子）β 链基因与短臂的 $MYH_{11}$ 基因发生融合，即 CBFβ-$MYH_{11}$ 融合基因。其产物 CBFβ-$MYH_{11}$ 融合蛋白将促使白血病的发生。CBFβ-$MYH_{11}$ 融合基因多见于 AML-$M_4$Eo 患儿。研究表明该融合基因在患者经治疗缓解后可以消失，所以该基因可以用于微小残留病监测和预后判断。

4. ALL-1/HRX 基因　　MLL 类融合基因 MLL（$ALL_1$，HRX，HTRX）位于染色体 11 号染色体长臂 11q23 的重排有关，重排包括部分缺失以及断裂点，与其他染色体（如 1、2、4、6、9、10、17、19 号染色体）的各种非随机染色体易位，因相互易位形成各种融合基因。能与之发生易位的染色体很多，故称为 MLL 类融合基因。在 AML 和 ALL 中均有 11q23 的受累提示存在着一种影响粒-单系和淋巴系方向分化的重要基因。Rowley 等研究将 11q23 的断裂点丛集区定位于 $CD_3$ 和 PBGD 之间一个被称为 ALL-1（又称 HRX）的新基因上。t（9；11）可见于 AML。此类基因表达常表现为单核细胞分化特点（$M_4$，$M_5$），或有髓、淋双系免疫学标志，因而称为混合系列白血病基因。

伴有 t（4；11）染色体易位的白血病常见于小儿 ALL 患者，该易位导致产生 HRX 基因和 4 号染色体上受累的基因（AF4）发生融合，形成 HRX-AF-4 或 AF-4-HRX 融合基因。在 t（11；19）易位的白血病患者中，HRX 基因可与一个位于 19 号染色体上富含编码丝氨酸/脯氨酸的 ENL 基因相融合，形成 HRX-ENL 融合基因。目前 HRX 基因相关的融合基因都可以用 PCR 进行检测。

5. DEK-CAN 融合基因　　t（6；9）（p23；q34）染色体易位，导致 6 号染色体短臂 2 区 3 带上的 DEK 基因与 9 号染色体长臂 3 区 4 带上的 CAN 基因融合，形成 DEK-CAN 融合基因。主要见于 AML-$M_2$ 或 $M_4$ 亚型中，也见于 $M_1$ 亚型，在 AML 中的发生率为 0.5% ~ 4%，这种异常也存在骨髓增生异常综合征（MDS）的难治性贫血伴原始细胞增多型（RAEB）中。有 DEK-CAN 融合基因的 AML 患儿预后较差。

综上所述，分子生物学与遗传学分析使我们对诊断疾病、设计病人最佳治疗方案和监测疗效能力均有很大提高。由于细胞遗传学不能发现一些病人的基因改变，因此分子生物学技术对于适当的白血病危险分类和治疗是必须的。

上述小儿急性白血病最常见的不同融合基因，表明与 ALL/AML 的不同危险度和治疗的关系。小儿 ALL TEL-AML1 融合基因和超二倍体治疗效果最好，可以应用弱强度化疗方案。而 MLL 基因重排和 BCR-ABL 融合基因则提示预后不好，这些病人最好在第一次缓解后行骨髓移植。白血病患儿的基因改变与临床特征相结合分析能够更好地预测疗效，见表 8-10。

表 8-10　小儿急性白血病融合基因类型与临床意义

| 融合基因 | 染色体构型改变 | FAB 分型 | 频率% | DFS* | 治疗建议 |
|---|---|---|---|---|---|
| BCR-ABL | t(9;22)(q34;q11) | 前前 B-ALL | 3 ~ 6 | 20 ~ 35 | Allo-BMT |
| TEL-AML₁ | t(12;21)(p13;q22) | 前前 B-ALL | 20 ~ 25 | 85 ~ 90 | 可耐受的方案（主要为抗代谢药） |

续表

| 融合基因 | 染色体构型改变 | FAB 分型 | 频率% | DFS* | 治疗建议 |
|---|---|---|---|---|---|
| E2A-PBX1 | t(1;19)(q23;p13) | 前 B-ALL | 5~6 | 70~80 | 强烈化疗(基因毒性药和抗代谢药) |
| myc-IgH | t(8;14)(q24;q32) | B-ALL | 2 | 70~85 | 强烈化疗(轮用不同基因毒性药物) |
| MLL-AF4 | t(4;11)(q21;q23) | 前前 B-ALL | 4 | 10~30 | 强化疗/Allo-BMT |
| TAL1-SCL | (1;14)(p32;q11) | T-ALL | 3 | 60~70 | |
| AF4-HRX | t(4;11)(11q23)? | ALL | | | |
| DEK-CAN | t(6;9)(p23;q34) | AML-M₁、M₂ | 2 | | |
| AML₁-ETO | t(8;21)(q22;q22) | AML-M₂、M₄ | 12 | | 强烈化疗(包括HD-Ara-C) |
| CBFβ-MYH11 | inv(16)/t(16;16)(p13;p22) | AML-M₄Eo | 12 | | 强烈化疗(包括HD-Ara-C) |
| PML-RARα | t(15;17)(q22;q12) | AML-M₃ | 7 | | 强烈化疗(包括维甲酸和蒽环类) |
| PLZF-RARα | t(11;17)(q23;q11) | AML-M₃ | <1 | | 此基因对维甲酸不敏感 |

| 融合基因 | 染色体构型改变 | FAB 分型 | 频率% | DFS* | 治疗建议 |
|---|---|---|---|---|---|
| ALL-1/HRX | (11q23) | AML-M$_5$ | | | |

\* DFS：5 年无病生存率。

（沈亦逵）

## 第二节　小儿急性白血病的诊断方法

### 一、急性白血病的临床表现

急性白血病由于恶性细胞克隆无节制地不断增殖，结果引起骨髓衰竭和全身组织器官受浸润，由此产生了临床一系列的症状和体征。目前认为，造成骨髓衰竭的原因：一是由于大量增殖细胞在空间上挤占了骨髓腔；二是由于白血病细胞能产生一些体液抑制因子如酸性同种铁蛋白（isoferritin）等抑制正常造血细胞的增殖。小儿急性白血病患者常见临床特征见表 8-11。

**表 8-11　小儿急性白血病的临床特征**

| 发病机制 | 临床表现 |
|---|---|
| 骨髓衰竭 | |
| 　贫血 | 面色苍白、乏力、不适 |
| 　血小板降低 | 皮肤黏膜瘀斑、出血 |
| 　粒细胞降低 | 感染、发热 |
| 器官受浸润 | |
| 　骨髓扩张 | 骨痛、关节痛 |
| 　脾 | 脾大 |
| 　肝 | 肝大 |
| 　淋巴结 | 淋巴结肿大 |
| 　中枢神经系统 | 神经系统症状 |
| 　眼 | 眼球突出（绿色瘤） |
| 　牙龈、口腔 | 牙龈增生、口腔损害 |

### (一) 起病

小儿急性白血病半数以上病例急性发病，初期主要表现为贫血、出血、发热、感染等症状，病程拖延后器官受浸润的症状体征越来越明显。少数病儿缓慢起病，表现为乏力、纳差、精神不振，面色苍白日趋明显，并出现轻微出血现象，此时多能确诊。急性白血病的不同亚型临床表现大致相同，但有些类型或亚型又各有特点。

### (二) 贫血

贫血出现早并进行性加重，多为正细胞正色素性，表现为皮肤黏膜苍白、易倦、活动后气促、颜面浮肿等，年长儿可诉头晕、头痛、心悸、耳鸣。贫血的发生主要由于：①骨髓正常红系祖细胞被白血病细胞克隆替代或红细胞生成被抑制，以及白血病细胞破坏了生成红细胞的微环境，导致红细胞的生成减少。②正常幼红细胞受白血病细胞影响，对促红细胞生成素的反应减弱。③骨髓内红细胞无效生成及骨髓内原位性溶血而致红细胞减少。④不同程度的出血也是促成贫血的因素。⑤某些化疗药物，如 MTX、Ara-C、6-MP 均可导致药物性巨幼细胞性贫血而加重贫血。

### (三) 出血

大部分急性白血病患儿有不同程度的出血，轻者仅见下肢少量瘀点、瘀斑和少量鼻衄；重者可见全身广泛出血，表现皮肤大片瘀点、瘀斑、鼻衄、牙龈出血、尿血等，呼吸道、消化道出血和颅内出血常可致命。通常 AML 较 ALL 出血为重，尤其是急性早幼粒细胞白血病（$M_3$）的治疗初期易并发弥漫性血管内凝血而致命。出血的发生主要由于：①血小板的质和量的改变是出血的重要原因，血小板计数低于 $50 \times 10^9/L$ 容易发生出血；但某些患儿血小板正常或接近正常，仍有出血倾向，可能和血小板形态异常以及功能障碍有关。②凝血障碍：尤其急性早幼粒细胞白血病的早幼粒白血病细胞含有大量促凝物质，当这种白血病细胞破坏或化疗药物杀伤这些细胞时，促凝物质释放而诱发 DIC 致严重出血；亦有因肝脏受浸润后Ⅰ、Ⅱ、Ⅴ因子生成不足而致凝血障碍而出血。③白血病细胞对血管壁浸润破坏以及白血病细胞异常增加而导致小动脉或小静脉有白血病细胞堆积均可致出血，这类出血主要发生在内脏，如发生在肺可致严重咯血；或在毛细血管受损后通透性增加亦可加重出血。

### （四）发热与感染

多数患儿起病时有发热，可以是低热、不规则发热、持续性高热或弛张热，暂时性热退时常大汗淋漓。低热时常伴盗汗。发热原因有两个，一个是白血病发热（肿瘤热），这种发热用抗生素治疗无效，常用吲哚美辛（消炎痛）每次 0.5mg/kg，每 8h 口服，热可退净，以此鉴别肿瘤性发热和感染性发热；另一个是感染发热。ALL 患儿发病时发热较 AML 患儿多见，急性白血病本身多数仅有低热，凡体温 >38.5℃者应高度疑有感染。热型多为不规则，热度高低不等，随感染部位及程度而异，常见的有呼吸道、消化道、皮肤、肛周、软组织、泌尿道等。由于患者特异性及非特异性免疫功能均降低，感染易扩散为败血症。病原体可为细菌、病毒、真菌、结核杆菌等，但常见的仍以大肠杆菌、沙门氏菌、肺炎链球菌、金黄色葡萄球菌、绿脓杆菌等居多，有报告表皮白色葡萄球菌近年有增高的趋势。引起发热与感染的原因主要由于成熟粒细胞减少，除外因正常淋巴细胞减少、低丙种球蛋白血症、补体异常、局部组织出血、缺氧和化疗的毒性反应。

### （五）白血病细胞浸润特征

白血病细胞在骨髓中增殖到一定程度后，即通过血液循环几乎可以浸润全身所有的组织器官。淋巴结及肝脾肿大是病儿常见的就诊原因之一。

1. 淋巴结肿大　　淋巴结从黄豆、花生米大到鸽蛋大小不等，圆而饱满，质韧无触痛，常见于颈部、腋下及腹股沟部，深部淋巴结（纵隔、肠系膜、胃肠壁淋巴组织和腹膜后腹主动脉旁淋巴结）肿大可引起邻近组织器官的受压症状，如纵隔淋巴结肿大可压迫上腔静脉引起"上腔静脉综合征"。

2. 肝脾肿大　　不同类型的白血病肝脾受浸润的程度不同，通常 ALL 较 AML 显著。在 ALL 中又以 T 细胞性急性淋巴细胞白血病（T-ALL）及成熟 B 细胞急性淋巴细胞白血病（B-ALL）更明显。

肝脾淋巴结肿大的程度表明机体的肿瘤负荷量，是临床用于判别复发危险度的指标，但是随着近年早期强烈化疗的实施，其预后价值已明显降低，只是在化疗的敏感度观察上是一种方便指标。

3. 骨、关节疼痛　　骨和关节疼痛是小儿急性白血病的常见症状，约 1/3 的急性白血病出现骨骼与关节疼痛，多见于急性淋巴细胞白血病。骨痛往往见于支重或受压部位，骨痛常较剧烈，可呈持续性，具有炸裂感，应用一般止痛剂疗效不佳。骨痛产生的原因是由于骨髓腔内白血病细胞的过度增生，引起压力增高。除外，还可能与关节腔、骨膜下白血病细胞浸润导致骨膜损害和骨质溶解、疏松有关。小儿以四肢长骨及其关节受累为主，腰痛者常有椎体破坏和压缩性骨折，故常易误诊为风湿、类风湿性关节炎等。

骨骼 X 线检查：长骨与颅骨可见溶骨性损害，干骺端可见透明带或密度增高横线——白血病线（leukemic line）；严重骨质疏松者可致脊（腰）椎压缩性骨折。Sliverman 等报告：在急性淋巴细胞白血病诊断时约有 21% ~ 100% 的患儿骨骼受累。

4. 中枢神经系统白血病（CNSL）　　可发生于发病初期、完全缓解期或复发时。CNSL 以浸润软脑膜为主，临床出现颅内压增高、颅神经受损和脑脊液改变，重者可有意识改变、面神经麻痹或抽搐、瘫痪等。

5. 睾丸白血病（TL）　　多数发生于急性淋巴细胞白血病，发生率约 10% ~ 40%，可发生于病的初期或未经大剂量 MTX 治疗者的缓解期。发生睾丸白血病细胞明显浸润时，可见单侧或双侧睾丸无痛性肿大，质地多坚硬，可呈结节状高低不平，无压痛，透光试验阴性。

髓外白血病（CNSL 与 TL 等）防治的成败，决定整个治疗计划的成败，应高度重视。

6. 其他部位白血病细胞浸润　　①眼部浸润：眼眶、眶周及眼球后浸润时形成绿色瘤（chloroma）表现为单侧或双侧眼球突出，外观为紫绿色，以婴幼儿急性髓细胞白血病时多见。②腮腺浸润：腮腺或唾液腺可浸润肿大（Mikulicz's 综合征），常表现为两侧腮腺无痛性肿大，质地较硬，表面高低不平，无压痛或轻度压痛。③皮肤或软组织浸润：多见于婴儿急性髓细胞白血病，皮肤浸润表现为无色或暗红色或紫色的白血病性灶性皮疹，高出皮面。还可见皮下软组织肿块或结节，乳房肿块。先天性白血病皮肤常有表灰色或紫红色的白血病浸润结节。④此外，心、肾、肺、胸膜、皮肤黏膜等都可受侵犯，但是不同类型的白血病表现有所不同。

## 二、白血病的实验室检查

### （一）血象

急性白血病患儿典型的血象通常表现为红细胞（RBC）降低、血红蛋白（Hb）降低、血小板计数（BPC）减少、白细胞计数（WBC）约半数以上增高，余可正常或降低。

1. 红细胞和血红蛋白　　大多数急性白血病患儿确诊时已有不同程度的红细胞和血红蛋白量的减少。贫血严重者可分别低于 $1 \times 10^{12}$/L 和 30g/L。血片中偶见红细胞大小不等、嗜碱性点彩或呈多染性，可能见到少数幼红细胞。网织红细胞常减少，少数病例可轻度增加，但一般不超过 5%。

2. 白细胞　　白细胞计数约半数以上增高，余可正常或降低。白细胞数升高同时外周血中出现幼稚型白细胞，为诊断白血病的重要依据之一。白细胞降低者血中不易见到白血病细胞，又称为非白血性白血病（aleukemic leukemia）。一般白细胞数在早期偏低，晚期多数偏高。在急性白血病，血象中主要是有关系列的原始和早幼细胞出现或大量出现，而其他系列的细胞减少。对白细胞数高者诊断本病就不难，但对白细胞数低者，白血病细胞就不易见到。而在这些病例的骨髓象中均可见到较多或大量的白血病细胞。在有些病例，血片中仅见到原始和成熟的白细胞，而中间阶段的细胞缺如，被称为白血病的"裂孔现象"，提示部分骨髓尚保留有正常造血。

3．血小板　白血病早期，血小板可能正常或轻度减少，但确诊时约 1/3 患者的血小板数低于 $50 \times 10^9/L$，可低于 $20 \times 10^9/L$。除量的减少外，可有质的异常，如血小板大小不等、畸形，可有巨型血小板。急性白血病经治疗后血小板数回升，是治疗有效的征兆。

### （二）骨髓象

为确诊白血病的主要依据。初诊急性白血病典型的骨髓象显示有核细胞明显增生或极度活跃，有关系列的原始细胞加幼稚细胞高达 80% ~ 90% 以上。凡某一系列造血细胞的原始及幼稚细胞比例超过 30% 即可诊断。例如急性淋巴细胞白血病的骨髓象中原始淋巴细胞加幼稚淋巴细胞 > 30%，急性粒细胞白血病则原始粒细胞加早幼粒细胞 > 30% 时，可确诊。这些细胞一般较大，但常呈大小不一，直径 10 ~ 30μm，核常为圆或椭圆形占细胞的大部分。核染色质呈细网状，有一个至多个核仁。白血病细胞与正常细胞相比常有形态异常或核、染色质发育不平衡。在急性淋巴细胞白血病，淋巴母细胞（原始淋巴细胞）的核常有呈裂隙或折叠者，称副淋巴母细胞或 Rieder 细胞。现将 3 种常见急性白血病的鉴别列表于 8-12。

表 8-12　3 种常见急性白血病的鉴别

| 鉴别点 | 急性淋巴细胞白血病 | 急性粒细胞白血病 | 急性单核细胞白血病 |
|---|---|---|---|
| 1．主要病变细胞 | 原始淋巴细胞 | 原始粒细胞 | 原始单核细胞 |
| 2．全显染色胞核/胞质比值 | > 1 | 1 | 1 或 < 1 |
| 核染色质 | 粗粒状，在核仁与核膜周围浓密 | 细砂状，分布均匀 | 纤细网状，分布不均 |
| 核仁 | 1 ~ 2 个 | 3 ~ 5 个 | 3 ~ 4 个 |

续表

| 鉴别点 | 急性淋巴<br>细胞白血病 | 急性粒<br>细胞白血病 | 急性单核<br>细胞白血病 |
|---|---|---|---|
| Auer 小体 | 无 | 常有 | 可见 |
| 核丝分裂 | 染色体短、粗 | 染色体细长 | 染色体粗、长，<br>边缘纤毛状 |
| 3．细胞化学染色 | | | |
| 过氧化物酶 | （－） | （＋）或（＋＋） | （－）或（±） |
| 糖原 | 部分细胞有阳性<br>粗颗粒或块 | 阳性颗粒粗，分布<br>于局部或全细胞；<br>许多细胞阴性，有<br>的胞质弥漫染色，<br>可有细颗粒 | 颗粒细而散在，<br>有的胞质弥漫<br>染色，有细或<br>粗颗粒在细胞<br>边缘伪足处 |
| 酯酶 | | | |
| （1）α醋酸萘酚 | （±） | （±） | （＋＋＋） |
| （2）同上加氟化钠 | （±） | （±） | （±） |
| 4．血清溶菌酶 | 低正常或降低 | 常增加，也可正常<br>或降低 | 常明显增加 |

少数病例显示增生低下称为低增生性白血病，细胞预后较佳。至今为止骨髓穿刺进行骨髓象检查仍是诊断急性白血病的最确切依据，其中原始细胞加幼稚细胞的比例≥30％方可诊断（WHO 于1999 年 12 月对 AML 提出新的分型建议中，诊断 AML 的骨髓原始细胞下限为20％），AML 还要去掉红系再计算这个比例。由于骨髓中正常造血细胞的分化成熟障碍，代之而起的大量停滞于某个阶段的白血病细胞，因此出现成熟过程中的一个至多个阶段缺如，称为

199

"裂孔"现象。AML中尤其是原始/早幼粒细胞中，常可见到棒状的 Auer 小体，在与 ALL 的鉴别中有一定价值。

**（三）细胞化学染色**

在对骨髓涂片进行形态学检查的同时，为了鉴别原始细胞的类型，应进行血细胞组织化学染色。

1. 过氧化物酶（POX）染色

（1）原理：粒细胞及分化较好的单核细胞胞质内颗粒中的过氧化物酶（peroxidase，POX）能分解过氧化氢，释放初生态氧，使联苯胺氧化成氧化联苯胺，后者与亚硝基铁氰化钠在细胞内结合后形成蓝色颗粒，再进一步氧化而成黑色化合物，定位于胞质内酶活性处。

（2）临床意义：鉴别急性白血病类型：过氧化物酶染色简单敏感，是鉴别白血病类型中最常应用的一种化学染色法。

1）急性淋巴细胞白血病（急淋，ALL）：各阶段淋巴细胞 POX 染色均呈阴性反应。白血病细胞 POX 阳性 >3% 者可排除急淋，而 <3% 者要考虑急淋。

2）急性粒细胞白血病（急粒，$M_1$、$M_2$）：分化差的原粒细胞为阴性反应，而分化较好的原粒细胞 POX 染色呈局灶性分布的阳性反应。

3）急性早幼粒细胞白血病（$M_3$，APL）：颗粒增多的早幼粒细胞 POX 呈强阳性反应，胞浆内充满棕黑色粗大颗粒，甚至胞核被遮盖。

4）急性单核细胞白血病（急单，AMMoL）：原、幼单核细胞 POX 染色可呈阳性反应，颗粒细小，弥散分布；分化差的原单核细胞呈阴性反应。

5）红白血病（$M_6$）：原红及幼红细胞以及成熟红细胞 POX 均呈阴性，原粒（单核）细胞呈阳性（弱阳性）反应。

2. 苏丹黑 B（SBB）染色

（1）原理：苏丹黑 B（Sudan Black B，SBB）染色为检测脂肪的一种细胞化学方法。苏丹黑是一种脂溶性染料，可溶解于细胞质内的脂肪结构，将细胞质中的中性脂肪、磷脂、胆固醇等脂类染色呈棕黑色或深黑色颗粒，定位于胞质中。

(2) 临床意义：用于鉴别急性白血病类型，SBB 染色在急性淋巴细胞白血病与急性髓细胞白血病的鉴别方面比 POX 染色的反应更敏感。

1) 急粒：原粒细胞多呈阳性反应，颗粒较粗大，早幼粒细胞为强阳性反应。

2) 急单：原单核细胞通常呈阴性，也可为颗粒细小、弥散分布的弱阳性反应。

3) 急淋：各阶段淋巴细胞 SBB 染色均呈阴性反应。

3．糖原染色（PAS）染色

(1) 原理：PAS 染色即过碘酸-雪夫反应（periodic acid Schiff，PAS）。过碘酸是一种氧化剂，能将血细胞内含有乙醇基的多糖类物质氧化产生双醛基，醛基与雪夫（Schiff）试剂中无色品红结合产生紫红色化合物，定位于含多糖类成分的胞质中。阳性反应的强弱与细胞内糖原的含量成正比。

(2) 临床意义：由于各种白血病细胞的胞质中糖原含量不一，PAS 染色有助于鉴别急性白血病细胞类型。

1) 急淋：原、幼淋巴细胞 PAS 染色呈阳性反应，为红色颗粒或块状围绕核周呈环形排列，胞质底色无红色。少数急淋的 PAS 染色为阴性。

2) 急粒：原粒细胞呈阴性或胞质弥漫淡红色呈轻度阳性反应。

3) 急性早幼粒细胞白血病：异常早幼粒细胞的 PAS 染色内质呈弥漫性红色阳性反应，外质可有红色颗粒。

4) 急单：原、幼单核细胞 PAS 染色阳性反应呈弥散分布的红色颗粒，胞质边缘及伪足处颗粒明显，较粗大。分化差的原单核细胞 PAS 染色可呈阴性反应。

5) 红白血病：幼红细胞 PAS 染色多呈颗粒或块状阳性反应，

阳性率高，反应强，成熟红细胞有时亦可为阳性。其他类型急、慢性白血病的幼红细胞 PAS 染色为阴性反应。

6）急性巨核细胞白血病：原巨核细胞 PAS 染色呈阳性或强阳性反应，表现为红色颗粒或块状。

7）多毛细胞白血病（毛白）：约 50% 病例的毛细胞 PAS 染色呈强阳性反应，并随治疗起效，阳性程度逐渐降低。

8）浆细胞白血病（浆白）：幼稚浆细胞 PAS 染色多呈阳性反应，而多发性骨髓瘤的瘤细胞多为阴性反应。

9）慢性淋巴细胞白血病（慢淋）：白血病性淋巴细胞 PAS 为阳性反应。

10）鉴别其他细胞：①戈谢（Gaucher）细胞呈强阳性反应；尼曼-匹克（Niemann-Pick）细胞为弱阳性反应，空泡中心阴性。②非霍奇金淋巴瘤细胞 PAS 染色呈阳性反应；Reed-Sternberg 细胞则为弱阳性或阴性反应；骨髓内转移的腺癌细胞 PAS 染色呈强阳性反应，表现为红色颗粒或块状。

**4. 特异性酯酶（SE，AS-DCE）染色** 氯醋酸 AS-D 萘酚酯酶染色（naphthol AS-D chloroacetate esterase，AS-DCE）又称为特异性酯酶（specific esterase，SE）或粒细胞特异性酯酶。

（1）原理：粒细胞内的氯醋酸萘酚酯酶能水解基质液中的氯醋酸 AS-D 萘酚产生萘酚 AS-D，再与稳定的重氮盐耦联，形成不溶性红色沉淀，定位于胞质内酯酶所在部位。

（2）临床意义：主要用于鉴别急性白血病类型。

1）急粒和急性早幼粒细胞白血病：原粒细胞 AS-DCE 多呈阳性反应。白血病性早幼粒细胞呈强阳性反应。

2）急单：原始和幼单核细胞多呈阴性反应。

3）急淋：原始和幼淋巴细胞呈阴性反应。

4）观察白血病预后：在急性粒细胞白血病的细胞中 AS-DCE 染色持续阳性则提示预后不良。

**5. 非特异性酯酶（NSE，AS-DAE）染色** 醋酸 AC-D 萘酚酯酶（naphthol AS-D acetate esterase，AS-DAE）是非特异性酯酶染色方法之一。

（1）原理：在 pH 中性条件下血细胞中的醋酸萘酚酯酶能水解基质液中的醋酸 AS-D 萘酚，产生 AS-D 萘酚，后者再与重氮盐耦联，形成不溶性蓝色颗粒沉淀，定位于胞质中。

（2）临床意义：主要用于鉴别急性白血病类型，作醋酸 AS-D 萘酚酯酶（AS-DAE）染色时，应同时作氟化钠抑制试验，对鉴别粒细胞白血病和单核细胞白血病有重要的价值。

1）急粒：原粒细胞 AS-DAE 染色可呈阳性反应，且不被氟化钠抑制。

2）急性早幼粒细胞白血病：白血病性早幼粒细胞 AS-DAE 染色为阳性或强阳性反应，亦不被氟化钠所抑制。

3）急单：原始和幼单核细胞 AS-DAE 染色多呈阳性或强阳性反应，被氟化钠抑制。

4）急性粒-单核细胞白血病：阳性反应的单核细胞系白血病细胞能被氟化钠抑制，而粒细胞系白血病细胞则不被氟化钠抑制。

5）急淋：原始和幼淋巴细胞呈阴性或弱阳性反应，且不被氟化钠抑制。

6. 酸性非特异性酯酶（ANSE）染色

（1）原理：酸性非特异性酯酶（acid non-specific esterase，ANSE）染色。在 pH 酸性环境下血细胞中的酸性酯酶能水解基质液中的 α-醋酸萘酚，产生的 α-萘酚与六偶氮副品红耦联形成不溶性红色沉淀，定位于胞质内。

（2）临床意义

1）急单：各阶段单核细胞酸性非特异性酯酶（ANSE）染色呈弥散均一的强阳性反应。

2）急粒：原始粒细胞多呈阴性或弱阳性反应，颗粒增多的早幼粒细胞阳性反应较强。

3）急淋：T 细胞型急淋 ANSE 染色局灶性点状或块状阳性。

4）区分 T 淋巴细胞和 B 淋巴细胞：T 淋巴细胞 ANSE 染色在胞浆中可出现点样颗粒或块状局限性阳性反应，但 T 细胞慢淋常呈阴性；B 淋巴细胞多呈阴性反应。偶见弱阳性反应。

7．α-丁酸萘酚酯酶（α-NBE）染色

（1）原理：在 pH 碱性环境下血细胞中的 α-丁酸萘酚酯酶能将基质液中的 α-丁酸萘酚水解，所产生的 α-萘酚再与重氮盐耦联形成不溶性蓝色沉淀，定位于胞质内。α-丁酸萘酚酯酶（alpha-naphthol butyrate esterase，α-NBE）染色属于碱性非特异性酯酶，在急性白血病类型鉴别时需同时作氟化钠抑制试验。

（2）临床意义

1）急粒：原粒细胞和早幼粒细胞呈阴性反应，少数为弱阳性反应。

2）急单：原始和幼单核细胞多呈阳性反应，能被氟化钠抑制。

3）急淋：原始和幼淋巴细胞常呈阴性反应。

4）多毛细胞白血病：多毛细胞呈弥散分布、细小颗粒的阳性反应，亦可聚成半月形的粗颗粒，不被氟化钠抑制。

5）恶组：异常组织细胞可呈阳性，但不被氟化钠抑制。

8．酯酶双重染色

（1）原理：酯酶双染色是在同一张涂片上进行两种不同酯酶染色的方法。常用氯醋酸 AS-D 萘酚酯酶和 α-丁酸萘酚酯酶（NAS-DCE 和 α-NBE）双染色。

（2）临床意义：主要用于鉴别急性白血病类型，酯酶双染色可同时观察两种不同的白血病细胞，因此在鉴别白血病类型方面明显优于单项染色。

1）急性粒-单核细胞白血病（M_4 型）：酯酶双染色的阳性反应对 M_4 型在诊断上具有独特价值。该染色法在 M_4 型白血病的同一张涂片上可分别出现 α-NBE 和 NAS-DCE 双染色阳性反应的细胞，甚至少数病例在单个细胞上同时出现以上两种酯酶染色的双重阳性反应。

2) 急粒：NAS-DCE 染色在粒细胞白血病可出现不同程度的阳性反应，α-NBE 染色则为阴性或部分阳性颗粒。

3) 急单：α-NBE 染色为阳性或强阳性反应，NAS-DCE 染色阴性，有助于与急粒鉴别。

3) 急淋：NAS-DCE 染色在淋巴细胞均呈阴性反应，α-NBE 染色呈阴性或弱阳性反应。

9．中性粒细胞碱性磷酸酶染色

（1）原理：在 pH9.4～9.6 缓冲液中成熟中性粒细胞内的碱性磷酸酶能将基质液中的 α-磷酸萘酚钠水解，并释放出 α-萘酚，再与重氮盐耦联，形成不溶性灰黑色沉淀，定位在胞质内。

（2）临床意义：中性粒细胞碱性磷酸酶染色（neutrophilic alkaline phosphatase，NAP）活性对白血病的诊断与鉴别白血病类型有一定价值。NAP 积分正常参考值为 35～70 分。该值因各实验室条件不同而有差异。

1) 急粒：NAP 百分率及积分值均减低，并发感染时可稍增高。

2) 急淋：NAP 积分明显增高，NAP 染色有利于与急粒的鉴别。

3) 急单：NAP 积分值一般减低，但亦可正常或增高。

4) 慢性粒细胞白血病（慢粒）：①慢性期（无继发感染时）NAP 积分值显著减低，甚至是"0"。②缓解期可恢复正常范围。③加速期和急变期 NAP 积分值可有不同程度增高。该检测可作为观察慢粒疗效和预后的一项指标。

5) 慢性淋巴细胞白血病（慢淋）：NAP 积分值往往增高。

6) 感染：①细菌性感染时·NAP 积分值明显增高。②病毒性感染或立克次体感染积分值一般正常或降低。③类白血病反应 NAP 积分值明显增高。

7) 其他血液病：①再生障碍性贫血（再障）NAP 积分值增高，治疗缓解后可降至正常范围。②阵发性睡眠性血红蛋白尿（PNH）和 MDS 的 NAP 积分值一般降低。③慢性骨髓增生性疾病，如骨髓纤维化、原发性血小板增多症等 NAP 积分值增高。④恶性组织细胞病 NAP 积分值明显减低，而反应性组织细胞增多时 NAP 积分值往往增高，有助于与两者鉴别。

10．酸性磷酸酶（ACP）染色

（1）原理：在酸性条件中血细胞内的酸性磷酸酶（acid phosphatase，ACP）能水解萘酚 AS-BI 磷酸钠，释放出萘酚 AS-BI，再与重氮盐耦联，形成不溶性红色沉淀，定位于胞质内。阳性为胞质中出现鲜红色颗粒沉淀。

（2）临床意义：主要鉴别白血病类型。

1）多毛细胞白血病的多毛细胞酸性磷酸酶染色呈强阳性或中度阳性反应，而不耐 L-酒石酸抑制。

2）各型急性白血病的 ACP 反应：急单的原单核、幼单核细胞 ACP 染色为强阳性反应；急淋的原淋细胞 ACP 染色常呈弱阳性反应；急粒的原粒细胞对 ACP 反应不一。

3）慢淋和淋巴瘤的淋巴细胞 ACP 染色也可阳性，但可被 L-酒石酸抑制，有助于与多毛细胞的鉴别。

4）有助鉴别 T 淋巴细胞和 B 淋巴细胞：T 淋巴细胞 ACP 染色呈阳性反应，颗粒粗大、密集、局限性块状阳性；B 淋巴细胞 ACP 染色呈阴性反应或颗粒稀疏、细小的弱阳性反应。

5）戈谢（Gaucher）细胞和尼曼-匹克（Niemann-Pick）细胞的鉴别：戈谢细胞 ACP 染色呈强阳性反应；尼曼-匹克细胞呈阴性或弱阳性反应。

急性白血病细胞的细胞化学染色，对分型起着重要的作用，各型急性白血病细胞的化学染色特征见表 8-13。

表 8-13　各型急性白血病细胞的化学染色特征

| 疾病 | POX | PAS | AS-DCE | AS-DAE | + NaF | ACP | NAP |
|------|-----|-----|--------|--------|-------|-----|-----|
| 急淋 (L₁ ~ L₃) | 阴性 | 阳性/强阳性 | 阴性 | 阴性/弱阳性 | 不抑制 | 阴性/弱阳性 | ↑ |

206

| 疾病 | POX | PAS | AS-DCE | AS-DAE | + NaF | ACP | NAP |
|---|---|---|---|---|---|---|---|
| 急粒<br>（M₁、M₂） | 阴性/<br>弱阳性 | 阴性/<br>弱阳性 | 弱阳性/<br>阳性 | 阴性/<br>弱阳性 | 不抑制 | 阴性/<br>弱阳性 | ↓ |
| 急早幼粒<br>（M₃） | 阳性/<br>强阳性 | 阳性/<br>强阳性 | 阳性/<br>强阳性 | 阳性/<br>强阳性 | 不抑制 | 弱阳性/<br>阳性 | ↓ |
| 急粒单<br>（M₄） | 阴性/<br>阳性 | 阴性/<br>阳性 | 阴性/<br>阳性 | 阳性/<br>强阳性 | 部分抑制 | 弱阳性/<br>阳性 | ↑或↓ |
| 急单<br>（M₅） | 阴性/<br>阳性 | 阴性/<br>阳性 | 阴性/<br>弱阳性 | 阳性/<br>强阳性 | 被抑制 | 弱阳性/<br>阳性 | ↑或↓ |
| 红白血病<br>（M₆）幼红 | 阴性 | 阳性/<br>强阳性 | 阴性 | 阴性 | | | ↓ |
| 急巨<br>（M₇） | 阴性 | 阳性/<br>强阳性 | 阴性 | 阴性 | | | ↓ |

注：PAS（糖原），POX（过氧化物酶），AS-DCE（氯醋酸 AS-D 萘酚酯酶），AS-DAE（醋酸 AC-D 萘酚酯酶），＋NaF（AS-DAE＋氟化钠），ACP（酸性磷酸酶），NAP（中性粒细胞碱性磷酸酶）。

（沈亦逵）

## 三、骨髓病理

在少数低增生性白血病患者，骨髓穿刺（BM puncture）多次失败，或呈"干抽"或伴纤维化者，应进行骨髓活检（BM biopsy），以明确诊断。

白血病时全身骨髓均有白血病细胞增生浸润，肉眼可见骨髓呈棕色，或灰白略带绿色脓样色泽，如有出血则呈暗红色或红褐色，白血病细胞增生严重时长骨中的黄髓也被红髓代替（即有白血病细胞增生所占据）。白血病（未经治疗）时骨髓增生极度活跃或较活跃，在骨小梁之间形成紧密塞实的"实体瘤"样组织，脂肪组织消失，临床上常常出现"干抽"及"混血"易误为再生障碍性贫血或骨髓纤维化，但骨髓活检在镜下一目了然为急性白血病。极少数为低增生性的，白血病细胞成分均一，少数病例外周血幼稚细胞数不高，临床上由于取材的关系涂片中白血病细胞很少，常常误为慢性再生障碍性贫血，骨髓纤维化或骨髓增生异常综合征（MDS），但切片中为单一性原始细胞增生，散布于脂肪组织之间，这种低增生性白血病也必须通过活检来证实。急性巨核细胞白血病（$M_7$）时骨髓往往纤维细胞或网状纤维增多，导致干抽，但骨髓组织切片中常常为均一性幼稚巨核细胞增生，因此 $M_7$ 的诊断必须结合活检诊断。有学者将 100 例 AML 做了骨髓病理形态特征上的分类，其中 3 例骨髓为低增生性（增生程度 <50%），57 例的细胞分布不均（非均一浸润型），30 例分布一致（均一浸润型），10 例纤维化明显（伴纤维化型）；这种纯病理形态学分型可反映不同的临床治疗及预后的差别，低增生型的预后较好，伴纤维化的预示疾病要复发，预后一般不好，均一浸润型的对化疗反应较好。白血病常伴有骨小梁减少变细或虫蚀样缺损，这是骨髓内压力增高以及骨小梁供血不足有关。网状纤维增多或胶原纤维增生，核变性及单个细胞坏死，核分裂相的多少在白血病诊断中意义不如鉴别良恶性实体瘤那样有意义，它只能反映细胞增生的活跃程度。

急性白血病包括急性淋巴细胞白血病（ALL）和急性髓细胞性白血病（AML），ALL 为儿童白血病中最常见类型，约占全部病例的 80%。AML 在儿童发生率低，约占儿童白血病的 15% ~ 20%，但近年来有持续上升的趋势。急性白血病在骨髓病理组织学上通常表现为骨髓增生明显或极度活跃，脂肪细胞极少甚或消失。少数病例也可以表现为增生正常或增生减低，后者多与治疗有关。骨髓正常结构破坏，按白血病细胞浸润程度可表现为：①纯一性浸润型：骨髓主质被白血性原始细胞的单形性片状塞实浸润所替代，残存的其他造血细胞成分切片有核细胞计数的 <10%。②非纯一性浸润型：骨髓主质内白血性原始细胞排列松散，残存的其他造血细胞 >

10%，白血性原始细胞与残存的造血细胞混合相间出现。骨髓间质可出现静脉窦扩张、充血、出血及水肿。可有骨髓坏死。约80%的病例可有不同程度的纤维增生现象，纤维增生程度的变化与白血病细胞的消长密切相关。凡骨髓网状纤维增多的病例，与未增多的病例相比较，前者对化疗的反应及预后均比后者差。化疗诱导完全缓解后，网状纤维量可有不同程度的减少甚或消失，白血病再发时复又再现。网状纤维染色可以帮助判断。

ALL 按 FAB 分型，其 $L_1/L_2$ 的原始细胞（淋巴母细胞）在病理组织学上常为中等大小和大细胞，核轻度不规则和曲核，核染色质细，分布均匀，核仁可不清楚或有明显核仁，胞浆量多少不等。原始细胞弥漫分布，极少有残存造血细胞，偶可见巨核细胞。$L_3$ 的原始细胞与 Burkitt 淋巴瘤细胞相似。通常细胞大小较一致，核中等大小，圆形，核仁 $1 \sim 3$ 个，小而嗜碱性，不明显。胞浆较 $L_1/L_2$ 的原始细胞丰富，嗜碱性，胞浆内有明显脂肪空泡。核分裂象极活跃，有大量含"可染小体"（tingible body）的巨噬细胞，因此呈现"星空"（starry sky）样外观。大部分的 ALL 是 B 细胞来源，T-ALL 仅占 10% ~ 25%。与正常 B-细胞和 T-细胞成熟分化相比较，大部分 ALL 具有异常或不同步的抗原表达，包括黏附分子的表达。ALL-$L_1/L_2$ 为前驱 B-细胞或 T-细胞来源，通常表达末端脱氧核苷酸转移酶（TdT），约 90% ~ 95% 的病例 TdT 呈阳性反应。$L_3$ 为周围成熟细胞来源，缺乏 TdT 的表达。B 细胞抗体（$CD_{19}$、$CD_{20}$、$CD_{21}$、$CD_{22}$、$CD_{23}$、$CD_{37}$ 等），T 细胞抗体（$CD_3$、$CD_4$、$CD_{45}$ RO、$CD_6$、$CD_7$、$CD_8$、$CD_{10}$、$CD_{43}$ 等）免疫组化染色可以帮助诊断及确定免疫分型。

AML 的形态学诊断依赖于识别 AML 不同亚型中不同类型的原始细胞及幼稚细胞。白血性原始细胞及幼稚细胞通常比 ALL 大，胞浆丰富，在组织切片上可以见到几种类型的细胞核。原始粒细胞多为圆形或卵圆形核，核膜厚，染色质匀细，核仁清楚。当出现了粒系或单核系分化，可见到肾形、扭曲、折叠或分叶核，核仁可以不明显，胞浆增多，嗜酸性细颗粒状或透明。常可见到多少不等的嗜酸性细胞。原始粒细胞有时和淋巴来源的细胞很难区分，可以借助于免疫组化染色来进行鉴别。幼稚细胞标志物（$CD_{34}$，TdT），髓系/单核细胞成熟分化标志物（MPO，$CD_{43}$，Lysozyme，$CD_{68}$，$D_{15}$），红系成熟分化标志物（hemoglobin A）和巨核细胞成熟分化标志物（$CD_{61}$，第 8 因子）等可以帮助诊断及分型。

（刘艳辉　庄恒国）

## 四、X 线检查

1. 骨骼 X 线表现　　小儿急性白血病时骨骼病损发生率可达 80%，骨骼病损是白血病细胞浸润骨质或骨膜所致，以急性淋巴细胞白血病为多见。骨痛或骨骼病损可发生于周围血象改变之前，因此骨骼 X 线检查对某些白血病的早期诊断有参考价值。骨骼 X 线表现：长骨与颅骨可见局灶性溶骨性损害，长骨干骺端、软骨下出现 2~5mm 的密度减低的透明横纹带或密度增高横线，称之为"白血病线（leukemic line）"。骨质破坏常见于骨干与干骺端相连的部位，呈斑点状、筛孔状或虫蚀状溶骨性、穿凿样的病变；严重的骨质疏松伴骨质破坏缺损者可致病理性骨折或脊（腰）椎压缩性骨折。绿色瘤时可在眼眶、颅骨、肋骨或其他骨膜下浸润，隆起形成结节，如肿瘤样。Sliverman 等报告：在急性淋巴细胞白血病诊断时约 21%~100% 的患者有骨骼受累。

2. 胸部 X 线表现　　急性白血病的 X 线表现多为非特异性，胸片常有肺门淋巴结肿大，白血病浸润肺时可见斑片状影。T-ALL 常有纵隔肿块影。

白血病性浸润时 X 线表现，按 Klemen 分类可分为三期：

Ⅰ期：主要侵犯肺门区，表现为肺门及纵隔淋巴结肿大，多为对称性，伴有发自肺门的条纹状阴影，以急性淋巴细胞白血病为多见。

Ⅱ期：主要侵犯肺野中带，多数为对称性，肺部浸润似间质性肺炎或支气管肺炎样改变，肺纹理增粗，边缘模糊，有边缘清晰的小点状阴影夹杂，多见于小儿急性淋巴细胞白血病。偶见支气管充气征伴有肺门轻度反应性改变。肺野透亮度减低，呈毛玻璃状；心隔边缘不清楚。少数患者亦可表现为大叶肺炎样实变，亦可出现直径在 1cm 左右、边缘清楚的结节状阴影。

Ⅲ期：病变侵犯全肺，主要表现在肺野外围；有不对称的小结节影和融合病灶，大部有支气管充气征，肺野普遍性模糊，两侧肺门阴影增大、增浓。可有单侧或双侧胸膜增厚，亦可表现为半月形肿块样改变，少数病例可出现胸腔积液。肋骨受累时可表现有胸膜受压后内移。由于心脏浸润和贫血，心脏可呈普遍性扩大。

（沈亦逵）

## 五、白血病细胞免疫学检查

利用单克隆抗体对白血病细胞抗原进行免疫分析可以识别细胞来源及细胞所处的阶段，对临床白血病的诊断、治疗和预后观察都有一定的指导意义。流式细胞仪应用于白血病免疫分型具有快速、准确、重复性好等优点，优于其他方法。

1. 用于鉴别急性白血病的系列抗原

（1）B 淋巴细胞系：$CD_{10}$、$CD_{19}$、$CD_{20}$、$CD_{22}$、CyIg，SmIg，Cy$\mu$、$CD_{38}$。

（2）T 淋巴细胞系：$CD_1$、$CD_2$、$SmCD_3$、$CyCD_3$、$CD_4$、$CD_5$、$CD_7$、$CD_8$。

（3）NK 细胞系：$CD_{16}$、$CD_{56}$、$CD_{57}$。

（4）粒一单抗细胞系：$CD_{13}$、$CD_{14}$、$CD_{15}$、$CD_{33}$、MPO、$CD_{64\sim68}$，$CD_{117}$。

（5）巨核细胞系：$CD_{41}$、$CD_{42}$、$CD_{61}$。

（6）红细胞系：血型糖蛋白 A（GlyA）。

（7）白血病细胞系列非特异性抗原：$CD_{34}$ 和 HLA-DR 为早期细胞抗原，无系列特异性，淋巴母细胞核内有 TdT（末端脱氧核苷转移酶）表达，而成熟淋巴细胞无。

2. 急性白血病免疫分型　　ALL 可分为 T-ALL 和非 T-ALL（B

系）两类。AML 除 $M_6$ 和 $M_7$ 可分别通过各自特异性抗原 GlyA 和 $CD_{61}$、$CD_{41}$、$CD_{42}$ 明确诊断外，其他 $M_1 \sim M_5$ 各型由于尚未找出其型特异性抗原而无法确切地分出其免疫学亚型。分别见表 8-14、表 8-15、表 8-16。

表 8-14　急性 T 淋巴细胞白血病（T-ALL）免疫表型

| 免疫亚型 | $CD_7$ | $CD_5$ | $CD_2$ | $CD_1$ | $CyCD_3$ | $SmCD_3$ | $CD_4$ | $CD_8$ | TdT |
|---|---|---|---|---|---|---|---|---|---|
| Ⅰ 幼稚胸腺细胞型 | + | - / + | - / + | - | - / + | - | - | - | + |
| Ⅱ 普通胸腺细胞型 | + | + | + | + | - / + | + | + | + | + |
| Ⅲ 成熟胸腺细胞型 | + | + | + | - | + / - | + | + / - | - / + | + |

表 8-15　急性非 T（B系）淋巴细胞白血病细胞免疫表型

| 免疫亚型 | HLA-DR | $CD_{19}$ | $CD_{10}$ | $CD_{22}$ | CyIg | SmIg | $CD_4$ | TdT |
|---|---|---|---|---|---|---|---|---|
| Ⅰ 早前 B 型（null-ALL） | + | - + | - | - | - | - | - | + |
| Ⅱ 普通型（CALL） | + | + | + | - + | - + | - | - | + |
| Ⅲ 前 B 细胞型（Pre-BALL） | + | + | + | + | + | - | - | + |
| Ⅳ B 细胞型（B-ALL） | + | + | - + | + | + | + | + | + |

表 8-16　急性髓细胞白血病细胞免疫表型

| 免疫标志 | $M_1$ | $M_2$ | $M_3$ | $M_4$ | $M_5$ | $M_6$ | $M_7$ |
|---|---|---|---|---|---|---|---|
| HLA-DR | + | + | - + | + | + | + - | + - |
| $CD_{33}$ | + | + | + | + | + | + - | + - |
| $CD_{13}$ | + - | + | + | + | + | + - | - |
| $CD_{14}$ | - | + - | + | + | + | - | - |
| $CD_{15}$ | - | - | + | + | + | - | - |
| $CD_{41}$ | - | - | - | - | - | - | + |

| 免疫标志 | $M_1$ | $M_2$ | $M_3$ | $M_4$ | $M_5$ | $M_6$ | $M_7$ |
|---|---|---|---|---|---|---|---|
| $CD_{42}$ | - | - | - | - | - | - | + |
| GlyA | - | - | - | - | - | + | + |

3. 急性白血病免疫分型特点

(1) 白血病细胞胞膜系列抗原 $CD_3$，$CD_7$，$CD_{19}$，$CD_{22}$，$CD_{13}$，$CD_{33}$ 和 $CD_{14}$ 等都存在一定程度的跨系列表达，当并非主要抗原表达时，常记为伴髓系抗原表达的急性淋巴细胞白血病（$My^+$ ALL）或伴淋系抗原表达的急性髓细胞白血病（$Ly^+$ AML）。$My^+$ ALL 中，以 $CD_{13}$、$CD_{33}$ 共同表达多见，$Ly^+$ AML 则以 B 淋巴细胞抗原 $CD_{10}$、$CD_{19}$ 多见，这一特性对预后的判断和治疗并无很大意义。而急性混合性白血病常同时表达 2 种以上主要淋系和髓系分化抗原。

(2) 微小分化型急性髓细胞白血病（$M_0$）和急性未分化型白血病（AUL）须通过免疫表型分析才能确诊。$M_0$ 细胞形态学和化学染色皆不能分型，无 Auer 小体，但免疫表型分析有髓系分化抗原，超微结构髓过氧化酶 MPO 阳性，无淋巴系列分化抗原表达，可表达祖细胞抗原 HLA-DR、$CD_{34}$。AUL 同 $M_0$ 一样，也无细胞形态学和化学染色分化特征，同时无髓系，淋系，巨核系相关系列抗原表达，但 HLA-DR、$CD_{34}$、TdT，$CD_7$ 可一个或多个阳性，预后差，大剂量强烈化疗和骨髓移植可改善预后。

(3) HLA-DR 是早期细胞阶段抗原，其所处阶段早于 $CD_{34}$。典型 $M_3$ 几乎皆为 $CD_{34}^-$、HLA-DR$^-$，而常表达 $CD_{13}$、$CD_{33}$；$M_2$ 常表达 $CD_{34}$、$CD_{13}$；$CD_{14}$ 主要表达单核细胞，而 $CD_{68}$ 以巨噬细胞为主。在 $M_4$、$M_5$ 中，尤其 $M_4$，T 系列抗原表达率较高，与预后有关。髓过氧化物酶（MPO）存在于粒细胞中，anti-MPO 单抗不仅能与有活性的 MPO 结合，也能识别无活性的 MPO 前体，是目前最可靠、最特异的髓系指标。

(4) $cCD_{79a}$ 和 $cCD_3$ 出现早且特异，反应谱系较广，$CD_{19}$ 和 $CD_7$ 分别是 B-ALL 和 T-ALL 较敏感指标，$cCD_{79a}$ 和 $CD_{19}$，$cCD_3$ 和 $CD_7$ 单抗组合，几乎能确定所有的 ALL 系列来源。

4. 免疫分型对预后的意义　　急性淋巴细胞白血病中，CALL 预后最好，T-ALL 和 null-ALL 预后较差，Pre-B ALL 预后中等。CALL 占小儿 ALL 70% 左右，多数患者起病年龄 1～9 岁，白细胞数低，预后好。$CD_{10}$ 表达高低与染色体异常相关。$CD_{10}$ 强表达 B-ALL 多为高二倍体，而 $CD_{10}$ 弱表达或阴性者常伴有 t（4；11）或 t（1；19）染色体异常，DNA 指数 < 1.16，预后差。B-ALL 儿童少见，男性占优，形态学多为 $L_3$，确诊时年龄较大，常有肾及骨骼受侵犯。大剂量强烈化疗可提高疗效，null-ALL 常发生于年龄 < 2 岁或 > 10 岁，与 $L_3$ 有关，预后较差。T-ALL 多见于男性，白细胞数高，常见纵隔肿块，易发生 CNSL，预后差。HDMTX（$5g/m^2$）和 HD-Ara-C 可明显提高 CR 率和无病生存率，提高治疗效果。

急性混合细胞性白血病预后不良，在 $M_4$、$M_5$ 中，T 系列抗原表达率较高，预后不良。$CD_{34}$（＋）表达在儿童 B 细胞型 ALL，对预后无影响，对其他 ALL 和 AML 都是预后不良指标。

（林愈灯　沈亦逵）

## 六、骨髓染色体检查与意义

随着细胞培养技术和染色体显带技术的提高，发现 50%～80% 急性白血病患者具有克隆性，获得性染色体异常，且结构异常（主要是染色体异位），常与某种特定类型白血病及预后相关。一般认为，至少 2 个细胞有同样的染色体增加或结构重排，或者至少 3 个细胞有同样的染色体丢失，方可确定为一个异常克隆，核型正常细胞只要见到一个即可认为有正常克隆的存在。

### （一）急性淋巴细胞白血病染色体异常

1. 数目异常

（1）超二倍体：见于 1/3～1/4 儿童 ALL。数目 > 50 的超二倍体多位于 4、6、10、17、18、20 和 21 号染色体，染色体数 47～50

的超二倍体，额外染色体多见于5、8、10、21和X染色体。超二倍染色体多伴有提示预后良好的特征，如年龄多为2~10岁，白细胞计数不高，血清LDH低，形态学为$L_1$或$L_2$型，免疫分型为前B-ALL，对化疗敏感，其中染色体4和10均为三倍体的超二倍体ALL预后最好。约1%ALL有近4倍体核型（染色体82~94）常为$L_3$或T细胞型，预后差。

（2）亚二倍体或近单倍体：指染色体数≤45者，见于10%左右ALL，染色体丢失以-20为最多见，多为$L_2$或B细胞型，起病时WBC和原始细胞计数高于超二倍体和二倍体，预后较差。

（3）二倍体：染色体数为46，缺乏可检出的异常，见于10%~15%ALL。预后中等。

（4）假二倍体：指染色数为46，伴有结构重排者，以1、6、9、14号染色体最常受累。患者WBC计数和血清LDH增高，多为FAB $L_1/L_2$型或T细胞型，对治疗反应差。

2．结构异常

（1）11q23异常：多继发于治疗相关性白血病（继发性白血病）和急性混合细胞性白血病，t（4；11）（q21；q23）最常见，约见于2%儿童ALL，具有独特临床和血液学特征。年龄多<1岁，男性占优，外周血白细胞计数高，WBC ≥ $100 \times 10^9$/L，常伴肝、脾、淋巴结肿大及中枢神经系统受累，免疫学多为B细胞型，但常同时表达$CD_{13}$、$CD_{33}$、$CD_{15}$等髓系抗原，常伴有附加染色体异常，如+X，i（7q）和+8。t（4；11）结构畸变常导致11q23 MLL基因重排，形态学为$L_1$或$L_2$型，预后差。

（2）12p异常：具有12p异常ALL对化疗敏感，治愈率高，可易位累及多条染色体，包括14q11、14q13、10q11、12q11、17q12、22q11。t（12；21）是儿童ALL常见核型，导致TEL/AML1基因重排，是独立于年龄、白细胞计数等因素外的良好预后因子。

（3）t（8；14）（q24；q32）、t（2；8）（p12；q14）、t（8；22）（q24；q11）见于具有成熟B细胞表型（$SIg^+$）ALL，和Burkitt淋巴

瘤的特征性改变相同。多为 $L_3$ 型，男性占优，白细胞及原始细胞计数高，多存在髓外病变，CNS 易受累。预后不良。

（4）t（10；14）（q24；q11）：见于 5% ~ 10% ALL，多为 T-ALL，预后好。而其他 14q11 异常如 t（11；14）（p13；q11）、t（1；14）（p32；q11）、inv（14）（q11；q23）和 del（14）（q11）、t（8；14）（q24；q11）则预后差。

（5）t（9；22）（q34；q11）：即 Ph（+）ALL，见于 5% 儿童 ALL。免疫分型多为早前 B 或前 B 细胞型，少数为 T 细胞型，患儿年龄较大，白细胞和原始细胞计数增高，易发生淋巴结肿大和脾肿大，强烈化疗能延长生存期，但易复发。Ph（+）ALL 在第一次 CR 后应尽早行相关或无关供者 BMT 或 PBSCT 治疗。

（6）6q⁻：见于 4% ~ 6% 儿童 ALL，缺失多累及 6q21，常伴随 +21、+4、+14 及 +11，预后好，免疫学表型为 C-ALL 或 T-ALL，形态学为 $L_1$ 或 $L_2$ 型。

（7）等臂染色体：染色体有两条相似的臂，由染色体横向断裂或两个同原染色体臂的染色单体交换形成，见于 10% 左右 ALL，常见为 i（7q）、i（9q）、i（17q），多为 B 细胞类型，原始白细胞计数低，预后和正常染色体相似。

（8）t/del（9p）：见于 7% ~ 12% ALL，多累及 9p21 ~ 22，FAB 为 $L_1$ 或 $L_2$ 型，免疫表型为 T 或 B-ALL，原始细胞计数高，易发生髓外浸润，多为年长儿，CR 率低，预后差。

（9）t（1；19）（q23；p13）：见于 5% 儿童 ALL，免疫表型为前 B 细胞型。易位形成 E2A/PBX₁ 基因，常存在假二倍体核型，没有 >59 的超二倍体。临床该患者 WBC 计数高，（20 ~ 30）× 10⁹/L，血清 LDH 高，DNA 指数 < 1.16，一般化疗效果不佳，强烈化疗反应好。

**（二）急性髓细胞性白血病染色体异常**

AML 染色体异常包括和 FAB 亚型相关和非相关的染色体异常，对 AML 的诊断和治疗有明显的指导意义。AML 常见染色体异常见

表 8-17。

表 8-17　AML 染色体异常和 FAB 亚型

| 构型改变 | 断裂点部位 | FAB 分型 | 受累基因 |
|---|---|---|---|
| t（6；9） | 6p23；9q34 | （$M_1$），$M_2$，（$M_4$） | DEK-CAN |
| t（8；21） | 8q22；21q22 | $M_2$，（$M_4$） | $AML_1$-ETO |
| t（15；17） | 15q22；17q21 | $M_3$ | PML-RARα |
| t（9；22） | 9q34；22q11 | （$M_1$），$M_2$，CML | BCR/AB1 |
| inv/del（16） | p13；q22 | $M_4$EO | CBFβ-MYH11 |
| inv（3） | q21～22；q26 | （$M_1$），$M_2$，$M_4$，$M_7$ | ENI-1? |
| t/del（11） | q23 | $M_{5a}$，（$M_{5b}$，$M_4$） | HRX |
| t（11；17） | q23；q21 | $M_3$ | PLZF-RARα |

　　和 FAB 亚型不相关的异常：+21、+8、+22、$7q^-$、$5q^-$、$-Y$、$9q^-$、$20q^-$、$-7$。其中 t（8；21）、t（15；17）仅分别见于 $M_2$ 和 $M_3$，可称为 $M_2$、$M_3$ 的特异性异位。t（15；17）、t（8；21）易位分别形成 PML-RARα 和 $AML_1$-ETO 融合基因，可作为 $M_2$、$M_3$ 诊断的新方法，也是其发病的分子生物学基础。inv/del（16）位 $M_4$EO 所特有，常伴有骨髓嗜酸细胞异常：嗜酸细胞数量增加或形态异常（嗜酸颗粒中混杂大而不规则的嗜碱颗粒），而血中嗜酸性细胞数正常。t（8；21）、t（15；17）、inv/del（16）都是白血病相对预后好的核型。20% $M_5$ 常伴有 11 号染色体长臂异常，可以是缺失或易位，以 t（9；11）（p21；q23）、t（6；11）（p26～27；q23）、t（10；11）（p11～15；q23）、t（11；19）（q23；p13）和 t（11；17）（p21；q21～25）多见，临床常有白细胞增多和肝脾淋巴结肿大，治疗效果差。t（6；9）（p23；q34），见于 1%AML，主要为 $M_2$ 型，既往常有 MDS 病史，inv（3）患者常伴有血小板增多，骨髓象

显示涉及三系，特别是巨核系病态造血，常规治疗耐药。

### （三）慢性粒细胞白血病（CML）

90%CML存在 t（9；22）（q34；q11），即 Ph 染色体。Ph 染色体存在于的骨髓全部造血细胞中，包括粒系、红系、巨核系、嗜酸及嗜碱粒细胞中，但不存在于体细胞中，第 22 号染色体 bc1 基因易位到 9 染色体的 ab1 基因上，形成 bcr/ab1 基因。Ph 染色体也可出现于小部分 ALL 和 AML，极个别 MDS，骨髓纤维化，淋巴瘤和多发性骨髓瘤。Ph（+）CML 多伴显著脾肿大，血小板增多，而 Ph（-）CML 临床和血液学表现有别于典型 CML，脾脏轻至中度肿大，男性占优，贫血和血小板减少多见，白细胞增多少见，治疗效果差，生存期短，多以骨髓衰竭为主，而急变少见。

（林愈灯　沈亦逵）

## 七、微量残留白血病的检测

微量残留白血病（minimal residual disease，MRD）是指白血病经诱导治疗缓解后，体内仍残存少量白血病细胞，用常规的形态学检测方法不能检测出来。初发白血病患者白血病细胞数可达 $10^{12}$ 个，临床缓解后，MRD 仍可达 $10^6 \sim 10^8$，MRD 是白血病复发的根源。因此建立 MRD 敏感而特异的方法，正确估计体内残留白血病细胞数，从而进一步采取措施具有重要作用。MRD 检测方法主要包括以下几种，其中一些已用于临床指导治疗。

### （一）细胞培养

在特定的培养体系中，白血病细胞能生长形成集落，而正常细胞受到抑制，利用此项原理，可检测 MRD。但必须在初诊时确定白血病细胞有染色体异常或白血病细胞特定阶段分化抗原，以便缓解后进一步确定白血病细胞。对于多数 ALL，细胞培养检测 MRD 是可行的。对于 AML，白血病克隆与正常人髓系祖细胞较难鉴别。由于细胞培养条件难以精确控制，部分白血病细胞又无克隆形成能力，或白血病克隆形成细胞数量太少，而且正常细胞偶尔也可形成集落生长，细胞培养方法检测 MRD 仍需进一步改进。

## （二）细胞遗传学方法

80%白血病存在染色体数目或结构的异常，因此是检测 MRD 的标志。异常核型消失并不意味着持续 CR，而检测到异常核型则意味着可能复发。实际工作中，核型分析受到方法学的限制。核型分析依赖于中期细胞数和白血病细胞增殖比率，而白血病 CR 后中期细胞数下降，白血病细胞增殖比率个体差异大，染色体形态学分析仍停留在光镜水平，敏感度低。荧光原位杂交（fluorescence in situ hybridization，FISH）为近年来出现的一种新的检测技术。利用荧光标记染色体和基因特异性 DNA 探针，与相应的染色体杂交，可识别染色体易位和易位的数量，不需要细胞培养，能检测间期细胞，能分析一部分常规染色体检查技术不易分辨异常的倒位、丢失和复杂畸形等，特异性高，敏感度 $10^{-2} \sim 10^{-3}$。特异性探针的选择和不属于白血病的非整倍体细胞的存在对于 FISH 检测结果有一定影响。

## （三）融合基因标志和 RT-PCR

几乎所有的白血病都存在染色体易位、基因重排、缺失和突变，为 MRD 的检测提供了高度特异的分子标志，RT-PCR 敏感度高达 $10^{-6}$，是目前检测 MRD 最为敏感的检测方法。表 8-18 列出有关 MRD 检测的融合基因标记。

表 8-18　用于检测 MRD 的融合基因标记

| 细胞类型 | 疾病 | 染色体异常 | 融合基因 |
|---|---|---|---|
| B 细胞 | Pre-B-ALL | t(1;19)(q23;p13) | E2A/PBX-1 |
| | | t(9;11)(q22;p23) | HRX-AF9 |
| | | t(11;19)(q23;p13) | HRX-ENL |
| | | t(17;19)(q22;p13) | HLF/E2A |
| | | t(5;14)(q33;p13) | Il-3/IgH |
| | | t(12;21)(q13;p22) | TEL/AML$_1$ |

续表

| 细胞类型 | 疾病 | 染色体异常 | 融合基因 |
|---|---|---|---|
| B 细胞 | B-ALL | t(4;11)(q21;q23) | HRX, MLL, ALL-1/AF4, LTG4 |
| | B-淋巴瘤 | t(10;14)(q24;q32) | Lyt-10/IgH |
| | | t(11;14)(q13;q32) | BCD-1/IgH |
| | | t(14;18)(q32;q21) | BCL-2/IgH |
| | Burkitt 淋巴瘤 | t(8;14)(q24;q32) | Myc/IgH |
| | | t(2;8)(p11;q24) | Myc/Igκ |
| | | t(8;22)(q24;q11) | Myc/Igλ |
| T 细胞 | T-ALL | t(8;14)(q24;q11) | Myc/TCRα |
| | | t(11;14)(p15;q11) | TTG-1/TCRδ |
| | | t(11;14)(p13;q11) | TTG-2/TCRδ |
| | | t(1;14)(p32;q11) | TTG-5/TCRδ |
| | | t(1;7)(p34;q34) | LCK/TCRβ |
| | | t(7;9)(q34;q34) | TAN/TCRβ |
| | | t(7;9)(q34;q32) | TAL-2/TCRβ |
| 间变型淋巴瘤 | | t(2;5)(p23;q35) | ALK/NPM |
| 髓细胞 | M₂ | t(8;21)(q22;q22) | AML₁/ETO |
| | M₂/M₄ | t(6;9)(p23;q34) | DEN/CAN |
| | M₃ | t(15;17)(q22;q21) | PML/RARα |
| | M₄ | t(11;19)(q23;p13) | HRX-ENL |
| | M₄EO | t(11;19)(q23;p13) | CBF-MYH11 |
| | CML | t(9;22)(q34;q11) | BCR/ABL |
| | CMML | t(5;12)(q33;p13) | PEBP-B/TEL |

### （四）免疫球蛋白和 T 细胞受体基因重排

T 细胞受体（TCR）和免疫球蛋白（Ig）基因重排作为克隆标志，可用 ALL MRD 的检测。IgH、TCRγ、TCRδ 基因重排分别见于 98%、54% 和 33% 的 B-ALL，而 T-ALL 分别为 14%，68% 和 91%。由于 IgH 重排在病程中有 50% 发生克隆衍化，使得复发期与初期重排类型不一致，而 TCR 基因较稳定，约 20% 发生克隆衍化，且通常只涉及二个等位基因之一，因此实际工作中选择 TCR 基因重排较为合适。为防止克隆衍化导致假阴性结果，必要时选择二种基因标志进行检测。

### （五）流式细胞仪（flow cytometry，FCM）检测

白血病细胞具有正常未成熟细胞相应的分化抗原，而不存在特异性抗原，根据白血病细胞和正常细胞在抗原表达上的差异，利用 FCM 可检测 MRD 的存在。FCM 检测 MRD 速度快，一次可分析数万个细胞。白血病细胞和正常细胞抗原表达差异主要体现在 2 个方面：

1. 量的差异　　过强表达如 $CD_{19}$、$CD_{10}$、$CD_{34}$、$CD_{58}$、TdT。过弱表达的抗原如 $CD_{38}$、$CD_{45}$、B-ALL 细胞表面 $CD_{19}$、$CD_{10}$ 和 $CD_{34}$ 的表达量比正常 B 系祖细胞高 10 倍，$CD_{38}$ 和 $CD_{45}$ 表达却明显弱于正常细胞，TdT 只表达于幼稚细胞，成熟细胞无此酶。

2. 质的差异　　①正常淋巴细胞极少表达其他系列抗原如髓系抗原 $CD_{13}$、$CD_{33}$、$CD_{15}$、$CD_{65}$，而白血病细胞常见交叉表达。②部分白血病细胞可出现表达时相混乱抗原如 $CD_{21}/CD_{34}$、$C\mu/CD_{34}$，正常情况下 $CD_{21}$ 和 $CD_{34}$，$C\mu$ 和 $CD_{34}$ 是不可能同时表达；③与染色体异常有关的抗原如 $CD_{66c}$，与 BCR/ABL 基因重排有关。通过 TdT 和 T 细胞标志 $CD_3$、$CD_5$、$CD_7$ 等可以确定 T-ALL MRD，同样联合检测 TdT 和 B 细胞标志 $CD_{10}$、$CD_{19}$、$CD_{21}$、$CD_{22}$ 可以检测 B-ALL MRD。AML 细胞经常出现混乱的或不常见的表型，应用多种标志组合方式包括 $CD_{34}$、$CD_{56}$ 髓系抗原等，也可检测大部分 AML MRD。

（林愈灯　罗丹东）

## 八、急性白血病的诊断与鉴别诊断

1. 急性白血病的诊断　　临床上有进行性贫血、出血倾向、发热为 3 大症状，以及肝脾、淋巴结肿大和骨关节疼痛等为主要临床表现，周围血中查见白血病细胞，骨髓中原始细胞加幼稚细胞≥30%，此时诊断急性白血病并不困难。

2. 鉴别诊断　　若是发病初期症状、体征并不典型，周围血中不见原始细胞或幼稚细胞，此时诊断有一定难度，应与下列疾病进行鉴别诊断。

（1）类白血病反应：类白血病反应（leukemoid reaction）是主要由于感染引起造血组织发生类似白血病血象反应的一种症候群。表现为周围血出现幼稚细胞伴白细胞数增高或降低，需与类白血病鉴别，其鉴别要点见表 8-19。

表 8-19　急性白血病与类白血病反应的鉴别

| 鉴别点 | 类白血病反应 | 急性白血病 |
|---|---|---|
| 临床症状 | 有原发病的症状 | 贫血、出血、发热 |
| 贫血 | 随原发病而异 | 呈进行性 |
| 出血 | 一般无 | 多数有 |
| 肝脾、淋巴结肿大 | 一般无，或仅轻度 | 多数有肝脾、淋巴结肿大 |
| 白细胞数 | 多数 $> 20 \times 10^9/L$ | 多数增高，也可降低或正常 |
| 白细胞分类 | 可有粒细胞左移/幼稚细胞 | 较多原始/幼稚细胞 |
| 粒细胞毒性反应 | 明显 | 少 |
| 周围血中有核红细胞 | 与白细胞成平行性增加 | 一般无，红白血病时显著 |

续表

| 鉴别点 | 类白血病反应 | 急性白血病 |
|---|---|---|
| 血小板 | 大多正常或增加 | 多数减少 |
| 中性粒细胞碱性磷酸酶染色 | 强阳性 | 多数阴性 |
| 骨髓中原始细胞 | 较少（<10%） | 较多（>30%） |
| 骨髓中巨核细胞 | 有时减少 | 显著减少 |
| 染色体 | 正常 | 可有核型异常 |
| 预后 | 随原发病之恢复而愈 | 较差 |

（2）再生障碍性贫血（再障）：本病临床有贫血、出血、发热，全血细胞减少，易与低增生性白血病混淆，但是本病肝脾、淋巴结不大，骨髓增生低下而无原始、幼稚细胞增多。

（3）原发性血小板减少性紫癜：有反复发作的出血病史，贫血程度与出血量成正比。周围血中血小板减少，无幼稚细胞；骨髓象中不存在增高的原始细胞和幼稚细胞，虽然血小板少见，但巨核细胞正常或增多。

（4）风湿病：急性白血病以长期发热和骨关节疼痛为主要症状的病例，如不注意周围血象和骨髓象的检查易误诊为风湿病。风湿病虽然也出现贫血和肝脾肿大，但程度较轻，也不呈进行性加重，无血小板减少和出血倾向；周围血和骨髓细胞分类正常。

（5）粒细胞缺乏症：多有发热和口腔黏膜溃疡史，一般无显著贫血。虽然周围血白细胞减少，中性粒细胞明显减少，但红细胞、血红蛋白和血小板正常，无幼稚细胞出现；骨髓象中粒系呈成熟障碍，红细胞和巨核细胞正常。

（6）神经母细胞瘤：神经母细胞瘤转移至骨髓，可产生类似急性白血病的临床和血象表现，但神经母细胞瘤的瘤细胞在骨髓中成簇出现或呈菊花团状，有利于两者的鉴别。如果还有困难，则可测定尿儿茶酚胺（VMA），神经母细胞瘤患儿尿中含量明显增高。

（7）雅克什综合征（von Jaksch' syndrome）：由于有严重贫血、肝脾肿大、周围血白细胞增高并出现相当多的幼稚型粒细胞和红细胞，故有"婴儿假性白血病"之称。但这类患儿多能找到营养不良和感染根据，骨髓象中无急性白血病所见的原始细胞或/早幼粒细胞，中性粒细胞碱性磷酸酶染色的积分明显增加。

（8）恶性组织细胞病（恶组）：本病是单核-巨噬细胞系统恶性增殖性疾病，临床上可出现发热、贫血、出血、肝、脾和淋巴结肿大，以及全身广泛浸润性病变，很难与白血病鉴别。外周血象也与白血病相似，出现 Hb 和血小板下降，WBC 降低者超过半数，且可发现幼稚红细胞和幼稚粒细胞，只是若发现恶性组织细胞则高度提示本病。骨髓增生活跃或减低，网状细胞增多，可见到多少不等的组织细胞，按形态可分为一般异常组织细胞、单核样组织细胞、淋巴样组织细胞、多核巨型组织细胞和吞噬型组织细胞，如果见到大量吞噬型组织细胞且出现一般异常组织细胞，则支持诊断本病。恶组缺乏特异性诊断手段，骨髓象支持而临床不符合不能诊断，反之临床支持而骨髓象不符合者不能排除诊断，所以本病依靠综合分析诊断，有时骨髓及淋巴结等活检可以提供一定依据。

（9）传染性单核细胞增多症：本症为 EB（Epstein-Barr）病毒感染所致。临床有发热、皮疹、咽峡炎、肝脾及淋巴结肿大；血白细胞增高以及淋巴细胞升高为主，且异形淋巴细胞常达 10% 以上。临床表现及血象易与急性白血病相混淆，但本症恢复快，骨髓象无原幼淋巴细胞出现，检测嗜异性凝集试验与 EBV 特异性抗体如 EBV-VCA-IgM 等可确诊。

（10）骨髓增生异常综合征（MDS）：MDS（myelodysplastic syndrome）是一组因造血干细胞受损而致骨髓病态造血和功能紊乱性疾病。本症以贫血为主要表现，可伴有不同程度的出血、肝脾淋巴结增大，少数病例还有骨痛。MDS 不仅应与急性白血病相鉴别，而且约有 20%～30% 的病例最终转变成急性白血病。本症骨髓象呈现三系或二系或任一系的病态造血，红系如比例过高（＞60％）或过低（＜5％），出现环状铁粒幼红细胞，核分叶、碎裂或多核等；巨核系可出现淋巴样小巨核，单圆核小巨核，多圆核巨核细胞等；粒-单核系可见原粒或幼单核细胞增多和形态改变，但是原始细胞（或原单＋幼单）的比例＜30％，因而不能确诊为急性白血病。

Bennett 等（1985）提出急性髓细胞白血病的诊断步骤可按图 8-1 进行临床考虑，其中包括与 MDS 的鉴别诊断。

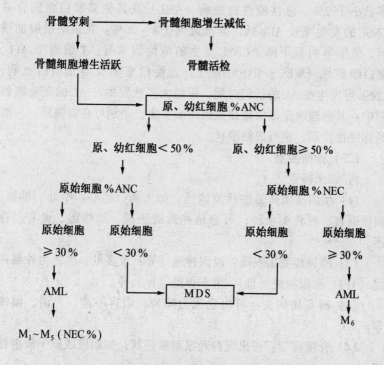

**图 8-1　急性髓细胞白血病诊断步骤与 MDS 的区分**

注：ANC：全部骨髓有核细胞

NEC：非红系的骨髓有核细胞（除原始幼稚红细胞）

（沈亦逵）

## 九、中枢神经系统白血病（CNSL）的诊断

### （一）概述

CNSL是急性白血病（AL）髓外浸润的主要部位，随着儿童AL疗效的提高及生存期的延长，CNSL发病率也随着上升。对于儿童ALL来说，若不作CNSL的预防，其发病率可达70%～80%。随着髓外白血病预防措施的加强，发病率降到5%～10%。近年来国外先进协作组（BFM）治疗儿童ALL标危、中危组患儿，CNSL发生率已小于2%。急性髓性白血病（AML）及其他类型白血病合并CNSL的发生率较ALL低，据报道为3%～20%。在预防措施加强后，发生率明显下降。CNSL发生的危险因素有：T细胞型ALL、高白细胞性（WBC $\geq 100 \times 10^9$/L）急性白血病及婴儿型白血病，CNSL可发生在AL的任何时期，但绝大多数发生在AL的完全缓解期中。其病理改变部位常在脑膜及脑实质，个别可在脊髓膜，一般呈弥漫性浸润，也可成结节状。

### （二）诊断要点

1. 临床特点

（1）颅内压增高的症状及体征：如头痛、恶心、呕吐、抽搐、颈项强直、视乳头水肿；可有精神障碍表现，如嗜睡、谵妄、昏迷。

（2）颅神经受压表现：以面神经（Ⅶ）最多见，次之为外展神经（Ⅵ）、动眼神经（Ⅲ）、滑车神经（Ⅳ）等。

（3）脑实质病变：可出现视力障碍、语言不清、失语、偏瘫等。

（4）脊髓病变：可出现神经根刺激症状，如四肢或躯干放射性痛。

（5）当CNSL为弥漫性浸润或在发病早期，可无任何症状。

2. 实验室检查

（1）脑脊液检查：脑脊液压力可增高，白细胞计数增高，蛋白质含量增高，糖含量降低，并可发现白血病细胞。

近年来，发现一些与 CNSL 有关的新指标，如多胺 $\beta_2$ 微球蛋白、铁蛋白、$\beta$ 葡萄糖醛酸酶、乳酸脱氢酶、腺苷脱氨酶、末端脱氧核苷转移酶等，在脑脊液中含量的改变，有助 CNSL 的诊断。

（2）脑电图检查：常见弥漫性节律紊乱及非特异性 $\theta$ 及 $\delta$ 波。

（3）头颅 CT 检查：早期一般无异常，晚期可有颅内肿块、结节、血肿、脑室扩张、脑膜增厚等。

3. 诊断标准

（1）1978 年在广西召开的全国白血病会议制订的标准

1）有中枢神经系统症状及体征（尤其是颅内压升高的表现）。

2）脑脊液改变：①颅内压大于 200mmH$_2$O 或 60 滴/分；②白细胞数大于 $0.01 \times 10^9/L$；③涂片发现白血病细胞；④蛋白大于 450mg/L 或潘氏试验阳性。

3）除外其他中枢神经系统疾病：具备以上条件者可以确诊，但有下列情况者应结合临床考虑：①符合 3）＋2）中任何一项，可疑为 CNSL；符合 3）＋2）中涂片发现白血病细胞或任何两项者可诊断 CNSL。②无症状，但有脑脊液改变可诊断 CNSL；但若单项压力升高，暂不作诊断，严密观察，若脑脊液压力持续增高，且经抗 CNSL 治疗后压力恢复正常，可诊断为 CNSL。③有症状、无脑脊液改变，如有颅神经或神经根及周围神经受累的症状和体征，除外其他原因，且经抗 CNSL 治疗后症状有所改善者，可诊断 CNSL。

（2）1998 年荣成全国小儿血液病会议修订的小儿 CNSL 的诊断标准

1）治疗前有或无中枢神经系统症状或体征，脑脊液中白细胞计数大于 $0.05 \times 10^9/L$，并且在脑脊液沉淀制片标本中其形态为确定无疑的原、幼淋巴细胞，即可确诊。

2）能排除其他原因引起的 CNS 表现和脑脊液异常，临床可疑 CNSL 者，应暂时按 CNSL 处理，动态观察 CNSL 及脑脊液变化。

（3）国外诊断标准：目前尚无统一标准，1985 年在罗马讨论会上提出以下标准：脑脊液离心标本中，白细胞数大于 0.005 ×

$10^9$/L，其形态为原始细胞，即可诊断 CNSL。

## 十、睾丸白血病的诊断

### （一）概述

睾丸白血病（TL）也是急性白血病髓外浸润的常见部位，发生率仅次于 CNSL，TL 的发生率在男孩中约占 8% ~ 33%，TL 主要发生在 ALL 患儿中，AML 的 TL 极少见报道。TL 在 T 细胞型 ALL 及淋巴肉瘤白血病中发生率极高。TL 可发生在急性白血病的任何时期，但绝大多数发生在生存期较长，并已完成治疗而停药的白血病患儿。由于近 10 年对髓外白血病的预防的加强，TL 的发生率也明显降低。

### （二）诊断要点

1. 临床特点

（1）睾丸肿大：可单侧，也可双侧肿大，无痛，肿大明显时可有胀痛感。阴囊皮肤可变红或青紫色，早期也可无颜色改变。

（2）睾丸触诊：表面光滑或凹凸不平，质地硬，触痛不明显。

（3）透光试验阴性（此点可与睾丸鞘膜积液鉴别）。

2. 实验室检查　睾丸组织活检可发现白血病细胞浸润（此项为确诊依据）。

（屠立明）

# 第三节　小儿急性白血病的治疗原则

## 一、化学疗法

抗白血病药物的化学疗法（化疗）是治疗小儿急性白血病的最重要及最主要的方法，即使进行骨髓移植（BMT）或造血干细胞移植（SCT），也有赖于化疗获得完全缓解及大量清除白血病细胞后才能进行。

### （一）治疗策略

1. 化疗原则　尽可能早期采用强烈化疗、联合用药、间歇用药，坚持长期治疗 3 ~ 4 年的方针。

（1）早期强烈化疗：近 20 多年来，由于急性白血病治疗不断改进和完善，小儿急性白血病，特别是小儿 ALL 的疗效已有长足的进步。国内外的一些治疗中心，小儿 ALL 完全缓解率（CR）已达 95% 以上，5 年以上无病生存率（DFS）高达 70% 以上；小儿 AML 完全缓解率也达 75% 以上，5 年以上无病生存率也已达 40% 左右。综合国内外小儿急性白血病的治疗方案，关键是采取早期强烈化疗策略。现代的治疗已不是单纯获得完全缓解，而是争取长期存活，最后达到治愈，并能高质量地生活。

（2）联合用药：白血病细胞群中只有部分细胞处于增殖周期，另一部分则属于 $G_1/G_0$ 期，处于非增殖状态，两类细胞对各种抗白血病药物有不同敏感性。单一药物所能达到的缓解率比较低。联合应用细胞周期非特异性药物（CCNSA）和细胞周期特异性药物（CCSA），甚或合用作用于不同时相的药物，可提高药物对白血病细胞的杀伤效率，提高缓解率。如属于 CCNSA 的柔红霉素（DNR）和 CCSA 作用于 S 期为主阿糖胞苷（Ara-C）联合的 DNR + Ara-C（DA）方案，为小儿急性髓细胞白血病（AML）诱导治疗的基本联合用药方法。此外联合用药也可以合用不同作用机制的药物，如治疗小儿急性淋巴细胞白血病（ALL）所联合应用的几种诱导药物中有生物碱长春新碱（VCR）、抗肿瘤抗生素柔红霉素（DNR）、酶类抗肿瘤药物左旋门冬酰胺酶（L-ASP）以及皮质激素类的强的松（Pred），即 VCR + DNR + L-ASP + Pred（VDLP）方案，为目前国内外小儿 ALL 诱导治疗的最佳方案。当然，联合用药也要注意药物的毒性作用，要防止毒性作用的叠加。有时使用得当，还可减少药物的毒性作用。

（3）短程、间歇用药：白血病细胞的增殖是不同步的，药物作用时细胞可处于周期的各个时相，并且有相当数量的细胞处于非增殖状态。为了使药物对所有的细胞都起到作用，每一疗程的用药时间应比细胞的周期时间长，但又不能过长，以利于正常造血细胞的恢复。例如，ALL 的诱导治疗方案都是用 4 周，AML 的疗程多为 5~7 天，也有 10 天的。

经过联合用药之后，不论是白血病细胞还是正常造血细胞都受到抑制，需要停药一段时间以利恢复，称为间歇。间歇的目的是使正常造血功能恢复到正常状态以使病儿能耐受下一疗程的治疗。但要防止白血病细胞恢复。由于白血病细胞的周期时间较正常造血细胞长，如果采用适当的间歇时间可以避免。白血病细胞的倍增时间（白血病细胞增加一倍时间）为 4~6 天，连续给药超过 2 倍较好，因此连续给药 5~10 天。因正常细胞与造血干细胞的修复和更新约需 2 周，以利于正常组织和造血细胞的恢复。一般用法是连续用药 5~7 天，休息 7~14 天为 1 个疗程。

治疗过程中一般血象恢复达到中性粒细胞绝对值（ANC）$(0.5~1.0) \times 10^9L$，血小板 $100 \times 10^9L$ 以上就应开始下一阶段的治疗。当然也需根据病儿的一般状态及支持治疗条例提前或推后下一阶段的治疗。

近年来，白血病治疗的趋势是化疗药物剂量不断加大。实验证明，化疗药物剂量每增加 1 倍，其杀伤力约增加 10 倍，一次足量的化疗约可杀灭体内 2~5 个对数级的白血病细胞。大剂量联合化疗使急性白血病的缓解率提高，患儿的无病存活期延长。但是大剂量化疗的毒副作用也值得注意，如严重的骨髓抑制及对重要脏器的功能损害。因此，化疗剂量个体化，即针对不同病人修订剂量成为抗白血病药物治疗的另一趋势，其目的为应用病人的最大耐受剂量以尽量获得最好的治疗效果。

（4）坚持长期治疗：坚持 3~4 年维持与定期强化治疗，长期维持治疗能持续不断地消灭残留白血病细胞（RLC），定期强化能定期杀灭处于静止期的白血病细胞，并可避免发生不耐药性。根据 Pinkel 的观点，认为 MTX、6-MP、Ara-C、DNR 等抑制 DNA 合成，不仅杀伤白血病细胞，并可能改变白血病细胞癌基因的表达，起着基因治疗作用。

2. 分阶段依次治疗　　化疗程序：分阶段、按程序、连续治疗以杀灭残留白血病细胞（residual leukemic cell，RLC）。首先进行诱导缓解治疗，完全缓解后依次进行巩固治疗、髓外白血病防治、早期强化治疗、维持与定期强化治疗等多个阶段，各治疗阶段相互补充，最大限度地杀灭体内白血病细胞并达到根治的目的。强烈化疗期间应该给予强有力的支持疗法，保证化疗的进行。

（1）诱导缓解治疗：是治疗急性白血病的第一步，也是最重要、最关键的一步。应采用强烈联合化疗，足量用药，尽可能大量杀灭白血病细胞，力争在短期内使病孩尽可能达到完全缓解。强烈化疗使骨髓的白血病细胞极度增生状态到骨髓抑制状态是白血病根除的必须过程，此时骨髓内原始白血病细胞 < 5%，但体内白血病细胞数由 $10^{12}$（约 1kg）减少到残留白血病细胞数 $10^6$ ~ $10^8$（约 10mg）。对小儿急性淋巴细胞白血病诱导缓解治疗，目前公认最佳方案为 VDLP 方案，即长春新碱（VCR）、柔红霉素（DNR）、左旋门冬酰胺酶（L-ASP）、强的松（Pred）四药联合。对小儿急性髓细胞白血病应用 DAE 方案，即柔红霉素（DNR）、阿糖胞苷（Ara-C）、足叶乙甙（Eptoside，VP-16）三药联合诱导方案为目前国内外公认方案。同时应保证充足的有效剂量，大量杀灭白血病细胞以避免产生耐药。对 ALL 患儿力争在 2 ~ 4 周内、对 AML 患儿在 6 ~ 8 周（2 ~ 3 个疗程）内达到完全缓解。近年研究表明地塞米松（Dexamethasone，Dex）的抗白血病作用比强的松强 7 倍，而且能预防中枢神经系统白血病的发生，近处小儿 ALL 化疗方案中，用 Dex 代替 Pred，组成 VDLDex 方案。近年应用去甲氧柔红霉素（Idarubicn，IDA）取代柔红霉素（DNR）治疗小儿急性白血病，对小儿高危 ALL 或复发 ALL 应用 VI（IDA）LP 或 VILDex 方案，小儿 AML 化疗 DAE 方案改为 I（IDA）AE 方案均取得较好疗效。目前有的医疗单位至今仍以 VP（长春新碱 + 强的松）或 VCP（长春新碱 + 环磷酰胺 + 强的松）方案作为诱导缓解治疗，应以废弃。此类方案虽最初可获得缓解，但难避免复发，给以后的治疗带来无穷的麻烦乃至前

功尽弃。化疗强度的增加应伴随有相应的抗感染措施和支持治疗，以防止早期死亡。

（2）诱导缓解后治疗：经诱导治疗完全缓解后，虽体内白血病细胞数量减少了 99% 以上，但这只是成功的开始，因体内残留白血病细胞数量还有 $10^6 \sim 10^8$，如果诱导缓解后不再继续治疗，体内残留的白血病细胞经过一定时间的增殖后可导致复发。因此对白血病患儿获得完全缓解后，必须进行巩固、维持与定期强化治疗，以进一步杀灭残留白血病细胞。对于 ALL 患儿完全缓解后应用 CAT（环磷酰胺＋阿糖胞苷＋硫鸟嘌呤或巯基嘌呤）方案进行巩固治疗，接着用大剂量甲氨蝶呤-四氢叶酸（HDMTX-CF）疗法 3 个疗程进行髓外白血病防治，此后再用原诱导方案 VDLP 或 VDLDex 或用 VP-16＋Ara-C（足叶乙甙＋阿糖胞苷）进行早期强化治疗，以后进行 3～4 年的维持与定期强化治疗，如能持续完全缓解（CCR），此时方可停药。对于 AML 患儿完全缓解后应用原诱导 DAE 方案 1～2 个疗程进行巩固治疗，接着根据条件可选用以下三种方法之一，以彻底消灭残留白血病细胞，争取获得长期无病生存。①应用大剂量阿糖胞苷（HD-Ara-C）＋DNR（或 VP-16）6 个疗程，作根除性强化治疗，约 18 个月可终止治疗。②选用 DAE、DA（柔红霉素＋阿糖胞苷）、COAP（环磷酰胺＋长春新碱＋阿糖胞苷＋泼尼松）等方案作定期序贯治疗，维持 3 年左右可中止治疗。③若有 HLA 相合的骨髓或造血干细胞供者，完全缓解后 6 个月，可进行骨髓或造血干细胞移植。

（3）髓外白血病防治：进行有效的髓外白血病防治是获得长期无病生存的关键之一，髓外白血病是造成白血病复发与治疗失败的主要原因之一。在急性白血病早期，各重要脏器均有不同程度的白血病细胞浸润，尤其是中枢神经系统和睾丸，由于血脑屏障和血睾屏障的存在，一般剂量的抗白血病药物不易透过屏障到达中枢神经系统及睾丸，使得其中的白血病细胞不能被消灭而继续增殖，成为白血病细胞的"庇护所"。随着小儿急性白血病完全缓解期延长，中枢神经系统白血病（CNSL）及睾丸白血病（TL）的发生率增加，1981年Stawart报道CNSL发生率高达50%，一旦发生中枢神经系统或睾丸等髓外白血病，则使治疗困难，最终导致白血病骨髓复发而治疗失败。有效的髓外白血病防治有助于降低白血病复发率，提高持续完全缓解率及长期无病生存率。近年进行了有效的髓外白血病的防治，使CNSL发生率降到10%以下。目前对髓外白血病的防治，主要应用以下三种方法：①自诱导治疗开始定期进行三联（甲氨蝶呤＋阿糖胞苷＋氟美松）鞘内注射治疗。②完全缓解巩固治疗后定期的HDMTX-CF［MTX 3～5g/（$m^2$·次）］疗法，以替代颅脑放疗，总疗程为11个疗程。③对3岁以上高危ALL在完全缓解后6～12个月进行颅脑放疗，总剂量12～18Gy，一般采用$^{60}$钴和直线加速器全颅照射，颅脑放疗后禁用HDMTX-CF治疗，以免发生脑白质病。最近美国St Jude儿童研究医院发现颅脑放疗还可引起脑瘤，故目前在世界范围内，已应用大剂量化疗（MTX或Ara-C）加三联鞘内注射化疗来替代颅脑放疗。

（4）诱导分化治疗：实验研究证实维甲酸（Retinoic acid，RA）等诱导分化剂可以诱导早幼粒白血病细胞分化为成熟阶段的粒细胞。1986年由我国王振义教授等在国际上首次使用全反式维甲酸（All-trans retinoic acid，ATRA）治疗急性早幼粒细胞白血病（APL）获得显著疗效，为白血病的分化治疗开辟了一条新的途径。该疗法的优点是：疗效高，完全缓解率在80%～90%，并发症少，无骨髓抑制，副反应轻。经推广应用后，其疗效已被国内外学者所公认，ATRA现已列为APL诱导缓解的首选药物。经过10多年的临床研究，小儿ALP用ATRA的合适剂量是20～40mg/（$m^2$·d），口服，用药时间40～60天，多数病儿在28～42天获完全缓解，完全缓解率达90%左右，这是除了化疗以外，治疗白血病的第二个里程碑。

3. 按型治疗　　首先按细胞形态学分为急性淋巴细胞白血病（ALL）与急性髓细胞白血病（AML），再依照临床特点以及与预后有关的细胞免疫表型、细胞遗传学等生物学特征又分为不同亚型，制订或选择相应的治疗方案。如 ALL 可分为高危型急淋（High Risk-ALL，HR-ALL）、中危型急淋（Mid Risk-ALL，MR-ALL）、低危型急淋（Low Risk-ALL，LR-ALL），按不同危险型选用不同化疗方案；而 AML：$M_1$、$M_2$、$M_4 \sim M_7$ 诱导治疗均用联合化疗方案，$M_3$ 诱导治疗用全反式维甲酸（ATRA）诱导分化疗法。

### （二）治疗前的检查及治疗期间的观察

急性白血病的治疗是一个系统工程，对每一个病人必须在检查、诊断和治疗上进行周密安排，采用最佳治疗方案，争取获得最佳治疗效果和持续完全缓解（CCR）与长期无病生存。为此，需要制订科学、合理、可行的诊疗计划，并争取严格按计划组织实施。

2．白血病治疗前检查 在白血病患儿治疗前，必须对病孩的身体状态有全面的了解和评估，以尽早获得正确的诊断，以便制定切实的治疗方案，为此，当患儿入院后应抓紧时间做好以下检查：

（1）全面病史：包括个人史、家族史、药物史、环境史、化学制品与放射线接触史。

（2）全面体检：包括体温是否正常，肝、脾、淋巴结、睾丸等有无肿大，胸骨或其他长骨有无压痛，有无感染病灶（皮肤、腋下、口腔、鼻咽、肺部、肛周等部位），颅神经及眼底检查是否正常等。

（3）血常规检查：特别注意白细胞计数与血细胞形态学检查。

（4）骨髓穿刺检查：包括：①骨髓涂片细胞形态学、细胞计数及细胞化学染色（POX、PAS、SB、NSE、NAP 等）。②骨髓活检作病理检查。③单克隆抗体（McAb）或流式细胞仪（FCM）检查：白细胞免疫表型、DNA 指数和 P170（Pgp，膜糖蛋白、耐药相关蛋白）。④染色体核型分析或白血病细胞融合基因检测。

目前常检测的白血病的融合基因有：

1）bcr/abl：为 t（9；22）（q34；q11）染色体异常，慢性粒细

234

胞白血病（CML）。

2）bcr/abl：为 t（9；22）（q34；q11）染色体异常，急性淋巴细胞白血病（早 B-ALL）。

3）MYC/IgH：为 t（8；14）（q24；q11）染色体异常，急性淋巴细胞白血病。

4）PML/RARα：为 t（15；17）（q22；q21）染色体异常，急性早幼粒细胞白血病（AML-$M_3$）。

5）AML1/ETO：为 t（8；12）（q22；q22）染色体异常，急性髓细胞白血病（AML-$M_2$、$M_4$）。

（5）髓外浸润检测：胸片、长骨摄片、EEG、头颅正侧位平片、肝脾等 B 超。必要时 CT 或 MRI。

（6）心电图检查：了解心脏功能，为使用对心脏有毒性的抗白血病药物做准备。

（7）血液生化检查：包括肝功能、肾功能、电解质、LDH 及其同工酶。如使用 L-ASP 者，应检测血尿淀粉酶。

（8）病毒抗原（体）：甲至庚肝标志物一套，CMV、EBV 和 $B_{19}$ 等。

（9）出、凝血检查：包括 PT、APTT、纤维蛋白原、3P 试验或 D-二聚体检测等。

（10）生理指数：身高、体重、内分泌（17 羟、17 酮、睾酮、TSH、FSH、$T_3$、$T_4$ 等。

（11）智商测定：CR 后测定语言智商、动作智商。

（12）血液免疫学：包括红细胞 ABO 血型及 HLA 组织配型。

2. 化疗期间动态监测

（1）化疗过程中要密切观察病情变化，特别注意有无出血合并感染，及时采取有效防治措施。应用 L-ASP 者，先做皮内试验（L-ASP 10～50IU/0.1mL）；治疗期间给予低脂低蛋白饮食，并进行血尿淀粉酶监测。

（2）诱导治疗或强化治疗时每周复查血象 2～3 次，缓解期每

1～2周复查1次。

(3) 骨髓检查：诱导治疗第1～2周或疗程结束均应复查骨髓，若第2个疗程无进步或第4个疗程仍未达CR，则应更改方案。

(4) 在诱导治疗期间，常出现骨髓造血功能抑制，治疗1～2周后即见白细胞计数下降，继而红细胞及血小板也下降，3～4周后可见回升。治疗过程中，如WBC < 1 × 10⁹/L，应复查骨髓，了解有无抑制，如仅外周血白细胞减少，并不能作为停止化疗的惟一指标；如骨髓象中有核细胞增生活跃者，一般情况不继续恶化者，可在加强支持疗法的前提下继续化疗；如果骨髓明显抑制可暂停药。

(5) 诱导缓解联合化疗的一般疗程为7天，如白细胞数高，用药后下降不明显，可适当延长疗程至8～10天。疗程间歇期一般为7～14天，如白细胞下降后回升缓解，可适当延长，但不宜过长（一般不超过21天），以免复发；如白细胞迅速回升 > 10 × 10⁹/L或幼稚细胞明显增多可缩短为5天。

(6) 如化疗后白细胞低于1 × 10⁹/L，血红蛋白 < 30g/L，血小板 < 10 × 10⁹/L，多数为骨髓严重抑制，此时可根据患儿情况，给予成分输血等支持疗法，或应用rhG-CSF，待血象好转后再进行化疗。

(7) 维持治疗期间，白细胞计数应控制在3 × 10⁹/L左右、ANC 1.5 × 10⁹/L左右为宜，并及时调整MTX与6-MP剂量，使骨髓达到轻度抑制为理想；如血小板及白细胞或中性粒细胞下降时，应在排除感染及药物抑制所致后，注意复发可能，及早复查骨髓象。

**（三）小儿白血病预后因素的预测**

小儿白血病经正规的强烈连续化疗，ALL患儿90%以上获得完全缓解，5年以上无病生存率已达到70%以上，AML患儿80%以上获得完全缓解，5年以上无病生存率也达到40%。远比成人急性白血病疗效要好。但小儿急性白血病中仍有30%～60%的病例治疗失败，可能与以下因素有关。

1. AML　　AML与预后相关因素为肿瘤负荷度（如白细胞数

和髓外巨大肿块），其他预后因素见表8-20。

表8-20　AML 的预后分组

| 低　危　组 | 高　危　组 |
|---|---|
| $M_1$ 型伴 Auer 小体 | 不含 Auer 小体 |
| $M_2$ 型，WBC $< 20 \times 10^9/L$ | WBC $\geqslant 20 \times 10^9/L$ |
| $M_3$ 型（APL） | $M_4$ 骨髓 Eos $< 3\%$ |
| $M_4$ 伴 Eos↑，骨髓中 Eos $\geqslant 3\%$ | $M_5$ |
| $M_6$ | $M_7$ |

2．ALL　以下因素对分型、预后评价极为重要。

（1）诊断时年龄及外周血 WBC 计数为临床判断预后的主要因素。年龄 $<1$ 岁、$\geqslant 10$ 岁，WBC $\geqslant 50 \times 10^9/L$ 为预后不良因素；$2 \sim 9$ 岁，WBC $< 50 \times 10^9/L$ 为预后良好。

（2）强的松治疗早期反应

1）强的松治疗第 8 天外周血白血病细胞 $\geqslant 1\ 000/\mu L$（$10 \times 10^9$），为治疗反应差。

2）诱导治疗第 19 天骨髓幼稚细胞 $>5\% \sim 25\%$ 为难治性。

3）诱导治疗第 35 天未获 CR 者为难治性，属高危因素。

（3）白血病细胞生物学特征

1）DNA 指数（DI）：高倍体的白血病细胞或 DI $> 1.16$（FCM 测定）是预后好的重要因素。80% 的 SR-ALL 患儿 DI $> 1.16$，而年龄/WBC 数评为预后不良者中 DI $> 1.16$ 者不足 10%；成熟 B-ALL 中 DI $> 1.16$ 者 $< 3\%$。

2）细胞遗传学：染色体改变常为独立预后因素，t（9；22）及 t（4；11）为 HR-ALL；t（1；19）的前 B-ALL 亦为预后不良；染色体 4 和 10 联合三体为预后好的因素。

3）诱导化疗完全缓解速度：$12 \sim 14$ 天骨髓呈 CR 者是对药物

敏感、预后良好因素，CR 速度是决定生存期长短的主要因素。德国 ALL-BFM 以诱导治疗 33 天仍未 CR 及初治接受 7 天强的松 60mg/$(m^2 \cdot d)$ 治疗后第 8 天外周血幼稚细胞数 $> 1.0 \times 10^9$/L 属高危因素之一。

**附：诱导化疗 2 个疗程（周）后疗效的骨髓（M）象分级：**

$M_0$ 骨髓象：无白血病细胞，治疗满意。

$M_1$ 骨髓象：原 + 幼（早）幼稚细胞 < 5% 为完全缓解象。

$M_2$ 骨髓象：原 + 幼（早）幼稚细胞 < 5% ~ 25% 为部分缓解象。

$M_3$ 骨髓象：原 + 幼（早）幼稚细胞 > 25% 为未缓解或复发象。

3．骨髓白血病细胞减少指数（marrow blast decrease index，MBDI） 指诱导治疗第 1 个疗程（5 ~ 7 日）结束后骨髓原始细胞（包括原始、幼稚淋巴细胞，原始、早幼粒或原始、幼稚单核细胞）比治疗前减少的百分数，其计算公式如下：

$$MBDI = \frac{治疗前骨髓内白血病细胞\% - 第1个疗程后骨髓内白血病细胞\%}{治疗前骨髓内白血病细胞\%} \times 100$$

MBDI 所反应的实际为骨髓内白血病细胞比率的改变动态，其意义是预测一个化疗方案对白血病治疗的疗效。据郁知非等报告，诱导治疗 1 个疗程后 MBDI > 0.8 者 CR 率几乎为 100%，> 0.6 者完全缓解（CR）率为 96.6%，< 0.4 者 CR 率仅 24.6%，< 0.2 很少 CR。因此 MBDI 的确反映了患者对化疗的效果，对预测白血病的疗效起了积极了指导意义。

化疗后骨髓中白血病细胞的百分率迅速下降，不但表示白血病细胞对化疗药物是敏感的，而且也表示这些白血病细胞比正常骨髓细胞更为敏感，这样缓解才有可能。MBDI 值高的患者大多能达 CR，低者大多不 CR。因此，在第 1 个疗程结束后测定 MBDI 对预测患者的疗效及第 2 个疗程选择同一方案继续治疗是否适宜，有重要参考价值。

4．原发性耐药 多发耐药性（multiple drug resistance，MDR）

是指白血病细胞对结构和作用靶位不同的多种化疗药物有交叉耐药，是治疗失败的原因之一。目前发现 MDR 的机制有多种：包括多药耐药基因 mdr-1 及其蛋白 Pgp（P170）、多药耐药相关蛋白（MRD）、肺耐药蛋白（LRP）等。耐药基因的存在是预后不良因素。

## 二、造血干细胞移植

造血干细胞移植包括异基因骨髓移植（Allo-BMT）、外周血干细胞移植（PBSCT）、脐血干细胞移植（UBCT）。

1. BMT 的适应证　　由于现代化疗使小儿急性白血病的 CR 率、CCR 率及 5 年以 DFS 率在不断提高，ALL 的 5 年以上 DFS 率达 70% 以上，AML 5 年以上 DFS 也达到 30%~50%，因此，BMT 主要适应证是：①HR-ALL、难治型 ALL 及复发型 ALL。②高危险型及复发型 AML。

2. 供体选择与移植条件　　应与供体的 HLA 相合，同胞兄妹中 HLA 有 1/4 相合，因此尽量首先选择同胞兄妹为供体；如无相合者可从骨髓库中寻找。

3. 移植时机　　在强烈诱导治疗完全缓解后，并经巩固治疗，患儿应在 CR 状态下进行 BMT，才可获得较高疗效。

4. 疗效　　据国外文献报道：小儿 AML $CR_1$（第一次 CR）后进行 Allo-BMT，5 年以上 DFS 可达 64%；HR-ALL $CR_1$ 后进行 BMT，5 年以上 DFS 60%~70%。复发型 HR-ALL $CR_2$ 后作 BMT，则生存率为 30%~60%。多数学者认为低危（LR）型 ALL $CR_1$ 后不作 BMT，对复发型 LR-ALL $CR_2$ 后可作 BMT。

## 三、支持疗法

加强支持疗法，积极防治各种并发症，保证化疗顺利进行（见第三十五章）。

（沈亦逵）

# 第九章 急性淋巴细胞白血病

## 一、概述

急性淋巴细胞白血病（ALL）是小儿白血病最多见的类型，约占小儿白血病总数的75%。近30年来对小儿ALL的诊断、分型方面的研究愈来愈深入，治疗策略及方案也在不断改进及完善，国内外小儿血液病学专业工作者积累了大量的经验，取得令人鼓舞的治疗效果。现代小儿急性淋巴细胞白血病的诱导治疗完全缓解（CR）率达到95%以上，5年以上持续完全缓解率达到60%~70%，可以认为其中相当部分已经治愈，如德国新近报告的ALL-BFM86多中心试验结果，988例非选择性小儿ALL患者化疗结果，6年无病生存率（disease free survival, DFS）为79%±2%，美国St.Jude儿童研究医院则高达80%以上。我国北京儿童医院和上海儿童医学中心的小儿ALL的5年无病生存率已提高到75%以上。法国著名血液学家Bernard早在20世纪80年代估计小儿ALL的真正治愈率就已达65%。近30年以来，特别是20世纪80年以来，小儿ALL已成为可以治愈的恶性肿瘤，也是当今疗效最好、治愈率最高的恶性肿瘤性疾病之一。

## 二、诊断要点

### （一）基本诊断

ALL具有急性白血病共有的特点，即发热、贫血、出血及浸润等表现。浸润常较突出，表现为肝、脾、淋巴结明显肿大。髓外中枢神经系统及睾丸白血病的发生也较常见。还有局部无痛性肿物、骨痛及关节痛。实验室检查外周血及骨髓中有多量原幼淋巴细胞（>30%）。ALL的临床诊断并不困难，关键在于想到此病的可能性并及时进行血液学检查。确诊后要进一步进行分型，包括形态学及免疫学分型，有条件时进行细胞遗传学及分子生物学分型，还要结合临床资料作临床分型，为判断预后及指导治疗提出依据。

## （二）MIC 分型

对急性白血病患儿可根据白血病细胞形态学（morphology，M）、免疫学（immunology，I）及细胞遗传学（cytogenetics，C）特征进行分类，此即 MIC 分型法。

1. ALL 细胞形态学（M）分型　　形态学分型以白血病细胞形态为主，结合细胞化学特点进行分类。目前采用的分型标准是 FAB（French - American - British）协作组于 1979 年所制订，已在世界范围内广泛应用。我国于 1980 年制订的分型方案与 FAB 协作组的方案基本一致。这一方案将 ALL 分为 $L_1$、$L_2$、$L_3$ 三个亚型。$L_1$ 型：小原淋细胞为主（>75%）。$L_2$ 型：大原淋细胞为主，核形不规则。$L_3$ 型：有空泡的大原淋细胞为主，胞浆空泡呈蜂窝状。三型的形态学特点见表 9-1。

表 9-1　急性淋巴细胞白血病形态学分型细胞特征

| 类　型 | $L_1$ | $L_2$ | $L_3$ |
|---|---|---|---|
| 细胞大小 | 小细胞为主 | 大细胞较 $L_1$ 多，大小不一 | 大细胞为主，大小较一致 |
| 核染色质 | 较粗，结构较一致 | 细而分散，结构较不一致 | 细点状，均匀一致 |
| 核形 | 规则，偶见折叠凹陷 | 不规则，常见折叠凹陷 | 较规则 |
| 核仁 | 无，或小而不清楚 | 一个或多个，清楚 | 明显，一个或多个，泡状 |
| 胞浆量 | 少 | 不定，常较多 | 较多 |
| 胞浆嗜碱性 | 轻或中度 | 不定，有些细胞深染 | 深蓝 |
| 胞浆空泡 | 不定 | 不定 | 明显，呈蜂窝状 |

表中述及的小细胞及大细胞以细胞直径 $12\mu m$ 来划分，小于 $12\mu m$ 为小细胞，大于 $12\mu m$ 为大细胞。各型中不符合上述分型条件的细胞可高至 20%，例如，计数 100 个原始幼稚淋巴细胞，$L_2$ 型的大（原始淋巴）细胞不超过 20% 时诊为 $L_1$ 型，超过 20% 则诊为 $L_2$ 型。

小儿 ALL 以 $L_1$ 型多见，约占 84%；$L_2$ 型占 15%；$L_3$ 型占 1%。三型的预后各不相同，$L_1$ 型预后最好，$L_2$ 型次之，$L_3$ 型预后最差。

ALL 的细胞化学染色：原始细胞过氧化酶（POX）或苏丹黑（SB）染色为阴性反应（阳性率 $\leqslant$ 3%），借此点可与急性髓细胞白血病进行鉴别。糖原染色（PAS）在原始细胞中呈块状颗粒状阳性。细胞的末端脱氧核苷酸转移酶（TdT）活性明显升高。一般认为，原始细胞的 PAS 呈阴性反应的 ALL 预后较差。

2. 免疫学（I）分型　　各种类型的造血细胞在不同分化发育阶段顺序出现某些抗原的表达，这类抗原称为分化抗原（cluster designation，CD）。白血病性的淋巴细胞系某种类型淋巴细胞在分化的某一阶段恶性转变而成，表现分化停滞及成熟障碍，与正常分化过程的淋巴细胞相对应也表达这一阶段的分化抗原。应用不同分化抗原的单克隆抗体对白血病细胞进行检测，依据所表达的抗原种类可确定白血病细胞的来源及分化阶段。

B 淋巴细胞在发育分化过程中最早表达的细胞表面标志为 HLA-DR 抗原，进入早期前 B 阶段同时表达胞浆 $CD_{22}$（$CyCD_{22}$）和 $CD_{19}$。继而先后有 $CD_{10}$ 和 $CD_{20}$ 表达，至前 B 细胞阶段出现胞浆免疫球蛋白（CyIg）表达，最后达到成熟 B 细胞阶段则有膜免疫球蛋白（SmIg）表达。

T 淋巴细胞分化抗原在分化过程中最早表达的是 $CD_{17}$ 和胞浆 $CD_{33}$（$CyCD_{33}$）。进入胸腺阶段后，早期有 $CD_5$、$CD_2$ 表达，中期有 $CD_1$、$CD_3$ 以及 $CD_4$ 和 $CD_8$ 共同表达，晚期 $CD_1$ 消失，$CD_3$ 持续表达，同时 $CD_4$ 和 $CD_8$ 分别出现在不同的细胞上，分为 T 辅助细胞和

T 抑制细胞。

根据 T 淋巴细胞和 B 淋巴细胞分化抗原制备的单克隆抗体（McAb）种类较多，表 9-2 所列是进行 ALL 免疫分型最常用的单克隆抗体。

表 9-2　免疫分型常用的单克隆抗体

| B 细胞系列 | T 细胞系列 |
|---|---|
| HLA – DR | $CD_1$ |
| $CD_{19}$ | $CD_2$ |
| $CD_{10}$（普通型急淋抗原，CALLA） | $CD_3$ |
| $CD_{20}$ | $CD_4$ |
| CyIg（C$\mu$ 链） | $CD_5$ |
| SmIg（$\kappa$ 链、$\lambda$ 链） | $CD_7$ |
| $CD_{22}$ | $CD_8$ |

免疫分型是小儿 ALL 非常重要的一种分型方法。随着单克隆抗体技术和流式细胞仪（flow cytometry，FCM）在免疫分型中的应用，近年来将 ALL 分为 T 细胞系和 B 细胞系两大系列，其中 B 细胞系 ALL 约占 80% ~ 85%，T 细胞系 ALL 约占 15% ~ 20%。根据细胞分化阶段的不同，对 McAb 的不同反应和免疫球蛋白基因重排、T 细胞受体（TCR）基因重排的不同，B 细胞系列和 T 细胞系列 ALL 又分为若干亚型。见表 9-3、表 9-4。

表 9-3　B 细胞系列 ALL 的免疫亚型

| 型　别 | McAb 的表达 | | | | | CyIg[*] | SmIg[*] |
|---|---|---|---|---|---|---|---|
| | HLA – DR | $CD_{19}$ | $CD_{22}$ | $CD_{10}$ | $CD_{20}$ | | |
| 早期前 B 淋巴细胞型 | + | + | + | – | – | – | – |

续表

| 型 别 | McAb 的表达 | | | | | CyIg* | SmIg* |
|---|---|---|---|---|---|---|---|
| | HLA – DR | CD$_{19}$ | CD$_{22}$ | CD$_{10}$ | CD$_{20}$ | | |
| 普通型急淋<br>（C-ALL） | + | +／－ | +／－ | + | － | － | － |
| 前 B 淋巴细胞型 | + | +／－ | + | +／－ | +／－ | + | － |
| 成熟 B 淋巴细胞型 | + | +／－ | + | +／－ | +／－ | | + |

注：CyIg（C$\mu$）胞浆中免疫球蛋白（重链）；SmIg：细胞膜表面免疫球蛋白轻链（$\kappa$、$\lambda$）。

表 9-4 T 细胞系列 ALL 免疫的亚型

| 型别 | McAb 的表达 | | | | | | |
|---|---|---|---|---|---|---|---|
| | CD$_7$ | CD$_2$ | CD$_5$ | CD$_1$ | CD$_3$ | CD$_4$ | CD$_8$ |
| 胸腺前阶段 | + | － | － | － | － | － | － |
| 胸腺早期 | + | + | + | － | － | － | － |
| 胸腺中期 | + | + | + | + | + | +／－ | +／－ |
| 胸腺后期 | + | + | + | | + | +／－ | －／+ |

（1）T 细胞系列 ALL（T-Lineage-ALL）：分为 4 个亚型，具有阳性 T 淋巴细胞免疫标志，如 CD$_7$、CD$_5$、CD$_2$、CD$_1$、CD$_4$、CD$_8$、CD$_3$ 以及 TdT 等。

（2）B 细胞系列 ALL（B-Lineage-ALL）：又分为 4 个亚型：

1）早期前 B 淋巴细胞型（Early pre B-ALL），又称早期前 BⅠ型淋巴细胞白血病：HLA-DR 及 CD$_{19}$ 或（和）CyCD$_{22}$ 阳性，其他 B 系淋巴细胞标志均为阴性。

2）普通型急淋（C-ALL）：又称早期前 BⅡ型急淋（Early pre B-ALL Ⅱ）：CD$_{10}$ 阳性，CyIg、SmIg 均为阴性，其他 B 系标志 CD$_{19}$、

CyCD$_{22}$以及 HLA-DR 常为阳性。

3）前 B 淋巴细胞型（Pre B-ALL）：CyIg 阳性，SmIg 阴性，其他 B 系标志 CD$_{19}$、CyCD$_{22}$、CD$_{10}$、CD$_{20}$以及 HLA-DR 常为阳性。

4）成熟 B 淋巴细胞型（B-ALL）：SmIg 阳性，CyIg 阴性，其他 B 系免疫标志 CD$_{19}$、CyCD$_{22}$、CD$_{10}$、CD$_{22}$以及 HLA-DR 常为阳性。

此外，具有淋巴细胞系的形态学特征，以淋巴细胞系特异的抗原表达为主，伴有个别、次要的髓系特异抗原标志（CD$_{13}$、CD$_{33}$或 CD$_{14}$等阳性），称为伴有髓系标志的 ALL（My$^+$-ALL）。

免疫学分型所有用检测材料是未经治疗病孩的骨髓或周围血（白细胞分类原幼细胞应占 70% 以上）。初诊及复发 ALL 都应进行免疫学分型。

ALL 的免疫学类型和形态学类型间无相关性，惟有形态学的 L$_3$型多是免疫学类型的成熟 B 淋巴细胞型（SmIg$^+$），此型预后最差，但仅占有 ALL 的 1% ~ 2%。B 细胞系 ALL 占所有小儿 ALL 的 80% ~ 85%，其中的 70% 有 CD$_{10}$表达（CD$_{10}$$^+$），过去习惯称为普通型 ALL（C-ALL），预后较好；前 B 细胞型 ALL（Pre B-ALL）与成熟 B 细胞型 ALL（B-ALL）预后均较差。

T 细胞系 ALL（T-ALL）占所有小儿 ALL 的 15% ~ 20%，临床有一定特点，如起病时白细胞计数高，肝、脾、淋巴结肿大明显，常伴纵隔淋巴结肿大及中枢神经系统白血病等髓外浸润。小儿 T-ALL 预后较差，但近年来由于治疗的改进，给予针对性的强化疗及有效的白血病"庇护所"预防治疗，使疗效明显改观，相当部分患儿也能获得长期无病生存。

分子生物学的发展为 ALL 的分型提供了更多的手段，目前临床上应用较多的是测定免疫球蛋白重链（IgH）、轻链（IgL）基因重排及 T 细胞受体（TCR）基因重排。IgH 和 IgL 基因重排的发生是造血干细胞定向于 T 细胞系分化的早期标志。免疫分型时出现不能确定细胞系列或难下结论的情况，进行 IgH、IgL 和 TCR 基因重排的检测，可为分型提供更多的依据。随着这项工作的深入，发现

Ig 基因重排和 TCR 基因重排在 T-ALL 和 B 细胞系 ALL 有交叉,如有报告称 17% 的 T-ALL 有 IgH 基因重排,IgL 基因重排也可在 T-ALL 出现,但较少见,而 TCR 基因重排在 B 细胞系 ALL 出现更多,TCR β 为 29%,TCR γ 为 56%。此外,Ig 及 TCR 基因重排也在急性髓细胞白血病(AML)出现。虽然 ALL 的临床特点存在共性,但白血病细胞的生物学特性存在差异,细胞表型有多种变化,并非完全遵循以上所述的规律,如近年来国内外学者报告的"杂合性"急性白血病。因此进行免疫学分型时尚需结合细胞形态、细胞化学等进行具体分析。

3. 细胞遗传学(cytogenetics,C)分型 细胞遗传学分析在 ALL 的诊断方面占重要地位。染色体异常是独立的预后因素。从技术上讲,ALL 染色体分析难度较大。有人估计,几乎所有的 ALL 都有细胞遗传学改变,由于技术原因某些异常表现没有被检测出来而似正常。随着染色体分析技术的进步,将会有更多的异常被发现。ALL 时染色体异常主要包括染色体数量异常(核型异常)和结构异常(构型异常)。

(1)染色体数量(核型)异常:ALL 染色体数量(倍型)的改变有以下 5 种类型:①超二倍体(hyperdiploid):染色体数目为小于、大于 46 条,大于 50 条的超二倍体多发生于 $CD_{10}$ 阳性的 B 细胞系 ALL,一般预后较好;染色体数目为 47~49 条的超二倍体,预后次之。②亚二倍体(hypodiploid):染色体数目小于 46 条,小于 40 条的亚二倍体者预后较差。③假二倍体(pseudodiploid):染色体数目为 46 条,存在染色体结构异常,如易位,多见于前 B 细胞 ALL(Pre-B ALL),预后不好。④二倍体(normal diploid):染色体数目为 46 条,目前的检查方法没有发现结构异常,T-ALL 多见此型。根据较多文献报告及临床观察,超二倍体及正常核型(二倍体)的 ALL,特别是染色体大于 50 条者对化疗较敏感,完全缓解率(CR)较高,长期无病生存率也较高,其预后较好;反之,亚二倍体以及染色体数量改变呈三倍体、四倍体者预后较差,对治疗反应不佳，长期无病生存者较少。

（2）染色体结构（构型）异常：染色体构型异常（结构异常）以易位最多。染色体易位有随机出现的，而非随机出现的染色体易位属特异性染色体改变，最多见于假二倍体，其次为亚二倍体。特异的染色体易位与细胞的免疫表型有一定关系，涉及细胞的恶性转化机制。在 ALL 中不同系列的白血病（免疫表型）有其不同类型的染色体构型异常（见表 9-5）。

表 9-5　ALL 染色体构型异常与免疫表型的关系

| 染色体构型异常 | 有关免疫表型 |
| --- | --- |
| t（4；11）（q21；q23） | 早期前 B 细胞, 粒单前体细胞, 杂合型白血病 |
| t（12）（p11～13） | B 系白血病 |
| t（1；19）（q23；p13） | 前 B 细胞白血病 |
| t（8；14）（q24；q32） | B 细胞，偶然前 B 细胞 |
| t（8；22）（q24；q11） | B 细胞，偶然前 B 细胞 |
| t（2；8）（p12；q24） | B 细胞，偶然前 B 细胞 |
| t（11；14）（q13；q32） | B 系白血病 |
| t（9；22）（q32；q11） | 多见于 B 系 |
| t（10；14）（q24；q11） | T 细胞系 |
| t（11；14）（p13；q11） | T 细胞系 |
| t（8；14）（q24；q11） | T 细胞系 |
| t（1；14）（p32；q11） | T 细胞系 |
| inv（14）（q11；q32） | T 细胞系 |
| t（7；v*）（q32～q36；v*） | T 细胞系 |
| t（7；12）（q11；p12） | B 系白血病 |
| dic（9；12）（p11；p12） | B 系白血病 |

注：v: 变异染色体；dic: 双轴丝裂；inv: 倒位。

### (三) 小儿 ALL 的临床分型

小儿 ALL 危险程度的临床分型，根据患儿诊断时的临床表现、细胞形态学特征 (morphology)、免疫学 (immunology) 和细胞遗传学 (cytogenetics) 表现，国内分为"标危"急淋 (standard risk ALL, SR-ALL) 和"高危"急淋 (high risk ALL, HR-ALL)。

1. 国内分型标准

(1) 北海会议标准：我国小儿血液学学术会议上曾反复讨论过有关预后因素的评价，1993 年在北海市全国第三届小儿血液学学术会议上经过修订的危险因素评分标准（见表 9-6）。评定标准根据每一项目中的危险因素评分相加的总分：< 2 分者为标准危险型 (SR-ALL)；> 3 分者属高度危险型 (HR-ALL)；> 6 分为超高危险型 (HHR-ALL)。危险程度越高预后越差，表现在不容易缓解和缓解后容易复发。按此分型临床使用不同方案进行治疗，按此分型大体可以估计各组病儿的预后情况。

表 9-6  小儿急性淋巴细胞白血病危险因素评分标准 *

| 项　　目 | 评分 | 项　　目 | 评分 |
|---|---|---|---|
| 外周血白细胞 ≥ $25 \times 10^9$/L | 3 分 | 肝和（或）脾肿大，肋下 > 5cm | 1 分 |
| 免疫分型为成熟 B 细胞型 | 3 分 | 淋巴结肿大，直径 > 2.5cm | 1 分 |
| 发病年龄 < 1 岁 | 3 分 | 胸部 X 线片示纵隔肿块 | 1 分 |
| 免疫分型为 T-ALL | 2 分 | FAB 分型为 $L_3$ 或糖原染色阴性 | 1 分 |
| 合并 CNSL | 2 分 | 发病年龄 < 2 岁或 > 10 岁 | 1 分 |
| Ph' 染色体核型 [t (9；22)] 改变 | 2 分 | 骨质破坏 X 线表现或其他髓外浸润 | 1 分 |
| 其他染色体结构异常或染色体 < 40 | 1 分 | | |

\* 邓家栋临床血液学 (2001 年)。

248

（2）山东荣成会议标准：1998 年 6 月山东荣成全国儿科血液学术会议制订的评定小儿 ALL 预后确切相关的危险因素：① < 12 个月的婴儿白血病。②诊断时已发生中枢神经系统白血病（CNSL）和（或）睾丸白血病（TL）者。③染色体核型为 t（4；1）或 t（9；22）异常。④小于 45 条染色体的低二倍体。⑤诊断时外周血白细胞计数≥50 × 10⁹/L。⑥强的松诱导试验 60mg/（m²·d）×7 天，第 8 天外周血白血病细胞≥1 × 10⁹/L（1 000/μL），定为强的松不良效应者。⑦标危 ALL（SR-ALL）诱导化疗 6 周不能获完全缓解（CR）者。

根据上述危险因素，临床分型分为 2 型：①高危 ALL（HR-ALL）：具备上述任何一项或多项危险因素者。②标危 ALL（SR-ALL）：不具备上述任何一项危险因素者。本次分型标准更接近国外标准。

2. 国外分型情况　国外实际上各个国家的临床分型标准不尽相同，多数发达国家均将 ALL 分为标危（SR）或低危（LR）、中危（MR）和高危（HR）型。

（1）德国 ALL-BFM 95 方案的分型标准

1）标危型 ALL：①强的松诱导试验反应好，治疗第 8 天外周血白血病细胞 < 1 × 10⁹/L。②初诊时 WBC < 20 × 10⁹/L，年龄≥1 岁和 < 6 岁。③治疗第 33 天取得完全缓解。④无染色体 t（9；22）易位或者 BCR/ABL 重组。⑤无染色体 t（4；11）易位或 MLL/AF4 重组。⑥非 T-ALL。

6 条标准必须都符合方可列为标危型 ALL。

2）中危型 ALL：①强的松治疗试验好。②治疗第 33 天取得完全缓解。③无染色体 t（9；22）易位或 BCR/ABL 重组。④无染色体 t（4；11）易位或 MLL/AF4 重组。⑤初诊时 WBC≥20 × 10⁹/L。⑥年龄 < 1 岁。⑦年龄≥6 岁。中危型 ALL 不但必须具备①~④项，而且具有⑤~⑦中至少一项才或成立。

3）高危型 ALL：①强的松治疗反应差，治疗第 8 天外周血白血病细胞$\geqslant 1 \times 10^9/L$。②治疗第 33 天未取得完全缓解。③具有染色体 t（9；22）易位或者 BCR/ABL 重组。④具有染色体 t（4；11）易位或者 MLL/AF4 重组。

不管初诊时的年龄和白细胞计数如何，凡符合上述 4 项中 1 项者即列入高危型 ALL。这个分型标准特别强调了治疗反应尤其是强的松治疗反应在评估病儿预后中的意义。有些国家则主要按发病时的年龄、性别、白细胞计数来分型，不过近年来也强调了某些特殊的细胞遗传学改变。

（2）美国 St.Jude 儿童研究医院分型标准

1）低危 ALL：年龄 1～9 岁，B 细胞系表型，WBC $< 5 \times 10^9/L$，TEL/AML 融合基因，染色体 > 50（或 DNA 指数$\geqslant 1.60$ 和$\leqslant 1.60$）；而且没有 CNSL、TL、t（9；22）（BCR/ABL）、t（1；19）（E2A/PBX1）、MLL 基因重排、染色体 < 45 改变；且早期治疗反应好。此部分病例约占总数的 50%～55%。

2）标危或中危 ALL：T-ALL 和所有不符合低危或高危的 B 细胞系 ALL。此部分病例约占总数的 35%～45%。

3）高危 ALL：WBC $> 25 \times 10^9/L$ 的 t（9；22）（BCR/ABL）易位，早期治疗反应差，或者年龄$\leqslant 1$ 岁并有 MLL 基因重排，抑或者说诱导治疗失败者。此部分病例约占总数的 6%～8%。

### 三、治疗要点

小儿急性淋巴细胞白血病（ALL）的治疗之所以取得较好的疗效，主要有几个方面的进步：①ALL 分型诊断深入细致，可对不同的类型进行针对性的治疗。②采用强烈化疗，特别是联合及足量用药有效地杀灭白血病细胞。③各种支持治疗手段保证了强化疗的进行，包括成分输血、粒细胞集落刺激因子的应用、隔离措施及新的抗菌药物。④常规进行髓外白血病（"庇护所"），特别是中枢神经系统白血病（CNSL）的预防治疗，使 ALL 患儿获得持续完全缓解（CCR），5 年以上无病生存率（DFS）达到 70% 以上，其中多数已得到治愈。

## （一）高危型急淋（HR-ALL）的治疗

1. 诱导缓解治疗　诱导缓解治疗是患儿能否获得长期生存的关键。应采用足够剂量、多药联合进行诱导治疗，力争在 2～4 周内迅速达到 CR。急淋白血病患儿诊断时体内约有 $10^{12}$ 个白血病细胞，诱导治疗达到 $10^8$ 或以下时，骨髓呈不同程度的抑制，原始淋巴细胞（原淋）+ 幼稚淋巴细胞（幼淋）<5%，达到完全缓解。目前认为 VDLP 和 COPDL-Asp 方案为 ALL 最有效方案，CR 率达 95% 以上，并使缓解期延长。至于传统 VP（VCR + Pred）和 VCP（VP + CTX）方案，虽然其 CR 率也可达 85%，但 CR 期短、复发率高，不应作为首选诱导缓解治疗的方案。经过 30 多年的探索，结合国内外的成功经验，多年来广东省人民医院小儿血液病专科应用如下 ALL 化疗方案：

HR-ALL 的诱导 VDLP 方案：VDS（长春地辛）+ DNR（柔红霉素）+ L-ASP（左旋门冬酰胺酶）+ Pred（强的松）（见表 9-7）。

最近研究表明，地塞米松（Dexamethasone，Dex）生物活性期长，能透过血脑屏障，脑积液（CSF）中半衰期长，抗白血病活性比 Pred 强 7 倍，化疗方案中用 Dex 代替 Pred 可明显降低中枢神经系统白血病（CNSL）的发生。

表 9-7　HR-ALL-VDLP 方案（28 天）

| 药物 | 剂量 | 用法 | 用药时间 | 备注 |
|------|------|------|---------|------|
| VDS | $3mg/m^2$ | IV qw×4 | d8、d15、d22、d28 | |
| DNR[*] | $30mg/(m^2 \cdot d)$ | VD qw×3 | d8、d15、d22 | 或 qd,d8～d10 |
| L-Asp | 5 000 ～ 10 000 $U/(m^2 \cdot d)$ | VD qod×8d | d9、d11、d13、d15、d17、d19、d21、d23 | 或每周 3 天 |

| 药物 | 剂量 | 用法 | 用药时间 | 备注 |
|------|------|------|----------|------|
| Pred＊＊ | 60mg/(m²·d) | PO tid×28d | d1～d28、d29～d35 减停 | d1～d7 为 Pred 试验 |

＊ 或用去甲氧柔红霉素（Idarubicin, IDA）：每次 8～12mg/m²，d8、d15、d22；

＊＊ d1～d7 为 Pred 诱导试验：第 8 天外周血白血病细胞 $\geq 1.0 \times 10^9$/L（1 000/μL），定为不良效应，属高危因素，为高危型 ALL。

诱导治疗注意事项：

（1）如果病儿正合并严重感染，应先应用有效抗感染药物治疗数日，待感染好转再开始化疗或酌情先用较缓和方案化疗，例如先用 VDP 或 VP，待感染基本控制后再用强烈诱导方案。对疑似结核病者需用抗痨等保护性治疗。

（2）诊断时白血病细胞负荷过高者（＞100×10⁹/L），宜先用较缓和方案 1～2 周，并同时应用别嘌呤醇（Allopurinol）300mg/(m²·d)，口服，连用 7 天；然后再用强烈化疗方案治疗。

（3）诱导化疗期间要严密观察血象改变，加强支持治疗。

（4）DNR/ADM/IDA 有心脏毒性，累积量越大，出现心脏毒性反应的频率越高，故 DNR/ADM 累积量不应超过 360mg/m²。每个疗程用药前须用心电图或超声心动图监测，正常者方可接受治疗。

（5）L-ASP 可引起过敏反应，用药前必须做过敏试验。治疗期间要吃低脂饮食，以减少出血性胰腺炎的发生。

（6）诱导期要注意观察骨髓象，应在治疗后 2、3、4 周时做骨穿，如果 4 周没有达到完全缓解，可考虑更换化疗方案。于诱导缓解化疗第 19 天必须复查骨髓涂片，可能出现 3 种不同疗效的骨髓（M）象分级：①M₁：骨髓明显抑制，原淋＋幼淋＜5%。②M₂：骨髓呈不同程度抑制，原淋＋幼淋为 5%～25%。③M₃：骨髓抑制或

即 WBC <3×10⁹/L 时，ANC >1.5×

M₁者提示疗效和预后良好，M₂者提示疗效较差；M₃者提示无效，属难治性白血病，必须及时更换更为强烈的化疗方案。

2. 巩固治疗　　经诱导治疗完全缓解后，虽体内白血病细胞数量减少了99%以上，但这只是成功的开始，因体内残留白血病细胞数量还有 $10^6 \sim 10^8$ 个白血病细胞，如果诱导缓解后不再继续治疗，体内残留的白血病细胞经过一定时间的增殖后可导致复发。因此对白血病患儿获得完全缓解后，必须进行巩固、维持与定期强化治疗，以进一步杀灭残留白血病细胞。

巩固治疗的目的在于继续杀灭病孩体内的白血病细胞。达到CR并完成诱导阶段治疗的患儿经过停药休息（间歇）7天左右，血象恢复至 $WBC > 3 \times 10^9/L$，中性粒细胞绝计数（ANC） $> 1.5 \times 10^9/L$，就可以开始巩固治疗。对巩固治疗可选用诱导期间没有用过的药物，利用各种药物的不同机制以更好地发挥效力并减少耐药性。强烈的巩固治疗以消灭更多残留白血病细胞，可有效地防止早期复发。以下方案任选其一。

方案1：CAT方案（表9-8），用药7天，休息14天。

表9-8　CAT（HD-Ara-C）方案

| 药物 | 剂　量 | 用　法 | 用药时间 | 备　注 |
|---|---|---|---|---|
| CTX | $800mg/m^2$ | VD | d1 | 化疗期间应水化与碱化尿液 |
| Ara-C | $1 \sim 2g/m^2$ | VD q12h×6 | d1 ~ d3 | |
| 6-TG/6-MP | 50mg/（m²·d） | PO　qN×7 | d1 ~ d7 | |

CAT（HD-Ara-C）方案即：CTX（环磷酰胺）+ Ara-C（阿糖胞苷）+ 6-TG（硫鸟嘌呤）/6-MP（6-巯基嘌呤）。

HD-Ara-C疗法可引起较严重的骨髓抑制，故于疗程后48h起给予粒细胞集落刺激因子（G-CSF）$5 \sim 8\mu g/$（kg·d），皮下注射，直至 WBC $< 3 \times 10^9$/L 或 ANC $> 1.5 \times 10^9$/L。

研究证实，HD-Ara-C 可强化巩固治疗同时兼顾髓外（特别是中枢神经系统）白血病的防治，有杀灭髓外残留白血病的作用，以提高缓解质量，延长无病生存期。

方案 2：EA（VP-16 + Ara-C）方案（表 9-9）。

**表 9-9　EA 方案**

| 药物 | 剂量 | 用法 | 用药时间 | 备注 |
|---|---|---|---|---|
| VP-16 | 300mg/m² | VD×3 | d1、d4、d7 | Ara-C 于 VP-16 后继续滴注 |
| Ara-C | 300mg/m² | VD×3 | d1、d4、d7 | |

3. 髓外白血病防治　　进行有效的髓外白血病防治是获得长期无病生存的关键之一：髓外白血病是造成白血病复发与治疗失败的主要原因之一。在急性白血病早期，各重要脏器均有不同程度的白血病细胞浸润，尤其是中枢神经系统和睾丸，由于血脑屏障和血睾屏障的存在，一般剂量的抗白血病药物不易透过屏障到达中枢神经系统及睾丸，使得其中的白血病细胞不能被消灭而继续增殖，成为白血病细胞的"庇护所"。随着小儿急性白血病完全缓解期延长，中枢神经系统白血病（CNSL）及睾丸白血病（TL）的发生率增加，1981 年 Stawart 报道 CNSL 发生率高达 50%。一旦发生中枢神经系统或睾丸等髓外白血病，则治疗困难，最终导致白血病骨髓复发而治疗失败。有效的髓外白血病防治有助于降低白血病复发率，提高持续完全缓解率及长期无病生存率。近年进行了有效的髓外白血病的防治，使 CNSL 发生率降到 10% 以下。目前对髓外白血病的防治，主要应用以下三种方法：①自诱导治疗开始定期进行三联（甲氨蝶呤 + 阿糖胞苷 + 氟美松）鞘内注射治疗。②完全缓解巩固治疗后定期的 HD-MTX + CF（MTX 每次 5g/m²）疗法，以替代颅脑放疗，总疗程为 11 个疗程。③对 3 岁以上高危 ALL 在完全缓解后 6～12 个

月进行颅脑放疗，总剂量 12～18Gy，一般采用$^{60}$钴和直线加速器全颅照射，颅脑放疗后禁用 HD-MTX＋CF 治疗，以免发生脑白质病。最近美国 St.Jude 儿童研究医院发现颅脑放疗还可引起脑瘤，故目前在世界范围内，已应用大剂量化疗（MTX 或 Ara-C）加三联鞘内注射化疗来替代颅脑放疗。

（1）三联鞘注（TIT）化疗：于诱导治疗的第 4 天（d4）：腰穿，脑脊液（CSF）送验常规、生化和沉淀涂片找白血病细胞。三联鞘注（triple intrathecal，TIT）于 d4、d10、d17、d24（即第 1、2、3、4 周）共 4 次。早期强化治疗末用 1 次（TIT 的剂量见表 9-10）。

表 9-10　不同年龄三联鞘注（TIT）剂量（mg）

| 年　龄（月） | MTX | Ara-C | Dex |
|---|---|---|---|
| ＜12 | 5 | 12 | 2 |
| 13～24 | 7.5 | 15 | 2 |
| 25～36 | 10 | 25 | 5 |
| ≥36 | 12.5 | 30 | 5 |

（2）HD-MTX＋CF 疗法：在完成巩固治疗休息 1～2 周后 WBC ＞$3×10^9$/L 或 ANC＞$1.5×10^9$/L，肝肾功能正常，无感染状态时开始作髓外白血病防治、巩固强化治疗以杀灭残留白血病细胞。

剂量及用法：每疗程用 MTX 5g/m$^2$，每隔 10 天为 1 个疗程，共 3 个疗程。总量 1/5MTX（最大绝对量是 500 mg）静脉推注或快速静脉滴注 30min（为负荷量），其余 4/5 在 24h 内均匀静脉滴注。于静脉推注 MTX 后 2h 之内鞘内注射"三联" 1 次，于静脉推注 MTX 36h 后开始用四氢叶酸（CF）解救，每次 15mg/m$^2$，每 6h 1 次×（8～10）次，首次静脉注射，以后肌肉注射或口服（有条件者，根据 MTX 血浆浓度决定作 CF 的次数，若第 44h MTX 血浆浓度＞1.0$\mu$mol 和 68h＞0.1$\mu$mol，应酌情增加 CF 次数）。

用 HD-MTX 时同时用 6-TG 或 6-MP 50mg/（$m^2 \cdot d$）×7 天。用 MTX 前预水化，1/4 张含钠液，200mL/$m^2$（1h 滴完）；5%碳酸氢钠（S.B）溶液 5mL/kg（30min 滴完）。HD-MTX + CF 期间水化 3 天，液体用 1/5 张含钠液，3 000mL/（$m^2 \cdot d$），碱化尿液用 5%S.B 5mL/（kg·d）×3 天；同时 S.B，< 6 岁 0.5g，每日 3 次，口服，>6 岁 1g，每日 3 次，口服，于治疗前 3 天起共 6 天。若不能作头颅放疗者，于完成第 3 个疗程 HD-MTX 后（维持治疗期）3 个月起继用 HD-MTX + CF（用法与剂量同上），每 3 个月 1 次×8 次。此后，鞘内注射三联每 3 个月 1 次，至终止治疗。

（3）头颅照射：在持续完全缓解（CCR）6 个月时再作头颅照射，总剂量 18Gy，放疗期间鞘内注射"三联"，每周 1 次；此后，鞘内注射"三联"每 3 个月 1 次。头颅放疗后不能再做 HG-MTX + CF 治疗。

4．早期强化治疗　于完成 3 个疗程 HD-MTX 防治髓外白血病后，WBC > $3 \times 10^9$/L，ANC > $1.5 \times 10^9$/L，肝肾功能正常，无感染状态时开始早期强化治疗。采用 VDLDex（强化方案 1）和 EA（强化方案 2），此疗程约 4 周左右。

（1）强化方案 1：VDLDex：VDS、DNR 均于 d1、d8，剂量同前。L-Asp 5 000 ~ 10 000U/（$m^2 \cdot d$），d2、d4、d6、d8，共 4 次；Dex 8mg/（$m^2 \cdot d$），d1 ~ d14，第 3 周减停（表 9-11）。

表 9-11　强化方案 1：VDLDex

| 药物 | 剂量 | 用法 | | 用药时间 | 备注 |
|------|------|------|------|---------|------|
| VDS | 3mg/$m^2$ | IV | qw×2 | d1、d8 | 或用 VCR |
| DNR | 30mg/（$m^2 \cdot d$） | VD | qw×2 | d1、d8 | 或用 IDA |
| L-ASP | 5 000 ~ 10 000U/（$m^2 \cdot d$） | VD | qod×4 | d2、d4、d6、d8 | |
| Dex | 8mg/（$m^2 \cdot d$） | 分次 PO/IV | | d1 ~ d14 | |

用强化方案 1 后，休疗 1～2 周（待血象恢复，肝肾功能无异常），再用以下强化方案 2（EA 方案）。

（2）强化方案 2：EA（VP-16 + Ara-C）方案（表 9-12）。

表 9-12　强化方案 2：EA 方案

| 药物 | 剂量 | 用法 | 用药时间 | 备注 |
|------|------|------|----------|------|
| VP-16 | $300mg/m^2$ | $VD \times 3$ | d1、d4、d7 | Ara-C 于 VP-16 后继续滴注 |
| Ara-C | $300mg/m^2$ | $VD \times 3$ | d1、d4、d7 | |

病程中如 $WBC < 2 \times 10^9/L$, $ANC < 0.5 \times 10^9/L$ 时，用 G-CSF $5\mu g/(kg \cdot d)$，皮下注射，直至 $WBC > 3 \times 10^9/L$, $ANC > 1.5 \times 10^9/L$。

5．维持及加强治疗

（1）维持：长期维持治疗，可杀灭残留的、缓慢分裂的白血病细胞或抑制白血病细胞生长，从而使白血病细胞凋亡。用 6-MP 和 MTX，连用 3 周，接着 VDLDex 1 周，如此反复序贯用药（表 9-13），遇强化治疗时暂停。

表 9-13　维持治疗方案

| 药物 | 剂量 | 用法 | 用药时间 | 备注 |
|------|------|------|----------|------|
| 6-MP | $75mg/(m^2 \cdot d)$ | $PO\ qn \times 21$ | d1～d21 | 或用 6-TG |
| MTX | $20 \sim 30mg/m^2$ | $PO/IM\ qw \times 3$ | d1, d8, d15 | |
| VCR/VDS* | $1.5mg/m^2$ | IV | d22 | |
| Dex | $8mg/(m^2 \cdot d)$ | $PO/VD \times 7$ | d22～d28 | |

* VDS：$3mg/m^2$。

（2）加强治疗：自维持治疗起，每年第 3、第 9 个月各用 1 个疗程 COADex 方案（表 9-14）。

表 9-14　COADex 方案（每年第 3、第 9 个月）

| 药物 | 剂量 | 用法 | 用药时间 | 备注 |
|------|------|------|----------|------|
| CTX | $600mg/m^2$ | VD | d1 | |

续表

| 药　物 | 剂量 | 用　法 | 用药时间 | 备　注 |
|---|---|---|---|---|
| VCR/VDS* | 1.5mg/m² | IV | d1 | |
| Ara-C | 100mg/（m²·d） | VD/IM/SC q12h | d1 ~ d7 | 每日分 2 次 |
| Dex | 10mg/（m²·d） | IV 或 PO | d1 ~ d7 | |

＊ VDS：3mg/m²。

（3）加强强化治疗：维持治疗期每年第 6 个月用 VDLDex 1 个疗程（表 9-15）。每年第 12 个月用 EA 方案（VP-16/VM-26 + Ara-C）1 个疗程（表 9-16）。

表 9-15　VDLDex（每年第 6 个月）

| 药　物 | 剂　量 | 用　法 | 用药时间 | 备　注 |
|---|---|---|---|---|
| VCR/VDS* | 1.5mg/m² | IV　qw×2 | d1、d8 | |
| DNR | 30mg/（m²·d） | VD　qw×2 | d1、d8 | 或用 IDA |
| L-ASP | 5 000 ~ 10 000U/（m²·d） | VD　qod×4 | d2、d4、d6、d8 | |
| Dex | 8mg/（m²·d） | 分次 PO/IV | d1 ~ d14 | |

＊ VDS：3mg/m²。

表 9-16　EA 方案（每年第 12 个月）

| 药　物 | 剂　量 | 用　法 | 用药时间 | 备　注 |
|---|---|---|---|---|
| VP-16/VM-26 | 300mg/m² 或 250mg/m² | VD×3 | d1、d4、d7 | Ara-C 于 VP-16 后继续滴注 |
| Ara-C | 300mg/m² | VD×3 | d1、d4、d7 | |

（4）未作颅脑放疗者，维持治疗期 HD-MTX + CF 疗法每 3 个月

1 个疗程，共 8 个疗程。然后，每 3 个月三联鞘内注射 1 次。当 HD-MTX + CF 疗法与加强治疗重叠时，先进行 HD-MTX + CF 疗法，后用加强治疗。做颅脑放疗者不能再做 HD-MTX 治疗，只能采用三联鞘内注射，每 12 周 1 次，直至终止治疗。

（5）总疗程：自维持治疗起，3.5～4 年。

## （二）标危型急淋（SR-ALL）的治疗

各期化疗基本同 HR-ALL，但化疗强度低些。总疗程：自维持治疗起，3～3.5 年。

1. 诱导缓解方案　同 HR-ALL 的 VDLP 方案，但 DNR 减为 2 次，30mg/m²，d8，d9（表 9-17）。

表 9-17　SR-ALL-VDLP 方案（28 天）

| 药　物 | 剂　量 | 用　法 | 用药时间 | 备　注 |
|---|---|---|---|---|
| VCR | 1.5mg/m² | IV qw×4 | d8、d15、d22、d28 | |
| DNR | 30mg/（m²·d） | VD qw×2 | d8、d15 | 或 qd，d8～d9 |
| L-Asp | 5 000～10 000U/（m²·d） | VD qod×8 | d9、d11、d13、d15、d17、d19、d21、d23 | 或每周 3 天 |
| Pred | 60mg/（m²·d） | PO tid×35 | d1～d28、d29～d35 减停 | d1～d7 为 Pred 试验 |

2. 巩固治疗方案　CAT 方案（表 9-18），用 1 周，休息 1 周。

3. 髓外白血病预防　三联鞘内注射及 HD-MTX + CF 疗法同 HR-ALL，SR-ALL 每疗程 MTX 剂量：3g/m²，每隔 10 天为 1 个疗程，共 3 个疗程。对 SR-ALL 原则上不用颅脑放疗，而采用定期重复 HD-MTX + CF 疗法，于完成第 3 个疗程 HD-MTX 后（维持治期）3 个月起继用 HD-MTX + CF（用法与剂量同上），每 3 个月 1 次×6 次。如不宜用 HD-MTX，也可酌情行颅脑放疗（总剂量及用法同 HR-ALL）。

表 9-18　CAT 方案

| 药　物 | 剂　量 | 用　　法 | 用药时间 |
|---|---|---|---|
| CTX | $800mg/m^2$ | VD | d1 |
| Ara-C | $100mg/（m^2·d）$ | VD/IM/SC　q12h | d1 ~ d7 |
| 6-TG/6-MP | $50 ~ 75mg/（m^2·d）$ | PO　qn | d1 ~ d7 |

4. 早期强化治疗　　同 HR-ALL。

5. 维持治疗及加强治疗

（1）维持治疗：6-MP + MTX 和 Dex 序贯维持用药（用法及剂量同 HR-ALL）。

（2）强化治疗：维持治疗期间每年强化 1 次，第 1、3 年末选用 VDLDex 或 CODDex（剂量和用法同 HR-ALL）。

（3）HD-MTX + CF：MTX 剂量为 $3g/m^2$，每 3 个月 1 次，但比 HR-ALL 减少 2 次 HD-MTX，共用 6 次。

（4）总疗程时间：自维持治疗起计：3 ~ 3.5 年。

（三）造血干血细胞移植

由于现代化疗使小儿的 CR 率、CCR 率及 5 年以上 DFS 率在不断提高，5 年以上 DFS 率达 70% 以上。因此，造血干细胞移植主要适应证是：HR-ALL、难治型 ALL 及复发型 ALL。

### 附：ALL-BFM-95 治疗方案

德国 BFM 协作组在过去的 20 ~ 30 年间对儿童 ALL 进行了大量的临床研究，其治疗经验及其优良效果蜚声国际，对儿童 ALL 的治疗做出了巨大贡献。ALL-BFM-95 方案是在以往 ALL-BFM 方案的基础上发展而来，它首先提供了一种新的更为准确的临床分型体系。现将 ALL-BFM-95 治疗方案摘录如下，以供读者在方案选择、治疗时间的掌握等诸方面借鉴。

ALL-BFM 95 方案的临床危险度分型标准，见前小儿 ALL 国外分型标准节。

## 一、标危型 ALL 治疗

### （一）诱导缓解和巩固治疗

诱导缓解前一周进行强的松效应观察：从第 1～7 天，初量为计剂量的 25%。即从 25%～>50%～>75% 全量（每日 60mg/m²），最迟应治疗开始的第 5 天达到全量。头 7 天强的松的总量应为 210mg/m²。根据治疗 d8 外周血幼稚细胞绝对计数进行评估；如幼稚淋巴细胞计数 ≤1 000/μL 为泼尼松敏感；如幼稚淋巴细胞计数 >1 000/μL 为泼尼松不敏感。d8 开始诱导治疗第一阶段采用 VDLP 方案。

1. 诱导治疗第一阶段

Pred：d8～d28，60mg/（m²·d），d29 起减量，1 周内停药。

VCR：1.5mg/（m²·d），静脉注射，疗程 d8、d15、d22、d29 各用 1 次。

DNR：30mg/（m²·d），静脉滴注 1h，d8、d15 各用 1 次。

L-ASP：5 000U/（m²·d），静脉滴注 1h，d12、d15、d18、d21、d24、d27、d30、d33 分别各用 1 次。

2. 诱导治疗第二阶段

第 33 天骨髓象达 CR；无感染，全身一般状态好；WBC≥2.0×10⁹/L，中性粒细胞绝对数（ANC）≥0.5×10⁹/L，血小板数（BPC）≥50×10⁹/L。开始诱导治疗第二阶段巩固治疗用 CAM 方案：

CTX：1 000mg/（m²·d），静脉滴注 1h，疗程 d36、d64 各用 1 次；注意水化；为预防膀胱炎，应用 Mesna 400mg/m²，静脉注射，于 CTX 开始输注后 0、4、8h 用。

Ara-C：75mg/（m²·d），静脉滴注，于疗程每周第 3～6 天连用 4 次，共 16 次。

6-MP：60mg/（m²·d），口服，qn，疗程 d36～d63（共 28 天）。

MTX 鞘注：于疗程 d1、d12、d33、d45、d59 各用 1 次；如可疑 CNSL，于 d18、d27 增加 2 次 MTX 鞘注。MTX 剂量：<1 岁 6mg，1 岁 8mg，2 岁 10mg，≥3 岁 12mg。

### （二）髓外白血病防治

诱导治疗第二阶段结束后 2 周，一般状态好，肝肾功能正常，WBC≥1.5×10⁹/L，ANC≥0.5×10⁹/L，BPC≥50×10⁹/L。开始用 HD-MTX 进行 8 周髓外白血病防治。

6-MP：25mg/（m²·d），口服，每晚1次，共8周。

HD-MTX＋CF疗法：在疗程d8、d22、d36、d50分别各用大剂量MTX 5g/m²，静脉滴注24h，各1次。先以1/10总量静脉快速静滴，于30min内滴完作为负荷量。余量于23.5h内匀速滴完；开始用药后2h鞘内注射MTX 1次，剂量同前。在用HD-MTX前后水化、尿液碱化及用四氢叶酸钙（CF）解救同前节。

（三）再诱导治疗

在HD-MTX疗法结束后2周，骨髓CR，一般状态好，无严重感染，WBC≥2.5×10⁹/L，ANC≥1.0×10⁹/L，BPC≥100×10⁹/L。进行7周的再诱导治疗。

再诱导第一阶段：

Dex：10mg/（m²·d），分3次口服，d1～d21，后1周内减量，d29停药。

VCR：1.5mg/（m²·d），静脉注射，d8、d15、d22、d29各用1次。

ADM：30mg/（m²·d），静脉滴注1h，d8、d15、d25、d29各用1次。

L-ASP：10 000U/（m²·d），静脉滴注1h，d8、d11、d15、d18各用1次。

再诱导第二阶段：

于再诱导第一阶段结束后，如一般状态好，无急性感染，肝肾功能正常，WBC≥2.0×10⁹/L，ANC≥0.5×10⁹/L，BPC≥50×10⁹/L。进行再诱导第二阶段治疗。

CTX：1 000mg/（m²·d），静脉滴注1h，d36，Mesna剂量与用法同前。

Ara-C：75mg/（m²·d），静脉滴注，d38起，每周连用4天，用2周，共8次。

6-TG：60mg/（m²·d），口服，d36～d49，共14天。

MTX鞘内注射：d38、d45，剂量同前。如CSF有异常，于d1、d18增加2次鞘内注射。

（四）维持治疗

MTX 20mg/m²，口服，每周1次。

6-MP 50mg/（m²·d），口服，每晚1次，d1～d70。

总治疗时间：自诱导开始计算，女孩为24个月，男孩为36个月。

二、中危型ALL治疗

（一）诱导缓解和巩固治疗

1. 诱导治疗第一阶段：采用与低危型诱导第一阶段VDLP方案，但DNR

$30mg/$（$m^2 \cdot d$）为 4 次，增加 2 次 DNR（d22、d29）外，其余与低危型诱导治疗 VDLP 方案完全相同。

2. 诱导治疗第二阶段：按标危型诱导第二阶段巩固治疗 CMA 方案。

（二）髓外白血病防治

中危型完成诱导缓解治疗后，在标危型 HD-MTX + CF 疗法方案基础上加上用 Ara-C $200mg/$（$m^2 \cdot d$），静脉滴注 24h，疗程 d9、d23、d37、d51 各用 1 天。

（三）再诱导治疗

采用标危型再诱导治疗方案。

（四）维持治疗

1. 采用标危型维持治疗。

2. 在标危型维持治疗基础上每 10 周为 1 个周期，每个周期的第 9 周进行 Dex/VCR 冲击治疗：VCR $1.5mg/m^2$，静脉注射，疗程 d57、d63 各用 1 次；Dex $6mg/$（$m^2 \cdot d$），口服，d57 ~ d63。

颅脑放疗：中危组一般不放疗，但若为 T-ALL 或初诊即有 CNSL 者应在再诱导治疗后放疗。剂量：18Gy，若为 1 ~ 2 岁者减为 12Gy，< 1 岁不放疗。

总疗程时间：男女均为 24 个月。

### 三、高危型 ALL 治疗

（一）诱导缓解治疗

与低危型诱导治疗 VDLP 方案基本相同，但有下列区别：若是因 Pred 反应差，或因事先已知道高危组，则取消 d30 ~ d33 的 2 次 L-ASP，Pred 自 d22 开始减量至 d30 停药。若是因 d33 未 CR 而划归高危组的，则标危型诱导治疗第一阶段完全相同。临床情况许可，可从诱导的 d36 进入巩固期强化疗 HR-1' 方案治疗。

（二）巩固期强化疗治疗

1. HR-1' 方案：

Dex：$20mg/$（$m^2 \cdot d$），分 3 次，静脉滴注，疗程 d1 ~ d7，若已在标危型诱导治疗第一阶段中已全期用 Pred，转入高危型者本期接着用 Dex 5 天后应逐渐减量。

VCR：$1.5mg/m^2$，静脉注射，疗程 d1、d6 各用 1 次。在第 1 次使用 HR-1' 方案时，因低危型方案诱导治疗中已用 4 次，所以免去 VCR，以减少毒性。首剂 VCR 应在 HD-MTX 开始前 1h 给予。

HD-MTX + CF：d1，用量及解救见低危型髓外白血病防治 HD-MTX + CF 疗法方案。

CTX：200mg/m$^2$，静脉滴注 1h，每 12h 1 次，共 5 次，疗程 d2～d4 用，同用 Mesna 70mg/m$^2$，静脉注射，每次用 CTX 后，0、4、8h 各用 1 次。

HD-Ara-C：每次 Ara-C 2g/m$^2$，静脉滴注 3h，在 HR-1'疗程 d5，每 12h 1 次，共 2 次。

L-ASP：25 000U/m$^2$，静脉滴注 6h，疗程 d6。

MTX/Ara-C/Pred 三联鞘内注射：d1。其中 MTX 剂量同前；按年龄组：＜岁，1 岁，2 岁，≥3 岁，Ara-C 的剂量分别为 16mg、20mg、26mg、30mg；Pred（甲基强的松龙）为 4mg、6mg、8mg、10mg。

2．HR-2'方案：

Dex：20mg/（m$^2$·d），口服，d1～d5。

Vindesine（长春地辛，VDS）：每次 3mg/m$^2$（最大剂量每次 5mg），静脉注射，疗程 d1、d6 各用 1 次。

DNR：30mg/m$^2$，静脉滴注 24h，疗程 d5。

HD-MTX + CF：d1，用法同前。

IFO：800mg/m$^2$，静滴 1h，每 12h 1 次，共 5 次，疗程 d2～d4 用，Mesna 300mg/m$^2$，静脉注射，每次用 IFO 后 0、4h、8h 各 1 次。

L-ASP：25 000U/m$^2$，静脉滴注 6h，d6。

MTX/Ara-C/Pred 三联鞘内注射：d1，剂量同前。若有 CNSL 者加用 d5。

3．HR-3'方案：

Dex：20mg/（m$^2$·d），口服，d1～d5。

HD-Ara-C：每次 2g/m$^2$，静脉滴注 3h，每 12h 1 次，共 4 次，疗程 d1～d2。

VP-16：每次 100mg/m$^2$，静脉滴注 2h 以上，每 12h 1 次，共 5 次，疗程 d3～d5。

L-ASP：25 000U/m$^2$，静脉滴注 6h，d6。

MTX/Ara-C/Pred 三联鞘内注射：d5，剂量同前。

上述三组治疗间歇 2～3 周，其间需用 G-CSF 支持，按治疗计划应再重复 1 个周期，共 6 个周期。

（三）再诱导治疗

同标危组再诱导治疗方案。

颅脑放疗：高危组预防 CNSL 需放疗，时间安排在再诱导治疗方案后。年龄 1～2 岁者 12Gy，≥2 岁 18Gy，＜1 岁者不放疗。若初期即有 CNSL 者亦应放

264

疗，剂量相同。

（四）维持治疗

同标危组。

总疗程时间：男女均为 24 个月。

（沈亦逵）

# 第十章　小儿急性髓细胞白血病

## 一、概述

急性髓细胞白血病（acute myeloid leukemia，AML）是髓系造血前体细胞恶性克隆增生性疾病。AML 又称急性髓系白血病（包括粒细胞系、单核细胞系、红细胞系及巨核细胞系），也称急性非淋巴细胞白血病（急非淋，ANLL），指急性淋巴细胞白血病（急淋，ALL）以外所有其他急性白血病的总称。AML 是小儿时期常见的白血病，占急性白血病患儿总数的 25% 左右。

## 二、诊断要点

### （一）临床特点

AML 起病急，病情进展快。临床具有急性白血病的共有特点，即发热、出血、贫血、浸润的表现，但肝、脾、淋巴结肿大不如 ALL。各亚型临床各有特点。

1. 绿色瘤　　指急性白血病伴有骨骼的瘤样改变，系骨膜下白血病细胞浸润所致，瘤体剖开后切面显示绿色暴露于空气或阳光下绿色迅速消失。绿色瘤最多发生在 AML，以 $M_2$ 最多见，也可见于 $M_4$。常见部位为眶骨、颞骨及鼻骨，可造成眼球突出，还可见于颅骨、肋骨、骨盆骨、颌骨、胸骨及脊椎骨等，颅骨浸润可致耳聋及失明等。此外绿色瘤还可见于韧带、硬脑膜等处。绿色瘤伴 CNSL 的较多。瘤体局部穿刺物涂片见多量原始粒细胞，胞浆内看到 Auer 小体可以协助诊断。有的患儿血液学表现尚不突出，而以绿色瘤的局部肿块为起病主诉，应与实体瘤如神经母细胞瘤、恶性淋巴瘤及郎格罕细胞组织细胞增生症（韩－雪－柯氏病）等进行鉴别。注意血象改变，必要时考虑局部穿刺涂片。

2. 急性早幼粒细胞白血病（$M_3$）　　其特点为出血发生率

高。早幼粒细胞胞浆内有大量嗜苯胺类颗粒（溶酶体），其中含有很多类似组织凝血活酶的促凝物质。细胞破坏崩解时促凝物质释放入血，激活凝血系统的连锁反应，消耗凝血因子而致弥漫性血管内凝血（DIC）。出血的另一原因可能系纤维蛋白溶解亢进引起。出血表现为全身广泛的皮肤黏膜瘀斑、鼻衄，也可以出现消化道及泌尿道等部位出血，最严重的是颅内出血，为 $M_3$ 的主要死亡原因之一。由于早幼粒白血病细胞有自发溶解破坏的趋势，DIC 可以出现于化疗之前。化疗开始随着大量白血病细胞破坏释放出促凝物质极易合并严重出血，这是以往 $M_3$ 治疗困难的原因之一。但 $M_3$ 患儿如能度过出血仍属治疗反应较好的类型。近年来对 $M_3$ 进行诱导分化治疗使出血明显减少。

3. $M_4$ 和 $M_5$　　均有单核系恶性细胞的增殖和浸润，临床有广泛浸润的特点，以 $M_5$ 更为明显。二者的肝脾肿大不如 ALL 明显，但比 AML 多见。很多病人有皮肤浸润，表现为大小不等的斑丘疹、结节及肿块等；另一特点为齿龈增生肿胀或伴出血、溃疡及坏死，甚至导致严重的口腔感染。$M_5$ 血及尿中溶菌酶含量明显升高，可致肾损害，甚至发生急性肾功能衰竭。婴儿白血病中 $M_4$ 和 $M_5$ 所占比例较大，病程短，一般对治疗反应差，为小儿白血病中预后恶劣的一种类型。

4. $M_6$　　为红白血病，又称 Di Guglielmo 综合征。恶性转变可能发生于多能干细胞水平，骨髓表现为多系统受累。$M_6$ 的病程为 3 阶段：红血病（erythremia）、红白血病（erythroleukemia）及急性白血病。病程发展快慢不一，有的患儿仅经历一个或两个阶段。临床有重度的贫血症状，而出血及浸润症状不如其他类型明显。红血病阶段骨髓以原始红细胞及早幼红细胞增生为主，可见类巨幼样变的红细胞。红白血病阶段骨髓除上述红系特点之外还出现原粒细胞增多，部分幼粒细胞浆中有 Auer 小体。急性白血病阶段以急性粒细胞白血病为多，也可以有急性单核细胞白血病（AMoL）或急性粒-单细胞白血病（AMMoL），骨髓象为几种类型的典型特点。

PAS 染色幼红细胞呈强阳性反应。免疫分型血型糖蛋白 A 抗体呈阳性反应。本病需与溶血性贫血、巨幼红细胞性贫血及骨髓增生异常综合征（MDS）等病相鉴别。

5. $M_7$ 为巨核细胞白血病，出血表现突出，伴血小板功能异常，晚期经常伴骨髓纤维化。血片及骨髓片中有成堆出现的大、小巨核细胞，小者如淋巴细胞大小，大者直径约 $50\mu m$ 以上，胞浆浓蓝带灰色，其中杂以少许粉红色颗粒，均无血小板形成。原始巨核细胞光镜下结构不易辨认，需借助电镜血小板过氧化酶（PPO）染色鉴定。$M_7$ 的恶性细胞与单克隆抗体 $CD_{41}$（抗 $GP\,II\,b/III\,a$抗体）和 $CD_{42}$（抗 $GP\,I\,b$ 抗体）呈阳性反应，据此点可协助确定诊断。

6. 亚急性粒细胞白血病（$M_2b$）　　临床起病较缓慢，表现为贫血、出血及感染的特点，也可有脾肿大。形态学特点为骨髓中除有原始粒及早幼粒细胞外，还有较多核浆发育不平衡的异常中性中幼粒细胞，胞浆已出现特异性颗粒，但核仁仍清楚可见。

## （二）MIC 分型

1. 细胞形态学（morphology，M）分型　　FAB（French-American-British）协作组制定的 AML（ANLL）分型标准已广泛应用。我国的分型标准（1986 年，天津）与其相似；急性髓细胞白血病（AML）亦称急性非淋巴细胞白血病（acute non-lymphoblastic leukemia，ANLL），按 FAB 分型 AML 根据各亚型骨髓细胞学特点分为：$M_1 \sim M_7$ 七大类型（表 10-1）。

表 10-1　急性髓细胞白血病各亚型特征

| 分　　型 | 特　　征 |
| --- | --- |
| $M_1$：急性粒细胞白血病未分化型 | 原粒细胞 $\geq 90\%$（非红系细胞，NEC） |
| $M_2a$：急性粒细胞白血病部分分化型 | 原粒细胞 $\geq 30\% \sim 90\%$，早幼粒细胞以下阶段 > 10% |
| $M_2b$：即亚急性粒细胞白血病 | 以异常中性中幼粒细胞为主，常有核仁，此类细胞 > 30% |

续表

| 分　型 | 特　征 |
|---|---|
| $M_3$：急性早幼粒细胞白血病<br>　$M_3a$：即粗颗粒型<br>　$M_3b$：即细颗粒型 | 以颗粒增多的异常早幼粒细胞增生为主 |
| $M_4$：急性粒单核细胞白血病<br>　$M_4a$：<br>　$M_4b$：<br>　$M_4c$：<br>　$M_4EO$： | 原粒和早幼粒≥30%，原单和幼单＞20%<br>原单和幼单＞30%，原粒和早幼粒＞20%<br>原始细胞具有粒系及单核系双相特征＞30%<br>除上述特点外，颗粒粗大而圆的异常嗜酸性粒细胞，占5%～30% |
| $M_5$：急性单核细胞白血病<br>　$M_5a$：即未分化型<br>　$M_5b$：即部分分化型 | 原单核细胞≥80%<br>原单核细胞＜80%，幼单核细胞＞30% |
| $M_6$：红白血病 | 红细胞系＞50%，原粒细胞（或原单＋幼单核细胞）＞30% |
| $M_7$：巨核细胞白血病 | 原始巨核细胞≥30%，细胞小，活检有原始巨细胞增多，组化、电镜及McAb证实，免疫表型为$CD_{41}+$、$CD_{42}+$和$CD_{61}+$ |
| $M_0$：急性髓细胞白血病未分化型 | 呈早期原始细胞特征：体积较小，无Auer小体，核仁明显，类似ALL细胞（$L_2$），在形态学上不易区别是髓细胞型还是淋巴细胞型。髓系免疫标志$CD_{34}$阳性，无淋巴系免疫表面标记。但它对抗髓过氧化物酶单克隆抗体阳性，电镜髓过氧化酶（MPO）阳性 |

注：$M_1$～$M_5$原始细胞计数时要除外红系细胞的百分数，即以非红系细胞（NEC）计数。

2．小儿 AML 的免疫学（immunology，I）分型　　目前常用于
AML 免疫分型的单克隆抗体（McAb）见表 10-2。

表 10-2　常用于 AML 免疫分型的单克隆抗体

| McAb | 反应细胞 |
| --- | --- |
| $CD_{13}$ | 粒细胞，单核细胞 |
| $CD_{14}$ | 单核细胞 |
| $CD_{15}$ | 粒细胞 |
| $CD_{33}$ | 粒细胞，单核细胞 |
| $CD_{34}$ | 粒、单系祖细胞 |
| $CD_{41}$ | 巨核系 |
| $CD_{42}$ | 巨核系 |
| 血型糖蛋白 A 抗体 | 红系，$M_6$ |
| HLA-DR | B 系细胞、髓系 |

其中特异性高的是 $CD_{41}$ 和 $CD_{42}$，两者分别特异于两种血小板
膜糖蛋白 GPⅡb/Ⅲa 和 GPⅠb，对 $M_7$ 的诊断有较高价值。血型糖
蛋白 A 抗体对 $M_6$ 的红系细胞有较高的特异性。$CD_{34}$ 抗原主要表达
于造血前体细胞，包括多能干细胞及早期的多能或单能祖细胞。
$CD_{13}$ 和 $CD_{33}$ 为粒系和单核系细胞共同表达的抗原。$CD_{14}$ 较特异于单
核系，$CD_{15}$ 较特异于粒系。尽管如此，单独应用单克隆抗体不能将
$M_1 \sim M_6$ 几个亚型区别，原因在于这类细胞的抗原性较弱且互有交
叉，因而特异性不高。AML 免疫表型的分析还需结合形态学及细
胞化学的特点。对于形态学难以确定类型的急性白血病，免疫表型
的检测可以提供鉴别依据，特别是在 ALL 和 AML 的鉴别方面细胞
表面标志的检测有重要意义。AML 各亚型的细胞表型特点见表

10-3。

表 10-3　AML 各亚型的细胞表面标志

| 型　别 | $M_1$ | $M_2$ | $M_3$ | $M_4$ | $M_5$ | $M_6$ | $M_7$ |
|---|---|---|---|---|---|---|---|
| HLA-DR | + | + | - | + | + | +/- | +/- |
| $CD_{34}$ | + | +/- | - | +/- | +/- | - | - |
| $CD_{33}$ | + | + | + | + | + | +/- | +/- |
| $CD_{13}$ | +/- | + | + | + | + | +/- | - |
| $CD_{15}$ | - | + | +/- | +/- | +/- | +/- | - |
| $CD_{14}$ | - | +/- | - | + | + | - | - |
| 血型糖蛋白 A | - | - | - | - | - | + | - |
| $CD_{41}$ | - | - | - | - | - | - | + |

$M_1 \sim M_6$ 均可见 $CD_{33}$、$CD_{13}$、$CD_{14}$、$CD_{15}$ 等髓系标志阳性，亦可见 $CD_{34}$ 阳性。其中 $CD_{14}$ 多见于单核细胞系，$M_6$ 可见血型糖蛋白 A 抗体阳性；$M_7$ 可见 $CD_{41}$、$CD_{42}$ 和 $CD_{61}$ 阳性，以及糖蛋白 GPⅡb/Ⅲa（血小板膜抗原）阳性。

3. 小儿 AML 细胞遗传学（cytogentics，C）分型　　小儿 AML 主要细胞遗传学改变：AML 染色体改变与许多临床特征有关，与 AML 相关的细胞遗传学改变，常见者有：$M_1$：t（9；22）；$M_2$：t（8；21）；$M_3$：t（15；17）；$M_{5a}$：t（11q）；$M_4Eo$：inv（16）等异常。小儿 AML 各亚型的细胞遗传学异常，见表 10-4、表 10-5。

表 10-4　小儿 AML 的细胞遗传学异常

| 染色体核型改变 | 频率（%） | FAB 亚型 | 常伴主要特征 |
|---|---|---|---|
| t（9；22）（q34；q11） | 3 | $M_1$ | 即 Ph' 染色体，BCR/ABL 融合基因 |

续表

| 染色体核型改变 | 频率（%） | FAB 亚型 | 常伴主要特征 |
|---|---|---|---|
| t（8；21）（q22；q22） | 12 | $M_2$ | $AML_1$/ETO 融合基因，伴绿色瘤 |
| t（15；17）（q22；q11～12） | 6～10 | $M_3$ | PML-RARa 融合基因 |
| inv/del（16）（p13；q22） | 8～10 | $M_4Eo$ | 伴骨髓嗜酸细胞增多或异常的 $M_4$ |
| t/del（11）（q23） | 6 | $M_5a$ | 高白细胞数，肝脾淋巴结肿大 |
| t（8；16）（p11；p13） |  | $M_5b$ |  |
| t（3；5） |  | $M_6$ |  |
| inv（3）（q21；q26） |  | $M_7$ | 3q 重排常伴血小板增多 AML-$M_7$ |

＊BCR 基因（22）/ABL 酪氨酸激酶基因（9）；$AML_1$（CBFα）（21）/ETO（8）；PML（15）－RARA（17）；16q22 的 CBFβ 融合到 16q13。

表 10-5　小儿 AML 的 FAB 亚型与遗传学异常

| FAB 分类 | 常用名 | 小儿分布 | | 细胞遗传学 | 临床特点 |
|---|---|---|---|---|---|
|  |  | ＜2 岁 | ＞2 岁 |  |  |
| $M_0$ | 急性髓细胞白血病微分化型 |  | 1% |  |  |
| $M_1$ | 急性粒细胞白血病未分化型 | 17% | 25% | 16q 异常 |  |
| $M_2$ | 急性粒细胞白血病部分分化型 |  | 26% | t（8；21） | 粒细胞肉瘤 |

| FAB 分类 | 常用名 | 小儿分布 | | 细胞遗传学 | 临床特点 |
|---|---|---|---|---|---|
| | | <2 岁 | >2 岁 | | |
| $M_3$ | 急性早幼粒细胞白血病 | | 4% | t (15；17) | 弥漫性血管内凝血 |
| $M_4$ | 急性粒－单细胞白血病 | 30% | 26% | t (3；3) inv3，inv16 del 16q，t11/del 11q | Hyperleukocytosis，CNS 受累，皮肤和牙龈浸润 |
| $M_5$ | 急性单核细胞白血病态 | 52% | 16% | t (9；11) | 高白细胞增多症 CNS 受累，皮肤和牙龈浸润 |
| $M_6$ | 红白血病 | | 2% | | |
| $M_7$ | 急性巨核细胞白血病 | | 5% | t (1；22)，t (33)，inv3 | Down 综合征 |

## （三）临床类型

根据小儿 AML 预后危险因素，可分为低危型 AML 与高危型 AML 两种临床类型。

AML 与预后相关因素为肿瘤负荷度（如白血病细胞数和髓外巨大肿块），其预后不良因素有：①初发 WBC≥$20×10^9$/L。②年龄 <2 岁，>12 岁。③$M_1$ 型不含 Auer 小体；$M_4$ 型骨髓 BM 中 Eos < 3%；$M_5$、$M_7$ 型。④染色体：7 号单体或 7 号丢失（–7 染色体）；11 号或 8 号单体；t (9；22)。⑤髓外白血病（但非 CNS）。⑥MDS (RAEBT) 转变的 AML；继发性白血病。⑦CR 所需时间长（2 个疗程 NR）。

根据预后因素可将 AML 分为两型，见表 10-6。

表 10-6　小儿 AML 的预后分型

| 低危型 | 高危型 |
|---|---|
| $M_1$ 型伴 Auer 小体 | 不含 Auer 小体 |
| $M_2$ 型，WBC $< 20 \times 10^9/L$ | WBC $\geqslant 20 \times 10^9/L$ |
| $M_3$ 型（APL） | $M_4$ 型 BM 中 Eos $< 3\%$ |
| $M_4$ 伴 Eos 增多，BM 中 Eos $\geqslant 3\%$ | $M_5$ |
| $M_6$ | $M_7$ |

## 三、治疗要点

### (一) 化疗

化疗是治疗急性髓细胞白血病（AML）的最重要的方法，即使进行骨髓移植（BMT），也有赖于化疗获得完全缓解（CR）及大量清除白血病细胞负荷后才进行。

AML 常用的抗白血病药物有：DNR（柔红霉素）、ADM（阿霉素）、IDA（去甲氧柔红霉素）、Ara-C（阿糖胞苷）、VP-16（足叶乙甙）、VM-26（替尼泊甙）、H（三尖杉酯碱）、6-TG（硫鸟嘌呤）、6-MP（巯基嘌呤）、MIT（米托蒽醌）等。

1. AML 的化疗策略

（1）化疗原则

1）强烈化疗：应选择对髓系白血病细胞最为敏感有效的药物，给予足量有效剂量，以大量杀伤白血病细胞，使骨髓迅速达到抑制状态，以避免产生耐药，减少复发，提高长期无病生存率。

2）联合用药：为了尽快达到 CR、防止耐药性的产生，宜采用多种（一般 2~4 种）药物组成联合化疗方案。

3）间歇用药：2 个疗程之间应有一段休息时间，以利于正常造血细胞的恢复，及使处于 $G_0$ 期的白血病细胞进入增殖期，在下阶段的化疗易被杀灭。故间歇用药时应休息 7~14 天，以便正常骨髓造血干细胞恢复。

4）坚持长期治疗：由于白血病细胞可在缓解后仍以每5天左右增加一倍的速度增殖，因而在缓解后仍应坚持治疗，达到持续完全缓解（CCR）。一般总治疗时间，国外以3年左右，但国内一般仍主张4~5年为宜。

（2）分阶段依次治疗：AML化疗包括诱导缓解及缓解后治疗，后者包括巩固、强化、维持和髓外白血病防治等多个环节，各个环节依次治疗，最大限度地消灭体内白血病细胞并达到根治的目的。

1）诱导缓解：应采用强烈联合化疗，足量用药，尽可能大量地杀灭白血病细胞，力争在短期内使病孩尽快地达到CR。强烈诱导化疗使骨髓抑制是AML根除的必需过程，此时骨髓内原始白血病细胞数＜5%，但体内白血病细胞的细胞数由$10^{12}$减少到残留白血病细胞的细胞数$10^6$~$10^8$。各个治疗环节中诱导缓解是患儿能否长期无病生存的重要关键。

2）缓解后巩固强化治疗：其目的在于继续杀灭白血病细胞，使用原诱导化疗方案或选用更强烈的其他方案，仍以足量联合用药，用尽可能大的剂量（如HD-Ara-C）进一步杀灭残留白血病细胞。

3）维持强化治疗：此阶段的目的在于彻底消灭白血病细胞，使病孩获得持续完全缓解（CCR）以至治愈。

4）髓外白血病防治：自诱导治疗开始至维持治疗结束，要按计划进行髓外白血病预防。

2. 化疗方案

（1）诱导缓解方案：诱导缓解是治疗AML的第一步，也是最重要、最关键的一步。诱导治疗的目的是使白血病细胞下降到不能测出的水平，从而恢复正常骨髓造血功能。力争经强烈化疗1~2个疗程达到CR,则是争取长期无病生存的先决条件。由DNR加Ara-C组成的DA方案是目前治疗小儿AML的基本方案,在DA方案基础上加入不同的药物,可以组成AML的各种方案。现介绍几个对小儿 AML 疗效较好的方案。M₁、M₂、M₄~M₇ 均可用以下治疗方案。

DAE 或 DAT 为最佳方案，作者应用 DAE 方案治疗小儿 AML-45 例，1 个疗程 CR 率为 89%。根据德国 BFM 协作组报告 DAE 方案治疗小儿 AML383 例，CR 率为 78%~80%，5 年以上 DFS 可达 49%。

1）DA 方案：CR 率为 70%（见表 10-7）。D（DNR 柔红霉素）、A（Ara-C 阿糖胞苷）。

表 10-7　DA 方案

| 药　　物 | 剂　　量 | 用　　法 | 用药时间 |
|---|---|---|---|
| DNR | 30~40mg/（m²·d） | VD　qd×3 | d1~d3 |
| Ara-C | 150~200mg/（m²·d） | VD/IM　qd×7 | d1~d7 |

2）DAE 方案：CR 率为 78%~88%。D（DNR）+ A（Ara-C）+ E（VP-16 或 VM-26），见表 10-8。

表 10-8　DAE 方案

| 药　　物 | 剂　　量 | 用　　法 | 用药时间 |
|---|---|---|---|
| DNR | 20~40mg/（m²·d） | VD　qd×3 | d1~d3 |
| Ara-C | 100~200mg/（m²·d） | 分 2 次，q12h×14 | d1~d7 |
| VP-16 或 VM-26 | 100~150mg/（m²·d） | VD　qd×3 | d5~d7 |

3）IAE 方案：对高危险型 AML 选用 IAE 方案（见表 10-9）。I（IDA 去甲氧柔红霉素）+ A（Ara-C）+ E（VP-16/VM-26）。

表 10-9　IAE 方案

| 药　　物 | 剂　　量 | 用　　法 | 用药时间 |
|---|---|---|---|
| IDA | 8~12mg/（m²·d） | VD　qd×3 | d1~d3 |
| Ara-C | 100~200mg/（m²·d） | 分 2 次，q12h×14 | d1~d7 |
| VP-16/VM-26 | 100~150mg/（m²·d） | VD　qd×3 | d5~d7 |

4）DAT 方案：CR 率为 80% ~ 85%。D（DNR）+ A（Ara-C）+ T（6-TG，硫鸟嘌呤）或 6-MP（表 10-10）。

表 10-10　DAT 方案

| 药　　物 | 剂　　量 | 用　　法 | 用药时间 |
|---|---|---|---|
| DNR | 20 ~ 40mg/（m²·d） | VD　qd×3 | d1 ~ d3 |
| Ara-C | 100 ~ 200mg/（m²·d） | 分 2 次，q12h×14 | d1 ~ d7 |
| 6-TG/6-MP | 75mg/（m²·d） | PO　tid×7 | d1 ~ d7 |

以上方案中，有条件者可选用 DAE 方案，对高危型 AML 选用 IAE 方案。用以上方案诱导治疗，一般 7 日为 1 个疗程，疗程间间歇 7 ~ 14 日。第 1 个疗程结束后复查骨髓，观察原始（原粒/早幼粒或原单/幼单）白血病细胞的下降情况，如原始细胞 > 10%，骨髓增生仍活跃，则休息 7 日后开始第 2 个疗程。第 2 个疗程未缓解者应换用其他方案。在诱导阶段必须使患儿骨髓造血细胞极度抑制，才能迅速获得 CR。因此，在诱导期对患儿应严格进行保护性隔离，给予必要的支持疗法。骨髓严重抑制的粒细胞缺乏期，当幼稚（原始/早幼粒）细胞比例 < 15% 时，应给予粒细胞集落刺激因子（GM-CSF、G-CSF）等，促进骨髓抑制的恢复与缩短粒细胞的缺乏期，防止严重感染的发生，以保证强烈化疗的顺利进行。

（2）缓解后的治疗方案：AML 完全缓解（CR）后治疗的目的是清除残留白血病细胞（$10^{6 ~ 8}$→0）。诱导缓解达 CR 后，即进入缓解后治疗，CR 后必须作巩固治疗以进一步减少残留白血病细胞，巩固 CR 的疗效并减少复发机会。一般都用原诱导化疗的方案 1 ~ 2 个疗程。巩固化疗后进行根治性的维持与定期强化治疗，可酌情（根据病情及经济条件等）选用以下 3 种治疗方法之一，以彻底清除残留白血病细胞，争取获得长期无病生存。

1）巩固治疗：用原诱导缓解化疗方案 1 ~ 2 个疗程作为巩固治疗（又称双诱导）。

2）根除性的维持与定期强化治疗：根据病情及经济条件，选用以下 3 种治疗方法之一。

A．根除性强化维持治疗：采用大剂量阿糖胞苷（HD-Ara-C）+ DNR 方案（表 10-11）；用 6 个疗程为首选方案。

**表 10-11 HD-Ara-C + DNR 方案**

| 药　物 | 剂　量 | 用　法 | 用药时间 |
|---|---|---|---|
| Ara-C | 每次 2.0g/m² | VD　q12h×6 | d4 ~ d6 |
| DNR* | 30mg/（m²·d） | VD　qd×2 | d1 ~ d2 |
| VP-16/VM-26** | 100 ~ 150mg/（m²·d） | VD | d1、d3 |

＊ 如为高危型 AML 则用 IDA 8 ~ 12mg/（m²·d），d1 ~ d2。

＊＊当 DNR 累积量 > 360mg/m² 时，改用 VP-16 或 VM-26。

用药 6 天，间歇休息，3 ~ 4 周为 1 个疗程 ×2，以后 3 个月 1 个疗程 ×2，然后 6 个月 1 个疗程 ×2，共用 6 个疗程（约 18 个月）后终止治疗。

HD-Ara-C 能进一步减少体内白血病负荷，消灭对诱导方案不敏感的白血病细胞株；由于血中高浓度 Ara-C，能透过血脑屏障等部位，使髓外组织部位的 Ara-C 达到杀伤白血病细胞的浓度，有助于髓外白血病的防治，可以最大限度杀灭体内残留白血病细胞，达到提高体内净化目的。临床研究表明，应用 HD-Ara-C 作为诱导缓解后的巩固强化治疗，对当今异基因 BMT 在多种原因难以推广的情况下是至关重要的，已有越来越多的证据表明 HD-Ara-C 对提高 AML 患儿的长期无病生存率是相当重要的。

B．骨髓抑制性维持治疗：选用 DA（或 EA、HA）、DAE、COAP 中 3 个有效方案（见表 10-12、表 10-13、表 10-14）作序贯治疗，每疗程达到中等度骨髓抑制（WBC 下降到 $2.0 \times 10^9$/L 左右，ANC < $1.0 \times 10^9$/L 左右）。因骨髓抑制性化疗才能达到消灭残存白血病细胞的作用。第 1 年每月 1 个疗程，第 2 年每 2 个月 1 个疗

程，第3年每3~4个月1个疗程，维持治疗达到 CCR 3~4 年左右终止治疗。

**表 10-12　DA方案**

| 药　物 | 剂　量 | 用　法 | 用药时间 |
|---|---|---|---|
| DNR | 30 ~ 40mg/ (m²·d) | VD　qd×3 | d1 ~ d3 |
| Ara-C | 150 ~ 200mg/ (m²·d) | VD/IM　qd×7 | d1 ~ d7 |

HA 方案：H（三尖杉酯碱）：4 ~ 6mg/ (m²·d)，VD d1 ~ d7，Ara-C：同 DA 方案。

EA 方案：VP-16：100 ~ 150mg/ (m²·d)，VD，d1 ~ d3，Ara-C：同 DA 方案。

**表 10-13　DAE方案**

| 药　物 | 剂　量 | 用　法 | 用药时间 |
|---|---|---|---|
| DNR | 20 ~ 40mg/ (m²·d) | VD　qd×3 | d1 ~ d3 |
| Ara-C | 100 ~ 200mg/ (m²·d) | 分 2 次，q12h×14 | d1 ~ d7 |
| VP-16 或 VM-26 | 100 ~ 150mg/ (m²·d) | VD　qd×3 | d5 ~ d7 |

**表 10-14　COAP方案**

| 药　物 | 剂　量 | 用　法 | 用药时间 |
|---|---|---|---|
| CTX | 800mg/m² | VD | d1 |
| VCR | 1.5mg/m² | IV | d1 |
| Ara-C | 100mg/ (m²·d) | q12h×14，SC 或 IM | d1 ~ d7 |
| Pred | 60mg/ (m²·d) | PO | d1 ~ d7 |

C. 骨髓移植（BMT）：包括异基因骨髓移植（Allo-BMT）、外

周血造血干细胞移植或脐血干细胞移植（后述）。

（3）髓外白血病的防治：髓外白血病的防治，对中枢神经系统白血病（CNSL）预防作三联（Ara-C、MTX、Dex）鞘内注射性化疗（同 ALL），诱导缓解期每两周 1 次，共 4 次，CR 后 3～6 个月 1 次。$M_4$、$M_5$ 型可加颅脑放疗。AML 发生睾丸白血病者比 ALL 患儿少见，尤其 HD-Ara-C 治疗后其发生率更为罕见。

（4）急性早幼粒细胞白血病（$M_3$）治疗

1）诱导分化治疗：诱导缓解用全反式维甲酸（ATRA）诱导分化治疗：ATRA 剂量为 20～40mg/（$m^2 \cdot d$），分 3 次口服，d1～30（60），直至 CR。若 WBC > $25 \times 10^9$/L 者，可在应用 ATRA 7 天后加用 DA ［DNR 20mg/（$m^2 \cdot d$）× 2 天，Ara-C 75mg/（$m^2 \cdot d$）× 5 天］。用 ATRA 后，如引起高白细胞症（WBC > $50 \times 10^9$/L）者，可用羟基脲 30～40mg/（$kg \cdot d$）× 3～5 天，待 WBC < $10 \times 10^9$/L 后停用羟基脲，继用 ATRA，直至 CR。

2）缓解后治疗：CR 后不再用 ATRA，按上述 AML 缓解后治疗：进行巩固治疗（DAE 方案 1～2 个疗程），继之进行根治性强化治疗。$M_3$ 的长期无病生存率在小儿 AML 中最高，达 50%～60%。

3）三氧化二砷治疗：近年来用三氧化二砷 ［亚砷酸（Arsenious acid，$As_2O_3$）］ 治疗 $M_3$ 获得较好的疗效，其机制是诱导早幼粒白血病细胞加速凋亡。剂量及用法：0.15～0.3mg/（$kg \cdot d$），加入生理盐水或 5% 葡萄糖液 500mL 中静脉滴注，每天 1 次，连用 6 周为 1 个疗程，CR 率达 90% 左右。CR 后治疗方法在探索中，目前 CR 缓解后按 AML 化疗缓解后的方法：进行巩固与根治性强化维持治疗。

急性早幼粒细胞白血病详细参考第 14 章第一节。

（5）复发型、难治性急性髓细胞白血病的治疗

1）首先考虑异基因骨髓移植治疗。

2）HD-Ara-C + IDA 方案：每次 Ara-C 2g/$m^2$，每 12h 1 次，d1～d3，静脉滴注；IDA 8～12mg/（$m^2 \cdot d$），d1～d3，静脉滴注。用药 3

天，休疗 3~4 周为 1 个疗程。

3）HD-Ara-C + MIT 方案：Ara-C 用法同上，MIT 5mg/($m^2 \cdot d$)，d1~d3，静脉滴注。用药 3 天，休疗 3~4 周为 1 个疗程。

## （二）骨髓移植（BMT）

包括异基因骨髓移植（Allo-BMT）、外周血造血干细胞移植或脐血干细胞移植。

移植条件：应与供体的 HLA 相合。首先在家族中，尤其是兄姐中寻找 HLA 相合的供体或找到 HLA 相匹配的无关供体者。移植完后终止治疗随访观察。

移植时机：在诱导治疗缓解后，患儿应在完全缓解状态下。

移植疗效：小儿 AML 在第 1 次完全缓解（$CR_1$）后进行 Allo-BMT，其复发率为 5.3%，5 年以上无病生存率（DFS）可达 64%；第 2 次完全缓解（$CR_2$）进行 Allo-BMT，其复发率为 35%，5 年以上 DFS 为 26%~35%。复发者多在骨髓移植后两年内，复发原因主要是患儿体内的白血病细胞未被全部消灭。

（沈亦逵）

### 附：小儿 AML-BFM-87 方案（表 10-15）

表 10-15　小儿 AML-BFM-87 方案

| 治疗阶段 | 药物 | 剂量 | 用　法 | 时　间 |
|---|---|---|---|---|
| 诱导 | Ara-C | 100mg/($m^2 \cdot d$) | VD　24h | d1、d2 |
| | | | VD　30min　q12h | d3~d8 |
| | DNR | 每次 30mg/$m^2$ | VD　30min　q12h | d3、d4、d5 |
| | VP-16 | 150mg/($m^2 \cdot d$) | VD　60min　q.d | d6、d7、d8 |
| 巩固 | Pred | 40mg/($m^2 \cdot d$) | 28d, PO | d1~d28 |
| | 6-TG | 60mg/($m^2 \cdot d$) | 28d, PO | d1~d28 |
| | VCR | 1.5mg/$m^2$ | qw, IV | d1、d8、d15、d22 |

| 治疗阶段 | 药物 | 剂量 | 用 法 | 时 间 |
|---|---|---|---|---|
| 巩固 | ADM | $30mg/m^2$ | qw,VD | d1、d8、d15、d22 |
| | Ara-C | $75mg/(m^2 \cdot d)$ | q12h,VD　每周4天×4 | d29～d32, d32～d39, d43～d46, d50～d53 |
| | CTX | $500mg/m^2$ | VD,每2周1次 | d29、d43 |
| 强化 | HD-Ara-C | $3g/m^2$ | VD,3h　q12h | d1～d3, d22～d24, d43～d45 |
| | VP-16 | $125mg/m^2$ | VD,60min | d2～d5, d23～d26, d44～d47 |
| 维持 | 6-TG | $40mg/(m^2 \cdot d)$ | qd | |
| | Ara-C | $40mg/(m^2 \cdot d)$ | SC,每月用4天 | d1～d4 |
| | ADM | $25mg/m^2$ | q8 wk×4 | |

# 第十一章 复发性、难治性急性
# 白血病的治疗

## 一、概述

随着医学科学的不断发展，对儿童急性白血病（AL）的治疗效果不断提高，不少患儿已可达到长期无病生存（DFS）。但仍有一部分患儿经治疗难以完全缓解（CR），或 CR 后很快复发。以往报道儿童 ALL 复发率可达 30%，AML 复发率达 40%~60%。早期复发的原因可能与原发耐药有关，而晚期复发多是由于治疗不规则或诱导方案不强有关。部分也可能与继发耐药及白血病细胞本身增殖率有关。近年来由于治疗方案的加强，治疗规范及不少新药的出现，使 AL 的复发率有所降低。

## 二、诊断要点

目前对难治性白血病的诊断不同作者有不同看法。以下介绍一些大家公认的标准。

### （一）难治性急性白血病的诊断标准（1999 年福州全国难治性白血病研讨会修订）

1. 标准诱导方案　　如 AML 的 DA、HA、DAE 方案；ALL 的 VDLP 或 VCDP 方案 2 个疗程未完全缓解（CR）。

2. 第一次 CR 后 1 年内复发。

3. 多于 2 次复发。

4. 染色体核型异常 t（9；22），t（4；11）。

5. 多药耐药基因（MDR）高表达。

6. 各种继发白血病。

7. 杂合型白血病，如髓系抗原阳性（My+）的 ALL，或淋巴抗原阳性（Ly+）的 AML。

8．高白细胞性白血病。

9．年龄 >60 岁的老年白血病。

符合上述 1~3 中任何一项，即可诊断为难治性 AL；符合上述 4~9 中二项或二项以上者，高度疑为难治性 AL。

**（二）对于儿童难治性急性白血病（1999 年上海顾龙君教授提出以下标准）**

1．难治性 ALL 的诊断

（1）诊断时血白细胞数 $\geqslant 100 \times 10^9/L$。

（2）年龄 <1 岁的婴儿白血病，>12 岁的少年白血病。

（3）染色体核型为 t（9；22）、t（4；11）。

（4）早期治疗效应不佳者：

1）泼尼松试验每日 $60mg/m^2$，连用 7 天，第 8 天血白血病细胞 $\geqslant 1 \times 10^9/L$。

2）诱导治疗第 19 天，骨髓白血病细胞 $\geqslant 25\%$ 者。

3）诱导治疗 35 天不能完全缓解（CR）。

（5）由 MDS 转化的 ALL。

（6）复发的 ALL。

2．难治性 AML 的诊断

（1）除了 $M_3$ 和 $M_{2b}$ 以外所有的 AML 各亚型。

（2）用维甲酸和/或标准化治疗不能获 CR 的 $M_3$，标准方案化疗不能获 CR 的 $M_{2b}$。

（3）由 MDS 转化为 AML 者。

（4）复发的 AML。

有学者提出以高白细胞一项作为难治标准尚不能确定，要结合其他因素，如治疗反应、合并症出现等。

**（三）急性白血病复发的诊断**

治疗达 CR 后又发生下列三者之一，称为复发。

（1）骨髓原粒细胞或原淋（单）+幼淋（单）>5%、但 <20%，经有效抗白血病治疗 1 个疗程仍未达骨髓完全缓解者。

（2）骨髓原粒或原淋（单）＋幼淋（单）＞20%。

（3）骨髓外白血病细胞浸润。

## 三、治疗要点

### （一）难治性 AL 的治疗

1. 难治性 ALL 的治疗

（1）用 VILP 方案作诱导治疗：即用去甲氧柔红霉素（ID）替代柔红霉素（DNR）：VCR $1.4mg/m^2$，每周 1 次共 4 次，ID $8\sim12\ mg/m^2$，共 $3\sim4$ 次，L-ASP $6\ 000\sim10\ 000U/m^2$，共 10 次，Pred 每日 $60\ mg/m^2$，共 28 天。CR 后用 CAM 方案巩固：CTX $1g/m^2$，1 次，Ara-C $2g/m^2$，每 12h 1 次，共 4 次，6-MP 每日 $75mg/m^2$，共 7 天。然后用 HD-MTX $5g/m^2$，共 3 次，作庇护所治疗。强化治疗再用 VILP 及 VM-26 加 Ara-C：VM-26 $160mg/m^2$，Ara-C $300mg/m^2$，每周 2 次，共 4 次。然后用 MTX + 6-MP 作维持治疗及定期强化。（此方案为上海儿童医学中心经验）

（2）近年来国外大宗病例总结发现 ID 虽然可加快早期 CR 率，但对长期 DFS 与 DNR 相比未见明显差异。以下介绍 BFM-95 方案。诱导治疗用 VDLP 方案：VCR $1.5\ mg/m^2$，每周 1 次，共 4 次；DNR $30mg/m^2$，每周 1 次，共 4 次；L-ASP $5\ 000U/m^2$，共 8 次；Pred 每日 $60mg/m^2$，共 28 日。然后进入 6 个疗程 10 种药物的轮换治疗：HR1→HR2→HR3→HR1→HR2→HR3，接着再用 VALDx 作再诱导。争取在第 1 个 HR3 完成后作造血干细胞移植，或不迟于第 2 次 HR3。

1）HR1 方案：地塞米松（Dex）每日 $20mg/m^2$，$d1\sim d5$；VCR $1.5mg/m^2$，d1，d6；HD-Ara-C $2g/m^2$，每 12h 1 次，d5；HD-MTX $5g/m^2$，d1；CTX $200mg/m^2$，每12h 1 次×5 次，$d2\sim d4$；L-ASP 2.5 万 $U/m^2$，d6。

2）HR2 方案：Dex 每日 $20mg/m^2$，$d1\sim d5$；VDS $3mg/m^2$，d1，d6；DNR $30\ mg/m^2$，d5；HD-MTX $5\ g/m^2$，d1；IFO $800\ mg/m^2$，每 12h 1 次×5 次，$d2\sim d4$；L-ASP 同 HR1。

3）HR3 方案：Dex 同 HR1；HD-Ara-C $2g/m^2$，每 12h 1 次×4 次，

d1，d2；VP-16 100 mg/m$^2$，每12h 1次×5次，d3～d5；L-Asp，同HR1。

（3）对诱导方案4周未CR者，可考虑用治疗AML的方案。

1）DA方案：DNR 30 mg/m$^2$，d1～d3；Ara-C 150～200mg/m$^2$，d1～d7。

2）MA方案：米托蒽醌（MIT）8～12mg/m$^2$，d1～d3，Ara-C同前。

3）IA方案：ID 8～12mg/m$^2$，d1～d3，Ara-C同前。

4）DAE方案：DNR 30mg/m$^2$，d1～d3；Ara-C 100～150mg/m$^2$，d1～d7，VP-16 100～150mg/m$^2$，d5～d7。

5）MAE方案：MIT 8～10mg/m$^2$，d1～d3，Ara-C、VP-16同上。HD-Ara-C＋ID或MIT等。

2. 难治性AML的治疗　　启用二线药物如ID、MIT、AMSA、氟达拉宾，联合HD-Ara-C或MD-Ara-C，是目前用于治疗难治及复发AML的最常见的方法。

（1）单用HD-Ara-C：Ara-C 3g/m$^2$，每12h 1次×6次。

（2）MD/HD-Ara-C与其他药物联合使用

1）MD/HD-Ara-C加ID：ID每日8～12mg/m$^2$，共3天，Ara-C 1～2g/m$^2$，每12h 1次×6次。

2）MD/HD-Ara-C加MIT：MIT每日8～12mg/m$^2$，共3天，Ara-C同上。

3）MD/HD-Ara-C加VP-16/VM-26：VP-16/VM-26每日100～150mg/m$^2$，共3天，Ara-C同上。

4）MD/HD-Ara-C加氟达拉宾：氟达拉宾每日30 mg/m$^2$，共5天，Ara-C同上。

5）MD/HD-Ara-C加AMSA：AMSA每日75～120 mg/m$^2$，共3天，Ara-C同上。

上述方案使难治、复发AML的CR率可达40%～70%，但其中缓解期不超过6个月。单独化疗，难治性AML的长期存活率为零，故对于复发、难治的AML，应争取尽早如CR$_1$早期或CR$_2$后即做异基因造血干细胞移植。自体移植效果差于异基因移植。

## （二）复发性急性白血病的治疗

1. 复发性 ALL 的治疗　　尽管目前儿童 ALL 的 5 ~ 8 年 DFS 可达到 70% ~ 85%，但仍有一部分患儿出现早期或晚期复发。晚期复发者经治疗后部分仍可长期存活。复发部位可单独骨髓，这是主要复发部位，其次是 CNS，第三位是睾丸，也可混合性复发。此外，复发部位可在淋巴结、胸膜腔、卵巢、骨、皮肤、眼前房等，但较少见。此处主要阐述骨髓复发的治疗。（CNS 与睾丸复发在髓外白血病一节阐述）。

（1）早期复发的治疗：早期复发是指 CR 后半年内复发，也有人认为是在治疗中复发或停止化疗 6 个月内（对化疗 24 个月而言）复发。

1）IA 方案：ID 每日 8 ~ 12mg/m$^2$，共 3 天；Ara-C 每日 200mg/m$^2$，共 7 天。

2）VM-26 + Ara-C 方案：VM-26 每次 160mg/m$^2$，Ara-C 每次 300mg/m$^2$，每周 2 次，共 4 次。

3）用治疗 AML 的方案。

4）CR 后即进行异基因造血干细胞移植。

（2）晚期复发的治疗：晚期复发是指停止化疗 6 个月后复发，也有作者认为化疗 2 年后或 36 个月后复发。晚期复发的部分原因可能是一部分白血病细胞属增殖率较低、倍增时间长的细胞群，也可能是继发耐药。获第 2 次 CR 约达 70% ~ 80%。经积极治疗存活 3 ~ 5 年以上约 30% ~ 50%，但相当一部分病人仍死于白血病本身。

1）POG-8303 方案

A. 诱导治疗：VDLP 4 周，VCR 1.5mg/m$^2$，每周 1 次，共 4 周；DNR 25mg/m$^2$，每周 1 次，共 4 周；Pred 每日 40mg/m$^2$，共 28 天；L-ASP 1 万 U/m$^2$，每周 3 次，共 12 次。

B. 巩固治疗：4 周，VM-26 每次 150mg/m$^2$，每周 2 次，共 4 次；Ara-C 每次 300mg/m$^2$，每周 2 次，共 4 次。休 2 周。

C．维持治疗：以下两方案每周一个，交替使用，共 96 周。①VM-26 每次 150mg/m$^2$，每周 1 次，Ara-C 每次 300mg/m$^2$，每周 1 次。②VCR 1mg/m$^2$，每周 1 次；CTX 300mg/m$^2$，每周 1 次。

D．强化治疗：VDLP 方案。用药同诱导治疗，L-ASP 用 6 次。维持治疗过程中每 16 周用 VDLP 4 周。

E．CNSL 预防："三联"药物鞘内注射，诱导巩固期间 2 周 1 次，维持治疗期间 4～6 周 1 次。

2）BFM85 方案：据报道 CR 率可达 90%

A．强化治疗：R1→R2→R1→R2→R1→R2→R1→R2。①R1 方案：Pred 每日 100mg/m$^2$，d1～d5；6-MP 每日 100mg，d1～d5；VCR 1.5 mg/m$^2$，d1；MTX 1g/m$^2$，d1，静脉滴注 36h；Ara-C 300mg/m$^2$，d5；VM-26 165mg/m$^2$，d5；L-ASP 1 万 U/m$^2$，d6～d8。②R2 方案：Dex 每日 20mg/m$^2$，d1～d5；6-TG 每日 100mg/m$^2$，d1～d5；VDS 3mg/m$^2$，d1；MTX 1g/m$^2$，静脉滴注 36h；IFO 400 mg/m$^2$，d1～d5；DNR 50mg/m$^2$，d5。

B．头颅放疗：过去没有做过放疗的，剂量为 24Gy，根据年龄或过去的放疗剂量适当减量。

C．维持治疗：6-TG 每日 50mg/m$^2$；MTX 50mg/m$^2$，静脉注射，双周 1 次，骨髓复发治疗 2 年。

3）其他方案

A．更强的诱导治疗方案，如 VILP、VMLP、VM-26 + Ara-C、HD-MTX + L-ASP 方案。

B．吡柔比星（THP）+ Ara-C 方案：THP 每日 30～40mg/m$^2$，共 3 天，Ara-C 每日 150～200mg/m$^2$，共 7 天。

C．造血干细胞移植：虽然晚期复发的 ALL 其 CR$_2$ 的发生率仍较高，长期存活也较早期复发者好，但仍有相当部分可能再出现复发，故有适合条件的，异基因造血干细胞移植仍是有效的治疗手法之一。

2．复发性 AML 的治疗　　复发性 AML 的治疗难度与难治性

AML 相似，再次化疗时多考虑应用二线药物。

（1）诱导方案

1）MAE 方案：MIT 每次 8～12mg/m$^2$，共 3 次，Ara-C 每天 150～200mg/m$^2$，共 7 天；VP-16/VM-26 每天 100～150mg/m$^2$，共 3 天。

2）IAE 方案：ID 每天 8～12mg/m$^2$，共 3 天；余同上。

3）使用治疗难治性 AML 的方案。

目前治疗 AML 的药物众多，组成的方案也多，可根据药源及患者个体情况行个体化疗。

（2）巩固治疗：需要用大剂量 Ara-C 做巩固（方案参考难治性 AML）。

（3）造血干细胞移植：对复发的 AML，造血干细胞移植是必需的，应争取尽早作异基因造血干细胞移植。

**（三）多药耐药（MDR）的逆转治疗**

MDR 是指白血病细胞对结构和作用靶位不同的多种化疗药物有交叉耐药，是治疗失败的原因之一。目前发现 MDR 的机制有多种：包括多药耐药基因 mdr-1 及其蛋白 Pgp（P170）、多药耐药相关蛋白（MRP）、肺耐药蛋白（LRP）、拓扑异构酶 II、谷胱甘肽转移酶、bcl-2、生存素等。目前治疗此类 MDR 逆转药物有：环孢霉素 A、PSC833、维拉帕米、胺碘酮、利血平、奎宁、皮质激素、金雀黄素、霉菌毒素、IFNα、TNFα、维甲酸等。另外，抗血管生成药物反应停可减少骨髓微血管密度使白血病细胞缺血、缺氧而死亡。以上各种药物对 MDR 的逆转治疗仍在探索阶段。

（屠立明）

# 第十二章　髓外白血病的防治

## 一、概述

急性白血病是全身性疾患，各脏器或多或少均有不同程度的浸润，由于血脑屏障及血睾丸屏障的存在，大多数药物及常规剂量的化疗药物不易通过屏障进入中枢神经系统及睾丸，使其中的肿瘤细胞未能被杀灭，成为白血病细胞的"庇护所"。随着急性白血病患儿生存期的延长，中枢神经系统白血病（CNSL）及睾丸白血病（TL）的发生率也随之增高，如果不作积极的"庇护所"预防治疗，易由 CNSL 及 TL 引起骨髓复发而导致治疗失败。因此，强烈的"庇护所"治疗，是急性白血病尤其是 ALL 患儿获长期无病生存（DFS）的重要关键。

## 三、治疗要点

### （一）髓外白血病的预防

1. ALL 中 CNSL 的预防

（1）诱导巩固治疗期："三联"药物（Dex，MTX，Ara-C）鞘内注射，每周1次，共4~5次。

（2）强烈庇护所治疗：用大剂量 MTX + 6-MP 方案。近年来研究发现，MTX 的代谢成分长链谷氨酸盐 MTX（MTXPG）是起治疗作用的结构状态，而且，肿瘤细胞对 MTXPG 的聚集量决定了它对白血病细胞的作用。T-淋巴细胞所需要的 MTX 的细胞外浓度要高于 B 淋巴细胞才能达到治疗所需 MTXPG 的聚集量，故 T-ALL 所需 HD-MTX 的用量要比非 T-ALL 的要大。

用法：MTX 用量在 T-ALL 中每次 $5g/m^2$，在非 T-ALL 中每次 $3g/m^2$，每2周1次，连用3~4次。MTX 总量的 1/6~1/10（不超过500mg）加生理盐水 30mL，作为突击量在 30min 内静脉注射，余量在 23.5h 内均匀静脉滴注；突击量 MTX 滴完后 0.5 ~ 2h 内作三联鞘内注射 1 次；开始滴注 MTX 36h 后用 CF 解救，剂量每次 15mg/m$^2$，肌肉注射或静脉注射，每 6h 1 次，共 6 ~ 8 次。如测 MTX 血浓度，则按其浓度调整 CF 使用次数和剂量，在用 HD MTX 的同时，要做到以下措施：

1）用药前肝肾功能要正常（谷丙转氨酶升高不能超过正常值的 3 倍）。

2）碱化尿液：尿 pH 需 ≥ 7，用药前、后 3 天口服碳酸氢钠，每日 1.5 ~ 3g，用药当天先静脉滴注 5% 碳酸氢钠 5mL/kg。

3）用药之日起需每日输入液体 3 000mL/m$^2$，共 4 日，要注意水电解质平衡。

4）按时、按量用 CF 解救。

在用 HD-MTX 的同时，口服 6-MP，每天 50mg/m$^2$，7 天 1 个疗程。共 3 个疗程（或每日 25mg/m$^2$，共用 56 天，适用于 HD-MTX 连用 4 次者）。

（3）早期强化治疗阶段（也称再诱导）：三联鞘内注射 2 次，维持治疗阶段三联鞘内注射每 2 ~ 3 个月 1 次，直至化疗结束。

（4）头颅放疗：对有发生 CNSL 危险因素的患儿，如 T-ALL，诊断时外周血 WBC 大于 $100 \times 10^9$/L，婴儿白血病等，在完全缓解后 6 个月需作头颅预防性放射治疗，总剂量为 12 ~ 18Gy。头颅放疗后不宜再做 HD-MTX 的治疗。

2. ALL 中睾丸白血病（TL）的预防　　在预防 CNSL 中用的 HD-MTX 已能有效地预防 TL 的发生。

3. AML 中 CNSL 的预防　　AML 的 CNSL 发生率虽然无 ALL 高。但随着 AML 缓解期的不断延长，CNSL 发生率也随之上升。目前认为，AML 中 CNSL 的预防以三联鞘内注射为主。药物与剂量与 ALL 同，在诱导治疗或完全缓解后，三联鞘内注射 2 次，在巩固治疗阶段应用 HD-Ara-C，连续 3 个疗程，也能较有效地预防 CNSL。（HD-Ara-C 用法参照 AML 的治疗章节），在用 HD-Ara-C 同时作三联鞘内注射；在维持治疗阶段三联鞘内注射每 8 ~ 12 周 1 次。

对于是否作头颅预防性放疗，无统一意见，大部分人认为不需要。

4. AML 中 TL 的预防　　主要也是通过应用 HD-Ara-C 疗法作预防 TL。

### (二) 髓外白血病复发的治疗

1. ALL 中 CNSL 复发的治疗　　CNSL 复发是 ALL 髓外复发的最常见部位，当确诊 CNSL 后需作以下治疗：

(1) 三联药物鞘内注射 8 次，每 1 周 3 次（隔日）以后每周 2 次（一般鞘内注射 2 ~ 3 次后脑脊液改变大部分转阴）。完成三联鞘内注射 5 ~ 8 次后，必须用 VDLP 方案和（或）VM-26 + Ara-C 方案作全身强化治疗，然后作全颅放疗（$^{60}$Co 或直线加速器）总剂量为 18 ~ 24Gy，分 15 次照射，放疗期间，三联鞘内注射 2 ~ 3 次。完成放疗后，再作一次全身强化治疗，以后每 8 周三联鞘内注射 1 次，直至全身化疗结束（一般为 2 年）。

(2) 如果 CNSL 发生在诱导治疗至早期强化期间，三联鞘内注射次数同上，全身化疗按原方案继续，在完成早期强化（再诱导）治疗后，作头颅治疗性放疗，总剂量为 18 ~ 24Gy。以后每 8 周三联鞘内注射 1 次，直至全身化疗结束。

(3) 对曾经作头颅放疗后发生的 CNSL，三联鞘内注射及全身化疗原则同上，如需要再作头颅放疗者，需十分注意。因为远期毒性中白质脑病的发生率增高。顾龙君教授提出用间歇中枢神经照射联合鞘内化疗，以减少中枢神经系统的毒性作用。具体做法：全颅 1.5Gy + 全脊髓 0.75Gy，连续 3 天，第一天三联鞘内注射 1 次，以后 8 周照射 1 次，剂量同前，并于照射当天三联鞘内注射 1 次，治疗总时间共 27 个月，总照射剂量头颅为 24Gy，脊髓为 12Gy。全身化疗按原计划。

2. ALL 中 TL 复发的治疗　　TL 是 ALL 髓外复发的第二常见部位。如果是隐性复发（活检诊断而无局部症状），经积极治疗，预后较好。局部表现显著者，预后较差。

（1）双侧 TL，则作双侧睾丸放疗，总剂量 24～30Gy。

（2）单侧 TL，也作双侧睾丸放疗，因目前暂无单侧睾丸放疗的方法；或病侧睾丸切除。

（3）若 TL 发生在疾病早期，在作 TL 治疗的同时，继续进行巩固，髓外白血病防治及早期强化。

（4）TL 发生在完全缓解后，在作上述 TL 治疗后，需紧接着用 VDLP 及 VM-26＋Ara-C 方案作全身强化治疗，以免 TL 诱发骨髓复发。

（屠立明）

# 第十三章 小儿慢性粒细胞白血病

慢性白血病在小儿较少见，约占小儿白血病的 2%～7%，几乎都是慢性粒细胞白血病（慢粒，chronic myelogenous leukemia，CML），慢性淋巴细胞白血病罕见于小儿。小儿慢粒主要有两种类型：成人型慢粒（adult CML，ACML）和幼年型慢粒（juvenile chronic myelogenous leukemia，JCML）。两型的生物学特性及临床表现有显著差别。

## 第一节 成人型慢性粒细胞白血病

### 一、概述

成人型慢粒（Adult CML）是骨髓多能造血干细胞克隆性恶性增殖所致的慢性白血病。现已明确 Ph'染色体异位，即 t（9；22）（q34.1；q11.2）形成的 BCR/ABL 融合基因是 CML 发病的分子基础，其表达产物 p210 融合蛋白在 CML 中起重要作用。近年又发现胰岛素样生长因子 II 基因印迹丢失与 CML 由慢性期发展加速期及急变期密切相关。疾病的早期（慢性期）存在多能干细胞增殖性病变，临床上以白细胞数升高和脾肿大为主要特征；终末期转变为成熟障碍及分化停滞的改变（急性变），临床上呈急性白血病表现。

成人型慢粒是小儿慢粒的多见类型。Marin 综合慢粒文献分析表明：小儿慢粒（Ph'阳性）的临床表现及疾病过程与成人慢粒（Ph'阳性）相似。

### 二、诊断要点

成人型慢粒多见于儿童期，发病年龄在 5 岁以上，以 10～14 岁较多见。根据其自然病程分为 3 期：

**(一）慢性期**

1．临床特点

（1）起病缓慢，可无全身症状，或可有头晕、乏力、食欲差、消瘦、低热等。

（2）肝、脾肿大：以脾大为主，半数病例脾重度肿大（巨脾），肝轻度肿大。多数无淋巴结肿大。

（3）皮肤可有斑丘疹、结节等改变。

（4）各系统症状表现差异大，可有由肿大的脾脏或淋巴结压迫引起的症状，如咳嗽、腹胀满、腹痛等。如出现脾区突然剧痛、脾进行性肿大伴压痛、脾区闻及摩擦音、血性腹水、发热、多汗甚至休克，提示脾栓塞。

2．实验室检查

（1）血象：示正细胞正色素性贫血。白细胞计数增高（$>30 \times 10^9$/L，多在 $100 \times 10^9 \sim 150 \times 10^9$/L），分类以中性粒细胞占大多数，不成熟粒细胞 $>10\%$，原始加早幼粒细胞 $\leqslant 5\% \sim 10\%$，多数为中性中、晚幼粒和杆状粒细胞，嗜酸及嗜碱粒细胞亦可增加，可有少量有核红细胞。血小板初期正常或轻度增高，随后明显增高，可高达 $1\,000 \times 10^9$/L 以上。

（2）骨髓象：骨髓增生极度活跃，粒红比例明显增高，达10～50:1。以中性中幼、晚幼、杆状粒细胞为主，原始（Ⅰ型＋Ⅱ型）细胞 $<10\%$，嗜酸及嗜碱粒细胞增多，巨核细胞数增多，红细胞系下降。多数患儿在明确诊断时，已有一定程度的骨髓纤维化，在骨髓穿刺时出现"干抽"现象。

（3）细胞及分子遗传学检查：骨髓及外周血细胞染色体检查多数病例出现 Ph' 染色体，分子水平检查可见特征性的 BCR/ABL 融合基因。

（4）其他：骨髓 CFU-GM 培养集落和集簇较正常明显增多；中性粒细胞碱性磷酸酶积分值下降或消失；血清乳酸脱氢酶升高。

3．能排除类白血病反应、其他骨髓增殖性疾病及 MDS。

## （二）加速期

具有下列之两项者可考虑为本期。

1. 不明原因的发热、贫血、出血加重，和（或）骨骼疼痛。

2. 脾脏进行性肿大。

3. 除外药物引起的血小板进行性降低或增高。

4. 原始粒细胞在血中及（或）骨髓中 > 10%。

5. 外周血嗜碱粒细胞 > 20%。

6. 骨髓中有显著的胶原纤维增生。

7. 出现 Ph' 染色体以外的其他染色体异常。

8. 对传统的抗慢粒药物治疗无效。

9. CFU-GM 增殖和分化缺陷，集簇/集落比增高。

## （三）急变期

具有下列之一者可诊断为本期。

1. 原始细胞（Ⅰ型 + Ⅱ型）或原淋 + 幼淋，或原单 + 幼单在外周血或骨髓中 ≥ 20%。

2. 外周血中原始粒细胞加早幼粒细胞 ≥ 30%。

3. 骨髓中原始粒细胞加早幼粒细胞 ≥ 50%。

4. 有髓外原始细胞浸润。

此期临床症状、体征比加速期更恶化，CFU-GM 培养呈小簇生长或不生长。

慢粒急变时，由于造血干细胞恶性克隆异常性增殖，可造成多种形式的急变，大约 2/3 为急粒变，主要为 $M_2$ 型；1/3 为急淋变，主要是前 B 细胞型（Pre-B），TdT，$CD_{10}$、$CD_{20}$ 阳性。

# 三、治疗要点

## （一）慢性期治疗

1. 化疗

（1）马利兰（Myleran）：目前仍是首选药物。该药能抑制 DNA 合成及有丝分裂，常规剂量选择性作用于粒细胞，治疗慢粒缓解率可达 90%，平均存活期 40 个月左右，5 年存活率 30% 以上，但 10

年存活率仅 10%。开始用药剂量：4 ~ 8mg/（m$^2$·d），分 2 ~ 3 次口服，当白细胞降至原来的 50% 时开始减量，降至 15 × 10$^9$/L 时停药，或白细胞降至 20 × 10$^9$/L 时改为 2 mg，隔日 1 次维持治疗，使白细胞数维持在 10 × 10$^9$/L 左右为宜，根据血象调整用量。副作用主要为骨髓抑制。

（2）羟基脲（Hydroxyurea，HU）：为核糖核酸还原酶抑制剂，作用于 S 期，对慢粒有良好抗增殖作用。剂量为 20 ~ 40mg/(kg·d)，分次口服，维持剂量使白细胞数低于 20 × 10$^9$/L。临床上常用于对马利兰耐药、幼年型慢粒或血小板数较低者。目前 HU 为慢粒慢性期首选药物之一。副作用主要是骨髓抑制及胃肠道反应。

（3）靛玉红：中药青黛中提取的吲哚类化合物有效成分。用药剂量为 3 ~ 5mg/（kg·d），分 2 次口服，大约经 1 ~ 3 个月可取得缓解，用原药量维持，缓解率达 59.8%。

（4）二溴甘露醇（DBM）：剂量为 5mg/（kg·d），分 2 ~ 3 次口服，当白细胞降至 20 × 10$^9$/L 时减时减量，白细胞至 10 × 10$^9$/L 时停药观察。

（5）巯基嘌呤（6-MP）：适用于马利兰治疗无效者，用量为 70 ~ 75mg/（m$^2$·d），分次口服，白细胞降至 15 × 10$^9$/L 时停药。

（6）联合化疗：由于马利兰治疗效果的局限性，20 世纪 80 年代试用联合化疗治疗慢粒慢性期，对减少急性变、延长缓解期取得一定效果。有报告用 COAP（环磷酰胺、长春新碱、阿糖胞苷、强的松）、DOAP（柔红霉素替代环磷酰胺）、6-MP 加羟基脲（HU）等方案，认为效果优于马利兰。

2. 干扰素治疗　　干扰素（α-Interferon，α-IFN）治疗可以减少 Ph'阳性克隆细胞，甚至可使 Ph'阳性克隆细胞转阴，因此是除骨髓移植外，可使 Ph'克隆细胞转阴的药物治疗。近年来有报告用 α-IFN 治疗慢粒获良好效果，认为于慢性期早期使用可使缓解率达 60% ~ 80%，中位生存期 62 个月。α-IFN 用法：每次 300 万 ~ 500 万 U/m$^2$，每日或隔日 1 次，皮下注射或肌肉注射，30 日为 1 个疗程，亦可长期使用。IFN 可使粒细胞减少，因此当白细胞 $< 20 \times 10^9/L$ 时需减量，当白细胞 $< 10 \times 10^9/L$，要停药。α-IFN 可单用或与化疗联用。

α-IFN 与化疗药物联用：

（1）IFN 与 Ara-C 联用：α-IFN：每次（3~5）$\times 10^6 U$（300万~500万 U）$/m^2$，皮下注射或肌肉注射，每日 1 次，30 日为 1 个疗程；Ara-C：10~15mg/（$m^2 \cdot d$），持续静脉滴注或分 2 次皮下注射；每月连续 2 周为 1 个疗程，直至血液学缓解，当 ANC $< 10 \times 10^9/L$，血小板 $< 60 \times 10^9/L$，应停药。

（2）IFN 与 HU 联用：IFN 用法同（1）。HU：20~40mg/（kg·d），口服，若 WBC $> 10 \times 10^9/L$，应间歇用药。

（3）IFN 与维甲酸（RA）联用：IFN 用法同（1）。RA 能通过诱导细胞分化或抑制恶性细胞的增殖而调控恶性细胞。RA 与 IFN 联用，对于慢粒具有协同抗增殖、分化作用。全反式维甲酸（ATRA）20~40mg/（$m^2 \cdot d$），分次口服，连用 7 天停 7 天为 1 个疗程。

3. 格列卫（Gleevec，Glevic，伊马替尼 Imatinib） 是一种 BCR/ABL 酪氨酸激酶抑制剂（tyrosine kinase inhibitor，TKI），为近年问世的治疗成人型慢粒的新药。成人型慢粒的 22 染色体长臂端的易碎点簇聚区（bcr）断裂部分移位至 9 号染色体，因断裂点的不同，形成两种 bcr/abl 融合基因，产生分子量为 210 000（p210 蛋白）和 185 000（p185）两种蛋白质，具有酪氨酸激酶活性，其中在慢粒主要是 p210 蛋白，对疾病的发生发展有着重要的作用。格列卫能抑制 bcr/abl 融合基因引起的酪氨酸激酶活性异常，而达到治疗作用，与传统化疗药物相比，该药无骨髓毒性，1999 年美国 FDA 已批准临床使用。成人口服 300~800mg/d，持续用药 4 周，98％获得血液学完全缓解。推出格列卫取得疗效的原因：可能来自：①重新取得增殖优势的正常造血细胞取代了白血病细胞。②白血病干细胞发生了分化而自行消灭。

4．血细胞分离术　　当慢粒患者外周血白细胞计数明显增高，出现高粘稠血症时，可采用血细胞分离术，以降低血液粘稠度，慢粒伴明显血小板增多时亦可作血小板分离，以防血栓形成。

5．脾区放疗　　仅用于巨脾、白细胞明显增高，且化疗效果不佳者，剂量为每次 50 ~ 100cGy，每日 1 次，每周 6 次，每疗程 1 100cGy，白细胞降至 $20 \times 10^9/L$ 时停止放疗。

6．脾切除　　用于慢粒伴有脾功能亢进或化疗后长期全血减少或巨脾引起压迫疼痛而化疗无效的年长患儿。

7．骨髓移植（BMT）　　至目前为止认为异基因骨髓移植是治愈慢粒的惟一手段。通过移植可转变慢粒 Ph'阳性克隆为 Ph'阴性克隆，可使患儿获得长期无病存活。于慢性期移植后 5 年存活率约 70%。于加速期或急变期移植效果差。近年研究自体骨髓移植治疗慢性期病儿疗效较差。

**（二）加速期治疗**

IFN + HU + 6-MP 治疗。

**（三）急变期治疗**

急粒变者，目前多采用 DAT 或 DAE 方案治疗（参见急性髓细胞白血病治疗方案），但预后差。

目前对成人型慢粒治疗为：早期用 HU + IFN，继之用骨髓移植，再用 IFN 防止复发。对慢粒疗效的评估，近年国外提出了血液学缓解与细胞遗传学缓解，前者包括血象与骨髓象；后者包括有无 Ph'染色体。现知，治疗后 Ph'染色体是否存在，与生存期长短有明显关系。现一致认为慢粒用目前的化疗方法不能治愈，只有骨髓移植才有治愈的可能。

# 第二节　幼年型慢性粒细胞白血病

幼年型慢性粒细胞白血病(juvenile chronic myelogenous leukemia, JCML)简称幼年型慢粒，按 WHO(1997)造血与淋巴组织肿瘤分类方案称为幼年型粒单核细胞白血病（Juvenile myelomonocytic leukemia，JMML），该病是一种少见的小儿白血病类型。与成人型慢粒比较，具有不同的临床、实验以及细胞遗传特征。

幼年型慢粒的恶性细胞的起源尚未完全阐明，有人认为起源于粒细胞，有人认为起源于单核-巨噬细胞系统。

## 一、诊断要点

### （一）临床特点

（1）发病年龄4岁以下，多数1~2岁起病；男孩多于女孩。

（2）起病较急，病程较短，似急性白血病。

（3）初起临床上常有面色苍白、发热、出血等症状。

（4）有白血病细胞浸润肝脾、淋巴结肿大，脾为轻、中度肿大。

（5）皮疹多见，见于面部、躯干表现为湿疹样皮疹、黄色瘤样皮疹或轻微红斑或紫色点状皮疹，甚至可见化脓性皮疹，其皮疹可出现于白血病细胞浸润前数月。

### （二）实验室检查

1．血象特点

（1）常有中、重度贫血，网织红细胞增加，可见有核红细胞。

（2）白细胞计数增高，多数为 $< 50 \times 10^9/L$（中位数 $30 \times 10^9/L$），分类以中、晚幼粒及分叶核细胞为主，单核细胞增多，也可有较多不成熟的单核细胞。

（3）血小板多数减少。

2．骨髓象　　骨髓增生极度活跃，以粒系和单核系增生为主，以偏成熟阶段的幼稚粒细胞和单核细胞增多，原始粒细胞 $< 20\%$，单核系占 $5\% \sim 10\%$，红系和巨核系细胞数减少。

3．HbF 显著增高，达 $15 \sim 70\%$；血红蛋白 $A_2$ 减少。

4．染色体检查　　Ph'染色体或 BCL/ABL 融合基因阴性，少数病例可有 $-7$、$+8$（8 三体）或 $+21$（21 三体）。

5．有肺部症状者胸部 X 线呈肺部间质性改变。

## （三）诊断标准

根据 1997 年国际 JMML 协作组制订标准：

（1）临床特征：①肝脾肿大；②淋巴结肿大；③苍白；④发热；⑤皮肤损害。

（2）最低实验室标准（满足 1~3 的 3 个条件）：①Ph⁻ 或 bcr/abl⁻；②外周血单核细胞计数 > 1 × 10⁹/L；③骨髓原始细胞 < 20%。

（3）为明确诊断要求的标准：①HbF 随年龄增加；②外周血涂片可见髓系幼稚细胞；③WBC > 10 × 10⁹/L；④克隆性异常（包括单体 7）；⑤体外培养髓系细胞对 GM-CSF 高度敏感。此标准目前得到广泛认可。

## （四）鉴别诊断

成人型慢粒临床表现与成人慢粒相同，临床上以白细胞数显著增高和巨脾为主要特征。发病年龄在 5 岁以上，以 10~14 岁较多见。根据慢性临床过程分为慢性期、加速期及急变期。

幼年型与成人型慢粒的区别见表 13-1。

**表 13-1　小儿慢粒白血病幼年型与成人型比较**

| 特　　点 | 幼　年　型 | 成　人　型 |
|---|---|---|
| 发病年龄 | <4 岁,1~2 岁多见 | >4 岁,10~12 岁多见 |
| 起病 | 较急 | 较缓 |
| 症状:发热 | 多见 | 少见/低热 |
| 贫血 | 轻、中度 | 中、重度 |
| 出血 | 多见 | 少见 |
| 体征:肝肿大 | 显著 | 不显著 |
| 脾肿大 | 轻、中度肿大 | 巨脾 |
| 淋巴结肿大 | 多见 | 少见 |
| 皮疹 | 多见 | 少见 |

| 特　点 | 幼　年　型 | 成　人　型 |
|---|---|---|
| 血象:白细胞计数 | $< 100 \times 10^9/L$ | $> 100 \times 10^9/L$ 多见 |
| 　　单核细胞 | $> 1 \times 10^9/L$ | $< 1 \times 10^9/L$ |
| 　　嗜酸性粒细胞 | 正常 | 增多 |
| 　　嗜碱性粒细胞 | 正常 | 增多 |
| 　　血小板计数 | 减少 | 正常或增多 |
| 骨髓:粒:红 | 2~5:1 | 10~50:1 |
| 　　巨核细胞数 | 减少 | 正常/增多 |
| 其他:HbF | 15%~70% | <10% |
| 　　中性粒细胞碱性磷酸酶 | 减少 | 减少 |
| 　　血、尿溶菌酶 | 增高 | 正常 |
| 　　Ph'染色体 | 阴性 | 阳性 |
| 　　脾脏马氏小体 | 均存在,未受累 | 被白血病细胞浸润 |
| 　　急变出现时间 | 短(平均4个月) | 长(1年以上) |
| 　　治疗反应 | 差 | 对马利兰反应较好 |
| 　　中数生存期 | 较短(9个月) | 较长(3年) |

　　幼年型慢粒应与骨髓增生异常综合征（MDS）、郎格罕细胞组织细胞增生症、溶血性贫血、类白血病反应、传染性单核细胞增多症、雅克什综合征及原发性骨髓纤维化等相鉴别。

## 二、治疗要点

　　幼年型粒单细胞白血病（幼年型慢粒）的治疗，目前尚无满意的治疗方法。

　　1. 化疗　　可按急性髓细胞白血病治疗，可选用以下一种方案。

（1）DA（DNR + Ara-C）方案：①DNR（柔红霉素）：每日20～30mg/m²，静脉滴注，第1～3天。②Ara-C（阿糖胞苷）：每日150mg/m²，分2次静脉滴注或静脉注射，也可皮下注射，第1～7天。

（2）DAE（DNR + Ara-C + VP-16）方案：见急性髓细胞白血病的治疗。

（3）维持治疗：用DA或DAE方案诱导治疗缓解后，用6-MP（巯基嘌呤）每日60～70mg/m²，顿服或分次口服，及羟基脲（HU）每日10～20mg/kg，分次口服；每半年用选用上述方案（DA或DAE方案）加强一次。

2．维甲酸　有报告用13-顺式维甲酸100mg/（m²·d），治疗10例幼年型慢粒2例获完全缓解，3例部分缓解，但有待进一步证实。

3．异基因骨髓移植　是惟一明确能改善预后的治疗方法。接受HLA匹配的家族供者骨髓患儿预计生存期明显好于接受无关供者或不匹配供者骨髓移植患儿。Niemeyer等报告38例幼年型粒单细胞白血病进行异基因骨髓移植者，10年存活率达39％。

（沈亦逵）

# 第十四章　少见和特殊类型白血病

## 第一节　急性早幼粒细胞白血病

### 一、概述

急性早幼粒细胞白血病（acute promyelocytic leukemia，APL，FAB 分型为 $M_3$）是急性髓细胞白血病（AML）的一种特殊类型。发病数占小儿 AML 的 10% ~ 15%。近年分子生物学研究证实 APL 有以下的分子生物学特点：①特异的染色体易位：t（15；17）（q22；q21）；②变异型 t（11；17）（q23；q21）、t（5；17）、t（8；17）。

诊断 $M_3$：主要根据骨髓象以颗粒增多的异常早幼粒细胞增生为主（除红后 > 30%）即可诊断，又分为二亚型：①粗颗粒型（$M_3a$）：嗜苯胺蓝颗粒粗大，密集甚或融合。②细颗粒型（$M_3b$）：嗜苯胺蓝颗粒密集而细小。

### 二、诊断要点

#### （一）临床特点

1. 症状及体征　　APL 具有急性白血病的共同症状及体征，除发热、贫血及肝、脾、淋巴结肿大外，出血症状十分突出，发生率也很高，约 72% ~ 94%。

2. 严重出血倾向　　常表现为 DIC 而致颅内出血，于化疗前或化疗期引起早期死亡。主要出血原因是：①纤溶亢进：FDP 持续升高，抗纤溶酶 $\alpha_2$ 水平下降，纤溶蛋白原及抗纤溶酶原半衰期缩短，AT-Ⅲ 水平正常。②伴有严重血小板减少。③DIC：化疗可使大量异常早幼粒细胞死亡，释放出大量促凝物质引发 DIC。

304

（二）实验室检查

APL 患者除具有急性白血病共同的实验室表现，如贫血、白细胞数量和质量异常、血小板减少外，还有其自身特点：

1. 骨髓象　　骨髓多为增生极度或明显活跃，异常早幼粒细胞≥40%或早幼粒：原粒 > 3 ~ 4:1。$M_3a$ 型发育较差，颗粒粗大，WBC 数比 $M_3b$ 低，血红蛋白下降较轻，平均寿命短；$M_3b$ 发育相对较好，小颗粒，WBC 数较高，血红蛋白下降明显，生存期长。典型 $M_3$ 为多颗粒型，有 Auer 小体，有时呈束状或柴捆状，核不规则。

2. 细胞化学染色　　过氧化物酶、苏丹黑、非特异性脂酶染色呈阳性反应。

3. 凝血象　　DIC 的阳性发现有：①PT 及 APTT 延长。②纤维蛋白原减少（<1.5g/L），动态性降低更有意义。③凝血酶时间（TT）延长。④3P 试验在 DIC 早期呈阳性，晚期由于纤蛋白原已极度降低，几乎无纤维蛋白单体形成，故 3P 转呈阴性反应。⑤血浆FDP 值增高，> 20mg/L 时有诊断价值。⑥D-二聚体（D-dimer）阳性，其增高 > 200μg/mL，对 DIC 具有早期诊断价值。

4. 染色体分析　　90%以上患者发现 17 号染色体长臂缺失，移至 15 号染色体，t（15；17）（q22；q21）。

5. 免疫分型　　HLA-DR$^-$、CD$_{13}$$^+$、CD$_{33}$$^+$、CD$_{15}$$^+$。

6. 维甲酸受体基因异常　　RARa/PML 融合基因 mRNA 阳性。

## 三、治疗要点

原则是诱导分化与化疗联合或分阶段诱导和凝血障碍的治疗。

### （一）化疗诱导

APL 细胞对蒽环类药物及吖啶类药物高度敏感，可选用以下方案：

1. 小剂量 Ara-C 诱导分化方案　　Ara-C 10mg/（$m^2$·d），皮下注射，连用 20 日为 1 个疗程，休 7 日，如未缓解者，继用第 2 个疗程；获得完全缓解后，按 AML 方案进行巩固与根治性强化治疗。

2．DA 方案或 IDA + Ara-C 方案，完全缓解率（CR）达70%～80%。

（1）DA 方案：D（DNR，柔红霉素）：30mg/（m²·d），静脉滴注，d1～d3；A（Ara-C，阿糖胞苷）：100mg/（m²·d），静脉滴注，d1～d7。

（2）IDA + Ara-C 方案：IDA（去甲氧柔红霉素）：8～12mg/（m²·d）；静脉滴注，d1～d3；Ara-C：剂量与用法同上。

### （二）分化诱导

实验研究证实维甲酸（retinoic acid，RA）等诱导分化剂可以诱导早幼粒白血病细胞分化为成熟阶段的粒细胞。1986 年由我国王振义教授等在国际上首次使用全反式维甲酸（all-trans retinoic acid，ATRA）治疗急性早幼粒细胞白血病（APL）获得显著疗效，为白血病的分化治疗开辟了一条新的途径。该疗法的优点是：疗效高，完全缓解率在 80%～90%，并发症少，无骨髓抑制，副反应轻。经推广应用后，其疗效已被国内外学者所公认，ATRA 现已列为 APL 诱导缓解的首选药物。经过 10 多年的临床研究，小儿 APL 用 ATRA 的合适剂量是 20～40mg/（m²·d），口服，用药时间 40～60 天，多数患儿在 28～42 天获完全缓解，完全缓解率（CR）达 90% 左右，这是除了化疗外，治疗白血病的第二个里程碑。

1．全反式维甲酸（ATRA）诱导分化治疗　　ATRA 是一种诱导分化剂，该药在超生理浓度下与 PML-RARα 结合，激活其 $AF_2$（配基依赖）区，导致 RA 依赖的一些基因表达的激活，使得 PML-RARα 能像 RARα 那样调节靶基因表达，恢复了早幼粒细胞向成熟粒细胞分化进入凋亡，恢复正常造血功能而达完全缓解。但成熟粒细胞仍存在 Auer 小体，t（15；17）及 $CD_{33}^+$、$CD_{15}^+$ 表型，75% APL 患者 RARα/PML 融合基因阳性，继用强化疗或异基因骨髓移植（Allo-BMT）后 85% 左右患者融合基因转阴。

用量及用法：ATRA 剂量为 20～40mg/（m²·d），分 3 次口服，d1～d30（60d），直至 CR。若 WBC > 25×10⁹/L 者，可在应用 ATRA

7天后加用 DA〔DNR 20mg/（$m^2 \cdot d$）× 2 天，Ara-C 75mg/（$m^2 \cdot d$）× 5 天〕。用 ATRA 后，如引起高白细胞症（WBC > 50 × $10^9$/L）者，可用羟基脲1 200mg/（$m^2 \cdot d$）× 3 ~ 5 天，待 WBC < 10 × $10^9$/L 后停用羟基脲，继用 ATRA，直至 CR。

2. ATRA 的毒副作用　　除可引起发热、皮肤黏膜干燥、皮疹、黏膜溃疡、高甘油三酯血症、高胆红素血症、高转氨酶血症、骨关节肌肉疼痛等外，可引起较严重的综合征。

（1）维甲酸综合征（retinoic acid syndrome）：于用 ATRA 2 ~ 21 天出现发热、呼吸困难、体重增加、水肿、胸水或心包积液及发作性低血压，胸片呈肺间质浸润。可给予地塞米松 10 ~ 20mg/（$m^2 \cdot$ d），分次静脉注射或静脉滴注，一般用药 3 ~ 4 天即可迅速改善症状及恢复正常。有学者建议：在 ATRA 治疗过程中患者有发热、呼吸困难及肺浸润，无论其白细胞数如何，均应用大剂量地塞米松。

（2）高白细胞综合征：80% 以上患者的 WBC > 50 × $10^9$/L，可发生白细胞淤滞的危险，诱发脑出血、呼吸窘迫综合征和脏器梗死。可用羟基脲1 200mg/（$m^2 \cdot d$），分次口服，连用 3 ~ 5 天；或加用 DA〔DNR 20mg/（$m^2 \cdot d$），连用 2 天，Ara-C 75mg/（$m^2 \cdot d$），连用 5 天〕方案；待 WBC < 10 × $10^9$/L 后停止化疗。

（3）高颅内压综合征：颅内高压症状而无 CNSL 实验室证据。可给予脱水剂。

（4）高组氨血症：患者 1/3 的早幼粒细胞有嗜碱性颗粒，血中组氨浓度升高（正常为 0.75 ~ 1.54nmol/L），临床表现发热、潮红、心动过速、休克。此症少见。

**（三）缓解后治疗**

完全缓解后继续用 ATRA 维持治疗将发生耐药，很快复发，中位 CR 时间仅 5 个月。应改用联合化疗进行巩固与维持治疗。CR 后不再用 ATRA，按 AML 缓解后治疗：进行巩固治疗（DAE 方案 1 ~ 2 个疗程），继之进行根治性强化治疗。$M_3$ 的长期无病生存率在小儿 AML 中最高，达 50% ~ 60%。

### (四) 三氧化二砷治疗

近年来用三氧化二砷〔亚砷酸（arsenious acid，$As_2O_3$）〕治疗 $M_3$ 获得较好的疗效，其机制是诱导早幼粒白血病细胞分化，并促进细胞凋亡。剂量及用法：$0.15 \sim 0.3mg/（kg \cdot d）$，加入生理盐水或 5% 葡萄糖液 500mL 中静脉滴注，每日 1 次，连用 6 周为 1 个疗程，CR 率达 90% 左右。CR 后治疗方法在探索中，目前 CR 缓解后按 AML 化疗缓解后的方法：进行巩固与根治性强化维持治疗。

（张　健）

# 第二节　高白细胞性急性白血病

## 一、概述

高白细胞性急性白血病（HLAL）是指外周血白细胞大于 $100 \times 10^9/L$ 的急性白血病（AL），发生率占急性白血病的 5% ~ 20%。在儿童的 HLAL 中，ALL 占多数，其中以 T 细胞型 ALL 较多见。HLAL 患者早期有高粘血症，白血病细胞淤塞于小动脉和微循环中引起小血管栓塞，以脑及肺循环为主，常出现"白细胞淤滞综合征"。化疗过程中大量白血病细胞死亡，易引起"肿瘤溶解综合征"。其早期死亡率极高，可达 40%。有作者提出 HLAL 是难治性急性白血病的指标，也有人认为尚不能以此定论，要结合其他因素如年龄、合并症的发生及对治疗的反应等。

## 二、诊断要点

### (一) 临床特点

1. 急性白血病的一般表现　　如贫血、出血、发热、骨痛等，肝脾肿大可较明显。

2. 血管栓塞表现　　脑部微血管栓塞可有颅内出血、CNSL 的表现，如头痛、呕吐、抽搐、颅神经受损表现及颅内高压征等表现；肺部微血管栓塞可出现呼吸急促、低氧血症或呼吸窘迫综合征；肾血管栓塞可出现肾功能不全表现。

## （二）实验室检查

1. 血象　　血 WBC $\geqslant 100 \times 10^9$/L，有些可高达 $500 \times 10^9$/L，Hb 降低，血小板计数降低。

2. 弥漫性血管内凝血（DIC）的指标多为阳性。

3. 胸部 X 线检查　　肺部可有白血病浸润征象。

4. 白血病细胞免疫分型（骨髓或外周血）　　ALL 以 T 细胞型多见。

5. 眼底检查　　可有视乳头水肿，视网膜微血管栓塞、出血等。

## 三、治疗要点

由于 HLAL 的特殊性，其治疗与一般 AL 的治疗有不同，尤其是早期的合理治疗很重要，如果早期处理不当，极易造成早期死亡，故在此将治疗分成两个阶段，早期治疗阶段与标准治疗。着重讲述早期治疗。

### （一）早期治疗

是指在做标准化疗前做的治疗。

1. 水化　　每日需静脉补液体2 000～3 000mL/m²，以降低血液粘稠度，此时需注意电解质紊乱。

2. 碱化尿液　　口服小苏打及静脉滴注 5% 碳酸氢钠，每次 3～5mL/kg，防止尿酸结晶阻塞肾小管。

3. 别嘌呤醇　　每日 10mg/kg，口服，以减少尿酸生成及增加尿酸排泄。

4. 对有肺部低氧表现和（或）有脑部症状者，有条件者应做交换输血、白细胞去除术或血浆置换。小婴儿以交换输血为宜，交换血总量为 100～150mL/kg。

5. 在应用上述措施的同时，加用小剂量化疗。ALL 患者口服强的松，每日 60mg/m²，或加 VCR 1.5mg/m² 静脉注射 1 次，也可把强的松换成地塞米松，每日 6～8mg/m²，每日 2 次静脉注射；AML 患者给予羟基脲每日 20～30mg/kg，口服。以上述温和的方案使血白细胞逐渐下降至 $<50 \times 10^9/L$，然后再作标准化疗。

6．其他　　可应用甘露醇0.5g/kg，每12h 1次静脉快速滴注，以降颅内压，预防和减少颅内出血。

（二）标准化疗

1．ALL 患者　　参照 ALL 治疗方案，也可按高危 ALL 治疗。

2．AML 患者　　可用 DA、DAE、HA、MAE 方案，具体方案参考 AML 或难治 AML 治疗等章节。

（屠立明）

# 第三节　低增生性急性白血病

## 一、概述

低增生性急性白血病（hypocellular acute leukemia）又称冒烟性白血病，是一种骨髓有核细胞增生减低的急性白血病，多发生于老年人，儿童少见。国外有学者认为，低增生性急性白血病多为急性粒细胞白血病，故又称为低增生性急性粒细胞白血病。但临床上也有急性淋巴细胞白血病，故统称为低增生性急性白血病为好。临床上常与再生障碍性贫血及骨髓增生异常综合征鉴别困难，治疗上也有其特异性。发病可能与某种毒性物质的损害，骨髓微环境改变，骨髓造血干细胞抑制有关。

## 二、诊断要点

（一）临床特点

病情进展缓慢，患者可无明显症状，也可表现贫血、出血和感染症状。但与一般白血病不同的是，本病患者的白血病细胞浸润症状并不明显，脏器如肝脏、脾脏和淋巴结一般不肿大。

（二）实验室检查

1．血象　　外周血常呈全血细胞减少，偶可见少数原始细胞或幼稚细胞。对于无幼稚细胞者，易与再生障碍性贫血相混淆。

2．骨髓象　　不同部位骨髓检查均呈增生减低（至少2个部位），有核细胞较少，但原始细胞在 30% 以上。形态特征与一般急性白血病相同，并经骨髓活检证实，可避免因骨髓白血病细胞过多或合并骨髓纤维化所致骨髓取材困难而引起的假性增生减低或重度减低。多数为急性粒细胞白血病，少数为急性淋巴细胞白血病。

3. 骨髓活检　　骨髓病理显示骨髓有核细胞减少，可见少数原始细胞；并证实造血组织所占比例下降，百分比一般波动于 5% ~ 40%，这是本病重要的诊断依据。

需要特别强调的是，必须是一个以上部位骨髓有核细胞增生减低或重度减低，原始细胞超过 30%。因为有的急性白血病病例，由于骨髓中的白血病细胞过多或合并骨髓纤维化，导致穿刺不顺利；而涂片观察也呈增生减低或重度减低，故必须行多部位骨髓穿刺，并经骨髓活体组织检查证实为增生低下，并伴有原始细胞增多方可诊断。

此外，临床上要注意除外患者曾用过化学治疗后的血象与骨髓象的改变。对全血细胞减少；同时有骨髓有核细胞增生减低或重度减低的患者，必须注意涂片尾部有无原始及幼稚细胞，以免误诊。

（三）鉴别诊断

本病在临床上与再生障碍性贫血及骨髓增生异常综合征较为相似，需仔细地加以鉴别。

1. 应与再生障碍性贫血相鉴别　　再生障碍性贫血也可表现贫血、出血、感染，无肝、脾、淋巴结肿大，外周血三系降低，骨髓多部位穿刺呈增生减低或重度减低，但其外周血分类中不可能出现原幼稚细胞，骨髓中三系造血细胞明显减少，原幼稚细胞比例不高，而非造血细胞与脂肪细胞增多，可以此与低增生急性白血病相鉴别。

2. 应与骨髓增生异常综合征相鉴别　　骨髓中原始细胞量的多少，对本病与骨髓增生综合征中伴原始细胞增多的难治性贫血（RAEB）和伴原始细胞增多的难治性贫血转变型（RAEB-t）的鉴别有重要意义。RAEB 和 RAEB-t 一般以贫血为主要表现，有的骨髓增生活跃，但红系、粒系、巨核系均可见病态造血，骨髓活检病理可见粒细胞幼稚前体细胞异位（abnormal localization of immature precursor，ALIP），即原粒及早幼粒细胞聚集成簇，并位于骨髓腔的中央。最重要的是骨髓内原始细胞比例分别在 5% ~ 20% 及 20% ~ 30%，而本病的原始细胞数应在 30% 以上，可以此鉴别。

### 三、治疗要点

低增生性急性白血病对化疗耐受性差，可在化疗早期死于感染或出血。鉴于上述特点，低增生性白血病的治疗原则为诱导治疗化疗剂量较常规剂量要小，一般认为应避免强烈化疗，足够的支持治疗是十分必要的。小剂量 Ara-C 是治疗低增生性 AML 较理想的诱导方案。

常用的诱导方案有：

1. 小剂量单药化疗　　①LD：Ara-C：10 ~ 20mg/m²，1 日 2 次，皮下注射或静脉缓滴，连用 21 天。此疗法对各亚型 AML 均有效。有学者认为 LD-Ara-C 与常规强化治疗有类似的生存曲线，但完全缓解率较低，部分缓解率较高，早期死亡率较低对成分输血的需求以及感染率比强化治疗大为减少。②小剂量阿克拉霉素（Aclarubicin，ACR）：剂量为 3 ~ 14mg/（m²·d），7 ~ 10 天为 1 个疗程。小剂量 ACR 有诱导白血病细胞分化的作用，对低增生性白血病有一定疗效。③对于低增生性 ALL，可用大剂量皮质激素和长春新碱治疗。

2. 联合化疗 + 造血细胞生长因子　　对低增生性白血病也可采用 DA（DNR + Ara-C）联合化疗方案，但在骨髓抑制期应联合使用造血细胞生长因子，如 GM-CSF 或 G-CSF 及血小板生成素（TPO），可使粒细胞、血小板迅速恢复并减少感染机会。AML 细胞表达 G-CSF 受体，体外 G-CSF 可诱导 AML 细胞分化，并不引起原始细胞增殖，可使白血病细胞进入细胞增殖周期，对周期特异性药物敏感，可用于低增生性 AML 治疗。

3. 口服化疗　　口服 VP-16 + 6-MP，口服化疗方便，一般 VP-

16 100mg/（m$^2$·d），6-MP 100mg/（m$^2$·d），各连用 7 天。对低增生性 AML 有一定疗效，感染、出血并发症较低。也可口服去甲氧柔红霉素（IDA）+ VP-16，IDA 25mg/（m$^2$·d），连用 3 天，VP-16 80mg/（m$^2$·d），连用 5 天，也有一定疗效。

急性白血病合并骨髓纤维化同低增生性白血病有相似之处，即骨髓有核细胞减少，而纤维组织增生。若骨髓纤维化呈灶性则不影响联合化疗，若呈广泛性且不可逆转，则大大影响治疗。此时治疗同低增生性白血病。治疗时也可配合罗钙全〔1, 25 -（OH）$_2$D$_3$〕诱导白血病细胞分化。

缓解后骨髓增生活跃，可用相关标准的白血病方案治疗。诱导治疗缓解后骨髓增生程度恢复，应及时采用巩固强化治疗。

（林愈灯　沈亦逵）

# 第四节　急性混合细胞白血病

## 一、概述

急性混合细胞白血病（mixed acute lenkemia，MAL），又称急性杂合细胞白血病（hybrid acute lenkemia，HAL）是指髓系和淋巴细胞系共同受累的一组疾病，依白血病细胞来源和表面标志的不同可分为：

1. 双表型　　同一白血病细胞同时表达淋系和粒系细胞化学和免疫学特征，细胞形态较均一。

2. 双克隆型　　存在两种不同的细胞群，并限定只有两种细胞特征并存，分别表达淋系和髓系特征，两种不同的细胞群来源于各自的多能干细胞，或在 6 个月内相继发生，白血病细胞形态不均一。

3. 双系列型　　与双克隆型白血病类似，同时存在 2 个白血病细胞群，分别表达粒系和淋系免疫学和形态学特征，但来自于同一多能干细胞。

## 二、诊断要点

1. 临床特点 　　MAL 较为少见，可发生于各年龄组，但以中老年居多。临床表现与一般急性白血病相同，如发热、贫血、出血、肝脾淋巴结肿大，但较重。部分病例可有其他恶性病史。

2. 实验室检查 　　MAL 常伴有染色体异常，常见为 t（4；11），t（9；22），多有 $CD_{34}$ 和 mdr－1 阳性表达，但 MRP 和 LRP 阴性。光镜下可见大小悬殊、形态不同，或有颗粒、无颗粒白血病细胞并存；细胞化学反应不一，如大原始细胞 POX（＋），而小原始细胞 POX（－），形态和化学染色不能确定白血病系列。

3. 近年来一般采用积分系统诊断急性混合白血病，见表 14-1。

表 14-1　MAL 诊断标准（Egil 1994）

| 积分 | B 淋巴细胞系 | T 淋巴细胞系 | 髓细胞系 |
|------|-------------|-------------|---------|
| 2 | $CD_{79}$，CyIgM $CD_{22}$ | $CyCD_3$，$mCD_3$ 抗 $TCR\alpha/\beta$ 抗 $TCR\gamma/\delta$ | 抗 MPO |
| 1 | $CD_{19}$，$CD_{10}$ $CD_{20}$ | $CD_2$，$CD_5$ CD，$CD_{10}$ | $CD_{13}$，$CD_{33}$，$CD_{65}$ |
| 0.5 | TdT $CD_{24}$ | TdT $CD_7$ | $CD_{14}$，$CD_{15}$， $CD_{64}$，$CD_{117}$ |

注：当髓系积分＞2 分，淋系＞1 分可诊断为急性混合细胞白血病。

4. 鉴别诊断 　　MAL 是发生于髓系和淋系的急性白血病，而急性细胞白血病、急性粒单细胞白血病，只发生于髓系本身，不累及淋巴细胞系，不能诊断为混合细胞白血病；T、B 免疫标志（＋）急性白血病细胞都起源于同一淋巴细胞系祖细胞，也不能诊断为MAL；仅异常表达个别、次要、非本系列相关抗原者都不能诊断为MAL，而应诊断为伴有淋巴细胞系相关抗原阳性急性髓细胞白血病

（Ly + AML）或伴有髓系抗原阳性的急性淋巴细胞白血病（My + ALL）。

### 三、治疗要点

根据形态学采用相应的化疗方案，髓系用 AML 治疗方案，淋系用 ALL 方案，无效时可互换。多治疗困难，生存期短，预后差。在儿童 My + ALL 或 Ly + ALL 对预后无明显影响，但如伴有低分化细胞相关抗原 $CD_7$、$CD_{34}$ 或 $CD_{14}$ 者，预后较差。

（林愈灯）

# 第五节　巨核细胞白血病

### 一、概述

急性巨核细胞白血病（acute megakaryoblastic leukemia，AMKL）即 FAB 分型中的 $M_7$ 型。该病起病急骤，病程进展快，全血细胞减少，伴原始细胞增多；骨髓中网状纤维增生，有核细胞增生活跃，原始细胞和不典型的形态奇特的巨核细胞增多。小儿急性髓细胞白血病中尤其伴有 Down 综合征患儿可见 AMKL。Zipursky 等报道患 Down 综合征的新生儿可并发短暂性、可自行恢复的 AMKL。$M_7$ 是个少见病，约占急性白血病的 3.6% ~ 9.3%。

分型：①原发性急性巨核细胞白血病：患者起病即为白血病。②继发性巨核细胞白血病：由其他恶性血液病（如慢粒、MDS 或治疗后）继发引起。

### 二、诊断要点

#### （一）临床特点

临床表现与其他急性白血病相似，有贫血、出血与感染不相关的发热，肝、脾、淋巴结肿大不常见。偶有胸骨压痛，眼球突出。

#### （二）实验室检查

1. 血象　①全血细胞减少，绝大多数患者有严重的贫血。

②白细胞计数，原发性 $M_7$：多数 WBC$\leqslant 10 \times 10^9$/L；继发性 $M_7$：白血病数较原发性者高。③血涂片可见原始巨核细胞，白细胞增高者原始巨核细胞较多。④血小板多数明显减少，但也有血小板增多者。

2. 骨髓象　　由于骨髓纤维化或骨髓网状纤维增生，骨髓往往干抽。骨髓涂片中，原巨核细胞形态变异，有类似于 ALL-$L_1$ 型急淋的小圆形细胞或类似 $L_2$ 型急淋细胞。核染色质致密，易见核仁，胞浆可有空泡。细胞化学染色：苏丹黑或过氧化酶染色阴性，α-萘酚醋酸酯酶或萘酚 AS-D 醋酸酯酶反应阳性，且两者均被氟化钠抑制。然而这些染色并非特异性的。分类计数：白血病原始巨核细胞占较高的比例，可高达 98.5%，同时也看到一般巨核细胞，红细胞系在 10% 以下，淋巴细胞 1% ~ 14%。

3. 骨髓活检　　活检有原始和巨核细胞增多，网状纤维增多，其原因与原巨核细胞分泌血小板衍生生长因子（platelet derived growth factor，PDGF）、转化生长因子 β（transforming growth factor β，TGF-β）和纤维连接蛋白（fibronectin），以致正常纤维堆积有关。

4. 出凝血检查　　一般来说 $M_7$ 的出血倾向较重，可有凝血因子缺乏（表现为凝血酶原时间延长，部分凝血活酶时间延长），由于血小板聚集不良，出凝血时间延长。

（三）特殊检查与辅助检查

1. 骨髓原始巨核细胞白血病（$M_7$）的特点

（1）细胞形态学：细胞大小和形状不一，其差别比急粒等其他各种急性白血病更为显著。一般说来比其他急性白血病的原始细胞为大。部分细胞呈圆形、椭圆形或不规则，带有指状或泡状突起。胞浆：圆形者胞浆少，不规则者胞浆较多，灰蓝色，云雾状，有少许颗粒。胞核：圆形，或不规则性，染色质粗网状，粗粒状，浓聚，有明显的核仁，0~2 个。

最大的特点，这些不可辨认的细胞逐渐向可认知的巨核细胞方向发展。胞浆中有颗粒，体积较小，易辨认为巨核细胞。

（2）原始巨核细胞的组化：苏丹黑 B 和过氧化酶染色阴性，α-酶酸萘酚酯酶和酯酸 AS－D 萘酚酯酶阳性，二种试验都被氟化钠抑制，这些结果与单核系细胞相似，但二者也有区别；巨核细胞 α-萘酚丁酸酯酶阴性，而单核细胞为阳性，此外巨核细胞的糖元染色为粒状或块状阳性，而单核细胞为弥散性阳性。

2．电镜检查　　细胞和胞核的外形如上述瑞氏染色所见。突出的特点为细胞有泡状突起，有的脱落，形成血小板，胞浆中有微丝，有棒状、勃条状内质网，有的细胞有分离膜，电镜组化于内质网及核膜血小板过氧化酶（PPO）阳性，这是较为特异的试验。

3．免疫组化　　研究发现，原始巨核细胞具有抗因子Ⅷ抗体，巨核细胞表面表达 $CD_{11}a$、$CD_{13}$、$CD_{18}$、$CD_{33}$、$CD_{34}$、$CD_{41}a$、$CD_{42}a$、$CD_{54}$、$CD_{61}$ 及 C-kit，其中 $CD_{41}$ 及 $CD_{42}$ 是确认原始巨核细胞最有用的单抗（McAb）。巨核细胞表面有糖蛋白 GPⅠb，GPⅡb，GPⅢa，针对这些糖蛋白有多种特异性的单抗，可用免疫组化的方法在光学显微镜下显示巨核细胞，也可用免疫学的方法，在电镜下显示巨核细胞。

4．流式细胞仪（flow cytometry, FCM）检查　　在造血干细胞向巨核细胞增殖分化过程中依次表达 $CD_{34}$、HLA-DR 和血小板特异性抗原-$CD_{41}a$。

在白血病时各种标志出现的顺序发生了紊乱，与正常不同，PPO 及 GPⅡb/Ⅲa 的出现有 3 种情况：①PPO 阳性，GPⅡb/Ⅲa 阳性，HLA－DR 多阴性，表明细胞较分化。②PPO 阳性，GPⅡb/Ⅲa 阴性，HLA－DR 阳性，表明为早期原始巨核细胞。③PPO 阴性，GPⅡb/Ⅲa（＋），HLA-DR 阳性，表明早期原始巨核细胞的成熟缺陷。这些发现提示急性巨核细胞白血病时细胞基因表达紊乱。

**（四）$M_7$ 诊断标准**

$M_7$ 诊断标准为：①骨髓原始巨核细胞 > 30%。②$CD_{41}$、$CD_{42}$、$CD_{61}$ 阳性细胞 > 10%。③电镜检查中血小板过氧化物酶（PPO）阳性细胞 > 10%。④电镜检查中髓过氧化酶（MPO）阳性细胞 < 5%。

以上的前3条中，有2条符合者即可诊断。

## 三、治疗要点

无特殊的治疗方案，预后差。以下治疗方法有一定疗效。

1. 小剂量阿糖胞苷　对儿童病例有一定疗效。

2. 维生素 $D_3$ 及维甲酸　对原始巨核细胞系有生长抑制作用。维生素 $D_3$ 可使克隆形成率降低 90% 以上，并可通过抑制巨核细胞增殖，减少血小板衍生生长因子生成，从而阻止骨纤维进一步发展。应用分子杂交及逆转录-聚合酶链反应，学者们进一步研究维生素 $D_3$ 及其新型衍生物（Mc903，EB1809）对细胞系（具有原始巨核细胞特征的细胞系）的分化机制，发现 HIMeg 细胞中有 1，25 $(OH)_2D_3$ 受体（VDR）mRNA 表达，强烈提示，是通过 VDR 介导，作用 HIMeg 细胞；同时还发现，1，25 $(OH)_2D_3$ 及其衍生物和维甲酸在调节 HIMeg 细胞的增殖、诱导分化作用中和 C-myc 癌基因的表达改变密切相关。

3. 干扰素的试用　Hassan 等研究了干扰素（IFN-α、β、γ）诱导分化巨核细胞作用：AMKL 细胞悬液分别加入 IFN-α、IFN-$β_2$、IFN-γ 与自身作对照培养，6 天后，$CD_{41}$、$CD_{42}$b 阳性率从对照的 15.2% 和 10.6% 明显上升。其中经 INF-α 作用，$CD_{41}$、$CD_{42}$b 阳性率上升至对照的 2～3 倍，IFN-$β_2$ 亦然。IFN-γ 主要刺激单核细胞的增殖。上述结果说明，IFN-α、IFN-$β_2$ 可诱导 AMKL 细胞分化。文献中也有利用红细胞生成素、凝血酶诱导分化 AMKL 细胞的报道，这些研究为临床应用提供了实验依据。

4. 骨髓移植　目前治疗 $M_7$ 最佳治疗方案是骨髓移植。有研究表明骨髓移植前不伴有骨髓纤维化或骨髓纤维化程度轻的 $M_7$ 患者，移植成功率、无病生存期等优于伴骨髓纤维化的 $M_7$ 患者，说明尽早发现 $M_7$，及时治疗并进行骨髓移植，对于预后是很重要的。

（张　健）

## 第六节 淋巴肉瘤细胞性白血病

### 一、概述

淋巴肉瘤细胞性白血病（lymphosarcoma lenkemia，LSL）又称淋巴瘤白血病（lymphoma cell lenkemia，LCL），是淋巴瘤在病情发展过程中出现淋巴瘤细胞浸润骨髓情况。儿童非霍奇金淋巴瘤病理类型几乎全部为弥漫型，恶性程度高，生长迅速，早期易扩散和浸及全身脏器，累及外周血和骨髓，约 1/3 左右可发展为 LCL，原发于纵隔淋巴结几乎 100%累及骨髓。霍奇金氏病合并白血病少见，约为 1%～2%。

### 二、诊断要点

1. 临床特点 淋巴瘤发展过程中出现局部淋巴结迅速、进行性肿大或全身淋巴结肿大，出现纵隔肿块及压迫症状（上腔静脉阻塞综合征），肝脾高度肿大，发热、贫血、出血和消瘦等表现，提示合并 LSL 可能。

2. 血象 红细胞、血红蛋白、血小板有不同程度降低，外周血 WBC 增高，并可见淋巴瘤细胞，其形态和类型依本身淋巴瘤细胞的类型而异。一般分为 4 种类型：①高分化淋巴细胞型：相当于成熟样淋巴细胞，当淋巴瘤细胞 >50%时，须与慢性淋巴细胞白血病鉴别。②低分化淋巴细胞型：相当于原幼淋巴细胞形态，但细胞常大小不等，呈不规则圆形或椭圆形，胞核多形性，可有凹陷或者折叠，核染色质呈颗粒状或聚集成块，核仁易见，胞浆色蓝量少，无颗粒。③组织细胞型：胞体大，呈圆形、椭圆形或不规则形，胞浆丰富，蓝或灰蓝色，含少量嗜天青颗粒，胞核畸形，可扭曲或折叠。④混合细胞型：可见原、幼淋巴细胞和组织细胞形态。

3. 骨髓象 增生明显或极度活跃，淋巴细胞和（或）组织细胞明显增生，形态特点同血象，红系、粒系、巨核系不同程度减少，易见蓝状细胞。

4．诊断标准　　目前并不统一，一般以骨髓淋巴瘤细胞＞5％，诊断为骨髓侵犯；≥20％者诊断为 LCL，不论外周血有无淋巴瘤细胞及数量多少，较为符合临床客观实际。

5．鉴别诊断　　应与急性淋巴细胞白血病鉴别：先有淋巴结肿大或其他结外病灶，诊断为 NHL，后有骨髓为 ALL 者，应诊断为 LSL；若先经血液或骨髓涂片诊断为 ALL，后有淋巴结肿大或其他局灶病变者，则应诊断为白血病骨髓外浸润。

### 三、治疗

LCL 治疗方法与 ALL 相类似，但应更为强烈化疗，应用 HRALL 方案方可取得较为理想的临床疗效。

（林愈灯）

# 第七节　红　白　血　病

## 一、概述

红白血病（erythroleukemia）是急性髓细胞白血病的一个特殊类型（$M_6$），发病率极低，此病的特点除了有粒细胞系统的恶性增殖外，同时存在红细胞系统的异常增生伴无效造血，尤其在疾病的早期。因此，在病程的不同阶段，按粒、红细胞系统增生的程度分为3期：早期，红血病期（以红细胞系统异常增生为主）；中期，红白血病期（红、粒细胞系统均有异常增殖）；晚期，白血病期（粒细胞系统恶性增殖为主）。此病晚期改变虽然与急性粒细胞白血病相似，但其疗效较后者差。

## 二、诊断要点

诊断关键在中晚期主要依据骨髓象的改变。但在早期，常易与一些红细胞系统增生性疾病相似，要注意鉴别。

### （一）临床特点

1．起病　　一般起病较急，部分大龄儿童起病可较缓慢，病程可达 1~2 年。

2. 症状体征　　贫血较严重，可有出血、发热，肝脾肿大明显，部分患儿有淋巴结肿大，也可有骨、关节痛，皮肤结节，白血病性胸膜炎、心包炎等。

（二）实验室检查

1. 血象　　血红蛋白明显降低，绝大部分 ≤ 90g/L，半数 ≤ 60g/L；血涂片中均可见有核红细胞；网积红细胞可正常或升高；大部分病儿白细胞计数减少，可有单核细胞增高；血小板计数减少。

2. 血红蛋白电泳检查　　部分病儿可出现 HbH，HbF 或 $HbA_2$ 可增高。

3. 骨髓象

（1）骨髓增生活跃至极度活跃，粒红细胞比值减低或倒置，骨髓红细胞系统增生 > 30% ~ 50%，并有裂孔现象及巨幼红样变与其他畸形，如双核、多核、核破裂，有核红细胞 PAS 染色一般呈强阳性。

（2）粒细胞系统在早期可增生减低，中晚期增生显著，原粒（原单）细胞 > 10% ~ 30%，在原粒（单）细胞中可见 Auer 氏小体及白细胞裂孔现象。

（3）中晚期骨髓巨核细胞数减少，血小板少见。

（三）诊断标准

目前国内外大部分诊断标准均指在红白血病期（晚期按 AML 诊断标准）。

1. 国内形态学诊断标准（1980 年天津会议修订）　　骨髓中红细胞系 > 50%，且带有形态学异常，骨髓非红细胞系原粒细胞（或原始 + 幼稚单核细胞）Ⅰ + Ⅱ型 > 30%；若血片中原粒细胞或原单核细胞 > 5%，骨髓非红系细胞中原粒细胞或原始 + 幼稚单核细胞 > 20%。

2. 国外（FAB）形态学诊断标准（1985 年修订）　　骨髓非

红系细胞中原始细胞（原粒细胞或原单核细胞）Ⅰ+Ⅱ型≥30%，红细胞系≥50%。

3．其他评价　　由于 $M_6$ 的特殊性，有学者提出一些建议：

（1）骨髓象中，若畸形有核红细胞>10%，则红系统30%~50%也可诊断 $M_6$。

（2）骨髓未达天津会议及 FAB 的诊断标准，临床上严重进行性贫血，肝脾明显肿大，一般抗贫血治疗无效，外周血较多有核红细胞，出现非遗传性 Hb 异常，有可能是红血病期。

**（四）鉴别诊断**

1．巨幼红细胞性贫血　　此病有营养不良或喂养不当史，粒细胞系统无白血病增生及典型巨幼样变，骨髓有核红细胞 PAS 染色阴性及维生素 $B_{12}$ 及叶酸治疗有效。

2．地中海贫血　　由于部分红白血病期患儿可出现 HbH、HbF、$HbA_2$ 增高，易误诊为地贫，可作家系 Hb 电泳检查，排除遗传因素。

3．各种溶血性贫血　　在红血病期，骨髓红系增生明显活跃，易于溶血性贫血混淆，只要认真作各项有关溶血指标，密切观察病情变化，可与 $M_6$ 鉴别。

4．类红白血病反应　　此病粒系统中无 Auer 氏小体及白细胞裂孔现象，而多有中毒颗粒，中性粒细胞碱性磷酸酶活性明显增高，有核红细胞 PAS 染色多阴性，少有巨幼样变。

## 三、治疗要点

红白血病治疗同急性髓细胞白血病，选用 DA（柔红霉素、阿糖胞苷）或 DAE（柔红霉素、阿糖胞苷、VP-16）方案诱导缓解治疗可获得较好的疗效，具体方案与完全缓解后的治疗详见小儿髓细胞白血病的治疗章（见第十章）。

（屠立明）

# 第八节 先天性白血病

## 一、概述

新生儿出生时如已有白血病的征象或在出生时是正常的，而在出生后 4 周内出现白血病表现者称为先天性白血病（congenital leukemia）。本病预后极差，绝大多数患儿在婴儿期死亡。

根据细胞动力学研究，在诊断先天性白血病时，患者体内的白血病细胞负荷数应在 $10^{10}$ 以上，而白血病细胞的增殖周期时间为 $50 \sim 70$h，说明胎儿在子宫内时这些白血病细胞早已潜伏存在。

先天性白血病以急性白血病为主并以 AML 占多数，如 Los Angeles 儿童医院报告 13 例先天性白血病，AML 与 ALL 为 2:1，我国报告 28 例先天性白血病中，ALL 9 例，AML 13 例，AMoL 5 例，红白血病 1 例。

该病的病因学尚不清楚，至今未见孕前和孕期患白血病的妇女分娩先天性白血病婴儿的报告；胎儿期接触 X 线可致生后白血病发病率增高，但并未发现这种情况与先天性白血病间有何联系。

已报告的先天性白血病病例中以急性髓细胞白血病（AML）最常见，有统计认为 AML 比急性淋巴细胞白血病（ALL）多 9 倍。先天性白血病常伴发于 21-三体综合征、先天性卵巢发育不全综合征、7 号染色体单体嵌合体、9 号染色体和面部红斑侏儒综合征等婴儿，提示染色体畸变、构型异常或基因重排仍然是发病的基本原因。

## 二、诊断要点

### （一）症状与体征

1. 皮肤损害　半数病例有白血病皮肤结节，约 $2 \sim 3$mm 大小，呈现表灰色或紫红色扪之如深部皮肤纤维瘤样肿块，无黏连，分布于身体各处，浸润细胞多为髓系，少数为淋巴系和单核系。其次为丘疹、多形红斑、湿疹或疱疹样损害。

2. 出血倾向　皮肤与黏膜出血，脐带、胃肠道、泌尿生殖

323

道及颅内出血。

3. 肝、脾肿大明显,少见淋巴结肿大。

4. 造血组织外的组织及器官广泛受累,早期发生中枢神经系统和睾丸白血病。

5. 病情进展快,病程短,化疗反应差,若未积极治疗,多于短期内(1周至数月)死亡。

6. 胎儿水肿和死胎　轻、中度水肿,巨大胎盘,肿瘤细胞广泛内脏浸润,多发生于妊娠34~38周。

**(二)实验室检查**

1. 血象　白细胞计数明显增高,多数 $> 100 \times 10^9/L$,分类可见大量原始/幼稚细胞。多数血红蛋白 $< 120g/L$,血小板 $< 70 \times 10^9/L$。

2. 骨髓象　增生极度活跃,原始细胞极度增生,红细胞系、巨核细胞及成熟粒细胞明显减少。

3. 细胞免疫表型检测　应用单克隆抗体检测细胞表面抗原,显示本病多数为髓系,其中以 $M_4$、$M_5$ 型最为多见,表达 $CD_{13}^+$、$CD_{14}^+$、$CD_{15}^+$、$CD_{33}^+$ 及 HLA-DR(+),也有 $M_6$、$M_7$ 型报道;其次为急性淋巴细胞白血病,B-ALL 的发病率高于 T-ALL。此外,偶有急性混合细胞白血病系列转化型的报道。

4. 细胞遗传学分析　90%以上先天性白血病有核型异常,常见的有 t(4;11),t(11;19)等染色体易位或数目异常的改变。

**(三)临床分型**

临床分型见表14-2。

表14-2　先天性白血病临床分型(Pierce 分型)

| 分类 | 特征 | 生存期 |
|---|---|---|
| I | 出生时:苍白,呼吸困难(肺血管白血病细胞浸润),出血,结节性皮肤浸润,肝脾肿大<br>粒细胞型:外周血白细胞增多,白血病细胞 10%~80%,血小板减少 | 2周至2个月,死产,多死于肺不张或肺出血(生后数小时至数月) |

续表

| 分类 | 特　征 | 生存期 |
|------|--------|--------|
| Ⅱ | 出生时正常：<br>新生儿期（生后 2 周内）：体重不增，腹泻，低热，皮疹，出血，贫血，肝肿大等<br>细胞类型：多为急粒（其他为急淋，未分化型），外周血白细胞增多，白血病细胞 15%～90%，血红蛋白及血小板减低 | 5 天至 2 个月 |
| Ⅲ | 新生儿期（3～6 周）：紫癜，贫血。肝脾肿大；急粒，外周血白血病细胞 2%～18%，血小板及血红蛋白减低 | 3 周至 3.5 个月 |

### （四）诊断标准

1．血和骨髓中出现大量髓系或淋巴系未分化细胞或幼稚细胞，骨髓中原始与幼稚细胞 >30%。

2．非造血器官有相应的原始与幼稚细胞浸润。

3．可除外引起类白血病反应的因素。

### （五）鉴别诊断

新生儿期有许多疾病可与白血病相混淆，需注意鉴别。

1．21-三体（Down）综合征伴发暂时骨髓增殖综合征　　此征与先天性白血病患婴的鉴别诊断是很困难的，前者血象白细胞计数可高达 $400 \times 10^9$/L，其中单核、粒、红细胞的原始细胞比例可达 95%，血红蛋白和血小板也可降低；骨髓中红系、粒系细胞增殖，原始细胞高达 10%～60%，正常造血成分减少。然而这种现象多能在数天至数月自发恢复，此点足以将两者区别开来。实际上 21-三体征伴发暂时性骨髓增殖综合征，究竟是一种无效的骨髓造血表现，抑或是真正先天性白血病的自发缓解还存在争论，因为已有报告说临床和血液学已恢复正常的婴儿又发展成了白血病。有报告指出细胞遗传学上的克隆性异常仅在21-三体征伴发先天性白血病的婴儿中出现，不会在21-三体征伴发暂时骨髓增殖综合征的婴儿中出现，此点可助鉴别。

2. 类白血病反应　　先天性感染（梅毒、巨细胞包涵体病、单纯疱疹、风疹及弓形体病），新生儿细菌感染及新生儿同种免疫溶血性贫血等均可引起类白血病反应。临床表现为肝、脾肿大，白细胞计数增高，外周血出现幼稚细胞等，可酷似先天性白血病，应与之鉴别：①类白血病反应常有原发疾病存在，可伴有特殊的临床表现如脉络膜视网膜炎、先天性心脏缺损、青光眼等；新生儿同种免疫溶血性贫血则可有母子血型不合、Coombs'试验（＋）、高胆红素血症等。②先天性感染者，各种病原体的血清学检查常有阳性发现，对这些疾病与先天性白血病的鉴别极有帮助。③对血象和骨髓象的仔细分析有助于鉴别，先天性白血病者骨髓象中常可出现"白血病裂孔现象"，而类白血病反应则为白细胞的核左移，可见各分化阶段的细胞且原始细胞数较少。

3. 先天性白血病还应与暂时性的骨髓增生性疾病（transient myeloproliferative disease，TMD）相鉴别，两者区分比较困难，以下几点可供参考：①几乎所有的TMD病例均与Down综合征或其他21-三体的表现有关，而如果染色体分析示正常或为21-三体发外的其他异常核型，则先天性白血病的可能性较大。②TMD病例几乎全部是髓细胞系的，而先天性白血病可为髓细胞系，也可为淋巴细胞系列。③血及骨髓体外细胞培养，TMD病例细胞在体外呈正常生长方式，而先天性白血病病例则为异常生长。④TMD患者预后较好，不需要特殊的治疗，可在数周至数月内自行缓解，而先天性白血病患者往往在诊断后数月内死亡，预后极差。

4. 神经母细胞瘤　　可有肝肿大，皮下结节及骨髓受累似先天性白血病。但原发部位肿瘤、尿中VMA增加及骨髓涂片可找到神经母细胞瘤细胞可资区别。

## 三、治疗要点

因先天性白血病预后较差，绝大部分死于诊断后的数天至数个月，而且临床和生物学上区别于暂时性骨髓增生综合征是困难的，因此治疗选择必须很谨慎。大多数学者认为首先密切观察病婴并给予适当支持治疗是明智之举，如果临床和实验室检查显示明显恶化，可在支持治疗的基础上适当化疗。先天性白血病的治疗原则有以下几点：

（1）Down 综合征并先天性白血病及先天性白血病幼稚细胞核型正常者可能自发缓解，尽可能不治疗或观察。

（2）若病情发展或核型异常的先天性白血病按急性白血病化疗。粒细胞型先天性白血病的治疗可参照小儿 AML 的治疗，如 DA、DAE 方案的使用。淋巴细胞型则可采用 VDLP 方案等治疗。

（3）缓解后尽可能进行造血干细胞移植。

近年已有先天性白血病患儿长期生存的报告，不应轻易放弃治疗。

（沈亦逵）

# 第九节　绿色瘤和粒细胞肉瘤

## 一、概述

绿色瘤（chloroma，chloroleukemia）是由粒细胞系来源的幼稚前体细胞组成的髓外局灶性实体肿瘤，为白血病的一种特殊类型。瘤切面呈绿色可能与肿瘤细胞内过氧化物酶的存在有关，这种绿色暴露于空气中 $1 \sim 2h$ 后很快消失，再用过氧化氢或亚硫酸钠处理后可暂时复原。

根据其病理变化，除绿色瘤外，还可有两种特殊类型：①粒细胞肉瘤：它同样是由原幼稚粒系细胞瘤样增生形成的局灶性肿块，但瘤块不呈绿色。②绿色瘤性白血病：是指瘤性粒细胞增殖，弥漫性累及组织、器官甚或体液可呈绿色，但不形成局灶性瘤块者。

本病可出现在以下几种临床情况：①与急性髓细胞白血病有

关，可以是急性髓细胞白血病的首发症状，如果不及时诊断及化疗，将于数周至数月后在外周血及骨髓象中出现急性白血病的征象，其中位生存期为 10.5 个月；也可以伴随急性白血病的其他表现同时存在。②是骨髓增生异常综合征向急性白血病转化的一种表现。③是慢粒急粒变的一种表现。④也可单独存在，不伴有明显的血液疾病，如急性髓细胞白血病、骨髓增生异常综合征或骨髓增生综合征等。

本病多发生在小儿，男性多于女性，在急性髓细胞白血病或骨髓增生异常综合征患者中发病率占 2.9% ~ 3.1%。

## 二、诊断要点

### (一) 临床表现

本病几乎可发生在身体的任何部位，最常见的累及部位为骨质、软组织、淋巴结和皮肤。

1. 骨骼系统的表现特别突出，尤其是颅骨颜面骨受累最多，肿瘤可沿骨缝向上、下生长至硬脑膜、眼眶、鼻旁窦，患者可出现单侧眼球突出（眼眶骨膜下浸润而引起突眼）、复视、脑神经麻痹等；其次是胸骨、肋骨、椎骨、骨盆等；但长骨受累者少见，瘤组织可向外突出形成结节状或扁平状肿块，也可凸向骨髓腔内。

2. 其他　女性生殖系统（卵巢、乳腺、外阴、阴道、子宫等）、胃肠道、胸腔内脏器（纵隔、肺、胸膜、心包、肺门）、中枢或周围神经系统、肝、脾等均可累及。

大部分绿色瘤在临床上并没有明显的症状，只有当它发生在敏感的部位如硬膜外腔或周围神经时，患者出现截瘫或相应的定位体征时才引起注意。

### (二) 实验室检查

1. 血象和骨髓象　外周血可以正常，或有贫血、白细胞减少或增多、血小板减少，分类中可见幼稚细胞。绿色瘤的细胞类型，多数为粒细胞型，其他如粒单细胞型、单核细胞型等也可见到。骨髓象同相应类型的白血病。

2．肿瘤组织病理　　可见肿瘤细胞有浸润生长的特性。肝、脾脏或淋巴结组织中可见瘤细胞呈白血病性广泛散在浸润，或呈结节状改变。肿瘤的分化程度可有不同，在分化良好的瘤块中，如果在 HE 染色中能发现嗜酸粒细胞则对诊断绿色瘤很有帮助。但分化较差的绿色瘤中，单凭形态学的观察往往易与淋巴瘤等疾病相混淆，特别是那些没有白血病史、瘤块缺乏绿色外观时，诊断尤其困难，误诊率高达 75%，这就需要特殊的组织化学染色和免疫组化技术来协助诊断。

3．氯化醋酸 ASD 萘酚酯酶（naphthol-ASD-chloroacetate esterase，NCE）染色　　NCE 染色在粒系前体细胞和肥大细胞中呈阳性反应，在绿色瘤患者中 77.7% 的病例可呈阳性反应。本染色法的阳性率与细胞分化程度有关，因此在分化较差的肿瘤中，还需要结合其他技术。

4．免疫组化方法　　利用溶菌酶和抗髓过氧化物酶的特异性单克隆抗体进行检测，发现绿色瘤中的绝大多数细胞（>90%）呈阳性反应，敏感性和特异性均较高，在 NCE 染色呈弱阳性或可疑时应进行这两项检测。

5．细胞遗传学　　常见的染色体异常核型为 t（8；21）、inv（16），特别在伴有 t（8；21）异常核型的急性髓细胞白血病中绿色瘤的发病率明显增高。

（三）鉴别诊断

本病并不常见，而且多数病例分化较差，在病理学检查时常与恶性淋巴瘤、小细胞癌、肉瘤（包括 Ewing 肉瘤）和未分化肿瘤相混淆，而特殊的组化染色、免疫组化技术等检查常能协助诊断。

临床上眼球突出的绿色瘤应与眼眶肿瘤（如视网膜母细胞瘤）、神经母细胞瘤和郎格罕细胞组织细胞增生症等鉴别。

## 三、治疗要点

本病的治疗以抗白血病治疗为主，多采用与急性髓细胞白血病相同的联合化疗方案，其原则是正确诊断、及早治疗，特别是对那些先于急性白血病出现，或单独存在、最终并未发展至急性白血病的绿色瘤患者，也应及时化疗，这两组患者对治疗的反应和预后明显优于伴随急性白血病存在的绿色瘤患者。但也有少数报道，对MDS转化而来的急性白血病患者伴发的绿色瘤，诱导化疗并不能延长生存期。

当发生孤立性粒细胞肉瘤而不存在 AML 的其他症状时，可行局部放疗或手术治疗，尚无证据表明全身化疗可预防孤立性粒细胞瘤向典型的 AML 转化。

（沈亦逵）

# 第十节　毛细胞白血病

## 一、概述

毛细胞白血病（hairy cell leukemia，HCL）也称多毛细胞白血病，属于慢性白血病的一个特殊类型。其细胞期起源于 B 淋巴细胞，属比较成熟的 B 细胞，成熟停滞在慢性淋巴细胞白血病和多发性骨髓瘤之间的某个阶段。毛细胞由于在细胞表面有较多的纤毛突起而得名。HCL 在儿童的发病率极低，发病高峰年龄在 40～60岁，男性好发。

## 二、诊断要点

HCL 的诊断主要是根据临床特点及在外周血和（或）骨髓中见到毛细胞而确诊。

### （一）临床特点

1. 起病　多为慢性病程，病情进展缓慢（1～14 年）；个别病情进展较快（变异型 HCL）。

2. 症状体征　贫血、消瘦、发热（多为继发感染所致），可有皮肤瘀斑，多有进行性脾肿大。

### （二）实验室检查

1. 血象　多数全血细胞减少，中性粒细胞减少，也可只有两系或一系细胞减少；少数白细胞不少甚至增加（变异型）。

2．血涂片、骨髓、脾、淋巴结穿刺涂片　　可见有特征性的毛细胞，其特征如下：

（1）形态学：瑞氏染色后，在光学显微镜下，瘤细胞大小相当于中或大淋巴细胞，直径约 $10 \sim 15\mu m$，胞浆呈天蓝色，周边有锯齿状、伪足及纤毛状突起，核呈椭圆，可有凹陷，偶见核仁。上述表现在相差显微镜下及电镜下更为清楚。

（2）细胞化学染色：糖原（PAS）阳性；酸性碱磷酶（ACP）阳性，不被酒石酸抑制；α-醋酸奈酯酶（α-NAE）阳性，不被氟化钠抑制。

（3）免疫表型：$CD_{19}^+$、$CD_{20}^+$、$CD_{22}^+$、$CD_{11c}^+$、$CD_{25}^+$、$sIg^+$、$CD_{21}^-$。

（4）咐醇酯（TPA）反应：体外培养对小剂量 TPA 反应迅速，24h 内细胞完全贴壁，并伴长枝状突起（幼淋细胞无此反应）。

（5）变异型多毛细胞特征：胞浆呈短绒毛及宽大皱折、核染色质较浓，核仁清晰，电镜下胞浆无核糖板层复合物（RLC），少数细胞表面有球状突起。不被酒石酸抑制的酸性磷酸酶染色 $\pm / -$，$CD_{25}^-$、HC2$^-$。

3．骨髓病理检查　　由于 HCL 骨穿时常出现"干抽"，且骨髓涂片检出率约为 56% ~ 97%；另外，变异型的毛细胞与某些具有胞浆突起的其他 B 淋巴细胞肿瘤在骨髓涂片上难鉴别，故近年来国外强调认为 HCL 者应作骨髓活检，作组织学病理检查。

骨髓增生活跃或低下，毛细胞呈弥漫性或簇状分布，胞浆丰富、透明，胞核小，间距宽，成"蜂窝状"，核染色质细，呈毛玻璃状，网状纤维可少，也可增多。免疫组化 $CD_{103}$ 阳性（HCL 的特殊标记物）。

4．脾脏病理检查　　当骨髓病理不典型，个别情况下，可作脾组织活检。

### 三、治疗要点

由于 HCL 是一种进展缓慢的恶性疾病，有些病例病情相对静止，无任何症状，脾肿大不明显，有学者认为这些病人可不作治疗，这些病人可带病存活数年至十余年或更久。

**(一) 治疗指征**

(1) 重度贫血，血小板减少 (少于 $50 \times 10^9/L$)，重度粒细胞减少 (少于 $0.5 \times 10^9/L$) 或血中毛细胞数大于 $20 \times 10^9/L$。

(2) 脾肿大明显，有脾破裂。

(3) 反复感染，骨侵犯，血管炎及腹膜后肿块。

**(二) 治疗方法**

包括机械清除、化疗及放疗，效果均欠佳。近年来用干扰素及喷妥司丁 (DCF)，得到良好疗效。

1. 化疗

(1) 小剂量瘤可宁：成人每日 4mg (儿童酌减量)，连服 6 个月，或与 6-MP 合用。

(2) 甲氨蝶呤 (MTX)：每次 $2g/m^2$，1h 静脉滴注，4～6 周 1 个疗程，共 6 个疗程。

(3) 联合化疗：DNR $45mg/m^2$，静脉滴注，第 1 天；Ara-C $200mg/m^2$，持续静脉滴注，第 1～5 天；CTX $200mg/m^2$，静脉滴注，第 5 天。

2. 放疗　　脾区或局部病变照射，每个疗程照射总量 400～900Gy，1 个疗程或多个疗程。

3. 脾切除　　一般认为在白细胞减少伴脾肿大的 HCL 适合做切脾，有人认为脾大于肋下 5cm，中性粒细胞小于 $1.5 \times 10^9/L$，骨髓受毛细胞浸润不重 (25%～50%) 的病人切脾效果好。

4. 单采白细胞术　　机械清除血中瘤细胞，此疗法远期效果不显著。

5. 激素治疗

(1) 皮质激素：主要用于 HCL 病人的免疫并发症，如血管炎综合征。

（2）雄激素：用于有不同原因骨髓衰竭的病人。药物有还原尿睾酮、羟甲雄酮作用。

6. 干扰素　　作用主要是抗增殖。标准剂量为每次 200 万 U/$m^2$，每周 3 次；达 CR 后用小剂量维持，每次 20 万 U/$m^2$，每周 3 次，用药最少需 1 年。

在用标准剂量时要注意副作用，如头痛、畏寒、发热、肌痛、疲乏、纳差、心血管及神经系统副作用。

7. 喷妥司丁（Pentostatin，即脱氧助间型霉素，DCF）　　作用是选择性淋巴细胞溶解。用法：①5mg/$m^2$，每 2 周连用药 2 次，治疗初期要加别嘌呤醇，预防高尿酸血症。②4mg/$m^2$，每隔周 1 次（小剂量用法）。副作用有肾毒性、神经毒性、免疫抑制。

8. 骨髓移植　　有条件者可进行异基因骨髓移植。

（屠立明）

# 第十五章 小儿骨髓增生异常综合征

## 一、概述

骨髓增生异常综合征（myelodysplastic syndrome，MDS）是一组起源于多能造血干细胞克隆性疾病，导致难治性贫血和其他血细胞减少，并有血细胞形态异常，呈病态造血。其确切发病机制不清，但多数认为系 ras 基因和 fan 基因突变导致染色体异常而最终使异常克隆的生长。临床主要症状为贫血，可合并感染和出血，使用铁剂或其他生血药物治疗无效。发病多见于成年患者，儿童亦不少见。在疾病过程中部分病例可发展为急性白血病，故曾称为白血病前期。

小儿 MDS 发病年龄可早至生后 2 个月。除可转成急性髓细胞白血病（AML）外，少数病例可先表现为 Pre-ALL（急淋前期），经数周或数月后发展为急性淋巴细胞白血病（ALL）。某些先天性疾病如 Fanconi 贫血、Down 综合征、Bloom 综合征、共济失调性毛细血管扩张症和先天性纯红细胞再障等均有较高的发展为白血病的机会，临床上应予注意。

MDS 分型：根据 FAB 的意见，将 MDS 分为以下 5 型：①难治性贫血（RA）。②难治性贫血伴有环状铁粒幼红细胞增多（RAS）。③难治性贫血伴有原始细胞增多（RAEB）。④难治性贫血伴原始细胞增多在转变型（RAEB-T）。⑤慢性粒-单细胞白血病（CMML）。详见表 15-2。

## 二、诊断要点

MDS 的诊断主要根据临床表现和实验室检查。

### （一）临床表现

（1）一般表现：起病缓慢，可有乏力、消瘦、低热等。贫血多为首发和主要症状，呈慢性进行性贫血。部分病例可有出血症状，多为皮肤、黏膜出血，病情进展中，可合并感染。

（2）肝、脾、淋巴结肿大。

（3）病情发展较成人快，预后差。

（4）易合并 Fanconi 贫血、Blackfan-Diamond 贫血等先天性疾病；易发展为白血病。

**（二）实验室检查**

1．血象　　全血细胞减少或任 1~2 系血细胞减少。多数正细胞正色素性贫血，可见巨大红细胞、巨大血小板和有核红细胞等病态造血表现。网织红细胞减少。白细胞常减少，分类中多有淋巴细胞增高，病程进展为白血病者白细胞计数可增高。血小板计数减少或正常，可见巨大血小板。

2．骨髓象　　增生多为活跃或明显活跃。有 3 系或任 2 系或任 1 系血细胞呈病态造血表现。

（1）红系：细胞过多（＞60%），或过少（＜5%）；或有环状铁粒幼红细胞（＞15%），核分叶或多核或核碎裂或核形异常；巨幼样变；成熟红细胞有点彩或多嗜性，染色不均匀。

（2）粒－单核系：原粒或幼单细胞增多；粒系细胞颗粒过多、过少或无，中性粒各阶段粒细胞有双核，成熟粒细胞胞浆嗜碱，核分叶过多或过少，核浆发育不平衡，可有 Pelger-Hüet 异常。

（3）巨核系：出现淋巴样小巨核细胞、单圆核小巨核细胞、多圆核巨核细胞、大单圆核巨核细胞。

3．骨髓组织病理学检查　　多有造血组织过度增生，其特征为粒细胞幼稚前体细胞异位（abnormal localization of immature precursor，ALIP），即原粒及早幼粒细胞聚集成簇，并位于骨髓腔的中央。ALIP 病例更具有演变为急性粒系白血病的倾向。

4．骨髓细胞培养

（1）多向祖细胞（CFU-mix）：多表现为生长不良，证明 MDS 病变从多能干细胞开始。

（2）粒-单祖细胞（CFU-GM）：多数为集落减少，集簇增加。

（3）红系祖细胞（CFU-E 和 BFU-E）：多数为 CFU-E 与 BFU-E 均生成减少。

（4）巨核祖细胞（CFU-MK）：RA、RAS 的 CFU-MK 生长较好，约半数集落正常；RAEB、RAEB-T 和 CMML 多数集落减少或生长不良。

5．细胞遗传学　　MDS 骨髓细胞染色体异常检出率为 40% ~ 70%，常见染色体异常主要有 5q⁻、-7、+8、20q 等。

6．其他

（1）中性粒细胞过氧化酶和碱性磷酸酶（NAP）缺乏。

（2）血红蛋白 F 多数患儿增高。

（3）对骨髓涂片或骨髓切片应用 CD₄₁单抗作免疫酶标检查可提高病态巨核细胞的检出率。

**（三）诊断标准**

1．临床表现　　以贫血症状为主，可兼有发热、出血和感染；部分患儿可有肝、脾、淋巴结肿大。

2．血象　　外周血任 1 系或任 2 系或全血细胞减少，偶可有白细胞增多，可见有核红细胞、巨大红细胞、巨大血小板等病态造血现象（病态造血的特征见表 15-1）。

表 15-1　MDS 病态造血的特征

| | 外周血 | 骨　　髓 | 最有诊断意义的特征性改变 |
|---|---|---|---|
| 红细胞系 | 出现有核红细胞、巨大红细胞（直径大于同一涂片常见红细胞直径 2 倍以上）、点彩、多染、浅染等其他形态异常 | 红系过多（>60%）或过少（<5%）；核分叶或多核或核碎裂、核浓缩，核芽样突起；巨幼样变，核浆发育不平衡，胞浆空泡，环形铁粒幼细胞 | 奇数核及巨大红细胞 |

续表

| | 外周血 | 骨　　髓 | 最有诊断意义的特征性改变 |
|---|---|---|---|
| 粒－单核细胞系 | 幼稚细胞增多或成熟粒细胞有与骨髓相同的改变 | 原始细胞增多或幼单核细胞增多；粒系细胞颗粒过多、过少或无；中晚幼粒可见双核；成熟粒细胞浆嗜碱。核分叶过多或过少(Pelger-Hüet样异常)，核浆发育不平衡。骨髓活检可发现原始细胞分布异常 | 双核粒细胞 |
| 巨核细胞系 | 可见巨大血小板 | 可见淋巴样小巨核细胞、单圆核小巨核细胞、多圆核巨核细胞及大单圆核巨核细胞，原始巨核细胞减少 | 淋巴样小巨核细胞 |

3. 骨髓象　　骨髓有 3 系或 2 系或任 1 系血细胞呈病态造血。

4. 除外其他有病态造血的疾病　　如红白血病、$M_2b$ 型急性髓细胞白血病、溶血性贫血、慢性粒细胞白血病、原发性血小板增多症、骨髓纤维化、急性巨核细胞白血病、先天性红细胞生成异常性贫血及其他恶性肿瘤。全血细胞减少须除外急、慢性再障性贫血；幼红细胞有巨幼变时须除外巨幼红细胞性贫血；巨核细胞增多须除外特发性血小板减少性紫癜。

5. 根据上述标准诊断为 MDS 后，按 FAB 具体分型标准进一步分为 RA、RARA、RAEB、RAEBT 和 CMML。鉴于幼年型慢性粒细胞白血病（JCML）常表现为外周期性血白细胞增高，单核细胞增高，血小板减低，肝脾肿大，HbF 增高以及预后差等，均与 MDS

中的 CMML 有许多共同点。故建议考虑将此病列入 CMML 诊断之列。

### （四）分型标准

参考法美英协作组（FAB）的意见，将 MDS 分为以下 5 型（见表 15-2）。

表 15-2　MDS 的分型、临床表现及实验室检查

| 亚　　型 | 临床特征 | 血原始细胞（%） | 骨髓原始细胞（%） | 形态特征 |
|---|---|---|---|---|
| 难治性贫血(RA) | 难治性全血细胞减少 | < 1 | < 5 | |
| 难治性贫血伴有环状铁粒幼红细胞增多(RAS) | 贫血为主,可伴出血 | < 1 | < 5 | 环形铁粒幼细胞 15% |
| 难治性贫血伴有原始细胞增多(RAEB) | 全血细胞减少,伴进行性贫血、出血、感染或脾肿大 | < 5 | 5 ~ 20 | |
| 难治性贫血伴原始细胞增多在转变型(RAEB-T) | 同上 RAEB | > 5 | 20 ~ 30 | 可有 Auer 小体 |
| 慢性粒 - 单细胞白血病(CMML) | 贫血为主,常有脾大和牙龈增生、糜烂 | < 5 | 5 ~ 20 | 血中单核细胞 > 1 × $10^9$/L |

注：①难治性贫血：refractory anemia（RA）。

②难治性贫血伴环状铁粒幼红细胞增多：RA with ringed sideroblasts（RAS）。

③难治性贫血伴原始细胞增多：RA with excess blasts（RAEB）。

④难治性贫血伴原始细胞增多转变型：RAEB in transition（RAEB-T）。

⑤慢性粒-单核细胞白血病：chronic myelomonocytic leukemia（CMML）。

（五）鉴别诊断

1．幼年型慢性粒细胞白血病（juvenil chronic myeloid leukemia，JCML）与 MDS 中 CMML 的关系　　鉴于幼年型慢性粒细胞白血病常表现为外周血白细胞增高，单核细胞增高，血小板减低，肝脾肿大，HbF 增高及预后差等，均与 MDS 中的 CMML 有共同特点，故有学者建议将此病列入 MDS 的 CMML 诊断之列。国际幼年型粒细胞单核细胞白血病工作组最近建议命名这一组疾病为幼年型粒细胞单核细胞白血病（JMML），并为近期发表的一些著述所广泛接受。

2．MDS 与慢性再生障碍性贫血（CAA）的鉴别　　在诊断中应特别注意 MDS 与 CAA 的鉴别。MDS 存在 DNA 复制紊乱现象，表现有巨大红细胞、奇数核幼稚红细胞、巨大血小板、环状铁粒幼红细胞、有核红细胞糖原染色阳性以及核型异常等特点，此与 CAA 不同。对一时难于确诊的病例应进行追踪和观察各种指标的变化，有条件者可参考细胞遗传学和祖细胞体外培养的改变，以求明确诊断。

3．小儿 MDS 的特点　　小儿 MDS 的病态造血有时不如成人典型，发病年龄可早至生后 2 个月。除可转变至急性髓细胞白血病外，少数病例可表现为急淋白血病前期（Pre-ALL），外周血红细胞和白细胞减少，骨髓增生低下或红系增生，染色体异常多为断裂及亚二倍体，临床可有自发缓解，经数周或数月后发展为急性淋巴细胞白血病。其次，某些先天性疾病如 Fanconi 贫血、Down 综合征、Bloom 综合征、共济失调性毛细血管扩张症和先天性纯红细胞再生障碍性贫血等均有较高的发展为白血病的机会，临床应予注意。

三、治疗要点

目前尚无特效治疗方法，本病各亚型间为疾病的不同发展阶段，一般应遵循按阶段施治的原则。如 RA 和 RAS 主要问题是贫血，多采用以调节和刺激造血药物为主，类似于再生障碍性贫血的治疗。对 RAEB、RAEB-T 和 CMML 可选用诱导分化、小剂量化疗，一般不主张常用剂量的联合化疗。

（一）刺激造血

1．雄激素及蛋白质同化激素　　适用于 RA。

（1）康复龙（Oxymethoione）：0.2～0.4mg/（kg·d），分次口服，疗程 3～6 个月。

（2）康力龙：0.1～0.2mg/（kg·d），分次口服，疗程 3～12 个月。

（3）达那唑：10～20mg/（kg·d），分次口服，疗程 2～4 个月。

2．皮质激素

（1）强的松 1～1.5mg/（kg·d），疗程 3 个月以上。

（2）大剂量甲基强的松龙：20～30mg/（kg·d），静脉滴注，连用 3 天。

3．造血细胞生长调节因子

（1）粒细胞-巨噬细胞集落刺激因子（GM-CSF）：4μg/（kg·d），皮下注射，连用 2 周、间隔 2 周为 1 个疗程，可用 3 个疗程。

（2）粒细胞集落刺激因子（G-CSF）：2～5μg/（kg·d），皮下注射，先从小剂量开始连用 7 天、休息 3 天为 1 个疗程，无效者则增加剂量，再用 1 疗程，可使多数患儿的中性粒细胞绝对值提高。

（3）促红细胞生成素（EPO）：亦可试用于 MDS 治疗，可与 G-CSF 合用，EPO 剂量为每次 150～200IU/kg，每周 3 次，皮下注射，可增加红细胞生成改善贫血。

（4）重组人白细胞介素 3（rhIL-3）：200～500μg/（$m^2$·d），皮下注射，连用 15 天为 1 个疗程，可以改善血细胞的生成。

（二）诱导分化

适用于 RAEB、RAEB-T 和 CMML 患儿。

1．全反式维甲酸（ATRA）　　每日 20～30mg/$m^2$，分 3 次口服，疗程连用 2～4 个月或更长。

2．维生素 D 类　　1,25-$(OH)_2D_3$（罗钙全）0.25～0.5μg/d。

3．干扰素　　常用 α 干扰素（IFN-α）100 万～300 万 U/$m^2$，皮下注射，每周 3 次，疗程 5～7 周以上，对 CMML 疗效较好。

4. 联合用药

(1) 全反式维甲酸（每日 $20 \sim 30mg/m^2$）+6-TG（每日 $12.5 \sim 25mg/m^2$），$2 \sim 8$ 周。

(2) 全反式维甲酸（每日 $20 \sim 30mg/m^2$）+长春新碱（每次 $1 \sim 2mg/m^2$，每周 1 次），$2 \sim 8$ 周。

(3) 三尖杉酯碱（每日 $1.5mg/m^2$）+左旋咪唑（$100mg/$日，分 3 次口服）+$\alpha$ 干扰素（每日 250 万 $U/m^2$）+强的松（每日 $20mg/m^2$）14 天为 1 个疗程，休息 $10 \sim 14$ 天，开始第 2 个疗程。

### （三）化疗

适用于 RAEB、RAEB-T 和 CMML 患儿。

1. 小剂量阿糖胞苷（LD-Ara-C）　每次 $10mg/m^2$，每 12h 1 次，皮下注射，连用 6 周，间歇 $10 \sim 15$ 天，可重复 $2 \sim 3$ 个疗程。可使约 1/3 病例红细胞和血小板输注减少，但并不能诱导 MDS 病孩的 GM-CFU 产生形态学和免疫表型的变化。

2. 小剂量阿克拉霉素　每日 $3 \sim 14mg/m^2$，静脉滴注，$7 \sim 10$ 天为 1 个疗程，一般用 2 个疗程。

3. 去甲氧柔红霉素：每日 $25 \sim 50mg/m^2$，分 4 次口服，第 1 天、第 14 天或第 21 天服用为 1 个疗程（$2 \sim 3$ 周为 1 个疗程），一般用 $2 \sim 4$ 个疗程。

4. 依托泊苷（VP-16）　每日 $100mg/m^2$，静脉滴注，连用 5 天，后改为每日 $50mg/m^2$，每周 2 次，可用于 CMML 治疗。

5. 小剂量三尖杉酯碱　每日 $0.3 \sim 0.6mg/m^2$，静脉滴注，每日 1 次或隔日 1 次，$10 \sim 15$ 次为 1 个疗程，休息 $10 \sim 15$ 天，再接下 1 个疗程。

6. 联合化疗：对进展为白血病者根据其类型选用。采用 DA（柔红霉素＋阿糖胞苷）、DAT（柔红霉素＋阿糖胞苷＋6-TG）、HOAP（三尖杉酯碱＋长春新碱＋阿糖胞苷＋强的松）、DOAP（柔红霉素＋长春新碱＋阿糖胞苷＋强的松）、MA（米托蒽醌＋阿糖胞苷）治疗 RAEB、RAEB-T 和 CMML 及继发性白血病，可使 50％ 左右的病例得到缓解。但早期采用强烈化疗方案并不能预防和推迟白血病的转化。

**（四）造血干细胞移植**

对 RAEB 和 RAEB-T 患儿如有 HLA 相合的供体者，可选择作异基因造血干细胞移植，是目前惟一能使 MDS 获长期缓解的治疗方法，故有条件者应选择此法。自身骨髓移植或外周血造血干细胞移植也值得试用。

**（五）支持疗法**

输血及抗生素的应用。对部分 RAS 患者应长期使用大剂量维生素 $B_6$，200mg/d，共 2～3 个月。

## 四、疗效标准

1. 基本缓解　　贫血、出血症状消失；外周血血红蛋白 100g/L，白细胞 $>4 \times 10^9$/L，血小板 $80 \times 10^9$～$100 \times 10^9$/L，分类无幼稚细胞，骨髓中原＋早幼细胞 $<5\%$，维持至少半年。

2. 部分缓解　　贫血及出血症状消失；三系无幼稚细胞，有一定程度的恢复，血中原＋早幼细胞 $<5\%$，骨髓中原＋早幼细胞较前减少 $50\%$，维持至少 3 个月。

3. 进步　　贫血及出血症状好转，不输血而血红蛋白较治疗前 1 个月内的常见值增加 30g/L，原＋早幼细胞数减少。

4. 无效　　经充分治疗不能达到上述标准者。

（沈亦逵）

# 第十六章　恶性淋巴瘤

## 第一节　霍奇金淋巴瘤

### 一、概述

霍奇金淋巴瘤（Hodgkin's lymphoma，HL）曾称霍奇金病（Hodgkin's disease，HD）是淋巴组织慢性进行性增殖所致的恶性淋巴瘤，常发生于一组淋巴结并扩散于其他淋巴结及结外组织或器官的恶性肿瘤。

恶性淋巴瘤是小儿常见的恶性肿瘤，占小儿时期肿瘤的第三位。根据瘤组织细胞特点本病分为霍奇金淋巴瘤和非霍奇金淋巴瘤（non-Hodgkin's lymphoma，NHL）两大类。其中霍奇金淋巴瘤占40%，发病年龄多为2岁以上小儿，以6~10岁为最多见。

1. 病因　　病因不明，患儿常有细胞免疫功能缺陷；目前认为 Epstein Barr（EB）病毒可能与本病的发生有关。应用分子生物学方法在 R-S（Reed-Stemberg）细胞内发现 EB 病毒基因片段。近半数患者血清中发现 EB 病毒抗体反应阳性。

免疫学研究发现，R-S 细胞可表达 $CD_{25}$、$CD_{30}$、$CD_{71}$，T 或 B 淋巴细胞膜抗原如 $CD_1$、$CD_2$、$CD_3$、$CD_4$、$CD_{19}$、$CD_{20}$ 等。表明 R-S 细胞可能来自于 T 或 B 淋巴细胞系。

2. 病理分型　　霍奇金淋巴瘤病理学特征是：①能找到双核或多核巨大的镜影细胞（Reed-Sternberg cell，R-S 细胞）。②存在多种反应性细胞增生，如淋巴细胞、嗜酸性粒细胞、中性粒细胞、单核细胞、组织细胞、浆细胞和纤维细胞等。

根据组织细胞学改变，R-S 细胞多少及预后良差分为4型：

（1）淋巴细胞为主型：约占 10% ~ 20%，R-S 细胞少、不典型，预后最好。

（2）结节硬化型：最常见，约占 50%，好发于纵隔，预后次之。

（3）混合细胞型：约占 10%，临床症状明显，不典型者易与炎性肉芽肿、结核、淋巴结反应性增生相混淆。诊断时多有淋巴结外浸润。预后较差。

（4）淋巴细胞削减型：约占 10%，多为淋巴瘤晚期，R-S 细胞易找到，预后最差。

病理分型与预后密切相关。小儿时期以淋巴细胞为主型与结节硬化型较多，这是小儿霍奇金淋巴瘤预后较成人要好、长期无病生存率高的原因。

小儿霍奇金淋巴瘤预后较好。近年来，治疗方法的改进使疗效有了显著提高，局限性霍奇金淋巴瘤 5 年以上无病生存率已达 90%，弥漫病灶患儿 5 年以上无病生存率也达 75%。

## 二、诊断要点

本病诊断关键主要根据临床上无痛性浅表淋巴结肿大、淋巴结活检的病理组织学发现 R-S 细胞并作病理分型，再作必要的影像学检查，最后进行临床分期，以指导选择治疗方案与判断预后。

### （一）临床特点

1. 全身症状　　低热、盗汗、食欲减退、进行性消瘦等。

2. 原发瘤灶表现　　80% ~ 90% 病儿原发瘤位于颈淋巴结。呈无痛性进行性肿大，可融合成块状；约 1/3 ~ 2/3 的病例表现纵隔肿块；腋下及腹股沟淋巴结肿大为首发者少见。少数为全身淋巴结肿大伴周期性高热。

3. 局部压迫症状　　右颈部淋巴结肿大者，常累及纵隔。肿大的淋巴结压迫食管，可引起吞咽困难；压迫上腔静脉引起上腔静脉综合征；压迫气管导致咳嗽、胸闷、呼吸困难等；压迫喉返神经引起声音嘶哑和失语；颈部肿瘤压迫星状神经节引起霍纳

（Horner）综合征（患侧瞳孔缩小，上睑下垂等）。

**（二）实验室检查**

1. 血象　　正常或有贫血，白细胞分类可见嗜酸性粒细胞及单核细胞增多，少数晚期病例可见 R-S 细胞。

2. 骨髓象　　晚期可发现 R-S 细胞，形态特点为体积大，约 $15\sim80\mu m$，多核，典型者为 2 个核呈镜影状排列，核仁大呈深蓝色鸽眼状。

**（三）特殊检查与辅助检查**

1. 淋巴结活检　　作病理组织学检查是确诊霍奇金淋巴瘤的主要关键。

淋巴结病理切片或穿刺液涂片可见炎性反应性成分和肿瘤性R-S 细胞混合存在。找到R-S 细胞可确诊。必要时行肝、脾穿刺或切取瘤组织做病理检查。

选择活检的淋巴结时应注意：①应尽量采取完整的淋巴结，而避免穿刺。②多个淋巴结肿大时，活检应取颈部低位，阳性率较高，同时最好切取两个以上淋巴结。③尽可能选择近期内进行性肿大而无感染征象的淋巴结。④一次活检阴性并不能完全排除本病，经过一段时间后，对可疑淋巴结应再次活检。⑤尽量避免选择腹股沟淋巴结，因常有慢性炎症混淆诊断。

霍奇金淋巴瘤的免疫组化染色可以用 $CD_{30}$ 和 EB 病毒潜在膜蛋白 LMP 进行染色。由于小儿霍奇金淋巴瘤 EB 病毒感染的阳性率很高，因此有些病例，如果淋巴结内很难找到典型的 R-S 细胞，用 LMP 染色不典型 R-S 细胞呈阳性反应者，则可以考虑诊断霍奇金淋巴瘤。

2. 影像学检查　　在霍奇金淋巴瘤诊断确定后，对患儿必需作骨髓穿刺及影像学（B 超、X 线、CT、MRI、ECT 或 PET）等检查，必要时做骨、肝、脾核素扫描等检查，有助于了解骨髓与胸腔、腹腔、骨骼等重要脏器肿瘤病变受累范围，以利于诊断和分期，确定疾病的程度，从而可根据患儿疾病受累程度而选择合理治疗方案。

**（四）鉴别诊断**

小儿霍奇金淋巴瘤特征表现较少，最常见的表现是浅表淋巴结无痛性肿大，而此特征在很多疾病都有，因此造成误诊，故应排除其他淋巴结肿大的疾病，需与下列疾病相鉴别：

1. 颈淋巴结结核　　有结核接触史及感染证据，如结核菌素（PPD 或 OT）试验强阳性。淋巴结肿大的初期有轻度压痛，后期有波动感。真正需要时进行淋巴结活检。

2. 淋巴结炎　　急性淋巴结炎其淋巴结有明显红肿压痛，血白细胞计数增高，经抗感染治疗淋巴结很快缩小或最后破溃，一般不易与霍奇金淋巴瘤混淆。慢性非特异性淋巴结炎其淋巴结体积小，活动度好、肿块逐渐缩小，如有增大趋势并有相互粘连者，应进行淋巴结活检，以免延误治疗。

3. 传染性单核细胞增多症　　淋巴结肿大最常见为颈后区，单个或成串出现，质硬，分散而不粘连，触之疼痛，还可有咽峡炎或扁桃体炎。外周血中可见较多的异形淋巴细胞。嗜异性凝集试验阳性，血清 EB 病毒抗体阳性。

4. 坏死增生性淋巴结病　　本病为淋巴结炎性免疫反应性疾病。临床上以有痛性淋巴结肿大、发热和一过性白细胞减少为其三大特征。病理组织学上见淋巴结内有广泛的凝固性坏死伴组织细胞反应性增生，但无中性粒细胞浸润为其特点。抗生素治疗无效，肾上腺皮质激素有满意疗效。

5. 免疫母细胞性淋巴结病　　除全身短期内浅表淋巴结肿大外，还有发热、多汗、消瘦等表现，多数有自身免疫性溶血及高丙种球蛋白血症。诊断需病理活检，在生发中心可见到多种类型的免疫母细胞、浆母细胞、浆细胞、淋巴细胞增生浸润；小血管显著增生。

**（五）临床分期（Ann Arbor 分期法，1971）**

I 期：病变局限于单个淋巴结或单个淋巴结区域（I）；或单

个结外器官（$I_E$）。

Ⅱ期：病变侵犯膈同侧的两组或多组淋巴结（Ⅱ）；或局限器官受侵伴膈同侧一组或多组淋巴结（$Ⅱ_E$）。

Ⅲ期：膈两侧淋巴区受累（Ⅲ）；或同时伴有局限性结外器官受累（$Ⅲ_E$）；或伴脾受侵（$Ⅲ_S$）。

Ⅳ期：弥漫性1个或多个淋巴结外器官或组织受侵：如肝、骨髓受累等。

各期又分为A和B组。A示无发热，无体重下降（≤10%），无盗汗；B组有上述症状。

根据体检、病理组织学发现及影像学检查结果，可以诊断霍奇金淋巴瘤，则必须进行临床分期，以指导治疗方案的选定与预后的判断。

## 三、治疗要点

近年来由于病理分型、临床分期与化疗、放疗、手术治疗等联合应用，疗效有显著提高。早期诊断、按期与坚持治疗是治疗关键。由于化疗及放疗的进步，目前大多数（80%）的霍奇金淋巴瘤病患儿有可能被治愈，首次治疗争取完全缓解（CR）是获得长期生存的重要关键。

### （一）对不同病期的治疗原则

1．Ⅰ期、Ⅱ期　　酌情选用MOPP或ABVB或两者交替化疗6个疗程，并于第3个疗程或完成6个疗程后低剂量（15～25Gy）受累野放疗。5年无病生存率（DFS）90%以上，甚至可高达100%。$I_A$、$Ⅱ_A$期且无巨大瘤块者也可不放疗。具有巨大纵隔肿块及有症状者，必须进行现代联合化疗与局部放疗联合治疗。

2．$Ⅲ_A$期　　联合化疗12～18个月，酌情加局部放疗。

3．$Ⅲ_B$期、$Ⅲ_S$期、Ⅳ期　　联合化疗包括诱导缓解、巩固及维持治疗，疗程2年以上，酌情加局部放疗。DFS可达60%～90%。

### （二）常用化疗方案

1. MOPP方案　　M（氮芥）：每次6mg/m²，静脉滴注，第1日、第8日；O（长春新碱）：每次1.5mg/m²，静脉注射，第1日、第8日；P（甲基苄肼）：每日100mg/m²，口服，第1日~第14日；P（泼尼松）：每日40~60mg/m²，口服，第1日~第14日。1个疗程为14日，随后休息14日。第2个疗程中撤去泼尼松。第3个疗程再加用激素。如此交替应用，以减轻长期应用激素引起的副作用。

2. COPP方案　　MOPP方案中M（氮芥）用环磷酰胺（CTX）取代，即COPP方案。CTX剂量与用法：每次750mg/m²，静脉滴注，第1日、第8日。该方案为我国各医院常用方案。

3. ABVD方案　　A（阿霉素）：每次25mg/m²，静脉滴注，第1日、第14日；B（博莱霉素）：每次8mg~10mg/m²，静脉滴注，第1日、第14日；V（长春新碱）：每次1.5mg/m²，静脉注射，第1日、第14日；D（氮酰咪胺）：每次150mg/m²，静脉滴注，第1日~第5日；或每次250mg/m²，静脉滴注，第1日、第14日。

以上化疗方案每28天重复1个疗程。近年主张交替应用MOPP或COPP方案与ABVD方案，即用2~3个疗程MOPP方案，用1个疗程ABVD方案，以避免或减轻连续应用1个方案的毒副作用，并可提高疗效。

一般于6个疗程完成后即可得到缓解，此时应继续维持治疗，将原方案的间歇期延长，如第1年每2个月重复1个疗程，第2年每3个月重复1个疗程，第三年每半年重复1个疗程。对于是否需要维持治疗，尚有不同看法，有人认为应用MOPP/ABVD 6个或12个疗程缓解后，停药的与加用维持治疗的，其缓解时间并无差别。

4. 复发难治性霍奇金淋巴瘤，可用BEACOPP方案　　B（博莱霉素）：每次10mg/m²，静脉滴注，第8日；E（VP-16，依托泊苷）：每次100mg/m²，静脉滴注，第1~3日；A（阿霉素）：每次25mg/m²，静脉滴注，第1日；C（环磷酰胺）：每次650mg/m²，静脉滴注，第1日；O（长春新碱）：每次1.4mg/m²，静脉注射，第8日；P（甲基苄肼）：每日100mg/m²，口服，第1~7日；P（泼尼松）：每日 40mg/m²，口服，第 1～7 日。每 3 周为 1 个疗程。缓解率可达 88%。

### （三）放射治疗

关于放疗时间问题，有人主张在第 3 个化疗疗程后作局部受累区扩大野放疗，总剂量 15～25Gy。亦有人主张在第 6 个疗程后，在原发灶处加用局部放疗，以增强疗效。

### （四）造血干细胞移植

对放疗加 MOPP/ABVD 联合治疗无效的难治性、复发性霍奇金淋巴瘤，则预后极差，应用自体或异基因造血干细胞移植，对治疗复发性霍奇金淋巴瘤的作用，尚在进一步研究中。

### （五）支持治疗

大多数霍奇金淋巴瘤患儿，特别是早期病孩一般不需要特殊的支持治疗，晚期病孩往往有贫血、白细胞数或血小板数减少。为了化疗、放疗能顺利进行给予必要的支持治疗，包括输血或成分输血，当粒细胞缺乏时可以应用粒细胞集落刺激因子（GM-CSF、G-CSF）。对于化疗、放疗期间严重呕吐者，在化疗前 15min 可应用枢复宁 4～8mg 静脉注射或口服，止呕效果好。应用大剂量 CTX 时需补充足量水分和碱化尿液，并及时防治出血性膀胱炎。

## 四、疗效标准

采用下列几种指标：肿瘤客观疗效（缓解率），缓解期，治疗后生存期。

### （一）肿瘤客观疗效

分为以下几级：

1. 完全缓解（CR）　　可见的肿瘤完全消失超过 1 个月。

2. 部分缓解（PR）　　病灶的最大直径及其最大垂直直径的乘积减少 50% 以上，其他病灶无增大，持续超过 1 个月。

3. 稳定（NC）　　病灶两径乘积缩小不足 50% 或增大不超过 25%，持续超过 1 个月。

4. 进展（PD）　　病灶两径乘积增大 25% 以上，或出现新病灶。

**（二）缓解时间**

1. CR（完全缓解）的时间　　自开始判定为 CR 起，至肿瘤开始再现的时间。

2. PR（部分缓解）的时间　　自开始判定为 PR 起，至肿瘤两径增大到治疗前 1/2 以上的时间。

**（三）生存时间**

从开始化疗至死亡或末次随诊时间（注明是否生存）。

无病生存时间：CR 患者从开始化疗至开始复发或死亡的时间（未取得 CR 者无此项指标）。

## 五、预后

霍奇金淋巴瘤 4 型中淋巴细胞为主型预后最好，淋巴细胞削减型最差。近年来应用联合化疗以后，5 年无病生存率（DFS）为 80%～90%，其中Ⅰ期、Ⅱ期病例可达 90% 以上，是个很有治疗价值的疾病。霍奇金淋巴瘤骨髓浸润远远少于非霍奇金淋巴瘤。

# 第二节　非霍奇金淋巴瘤

恶性淋巴瘤（malignant lymphoma，ML）是起源于淋巴造血组织的恶性肿瘤，发病率占小儿恶性肿瘤的第三位、实体瘤的第一位，多发于 5～12 岁儿童。病因未完全明确，病毒感染、免疫学及遗传因素异常是发病的重要因素。根据瘤组织细胞学的特点，本病又分为霍奇金淋巴瘤（Hodgkin lymphoma，HL）和非霍奇金淋巴瘤（non-Hodgkin lymphoma，NHL）两大类。

## 一、概述

非霍奇金淋巴瘤（NHL）是一组高度异质性的淋巴组织恶性增殖性肿瘤。在小儿大多数为弥漫性、高度恶性的肿瘤。

病因不明，病毒学说颇受重视，尤其是伯基特淋巴瘤（Burkitt 's lymphoma）的发病和 EB 病毒密切相关。此外有遗传因素，认为有常染色体隐性遗传机制参与；先天的免疫缺陷状态使患者对 EB 病毒感染不能激发应有的免疫调节反应。器官移植后免疫抑制状态、获得性免疫缺陷病、细胞遗传、辐射、药物、化学物质等多种因素与非霍奇金淋巴瘤发病有关。

病理分型诊断：儿童 NHL 与成人不同，多为弥漫性高度恶性病变，目前多采用下述分类方法：

1. 淋巴母细胞型　　免疫表型多数为成熟 T 细胞型，少数为早期前 B 细胞型。常见遗传学异常有 t（11；14）、t（1；14）、t（1；19）、t（10；14）等，及由此产生的 TCR 等基因重组表现。

2. 小无裂细胞型（Burkitt 淋巴瘤）　　免疫表型全部为 B 细胞型。常见遗传学异常有 t（8；14）、t（8；22）、t（2；8）等，及相应的 Ig$\mu$/C-myc、Ig$\lambda$/C-myc、Ig$\kappa$/C-myc 基因重组。该型又分非洲型及类非洲型 Burkitt's 淋巴瘤两类。

3. 大细胞型　　是一组异质性 NHL，多起源于 B 细胞，少数为 T 细胞及真性组织细胞。约 30% 病例为间变性大细胞型（anaplastic large cell non-Hodgkin's lymphoma. ALCL），表达 Ki-1$^+$（CD$_{30}^+$）和 T 细胞标志，罕见 B 细胞或无标志表达。ALCL 常有 t（2；5）（p$^{23}$；q$^{35}$）染色体改变及其相应的 NPM/ALK 融合基因，有人认为这是 ALCL 的特征性异常，约见于 50%的 ALCL 病例。

## 二、诊断要点

### （一）临床特点

小儿 NHL 的临床表现较为复杂，主要由全身表现、局部肿块的浸润和转移灶三方面组成。

1. 全身症状　　常有发热伴消瘦、苍白、乏力，特别是婴幼儿，不明原因的发热、消瘦常是早期临床表现。

2. 原发瘤灶特点　　无痛性进行性淋巴结肿大为最常见的表现。浅表和深部淋巴结均可累及，约一半病例以浅表淋巴结无痛性肿大起病，以颈部淋巴结肿大为主，其次为腹股沟、腋下以及锁骨上淋巴结。约 1/4 左右病例原发瘤灶位于腹腔淋巴组织，可有腹痛、恶心、呕吐、腹部包块进行性增大等；约 1/4 左右病例原发瘤灶位于纵隔淋巴结，可出现胸水或上腔静脉综合征。小儿易见咽淋巴环（扁桃体、鼻咽部、软腭、舌根部）型病灶。少数病例原发灶局限于结外器官伴或不伴区域淋巴结浸润，以胃肠道为最多见，还可见于皮肤、肝、脾、心、肾、骨、神经系统等。

3. 淋巴结外侵犯　　NHL 易向远处淋巴结或结外器官转移，易有骨髓及中枢神经系统受累；约 30%～40% 小儿 NHL 可转为淋巴肉瘤性白血病。

4. 伯基特淋巴瘤（Burkitt's lymphoma）　　为好发于非洲儿童的 B 细胞淋巴瘤，是未分化型淋巴瘤，以结外侵犯为主要起病方式，尤其易侵犯面部、颌骨，可有牙龈肿、脱牙、鼻堵、眼球突出等表现，还可累及腹腔和中枢神经系统。大多数有染色体异常，见 t（8；14），现认为 $14q^+$ 是淋巴瘤常见的染色体异常。病变进展快，但化疗反应好，可获长期缓解。

**（二）实验室检查**

1. 血象　　正常或有贫血，白细胞分类可见嗜酸性粒细胞增多，也可见瘤细胞，血小板正常或减少。

2. 骨髓象　　早期大致正常，晚期可见瘤细胞，瘤细胞 25% 者称肉瘤白血病。

3. 血清乳酸脱氢酶及血清 IL-2 受体水平增高是重要的预后不良因素。

4. 治疗前常规性脑脊液检查，确定有无中枢神经系统受累。

5. 免疫学检查　　可用流式细胞仪（FCM）与系列单克隆抗体测瘤细胞表面抗原，确定瘤细胞的起源。

6. 瘤细胞遗传学检查　　可发现是否有染色体核型改变及基因重组、缺失或突变。

**（三）特殊检查与辅助检查**

1. 病理组织学检查　　对肿瘤组织、淋巴结的活体组织切片的病理形态及免疫病理检查，是确诊的重要依据。

2. NHL 免疫组化　　病理组织细胞形态学检查同时进行 McAb 的免疫组化检查，以确定 NHL 肿瘤细胞的类型与免疫分型（见表 16-1）。

表 16-1　NHL 病理组织 McAb 免疫组化检查

|  | T 细胞型 | B 细胞型 | 大细胞型 | 组织细胞型 |
|---|---|---|---|---|
| LCA | + | + | + | + |
| $CD_3$ | + | − | − |  |
| $CD_{45}$（UCHL1） | + |  |  |  |
| $CD_{20}$（L26） | − | + |  |  |
| $CD_{30}$ |  |  | + | − |
| $CD_{68}$ |  |  | − | + |

**（四）影像学诊断**

B 超对腹腔病灶的探测、X 线及 CT 或 MRI 对胸腔、胃肠道等检查以发现瘤灶可为诊断及分期提供重要依据。必要时进行 ECT 或 PET 检查可发现全身淋巴系统等部位的较小瘤灶。

**（五）NHL 临床病理分型**

1. 淋巴母细胞性淋巴瘤（lymphoblastic lymphoma，LBL）90％为 T 细胞性淋巴瘤（T-cell lymphoma），起源于胸腺，以前纵隔肿块为特征，常有骨髓及 CNS 受累。LBL 在组织学及细胞形态学上无法与急性淋巴细胞白血病（ALL）瘤细胞相区别，Ian Magrath 教授认为：根据骨髓受累程度，如淋巴母细胞（原始淋巴细胞）数 ≥ 25％，应诊断为 ALL；而淋巴母细胞数 ≤ 25％，诊断为 LBL 骨髓受累。

2. B-细胞性淋巴瘤（B-cell lymphoma）　　为小无裂细胞型淋巴瘤，包括非洲淋巴瘤（burkitts lymphoma）及非洲淋巴瘤样淋巴瘤（burkitt-like lymphoma），为 B 细胞型。主要肿块位于腹腔回盲部及腹膜后淋巴结。

3．大细胞性淋巴瘤（large cell lymphoma，LCL）　为 T 细胞或 B 细胞免疫母细胞性淋巴瘤、组织细胞型淋巴瘤与间变型大细胞非霍奇金淋巴瘤（anaplastic large cell non-Hodgkin's lymphoma．AL-CL），其中 30% 左右为 $CD_{30}^+$ 的 T 细胞性，为间变型大细胞非霍奇金淋巴瘤。ALCL：常累及淋巴结及结外部位，包括皮肤、软组织、肌肉、关节、肺、胃肠道等，其他包括肝、脾、纵隔、中枢神经系统，但较少波及骨髓，多为Ⅲ～Ⅳ。间变型大细胞性淋巴瘤细胞的特点：细胞大，形态畸形，胞浆丰富，核不规则，表达 $CD_{30}$（Ki-1）抗原，多数表达 T 细胞标记。

### （六）NHL 临床分期（St.Jude）

Ⅰ期：单个淋巴结（或结外肿块），而无纵隔或腹部受累。

Ⅱ期：单个淋巴结（或结外），伴局部淋巴结浸润。

横膈同侧≥2 个淋巴结区受累。

横膈同侧≥2 个结外病变，伴或不伴局部淋巴结浸润。

原发于胃肠道（常在回盲部）伴或不伴肠系膜淋巴结浸润，基本完全切除。

Ⅲ期：横膈两侧≥2 个淋巴区（或结外）受累。

原发于胸腔内肿块（纵隔、胸腺、胸膜）。

所有广泛的腹腔内病变。

脊柱旁或硬膜外肿瘤。

Ⅳ期：广泛远处转移，有 CNS 浸润或骨髓浸润。

## 三、治疗要点

近年对小儿 NHL 的治疗研究结果表明，对小儿 NHL 的治疗以化疗为主，手术及放疗在少数病儿中选择性应用。

### （一）治疗原则

基于儿童 NHL 早期即有全身播散，故主要治疗方式是化疗，仅对治疗后肿块缩小不明显者可考虑局部放疗。外科手术对 B 细胞性淋巴瘤起一定作用，如回盲部肿块，若能完全切除，则预后良好，但即使这种类型，术后亦应化疗，因若不立即开始化疗，肿瘤可再次迅速生长，甚至广泛的腹部受累；化疗预后好，故外科主要作活检，以明确诊断。

## （二）化疗

所有儿童 NHL 因处在增殖期组分的肿瘤细胞比例高，故对各种化疗药物均敏感，目前主要是根据作用于细胞增殖周期不同阶段，且毒性无叠加作用的药物联合应用，并根据病期及肿瘤的 T、B 细胞性而采用不同的联合方案。广东省人民医院对新诊断的 NHL 用下列几种单克隆抗体 [LCA、L26（$CD_{20}$）、UCHL（$CD_{45}$）、$CD_{30}$]，作为测定肿瘤细胞的免疫表型。对 T 细胞性 NHL 采用改良的 MCP-841 方案；对 B 细胞性 NHL，用改良的 MCP-842 方案。

1. T 细胞型 NHL

（1）T-NHL：Ⅰ、Ⅱ期方案：

1）CHOP 方案：C（CTX. 环磷酰胺）：每次 $1\,000mg/m^2$，静脉滴注，d1；H（ADM. 阿霉素）：每次 $25mg/m^2$，静脉滴注，d1、2；O（VCR. 长春新碱）：每次 $2mg/m^2$，静脉注射，d1；P（Pred. 强的松）：$60mg/（m^2 \cdot d）$，口服，d1～d5。3 周为 1 个疗程。

2）COMP 方案：C（CTX）：每次 $750mg/m^2$，静脉滴注，d1；O（VCR）：每次 $2mg/m^2$，静脉注射，d1、d8、d15；M（MTX. 甲氨蝶呤）*：$400mg/m^2$，1/2 静脉注射 → 1/2 静脉滴注 4h，d15；P（Pred）$60mg/（m^2 \cdot d）$。3 周为 1 个疗程。

*滴完 MTX 后 12h，用四氢叶酸（CF）每次 $12mg/m^2$，每 6h 1 次。用 MTX 时同时水化、碱化。

3）三联鞘内注射（TIT）：MTX（$12.5mg/m^2$）、Ara-C（$30mg/m^2$）、Dex（5mg）。TIT：qw×4（治疗第一天起），以后 q3m×4；总治疗期约 12 个月，共 12 个疗程。

化疗流程：CHOP×4 疗程 → COMP×2 疗程 → CHOP×1 疗程 → COMP×2 疗程 → CHOP×1 疗程 → COMP×2 疗程 → 停药。

注：新一疗程开始时 ANC > $1.5 × 10^9/L$，肝肾功能、EKG 必须

正常。

（2）T-NHL：Ⅲ、Ⅳ期方案　　基本同 HR-ALL，淋巴母细胞性淋巴瘤恶性程度高，其纵隔侵犯发生率达 42%，最后约 50% 转为白血病，故采用与 HR-ALL 相似的化疗方案。疗程 3 年左右。应及早进行 CNS 浸润的防治（TIT、HD-MTX 或颅脑放疗）。

1）诱导缓解：VALP 方案：V（VCR）：每次 $1.5mg/m^2$，静脉注射，$qw \times 4$；A（ADM）：每次 $30mg/m^2$，静脉滴注，d1、d8、d22；L（L-Asp）：每次 $6\,000\,IU/m^2$，静脉滴注，qod，d1、d3、d5、d7、d9、d11、d13、d15、d17、d19 各 1 次；P（Pred）：$40mg/(m^2 \cdot d)$，分次口服，足量用 4 周，以后逐步减量，6 周停药。

三联鞘内注射（TIT）：MTX + Ara-C + Dex，$qw \times 4 \sim 6$ 次。休疗 2 周左右，待肝功能正常及 $WBC > 3 \times 10^9/L$，开始进入巩固治疗。

2）巩固治疗：CAM 方案：用 HD-Ara-C。C（CTX）：每次 $750mg/m^2$，静脉滴注，d1、d15；A（Ara-C）：每次 $2g/m^2$，每 12h 1 次共 4 次，d1、d2，d15、d16，d29、d30；M（6-MP）：每次 $75mg/m/m^2 \cdot d$，d1 ~ 7，d15 ~ 22。休疗 2 周左右，待肝功能正常及 $WBC > 3 \times 10^9/L$，开始进入再诱导治疗。

3）再诱导治疗：同诱导期 VALP 方案，但阿霉素用 2 次，d1、d2。

4）CNS 浸润（庇护所）防治：HD-MTX + CF 疗法：MTX：每次 $3g/m^2$。①$500mg/m^2$ + 生理盐水 30mL，静脉注射，30min。②接着 $2.5g/m^2$ + 10% 葡萄糖液 $1\,000mL$，静脉滴注 24h。③于静脉注射①后 2h 作三联鞘内注射。④HD-MTX 滴完后 12h，用四氢叶酸（CF）每次 $12 \sim 15mg/m^2$，肌肉注射，每 6h 1 次共 $8 \sim 10$ 次解救。在 HD-MTX 前后，需连续补液 $2\,000mL/(m^2 \cdot d) \times 4$ 天，其液体为 1/4 张含钠液，并用 5% 碳酸氢钠 $5mL/(kg \cdot d)$，静脉滴注，以保持尿液碱化。在用 HD-MTX 同时，口服 6-MP$50mg/(m^2 \cdot d)$，每晚 1 次 × 7 天。10 天 1 个疗程，连用 3 个疗程。维持治疗阶段 $q3mg \times 8$ 次。

5）维持与定期强化治疗：①维持治疗：6-MP$mg/(m^2 \cdot d) \times 21$

天，分次口服，MTX 每次 $20 \sim 30\text{mg/m}^2$，口服或肌肉注射或静脉注射，qw×3 次。随后：VP 方案 1 个疗程：Pred 40mg/（$\text{m}^2 \cdot \text{d}$）× 7 天，VCR 每次 $1.5\text{mg/m}^2$。继续用 6-MP + MTX 3 周，与 VP 方案轮转治疗。②定期强化：维持治疗期年中第 3 和第 9 个月用 COAP1 个疗程，第 6 个月用 VALP 1 个疗程，第 12 个月用 EA（VP-16 或 VM-26 + Ara-C）1 个疗程。③庇护所防治：维持治疗期间每 3 个月用 HD-MTX 1 个疗程，共用 HD-MTX 11 个疗程。HD-MTX 疗程结束后，则 TIT（MTX + Ara-C + Dex），q3m。维持治疗至 3 ~ 3 年半结束。

以上治疗方案：淋巴母细胞性淋巴瘤完全缓解率可达 90% 以上，5 年以上无病生存率可达 60% ~ 70%。

2. B 细胞型 NHL 治疗方案　　以短期、强化疗，代表方案为 MCP（multi-center protocol）-842 方案。即 CCCG-97（children cancer cooperative group）。

（1）B-NHL 化疗方案

1）A 方案：CTX：每次 $800\text{mg/m}^2$，静脉滴注，d1，→ 每次 $200\text{mg/m}^2$，静脉滴注，d2 ~ d4；VCR：每次 $2\text{mg/m}^2$，或 VDS（每次 $3 \sim 4\text{mg/m}^2$）静脉注射，d1、d8、d15；ADM：每次 $20\text{mg/m}^2$，静脉滴注，d1，d2；Ara-C：每次 $500\text{mg/m}^2$，静脉滴注（2h），每 12h 1 次（d1）；第 3 疗程 $1\,000\text{mg/m}^2$，第 5 疗程 $1\,500\text{mg/m}^2$。与化疗同时需水化、碱化 5 天。3 ~ 4 周为 1 个疗程。

2）B 方案：IFO（异环磷酰胺）：每次 $1\,200\text{mg/m}^2$，静脉滴注，d1 ~ d5；Mesna（美斯钠）：每次 $300\text{mg/m}^2$，静脉滴注，d1 ~ d5，于 IFO 滴入后 0h、3h、6h 滴注；VP-16：每次 $60\text{mg/m}^2$，静脉滴注，d1 ~ d5；MTX：每次 $15\text{mg/m}^2$，静脉滴注，d1 ~ d3；VCR：每次 $2\text{mg/m}^2$，静脉注射，d8。同时水化、碱化 5 天。3 ~ 4 周为 1 个疗程。

3）COMP 方案：CTX：每次 $750\text{mg/m}^2$，静脉滴注，d1；VCR：每次 $2\text{mg/m}^2$，静脉注射，d1、d8、d15；MTX：$300\text{mg/m}^2$，1/3 静脉注射，2/3 静脉滴注（4h），d15；滴完 MTX 后 12h，用 CF 每次 $12\text{mg/m}^2$，每 6h 1 次共 2 ~ 3 次。Pred：60mg/（$\text{m}^2 \cdot \text{d}$），分次口服，

d1~5。

用 CTX 与 MTX 时同时水化、碱化。3~4 周为 1 个疗程。

4）CHOP 方案：CTX：每次 1 000mg/m$^2$，静脉滴注，d1；ADM：每次 25mg/m$^2$，静脉滴注，d1、d2；VCR：每次 2mg/m$^2$，静脉注射，d1；Pred：100mg/（m$^2$·d），分次口服，d1~d5。3~4 周为 1 个疗程。

5）三联鞘内注射（TIT）：MTX（12.5mg/m$^2$）+ Ara-C（30mg/m$^2$）+ Dex（5mg），IT，每周 1 次×8 次，以后每 3 个月 1 次。

（2）化疗流程

1）B-NHL-Ⅰ期、腹腔Ⅱ期（腹腔肿块完全切除者）：A 方案→B 方案→A 方案→B 方案→COMP→COMP。完成 6 个疗程后停药。

2）除腹部病变完全切除以外的 B-NHL-Ⅱ期、Ⅲ期、Ⅳ期：A→B→A→B→A→B→COMP×2 与 CHOP×1 交替至 18 个疗程停药。

3）间变型大细胞性淋巴瘤治疗：上述二种方案均可选用，多数采用 MCP-842（即 CCCG-97）方案，认为与其他恶性淋巴瘤相比恶性程度稍低，较少累及骨髓，预后较好。应用上述联合化疗后，NHL'CR'率几乎与小儿急淋相似，达 95% 以上，'CCR'率可达 60%~70%。故 NHL 患儿，只要坚持按方案治疗，前景还是乐观的。

4）起始病情过重或肿瘤负荷过大，不宜强化疗者用 COP 方案 1 周作为引导治疗。用法为 CTX 500mg/m$^2$，静脉滴注，d1；VCR 2mg/m$^2$，静脉注射，d1；Pred 45mg/（m$^2$·d），d1~d7 作为引导方案。如骨髓涂片瘤细胞 >25% 浸润者，先用 VDLP 1 个疗程后转入用 A→B→……方案。

（3）初治时已有 CNS 浸润者：在 A→B 方案基础上隔日 TIT 至 CSF 瘤细胞消失（缓解），然后 3 天 1 次×2 次，再每周 1 次至 8 次，以后 2 个月 1 次，并将 A→B 方案改为 A→B→A→HD-MTX + 6-TG→B→HD-MTX + 6-TG→A→HD-MTX + 6-TG→B→颅脑放疗→COMP×2→CHOP×1 至 24 个月。

以上治疗方案，B 细胞型高度恶性淋巴瘤完全缓解率可达 90%左右，5 年以上无病生存率 60%左右。

（三）预防和治疗并发症

1. 强烈化疗引起肿瘤细胞溶解综合征

（1）防治高尿酸血症：别嘌呤醇（Allopurinol）每日 10mg/kg，分次口服。

（2）充分水化：2 000~3 000mL/（$m^2$·d），用 1/5 张含钠液。

（3）碱化尿液（pH>7）：碳酸氢钠 3~4g/d，口服或 5%碳酸氢钠液每次 3~5mL/kg，静脉滴注。

2. 强烈化疗引起骨髓抑制→全血减少、粒细胞缺乏、血小板减少

（1）贫血：Hb<60g/L 时，输注红细胞或用红细胞生成素（EPO）1 500IU/次，皮下注射，隔日 1 次或每 3 日 1 次。

（2）粒细胞缺乏：ANC<$0.5×10^9$/L 时，给予 GM-CSF 或 G-CSF5~10$\mu$g/（kg·d），皮下注射，3~5 天。

（3）出血：血小板<$20×10^9$/L 伴出血时，输注血小板 6~8U/$m^2$。

（4）化疗性呕吐：可用枢复宁（Zofran）或枢丹 4~8mg，化疗前 15min 静脉注射或口服或用灭吐灵（Paspertin）每次 0.2~0.3mg/kg，静脉注射或肌肉注射。

（四）疗效评估或判断

1. 完全缓解（CR）　　CT、骨扫描、骨髓涂片及体检均未发现残留迹象，并维持 1 个月以上。

2. 部分缓解（PR）　　肿瘤缩小 50%以上，但未达缓解，并维持在 1 个月以上。

3. 好转　　肿瘤缩小未达 50%。

4. 进展　　疾病进展。

（沈亦逵）

# 第十七章　组织细胞增生症

## 第一节　小儿恶性组织细胞病

### 一、概述

恶性组织细胞病（malignant histiocytosis，MH）简称恶组病，是全身单核-巨噬细胞系统组织细胞恶性增生浸润的恶性血液肿瘤。病因不明，有人认为 T 淋巴细胞系相关的血液淋巴肿瘤，只有少数单核巨噬细胞系起源者。病情进展迅速，病死率高。

1. 组织细胞来源　　一般认为恶组病其肿瘤细胞源于单核/巨噬细胞系统，但自 1985 年一些学者提出恶性组织细胞病不是组织细胞来源，而是 T 细胞淋巴瘤的特殊类型以来，引起许多病理及临床方面的关注和争议。

最近有些研究表明恶组病的异常组织细胞具有 T 淋巴细胞受体（TCR）β 链基因重排，且表达 $CD_3$ 和 $CD_{45}RO$，而不表达 $CD_{48}$ 和 $CD_{30}$，表明恶组病源于 T 细胞。但有研究表明恶组病细胞溶菌酶（Lysozyme）、α 抗胰蛋白酶（$\alpha_1AT$）呈阳性，巨噬细胞特异分化抗原 $CD_{68}$ 阳性，而无 T、B 淋巴细胞的免疫型表明其来源于单核-巨噬细胞系统。

另外，有报告本病异常组织细胞表达 Kit 抗原（$CD_{30}$），且同时有 Kit 阳性淋巴瘤的遗传异常，即 t（2；5）（q23；q35），故认为本病属于大细胞淋巴瘤。

目前，认为恶组病为一组具有不同性质的细胞来源而临床表现相似的异质性疾病群，多数为 T 淋巴细胞的间变性大细胞淋巴瘤（anaplastic large cell lymphoma，ALCL），其次为 B 淋巴细胞大细胞瘤，而真正源于单核-巨噬细胞系统恶性转化而来的真性恶性组织细胞病只占少数，表达单核-巨噬细胞分化抗原：$CD_{11c}$、$CD_{14}$、$CD_{68}$、$BerMAC_3$。

2. 病因与病机　　本病病因不明，20 世纪 90 年代后有些学者认为恶组病的发病与病毒特别是 EB 病毒的感染有关，理由如下。

（1）EB 病毒是一种致病 DNA 病毒，具有细胞转化作用，在感染人体细胞后可终生潜伏在人的淋巴细胞中。

（2）有学者通过双重染色还原位杂交技术，在恶性组织细胞病病人的淋巴组织中检出 EB 病毒的染色体组。

（3）应用双重染色法，证实在非肿瘤性的早期组织细胞中存在 EB 病毒，而且在恶性组织细胞病的肿瘤细胞中也发现 EB 病毒片段。由于 EB 病毒能转化人体细胞，因此认为 EB 病毒感染的组织细胞的克隆性增生导致了恶性组织细胞病的发生。

（4）另外有人推测 EB 病毒感染 T 细胞后上调 TNF-α 的表达，TNF-α 和 IFN-γ 或其他细胞因子共同激活巨噬细胞，最后导致恶性组织细胞病。

## 二、诊断要点

### （一）临床特点

起病常较急骤，持续不规则高热，伴全身乏力、多汗、消瘦及进行性衰竭。各组织器官浸润表现：骨髓浸润而进行性贫血、出血；肝脾、淋巴结肿大，晚期常出现黄疸；皮肤出现出血性皮疹或结节性皮疹；腹腔包块；呼吸、消化、泌尿、神经、心血管系统及浆膜腔均可受累出现相应症状及体征。

### （二）实验室检查

1. 血象　　大多呈全血细胞减少，血片中可找到少量异常组织细胞及（或）不典型的单核细胞，偶见幼稚粒细胞和有核红细胞。

2. 骨髓象　　多为增生活跃，发现恶性组织细胞，其中异常组织细胞和多核巨型组织细胞是诊断恶组病的主要细胞学依据，而淋巴样细胞、单核样组织细胞及吞噬型组织细胞无特异诊断意义。1次骨髓检查不能除外本病，多次多部位穿刺检查可提高阳性率。异常组织细胞形态怪异，体积较大，核染色质呈网状，核仁较明显。所见组织细胞形态如下：

（1）异常组织细胞：胞体较大（直径 $20\sim50\mu m$），外形多不规则，常有伪足样突起；胞浆比一般原始细胞丰富，呈蓝色或深蓝色，深蓝色者常无颗粒，浅蓝者可有少数嗜苯蓝颗粒，可有多少不一的空泡；核呈圆形、椭圆形或不规则，有时呈分枝状，偶有双核；核染色质致密呈网状；核仁隐显不一，常较大而清晰，$1\sim3$个不等。尚可见早幼粒细胞样异常组织细胞。

（2）多核巨组织细胞：胞体大，直径可达 $50\mu m$ 以上，外形不规则，胞浆蓝或灰蓝，无颗粒或有少数细颗粒；含有 $3\sim10$ 个或多叶核，核仁隐或显。

（3）吞噬型组织细胞：形态与一般分化的组织细胞相似，体积大，外形不规则，单核或双核，椭圆形、偏位、染色质疏松；核仁隐约可见；胞浆丰富，含有被吞噬的红细胞及其残余碎片、幼红细胞、血小板及中性粒细胞。

此外，尚有一些单核样、淋巴样和浆细胞样组织细胞，其意义不清楚，不作诊断依据。

3．病理学检查　　骨髓、肝脾、淋巴结活检切片或穿刺液涂片、皮疹印片、胸腹水涂片可见各种异常组织细胞浸润，发现异常组织细胞及（或）多核巨型组织细胞有确诊价值。

4．细胞组织化学和免疫组化检测　　恶组病骨髓中异常组织细胞和受累组织病变细胞显示有组织细胞标记酶：中性粒细胞碱性磷酸酶（NAP）染色呈阴性；恶性组织细胞的酸性磷酸酶（ACP）呈阳性；非特异性酯酶阳性并被氟化钠抑制，胞浆溶菌酶阳性。免疫组化恶性组织细胞显示：$\alpha_1$-抗胰蛋白（AT）阳性、$\alpha_1$-抗胰蛋白酶（ACT）阳性提示为恶性组织细胞。免疫表型检测示：单核-巨

噬细胞相关标记如 $CD_{68}$、MAC（Myelocytic/histiocytic antigen）387 等 McAb 呈特异性阳性反应，而 Ki-1（$CD_{30}$）及全 T 细胞标记 $CD_{45}Ro$（UCHL-1）标记均呈阴性。

### （三）诊断与鉴别诊断

1. 诊断　　恶性组织细胞病的诊断应以临床表现为基础、细胞形态学为依据综合考虑。如临床表现符合恶性组织细胞病，又有细胞学异常组织细胞和（或）多核巨组织细胞，则可诊断恶性组织细胞病。如临床表现符合恶性组织细胞病，一次甚至数次骨髓细胞形态学无异常发现，不要轻易排除恶性组织细胞病，应反复多部位骨髓穿刺或其他受累器官的病理活检。如临床表现不典型，而有细胞学依据，应注意排除反应性组织细胞增生和临床表现不典型的恶性组织细胞病。

目前，国内的诊断标准为：

（1）临床表现：长期发热，以高热为主，伴进行性全身衰竭，淋巴结、脾、肝进行性肿大，还可有黄疸、出血、皮肤损害和浆膜腔积液。

（2）实验室检查：全血细胞进行性减少，血片中可有少量异常组织细胞和（或）不典型单核细胞，偶可出现幼稚粒细胞和有核红细胞。骨髓涂片发现数量不等的多种形态异常组织细胞和（或）多核巨组织细胞，为诊断恶性组织细胞病的主要细胞学依据。

（3）骨髓、肝、脾、淋巴结及其他受累部位的病理切片可见异常组织细胞浸润，组织结构可部分或全部破坏。

凡具有上述（1）+（2）或（1）+（3），且能排除反应性组织细胞增多症者即可诊断为恶性组织细胞病。

一般认为组织细胞质变比量变更为重要。如临床表现符合恶性组织细胞病，骨髓中异常组织细胞和（或）多核巨组织细胞仅为 1% ~ 2% 亦可诊断。如骨髓中异常组织细胞 > 25% 应诊断为组织细胞白血病。

2. 鉴别诊断　　本病应与急性白血病、嗜血细胞综合征、间变型大细胞性淋巴瘤、郎格罕细胞组织细胞增生症、反应性组织细胞增生症等相鉴别。并应尽可能利用多种单克隆抗体做免疫病理检查，恶性组织细胞的免疫表型为 $CD_{45}^+$、$CD_{68}^+$、$MAC387^+$。

（1）反应性组织细胞增生症：反应性组织细胞增生症（反应组）有明确的病因，增生的组织细胞分化较好，有明显噬血细胞现象，多为反应性组织细胞增多，病因去除后可很快恢复正常。反应性组织细胞增生症多由感染所致，中性粒细胞碱性磷酸酶（NAP）阳性率及积分明显增高，而恶性组织细胞病明显低于正常。另外，广谱抗生素试验治疗是鉴别恶性组织细胞病与反应性组织细胞增生症的重要方法之一。

其临床表现和细胞形态和恶性组织细胞病的鉴别见表 17-1。

表 17-1　反应组与恶组的鉴别

| | | 反 应 组 | 恶 组 |
|---|---|---|---|
| 临床 | (1) | 多可找到原发病或诱因 | 无 |
| | (2) | 病情进展缓慢 | 病情凶险，进展快 |
| | (3) | 少有肝功能衰竭 | 晚期多有黄疸、肝功能衰竭 |
| | (4) | 发热不高，对激素或抗生素治疗反应好 | 高热，对激素反应差，大剂量可退热，稍减量又发热 |
| | (5) | 无出血，贫血不明显 | 多三系减少，出血严重 |
| | (6) | 去除病因后愈 | 短期内死亡 |
| 骨髓象 | (1) | 大致正常，粒系增生，多有中毒颗粒 | 正常造血细胞减少 |
| | (2) | 组织细胞分化好，形态正常，大小均匀，正常型组织细胞为主 | 分化差，形成奇异，大小不一，多为较幼稚的异常或恶性组织细胞 |
| | (3) | 核分裂少见 | 多见核分裂相 |

| | 反 应 组 | 恶 组 |
|---|---|---|
| 免疫病理 | | $CD_{45}^+$、$CD_{68}^+$、MAC387$^+$ |
| 淋巴结活检 | 结构基本完整或部分破坏，分化好的组织上细胞增生 | 结构部分或全部被破坏，异常组织细胞弥漫浸润 |

（2）噬血细胞综合征：是一组临床表现相似，病因各异的综合征，可见于任何年龄。病因多为感染，特别是病毒感染，其次是淋巴瘤、结缔组织病、药物、免疫缺陷所致。呈暴发性发病，临床表现为持续高热，二系以上血细胞减少，肝、脾、淋巴结肿大，并有组织细胞增生伴噬血细胞改变。组织细胞形态多为成熟型单核样或淋巴样组织细胞，持续时间短且消失快。NAP 活性增高，血清铁蛋白值不如恶性组织细胞病升高明显。本病经治疗原发病及去除病因后预后良好。

（3）恶性淋巴瘤：主要与组织细胞性淋巴瘤相鉴别。本病除了浸润淋巴结外，还可累及网状内皮系统、皮肤、骨骼。此外还应与Ⅳ期霍奇金淋巴瘤、Burkitt 淋巴瘤等相鉴别，主要依据病理细胞的免疫表型相鉴别。

（4）传染性单核细胞增多症：在外周血中可见较多异型淋巴细胞，抗 EB 抗体阳性，嗜异性凝集试验阳性，滴度 >1:56，且病程自限性。

（5）急性单核细胞白血病：本病的白血病细胞形态单一，罕见异形细胞，且无吞噬现象，正常骨髓造血细胞明显减少。

（6）组织细胞坏死样淋巴结病：本病的临床表现与恶组相似，其主要鉴别是：本病的特征是多个坏死区域伴有良性组织细胞增生和中性粒细胞缺乏。

（7）郎格罕细胞组织细胞增生症：多为 3 岁以下幼儿发病，临床上有典型皮疹，肝、脾肿大，肺累及时呈网点样阴影，晚期可有肝损害而出现黄疸。骨髓中可见分化较好的组织细胞或泡沫细胞增生，无异常组织细胞，预后较好。

(8) 恶性肿瘤骨髓转移：恶性肿瘤到骨髓时，肿瘤细胞呈灶性浸润，积聚成堆，少见吞噬现象且有相应原发肿瘤的表现，根据原发肿瘤及其他转移灶可以鉴别。

### 三、治疗要点

治疗原则：加强支持治疗，积极防治感染，根据病情采用化学疗法。

1. 支持治疗　加强护理，给予高热量、高蛋白、高维生素饮食。必要时输血或成分输血以纠正贫血，防治出血。

2. 积极防治感染　MH 患儿常合并感染，应结合病原检查，使用有效抗生素控制感染。对于粒细胞减少者，更应做好消毒隔离。粒细胞低于 $0.3 \times 10^9/L$ 时，多数患儿易发生败血症。在应用有效广谱抗生素控制感染同时，最好用粒细胞集落刺激因子（G-CSF），不宜用可使巨噬细胞增殖的粒细胞巨噬细胞集落刺激因子（GM-CSF）。

3. 化疗　MH 过去疗效多不够满意。近年应用 CHOP、COPP 等方案疗效较前有所提高。根据周围血和骨髓情况，可选用以下方案。

(1) VCP 方案：V（VCR. 长春新碱）：每次 $2mg/m^2$，静脉注射，每周 1 次；C（CTX. 环磷酰胺）：每次 $250mg/m^2$，静脉滴注，每周 1 次；P（Pred. 强的松）：$40 \sim 60mg/(m^2 \cdot d)$，口服，d1 ~ d7。

每 3 ~ 4 周重复 1 个疗程。完全缓解率达 68%。

(2) CHOP 方案：C（CTX）：每次 $750mg/m^2$，静脉滴注，d1；H（ADM. 阿霉素）：每次 $30 \sim 50mg/m^2$，静脉滴注，d1；O（VCR.）：每次 $2mg/m^2$，静脉注射，d1；P（Pred.）$60mg/(m^2 \cdot d)$，口服，d1 ~ d5。

每 3 周重复 1 个疗程。2 ~ 3 个疗程后完全缓解率达 57 ~ 92%。

(3) COPP 方案：C（CTX）：$600mg/(m^2 \cdot d)$，静脉滴注，d1、

d8；O（VCR）：每次 2mg/m$^2$，静脉注射，d1、d8；P（PCZ. 甲基苄肼）：100mg/（m$^2$·d），口服，d1~d14；P（Pred.）：40mg/（m$^2$·d），口服，d1~d14。

间歇 2 周重复 1 个疗程，有效率达 63%。

目前，在不能达到完全缓解的病例，还可应用 CHOP 加上博来霉素（B-CHOP）或大剂量甲氨蝶呤（HD-MTX）+四氢叶酸解救方案；亦可在用 CHOP 方案时加上 VP-16 或 VM-26 等抗肿瘤药物治疗。

4. 骨髓移植　　恶组患儿如缓解后可考虑做骨髓移植，但由于恶组患者达到完全缓解的可能性很小，因此实际上能实行骨髓移植的可能性比较小。Kao 等报道 1 例 14 岁恶组患者，应用 CHOP 方案部分缓解后，采用骨髓移植治疗，达到了完全缓解，无病生存达 19 个月以上。

### 四、疗效标准

1. 完全缓解　　症状及不正常体征均消失。血象 Hb≥100g/L，WBC≥4.0×10$^9$/L，分类正常，血小板≥100×10$^9$/L；骨髓涂片找不到异常组织细胞。

2. 部分缓解　　自觉症状基本消失，体温下降或稳定一段时间，肿大的肝、脾、淋巴结明显缩小（肝、脾最大不超过肋缘下 1.5cm），血象接近但未达到完全缓解标准；骨髓涂片中异常组织细胞和血细胞被吞噬现象基本消失或极少量。

## 第二节　郎格罕细胞组织细胞增生症

### 一、概述

郎格罕细胞组织细胞增生症（Langerhan cell histiocytosis，LCH）曾称为组织细胞增生症 X（histiocytosis X，HX），是一组由郎格罕细胞（Langerhan cell，LC）为主的组织细胞在单核-巨噬细胞系统广泛增生浸润为基本病理特征的疾病。本病好发于骨、肺、肝、脾、骨髓、淋巴结和皮肤等部位。传统上本病分 3 型：勒雪氏病（letterer-siwe disease，LS）、韩-雪-柯病（Hand-Schüller-Christian disease，HSC）、骨嗜酸细胞肉芽肿（eosinophilic granuloma of bone，EGB）。

1. 病因　　尚未明确，多数学者认为本病为分化性组织细胞增生症，属介于免疫反应性非肿瘤性增生和恶性肿瘤性组织细胞增生疾患之间，也有认为是一种恶性克隆性疾病。目前多数研究表明，LCH 的发生可能与免疫缺陷有关，$CD_4$ 减低、$CD_4/CD_8$ 比值下降，临床分型（分级）> Ⅲ级者，恶性程度较高，故本病介于良性与恶性肿瘤之间。近有研究者，用流式细胞仪（flow cytometry. FCM）分析病变区细胞 DNA 含量，发现有恶性肿瘤标志的非正倍体，且 S 期细胞比例增加，推测是郎格罕细胞的恶性增殖所致。此外，本病可与恶性淋巴瘤同时存在，故认为部分 LCH 具有恶性性质。

近年来有研究表明可能人类白细胞抗原与本病有一定的关系，国内有报告发现 LCH 患儿 HLA-DR3 和 HLA-B40 的抗原（基因）呈显著增高，提示它们可能为易感基因，与 LCH 的发病有一定关系。

病变部位由于浸润的病理组织细胞（郎格罕细胞）过度增殖，并产生白细胞介素-1（IL-1）和前列腺素 $E_2$（$PGE_2$），从而引起脏器和组织的损害。骨病变部位的郎格罕细胞，通过局部分泌产生过量的 IL-1 和 $PGE_2$，可活化与促进破骨细胞的功能而引起骨质吸收，产生溶骨性损害。

2. 病理组织学特点　　病理组织活检是诊断 LCH 的重要依据，病变部位（皮肤、淋巴结、骨髓等）有组织细胞增多；有条件时应作电镜检查，找到具有 Birbeck 颗粒的郎格罕细胞。或病变细胞的免疫组化 $CD_{1a}$ 抗原阳性为诊断的重要依据，免疫组织化学染色：S-100 神经蛋白（neuroprotein）阳性，结合临床可确诊。

## 二、诊断要点

### (一) 临床特点

根据其类型不同，其临床症状和体征表现多样。

1. 发热　　热型不规则，可为持续性高热或间断高热。一般用抗生素无效。

2. 皮疹　　皮肤可因郎格罕细胞浸润出现特异性皮疹，皮疹为多形性，皮疹多在胸背部和头皮、发际和耳后，起初为针尖到粟粒大小红色斑丘疹，以后类似于湿疹或脂溢性样渗出性皮疹，多为出血性，然后结痂、脱屑，残留色素白斑。各期皮疹同时存在或成批出现。

3. 肝脾、淋巴结肿大　　肝脾可中度至重度肿大，脾大较肝大显著。可见全身淋巴结轻度肿大，少数患婴可伴有胸腺肿大。发热、皮疹和肝脾肿大有伴随关系。发热、出疹时，肝脾增大；疹消、热退，肝脾缩小。

4. 骨质损害　　X摄片的病变特征是溶骨性骨质破坏，骨缺损系由郎格罕细胞在骨质内增生浸润所致。骨缺损局部如颅骨的头皮呈包块状突起，可有轻压痛，当病变侵蚀骨外板时，肿块变软而有波动，常可触及颅骨缺损的边缘。

(1) 颅骨缺损：最多见，颅骨呈地图样缺损，最早出现于顶、枕、眼眶、颞骨岩部、下颌骨等处。

(2) 下颌骨破坏：发生率（7%），颌骨病变可分为牙槽突型和颌骨体型两种，前者首先侵犯牙槽突，后向根尖下发展，破坏下颌骨体或上颌窦底，重者使牙齿完全失去支持骨呈"漂浮样"改变，后者常开始于下颌骨体中央，渐波及牙槽突、下颌骨下缘或升支后缘。颌骨病变伴随口腔颌面临床改变有两种表现：①牙龈或腭部的溃疡性病损，可伴有肿胀和周围黏膜增生。②颌面肿胀或包块，可伴有牙齿松动或疼痛，重者可造成牙齿脱落。

(3) 颞骨与乳突破坏：中耳道有肉芽肿病变引起颞骨与乳突破坏，常有耳流脓，乳突肿胀或凹陷。

(4) 眼球突出：由于眼眶骨受损引起，常为一侧，也可双侧突出。

(5) 尿崩症：由于蝶鞍破坏与组织细胞浸润累及垂体或下丘脑

所致，表现为多饮、多尿。

(6) 其他长骨等破坏：组织细胞浸润累及骨盆、肩胛、脊椎、肱骨、股骨等引起溶骨性破坏，局部表现肿胀或发生病理性骨折。

5. 肺部浸润　　多见，年龄越小越容易受累，常有咳嗽、气促，重者有发绀。极易发生肺炎或肺泡破裂，可形成大小不等的肺泡囊肿或出现气胸、皮下气肿，严重者可发生呼吸衰竭而死亡。

6. 耳　　表现为外耳道溢脓、耳后肿胀和传导性耳聋。

7. 骨髓　　骨髓中可出现郎格罕细胞，侵犯骨髓者常有贫血、粒细胞减少和血小板减少。

8. 中枢神经系统　　最常受累的部位是丘脑-垂体后区，常见症状有尿崩症，还可有共济失调、构音障碍、眼球震颤等神经系统等症状。

**(二) 临床类型**

1. 勒-雪氏病　　多见于婴幼儿，尤其是婴儿，国内报道最小发病年龄仅 10 天。多数病例病情发展迅速，组织细胞广泛增生，正常组织受到破坏，全身多器官受累。临床主要表现有发热、皮疹，肝、脾、淋巴结肿大，肺部症状和其他器官受累表现，常有贫血、耳流脓等。

2. 韩-雪-柯病　　又称慢性黄色瘤。多见于 3～5 岁的小儿，病程缓慢。颅骨缺损、眼球突出和尿崩症三大症状对诊断本病有重要意义。1/3 以上病例有黄色丘疹样皮疹，多发生于面部、躯干等处。此外，常伴有发热，肝、脾、淋巴结肿大，牙龈、齿槽肿胀、发炎、坏死、萎缩，牙齿松动脱落，耳道流脓等。

3. 骨嗜酸细胞肉芽肿　　为良性型，是本症中预后最好的一型，多见于 4～7 岁儿童，其临床特征主要表现为单发或多发性骨骼损害，多累及锁骨、肋骨、脊椎、骨盆、四肢长骨。病灶局部界限清楚，可有疼痛及肿胀，但无红、热，压痛不明显。可形成自发性病理性骨折，亦可穿透皮肤形成瘘管。脊椎受侵犯，可引起神经症状，表现为肢体麻木、疼痛、无力、瘫痪等。如侵犯椎管内引起脊髓压迫征表现为截瘫。一般缺乏全身症状，亦无肝脾、淋巴结肿大。但有部分病例表现为肺部或其他脏器（如肠、胃、腮腺、胸腺、皮肤）的嗜酸细胞肉芽肿。

**（三）实验室检查**

1. 血象　　无特异性改变，多器官受累者常有中度以上贫血，可有白细胞下降和血小板减少。

2. 骨髓象　　部分病例有骨髓增生低下，可见组织细胞增多，但罕见噬血现象。有骨髓受累的患者常伴有贫血、白细胞减少，以及发热、皮疹等表现。但骨髓中组织细胞数量与骨髓功能异常并无正比关系。

3. 尿比重测定　　如尿比重常在 1.001 ~ 1.005，或尿渗透压 $< 200mOsm/L$，则提示可能有蝶鞍破坏与组织细胞浸润累及垂体或下丘脑所致。

4. 免疫功能检测　　①体液免疫：除 IgM 常增高外，大都正常。②细胞免疫：$CD_4$ 多减低，$CD_4/CD_8$ 比率降低，可有淋巴细胞转化功能降低，T 淋巴细胞组胺 $H_2$ 受体缺乏。

**（四）影像学检查**

1. X 线检查

（1）胸部摄片：胸部 X 线见肺部有网点状阴影，或呈毛玻璃状，或在此基础上出现颗粒状阴影，严重者出现囊状阴影、肺气肿和气胸等。

（2）骨骼摄片：显示溶骨性骨质破坏，一般应多部位照片，依次为头颅、脊柱、骨盆和四肢。

2. CT 或 MRI 扫描　　双侧颞骨 CT 或 MRI 扫描，以明确蝶骨各部分、蝶鞍骨质与垂体等受损害情况。

3. ECT 全身骨骼系统扫描，可检出骨损害的部位与大小。

**（五）病理组织学检查**

病理检查是确诊郎格罕细胞组织上细胞增生症的主要手段。故应尽可能做活组织检查，皮疹穿刺液印片和皮肤活检最常用，有淋巴结肿大者可做淋巴活检，骨质缺损做肿物刮除时做刮除物检查。

1．光镜检查　　病变部位（皮肤、淋巴结、骨髓等）见到特征性的分化较好的郎格罕组织细胞（单核的组织细胞、泡沫细胞）增多可以确诊，郎格罕细胞特征为细胞核为单个或多个，核折叠，有核仁。

2．免疫组化　　病变细胞的免疫组化 $CD_1a$ 单抗染色阳性为诊断的重要依据，免疫组织化学染色：S-100 神经蛋白（neuroprotein）阳性，α-D-甘露糖苷酶阳性，花生凝集素阳性。

3．电镜检查　　有条件时应作电镜检查，病变细胞内找到有 Birbeck 颗粒的郎格罕细胞。

（六）临床分型分级

目前国际上多采用 Lavin 和 Osband 分型（级）方法（表 17-2）：按年龄、器官受累数和有无器官功能损害，用计分法将 LCH 分为 4型（级），打破原有各综合征的界限，并将疾病分型和预后分级合为一体，使诊断分型更为简化，有助于判断预后和指导治疗。

表 17-2　LCH 的临床分级

| 项　目 | | 评　分 |
| --- | --- | --- |
| 发病年龄 | ＜2 岁 | 1 |
| | ＞2 岁 | 0 |
| 受累器官数 | ≥4 个 | 1 |
| | ＜4 个 | 0 |
| 受累器官功能损害* | 有 | 1 |
| | 无 | 0 |

分型（级）：Ⅰ级：0分；Ⅱ级：1分；Ⅲ级：2分；Ⅳ级：3分

*主要指肝、肺和骨髓造血功能。

功能损害的评定：

（1）肝功能有以下一项损害者：①低蛋白血症，血浆蛋白＜55g/L；②白蛋白＜25g/L；③胆红素＞25.7μmol/L；④临床有腹水或水肿。

（2）呼吸功能损害：在无感染的情况下，出现下列一项或多项症状，如呼吸急促、困难、紫绀、胸水、气胸等。

(3) 骨髓造血功能损害：出现下列一项以上现象，如：血红蛋白 < 100g/L（缺铁性贫血除外），白细胞 < $4 \times 10^9$/L 或中性粒细胞绝对值 < $1.5 \times 10^9$/L，血小板 < $100 \times 10^9$/L。

### （七）诊断标准

LCH 的诊断：此症传统的诊断方法是以临床、X 线和病理检查结果为主要依据，即经普通病理检查发现病灶内有组织细胞浸润即可确诊。鉴于郎格罕细胞（LC）具有特殊的免疫表型和超微结构，国际组织细胞学会在 1987 年建议将此症确诊的可信度分为三级，分级标准如下：

Ⅰ级（拟似诊断）：具有典型的临床表现，常规病理检查发现郎格罕细胞（组织细胞）增殖浸润。

Ⅱ级（提高诊断）：在拟诊基础上，加以下四种染色有两种或两种以上阳性：①ATP 酶染色。②S-100 神经蛋白。③α-D 甘露糖苷酶染色。④花生凝集素。

Ⅲ级（确定诊断）：光镜检查阳性，加电镜下发现病变细胞内有 Birbeck 颗粒及（或）病变细胞的 $CD_1a$ 染色阳性。

提高诊断的可信度，首先有利于此症与其他类型的组织细胞增生症相鉴别，利于国际间诊断标准的统一，亦为加强国际间交流和进一步开展深入研究所必需。

### （八）鉴别诊断

本症应与某些骨骼、淋巴、肺部和皮肤器官的疾病，以及其他组织细胞增生症相鉴别。

1. 与其他疾病的鉴别

(1) 发热、肝脾肿大、贫血：应与败血症、伤寒、疟疾、白血病、恶性组织细胞病、恶性肿瘤相鉴别。白血病的骨髓和外周血中可见白血病细胞。恶性组织细胞病的骨髓或病理活检，可见分化不好的恶性组织细胞，皮疹多为出血点或瘤样结节，肝脾大且多伴黄疸。

（2）皮肤损害：本病的皮肤改变应与脂溢性皮炎、湿疹、脓皮病、血小板减少性紫癜或血管炎等相鉴别。皮肤念珠菌感染，可能与本病的鳞屑样皮损相混淆，但本症皮损愈合后形成小的瘢痕和色素脱失为其特点，皮疹压片可见分化较好的组织细胞。

（3）肺部病变：常误诊为肺炎、粟粒性肺结核、肺含铁血黄素沉着症，其无特征性皮疹，无骨骼损害可作鉴别。肺部病变明显的郎格罕细胞组织细胞增生症易与粟粒性肺结核混淆，鉴别要点在于：前者常有典型的出血性湿疹样皮疹和骨质缺损损害，受累组织活检及免疫组化见典型的组织细胞，无结核接触史、结核菌素试验阴性、抗结核治疗无效可排除粟粒型肺结核。后者常有结核接触史，结核菌素试验阳性，肝脾大较少见。

（4）骨骼损害：上述骨骼的不规则破坏，软组织肿胀、硬化和骨膜反应同样见于骨髓炎、Ewing 肉瘤、成骨肉瘤、神经母细胞瘤骨转移、颅骨的表皮样瘤以及纤维性发育不良等。恶性肿瘤骨转移骨质损害有时误诊为郎格罕细胞组织细胞增生症，重点在恶性肿瘤多有原发肿瘤的明显临床表现，肿瘤活检可确诊。颅骨的溶骨性损害、突眼以及眼睑瘀斑往往是神经母细胞瘤的表现。

2．与其他组织细胞增生症的鉴别

（1）窦性组织细胞增生症伴块状淋巴结肿大（sinus histiocytosis with massive lymphadenopathy，SHML）　　SHML 常表现为双侧颈淋巴结的无痛性肿大。除颈淋巴结受累外，余处淋巴结或结外病变（如皮肤、软组织、骨损害）可见于 40% 以上的患者。皮肤病变常为黄色或黄色瘤样，骨骼病变亦为溶骨性损害，X 线表现很难与郎格罕细胞组织细胞增生症鉴别。SHML 的组织学特点为组织细胞群的窦性增生，并与其他淋巴样细胞和浆细胞相混合，病变细胞缺乏典型的郎格罕细胞核凹陷特点，且 $CD_1a$ 抗原阴性。超微结构检查缺乏 Birbeck 颗粒，从而有别于郎格罕细胞。

（2）噬血细胞性淋巴组织细胞增生症或家族性噬血细胞性淋巴组织细胞增生症（familia hemophagocytic lymphohistiocytosis，FHL）

是一组以发热、全血细胞减少和肝脾肿大为特点的临床综合征。诊断的根据偏重于骨髓、淋巴结、肝脾和脑膜病变。高甘油三酯血症、低纤维蛋白原和脑脊液中淋巴细胞增多为本病的典型改变。FHL 为常染色体隐性遗传，诊断上有时与小儿继发性噬血细胞综合征极难区别，后者亦称病毒相关性噬血细胞综合征（viral associated hemophagocytic syndrome，VAHS）。近年，VAHS 又扩大应用于其他感染因素所诱发的类似综合征，甚至包括小婴儿未接受任何免疫抑制剂治疗或未有显著感染的噬血细胞综合征病例。目前尚缺乏实验室或组织病理的方法，将这些综合征区别开来。如缺乏家族史，鉴别家族性或继发性会相当困难。为此，组织细胞协会 FHL 研究组将 FHL 和 VAHS 统一命名为噬血细胞性淋巴组织细胞增生症（hamophagocytic lymphohietiocytosis，HLH）。

（3）郎格罕细胞组织细胞增生症（LCH）还应与恶性组织细胞病（恶组）、反应性组织细胞增多症（反应组）相鉴别，其鉴别要点见表 17-3。

表 17-3　LCH 与反应组、恶组的鉴别

| | 反 应 组 | LCH | 恶 组 |
|---|---|---|---|
| 临　床 | (1)可找到原发病或诱因<br>(2)病情进展缓慢<br>(3)少有肝功能衰竭<br>(4)发热不高，对激素或抗生素治疗反应好<br>(5)无出血，贫血不明显<br>(6)去除病因后愈 | (1)不规则发热<br>(2)单/多个骨缺损<br>(3)湿疹样/出血性皮疹<br>(4)突眼、尿崩症<br>(5)肝脾肿大/肝功能损害<br>(6)耳流脓 | (1)病情凶险，进展快<br>(2)高热，对激素反应差，大剂量可退热，减量又发热<br>(3)多系统受累，可有黄疸、肝功能衰竭<br>(4)有贫血与出血<br>(5)多三系减少，出血严重<br>(6)短期内死亡 |

续表

| | 反 应 组 | LCH | 恶 组 |
|---|---|---|---|
| 骨髓象 | （1）大致正常，粒系增生，多有中毒颗粒<br>（2）组织细胞分化好，形态正常，大小均匀，正常型组织细胞为主<br>（3）核分裂少见 | （1）大致正常<br>（2）可有组织细胞增多<br>（3）可有骨髓增生减低、巨核细胞减少 | （1）正常造血细胞减少<br>（2）分化差，形态奇异、大小不一，多为较幼稚的异常或恶性组织细胞，多见核分裂相 |
| 免疫组化 | | $CD_1a^+$、S-100 蛋白阳性 | $CD_{45}^+/CD_{68}^+$、MAC387$^+$ |
| 淋巴结活检 | 结构基本完整或部分破坏，分化好的组织细胞增生 | 结构基本完整或部分破坏，有郎格罕细胞及 Birbeck 颗粒 | 结构部分或全部被破坏，异常组织细胞弥漫浸润 |

## 三、治疗要点

尽管 LCH 尚未完全证实属于恶性肿瘤，但经验证明以抗肿瘤化疗药物治疗为主的治疗方法，已使 LCH 的预后得到了明显改变。目前，除化疗外，还对局部病灶作手术刮除或放疗。由于 LCH 侵犯器官及病情轻重相差较大，治疗应以人而异，分型论治。

### （一）化疗

化疗的目的是尽可能低剂量细胞毒药物控制疾病，使器官功能损害减少至最低程度，但化疗的强度要与疾病分级程度一致。对Ⅰ级、Ⅱ级者选用 VP 方案（VCR + Pred）化疗 6 ~ 8 周，然后选用 6-MP（巯基嘌呤）和 MTX（甲氨蝶呤）或单药交替应用，疗程 1 ~ 2 年。对Ⅲ级、Ⅳ级者选用 VCP（VP + 环磷酰胺）或 VEP（VP + 足叶乙甙）方案治疗 8～12 周，病情好转后改用 6-MP 和 MTX 与之交替，疗程 2～3 年。常用化疗方案如下：

1. VP 方案　　VCR 每次 1.5mg/m²，QW，静脉注射；Pred 60mg/(m²·d)，分次口服。两药联用 4～6 周为 1 个疗程。

2. VCP 方案　　VCR 和 Pred 同上；CTX（环磷酰胺）：每次 75mg/m²，d1～d7、d15～d21，口服或每次 200mg/m²，静脉滴注，每周 1 次。三药联用 4 周为 1 个疗程。

3. EVP-Ⅰ方案　　E（Etoposide，VP-16，足叶乙甙）：100～150mg/(m²·d)，静脉滴注，d1～d3，每 3 周连用 3 日；或用 VM-26（威猛，Teniposide，替尼泊甙）；VCR：每次 1.5mg/m²，QW，d1、d8、d15，静脉注射；Pred：60mg/(m²·d)，d1～d21，分次口服。3 周为 1 疗程，用 2～6 个疗程。

对Ⅲ级、Ⅳ级 LCH 患儿用 EVP-Ⅰ方案治疗 2～6 个疗程后，6 个月后每 3 个月 1 个疗程，病情好转达完全缓解（CR）后改为 6MP 与 MTX 两药联合，以后交替轮回治疗至 2～3 年终止治疗。

**附 1：改良 LCH-Ⅰ方案：**

Ⅰ～Ⅳ级 LCH 均采用改良 LCH-Ⅰ方案，即先予大剂量甲基强的松龙冲击治疗，继以 8 个疗程的 VM-26 完成整个治疗。

具体用法：先予甲基强的松龙（M-Pred）30mg/(kg·d)，静脉滴注，连用 3 天，再予 VM-26 100mg/(m²·d)，静脉滴注，连用 3 天，由应用 VM-26 开始计算，以后每 3 周前 3 天用同样剂量的 VM-26，3 周为 1 个疗程，共 8 个疗程，总疗程半年左右。

4. EVP-Ⅱ方案

初期治疗：（1～6 周）。E（VP-16 或 VM-26）：每次 150mg/m²，静脉滴注，QW×6（d1、d8、d15、d22、d29、d36）；VCR：每次 1.5mg/m²，静脉滴注，QW×6（d1、d8、d15、d22、d29、d36）；Pred：60mg/(m²·d)，d1～d42，分次口服。

继续治疗：（6～24 周）。6-MP：50mg/(m²·d)，连服至 24 周；于第 9、12、15、18、21、24 周用 EVP-Ⅱ方案 1 个疗程强化：VP-

16 或 VM-26：每次 100～150mg/m$^2$，静脉滴注，d1；VCR：每次 1.5mg/m$^2$，静脉注射，d1；Pred：60mg/（m$^2$·d），分次口服，d1～d5。

对Ⅲ级、Ⅳ级 LCH 用 VEP-Ⅱ患儿，6 个月后每 3 个月 1 个疗程，病情好转或 CR 后改为 6-MP 与 MTX 两药联合，以后交替轮回治疗至 2～3 年终止治疗。

5．AVP 方案：Ara-C：100mg/m$^2$，SC，第 0、2、5、8、12、17、23、29、35 周的第 1～4 天；VCR：1.5mg/m$^2$，IV，第 0、2、5、8、12、23、29、35 周的第 1 天；Pred：最初 4 周 40mg/（m$^2$·d），PO，然后至 47 周为 20mg/（m$^2$·d），46～52 周后逐渐减量停药。

6．6-MP 和 MTX 用法　6-MP 或 TG（硫鸟嘌呤）60～75mg/（m$^2$·d），连用 3～4 周为 1 个疗程，MTX 每次 15～20mg/m$^2$，每周 1 次，口服或静脉注射；常与 6-MP 联用 3～4 周为 1 个疗程。

作者曾用 EVP 方案治疗 LCH18 例（Ⅳ级 15 例，Ⅲ级 3 例），经治疗 2～9 个疗程，有效率达 100%（16 例治愈，2 例显著好转）。

## （二）免疫治疗

因本病与 T 细胞的免疫功能异常有关，对Ⅲ级、Ⅳ级病变者可于化疗同时应用胸腺素（Thymosin），每日 4 mg，每日或隔日肌肉注射，连用 1 个月，病情稳定或好转后，可改为每周 2～3 次，连用 6 个月。亦可使用 α-干扰素治疗。

## （三）局部治疗

适用Ⅰ级、Ⅱ级病变，包括手术刮除病灶和放射治疗。对初治的单一局部骨病变可单用病灶刮除术，对局部病变严重或持重负荷大的骨病变、复发病灶或多部位骨病变伴软组织受累者、肺嗜酸细胞肉芽肿等，可联合化疗。病程在半年内的尿崩症亦可局部放疗，总剂量 600cGy，分次照射。对不宜作刮除术的骨骼病灶，也可用甲基强的松龙（Methylprednisolone）作局部病灶内注射，每次 75～150mg。

对 LCH 局部皮肤病变，可局部应用皮质激素或氮芥，对全身弥漫性皮肤病变采用化疗也可使皮肤损害得到控制。

**（四）其他治疗**

1．LCH 伴尿崩症时用 DDAVP（Desmopressin 去氨加压素，Minirin 弥凝），每次 5～10$\mu$g 滴鼻或喷鼻，每日 1～2 次；或口服 Minirin 片 50～100$\mu$g，每日 3 次。

2．新近报告用环孢霉素 A（Cyclosporine A）对器官功能损害的完全恢复和 LCH 的病损的消退多数是有效的。环孢霉素抑制细胞因子介导（cytokine-mediated）的细胞活化作用，被认为其对 LCH 的发病中起重要作用。治疗 LCH 有一定疗效。用法与剂量：6～12mg/kg，，分 2～3 次口服，连服用 6～12 个月（或 CSA + VP-16、Pred）。

3．α-干扰素（α-Interferon，α-IFN）　　每日 100～150 万 IU，肌肉注射，连用 10 周，以后每周 3 日，共用 14 个月，并与强的松并用。

4．2-氯脱氧腺苷（2-chlorodeoxyadenosine，2-CDA）　　5～6.5mg/（m$^2$·d），连续 3 天为 1 个疗程，每 3～4 周重复 1 个疗程，共 4～6 个疗程。

5．喷司他丁（Pentostatin，2-Deoxycofarmycin）　　本品是一种腺苷脱氨酶的强抑制剂，有报道用于治疗难治性多系统性 LCH。

6．LCH 如主要骨损害难愈，可用消炎痛（Indomethacin），因 LCH 的骨病变部位 PGE$_2$ 水平增高而破坏骨骼，用消炎痛可抑制 PGE$_2$ 水平的增高，达到减少骨的破坏。用法：消炎痛 1～2.5mg/（kg·d），分 2～3 次口服，用 6 周为 1 个疗程，如有效再用 2～6 周，如无效，则停药。副作用：有头痛、消化道出血，偶有血细胞减少。

7．Pamidronate（帕米磷酸钠，丙氨膦酸钠）、Bonefone（Disodium clodronate，氯曲膦酸钠，骨膦）（400mg/粒）为破骨细胞性骨溶解抑制剂，抑制破骨细胞活性而抑制骨吸收作用。对 LCH 有严重溶骨性骨缺损者，可以试用。

8. 对Ⅳ患儿，有条件者采用异基因骨髓移植。

9. 对继发侏儒的患儿可试用生长激素。

10. 加强支持疗法，积极预防和控制感染。

**附：弥漫性 LCH 的治疗策略（表 17-4）**

表 17-4  弥漫性 LCH 的治疗策略（DAL HX-83）

| 诱　导　治疗(6 周) | | | 继　续　治疗 | | | |
|---|---|---|---|---|---|---|
| 药物 | 剂量 | 给药时间 | 分组 | 药物 | 剂量 | 给药时间 |
| VP-16 | 60mg/(m²·d) | d1～5 | A | 6-MP | 50mg/(m²·d) | 6～52 周 |
| | 150mg/(m²·d) | d18、25、32、39 | | Pred | 40mg/(m²·d) | 第 9、12、15、18、24、30、36、42 周的第 1～5 天 |
| | | | | VBL | 6mg/(m²·d) | 第 9、12、15、18、24、30、36、42 周的第 1 天用 |
| Pred | 40mg/(m²·d) | d1～28 | B | 6-MP | 50mg/(m²·d) | 6～52 周 |
| | 30mg/(m²·d) | d29～35 | | Pred | 40mg/(m²·d) | 同上（A） |
| | 20mg/(m²·d) | d36～42 | | VBL | 6mg/(m²·d) | 同上（A） |
| | | | | VP-16 | 150mg/(m²·d) | 第 9、15、18、24、30、36、42 周的第 5 天 |
| VBL | 6mg/(m²·d) | d1、8、15、22、29、36 | C | 6-MP | 50mg/(m²·d) | 6～52 周 |
| | | | | Pred | 40mg/(m²·d) | 同上（A） |
| | | | | VBL | 6mg/(m²·d) | 同上（A） |
| | | | | VP-16 | 150mg/(m²·d) | 同上（B） |
| | | | | MTX* | 500mg/m² | 第 9、12、15、18、24、30、36、42 周的第 1 天 |

（摘自：Manual of Pediatric Hematology and Oncology, 3rd, 1999, 585

＊用 CF 解救。

结果：完全缓解率：A 组 89%、B 组 91%、C 组 67%。

(1) 低危型（Low-Risk Group）LCH 治疗：

诊断时 >2 岁，没有造血系统、肝、肺或脾受累。

LR 型-LCH 治疗：

开始治疗（初期 6 周）：

Pred：40mg/(m²·d)，PO×28 天→30mg/(m²·d)，PO×7 天→20mg/(m²·d)，PO×7 天。

VBL（长春花碱）：6mg/(m²·d) IV d1、8、15、22、29、36。

继续治疗（9 周开始）：

Pred：40mg/(m²·d)，PO，第 9、12、15、18、21、24 的第 1~5 天。

VBL：6mg/(m²·d)，IV，第 9、12、15、18、21、24 的第 1 天。

(2) 危险型（Risk Group）：

危险型分为 A、B、C 三组：

A 组：患儿有多病灶骨病：多个骨损害或一个骨 2 个以上损害。

B 组：患儿有软组织受累，有或无骨损害，但无器官功能损害的体征，患儿有单个骨损害与活检证明邻近软组织肿块、局部淋巴结受累或内分泌功能损害（如尿崩症、生长激素缺乏症）。

C 组：患儿有以下组织器官功能损害：肝、肺或造血系统。造血功能损害表现为：婴儿血红蛋白 <90g/L，年长儿 <100g/L。这些患儿可有 A 组和 B 组的病变受累特征。

## 四、疗效标准

根据国际组织细胞学会 1991 年制定的 LCH-1 治疗方案，将疗效标准确定如下：

1. 痊愈　　症状和（或）客观检查征象完全消失。

2. 好转　　症状和（或）客观检查征象消退，无新病灶出现。

3. 稳定　　指症状和（或）客观征象持续存在，但无新病灶出现。

4. 进展或恶化　　症状和（或）客观检查征象较确诊时有进展和（或）出现新病灶或旧病灶复发。

5. 混合性治疗反应  指原有病灶好转或消失，却又有新的病灶出现者。

## 五、预后

根据不同的类型和分度（级），其预后差异很大，发病年龄越小（如小于 2 岁），受累器官越多，器官功能障碍越明显则预后越差。采用联合化疗后，长期存活率 65%左右。部分患儿可出现一些远期后遗症，如肺功能不全、肝纤维化、脂肪肝、尿崩症、生长迟缓、性发育不良等，也可有中枢神经系统功能损害的表现。

# 第三节　噬血细胞综合征

噬血细胞综合征（hemophagocytic syndrome）亦称噬血细胞性淋巴组织细胞增生症（hemophagocytic lymphohistiocytosis）又称噬血细胞性网状细胞增生症（hemophagocytic reticulosis）或噬血红细胞性淋巴组织细胞增生症（erythrophagocytic lymphohistiocytosis）；于 1979 年首先由 Risdall 等报告。其特点是发热、肝脾肿大、出血、全血细胞减少。其他还有淋巴结肿大、肺部浸润、皮疹。多数病孩有肝转氨酶增高，胆红素增高及碱性磷酸酶增高。同时伴有凝血象的异常和低纤维蛋白原血症。骨髓和淋巴结活检可见组织细胞吞噬红细胞、血小板及有核细胞。

本综合征分为两大类：一类为原发性或家族性；另一类为继发性，后者可由感染或肿瘤所致。本病多见于有免疫缺陷的人，少数健康人也可得病，但病情较轻。

噬血细胞综合征分为两种类型，一种是原发性噬血细胞综合征，或称家族性噬血细胞综合征（familial hemophagocytic syndrome, FHS），这为常染色体隐性遗传病，常无家族史，其发病和病情加剧均与感染有关。另一类是继发性噬血细胞综合征，分为感染相关性噬血细胞综合征（infection associated hemophagocytic syndrome, I-AHS），此型多与病毒有关，由病毒引起者称病毒相关噬血细胞综合征（virus-associated hemophagocytic syndrome，VAHS）；及恶性肿瘤相关噬血细胞综合征（malignancy-associated hemophagocytic syndrome，MAHS）。FHS、IAHS、MAHS 三者在病理生理、病理、临床表现和实验室检查都极相似，三者之间的鉴别诊断非常困难。

噬血细胞综合征的诊断标准：①发热：高热超过 1 周。②肝脾肿大。③进行性血细胞减少（外周血二系或三系减少），其中血红蛋白 < 90g/L，血小板 < 100 × 10$^9$/L，中性粒细胞 < 1.0 × 10$^9$/L。④高甘油三酯血症和（或）低纤维蛋白原血症（禁食后甘油三酯 ≥ 2.0mmol/L 或 ≥ 相应年龄正常值的 3SD，纤维蛋白原 ≤ 1.5g 或 ≤ 3SD）。⑤骨髓成熟组织细胞 ≥ 3%，具有明显的噬血现象；或在肝、脾或淋巴结中可见噬血细胞但无恶性表现。

根据临床观察，并通过血培养、血清病毒抗体检查、活组织检查等方法进行病因学分析。

# 原发性（家族性）噬血细胞综合征

## 一、诊断要点

### （一）临床特点

1. 发病年龄　　一般早期发病，70% 发生于 1 岁以内的婴儿，甚至可在出生前发病，出生时即有临床表现。多数在婴幼儿期发病，但也有迟至 8 岁才发病。成年发病亦不能排除家族性噬血细胞综合征。在同一家族中，其发病年龄相似。

2. 症状与体征　　多种多样，早期最多为发热和肝、脾肿大，还有的有皮疹、淋巴结肿大和神经症状。热型波动而持续，可自行下降。肝脾肿大明显，且呈进行性。皮疹无特征性，常为一过性，往往皮疹时伴高热。约有一半患儿有淋巴结肿大，有的有巨大淋巴结。

中枢神经系统的症状一般在病的晚期出现，但也可发生在早期。表现为兴奋性，前囟饱满，颈强直，肌张力增强或降低，抽搐等。亦可有第 6 或第 7 对颅神经麻痹、共济失调、偏瘫或全瘫、失明和意识障碍、颅内压增高等。

肺部的症状多为肺部淋巴细胞或巨噬细胞浸润所致，但难与肺部感染鉴别。

## （二）实验室检查

1. **血象**　多为全血细胞减少，以血小板减少明显，白细胞减少的程度较轻，观察血小板的变化，可作为本病活动性的一个指征。病情缓解时，首先见到血小板上升；而在病情恶化时，亦首先见到血小板下降。

2. **骨髓象**　骨髓在疾病早期的表现为中等度的增生活跃，噬血细胞现象不明显，常常表现为反应性骨髓象，无恶性细胞浸润。晚期骨髓增生度降低，这很难与细胞毒性药物所致的骨髓抑制鉴别。

3. **血脂**　可见甘油三酯增高，可在病的早期发现，脂蛋白电泳常见极低密度脂蛋白胆固醇及低密度脂蛋白胆固醇增高，而高密度脂蛋白胆固醇降低。当病情缓解时，脂蛋白可恢复正常。

4. **肝功能**　转氨酶及胆红素均可增高，其改变的程度与肝受累的程度一致。在全身感染时，可有低钠血症，低白蛋白血症及血清铁增高。

5. **凝血象**　在疾病活动时，常有凝血异常，特别是低纤维蛋白原血症，部分凝血活酶时间延长，在有肝损害时，其凝血酶原时间也延长。

6. **脑脊液**　中等量的细胞增多（$5 \sim 50 \times 10^6/L$），主要为淋巴细胞，可能有单核细胞，但很少有噬血细胞，蛋白增多，但有的即使有脑炎的临床表现，其脑脊液亦可能正常。

7. **免疫学检查**　家族性噬血细胞综合征常有自然杀伤细胞及 T 细胞活性降低。

## （三）影像学检查

部分病人胸片可见间质性肺浸润，晚期病孩头颅 CT 或 MRI 检查可发现异常，其改变为陈旧性或活动性的感染，脱髓鞘、出血、

384

萎缩或脑水肿。有时亦可 CT 扫描发现脑部钙化。

**（四）病理组织学检查**

主要的发现是单核-巨噬系统发现良性的淋巴组织细胞浸润，组织细胞呈吞噬现象，吞噬最多的是红细胞，有时也吞噬血小板和白细胞。受累器官为脾、肝、淋巴结、骨髓和中枢神经系统；此外还可见于甲状腺、肺、心、肠、肾和胰腺受累。

**（五）诊断问题**

要确定家族性噬血细胞综合征的诊断是相当困难的，因此常被漏诊。文献报告一组研究发现，有一半家族性噬血细胞综合征被漏诊。

诊断困难的主要原因是：①本病少见，多数临床医生对此综合征不熟悉。②临床表现差异很大，如只表现为脑炎或无其他神经系统的症状；或只表现为慢性持续性肝炎。

诊断标准：本病没有特异性的检验方法，诊断本病需要符合以下 5 项标准：①发热。②二系或三系血细胞减少。③脾大。④高甘油三酯血症和（或）低纤维蛋白血症。⑤噬血细胞增多。

有些不典型病例不能符合上述标准，如主要为脑膜受累及新生儿期发病者，其发热就不明显；同样，血细胞减少，高甘油三酯血症及低纤维蛋白原血症的表现也决定于内脏受累的严重性，有些病孩上述表现可能晚期才表现。起病时，有不少病孩可以无脾大，甚至没有噬血细胞现象。Janka 报告 65 例家族性噬血细胞综合征，在起病时仅有 22 例在骨髓检查时发现有噬血细胞现象，故不能凭一次的骨髓检查做出结论，而应该不断复查，以便发现噬血细胞现象。

下列各项强烈提示诊断：①脑脊液中单个核细胞增多。②肝活检表现为慢性持续性肝炎。③自然杀伤细胞活性降低。

下列各项有利于噬血细胞综合征的诊断：①脑膜受累的症状和体征，淋巴结肿大，黄疸，浮肿及皮疹。②肝酶活性异常，血清铁增高，低蛋白血症，低钠血症，脑脊液蛋白增多，血低密度脂蛋白胆固醇增高及高密度脂蛋白胆固醇降低。③周围血可溶性白细胞介素 2 受体增高。

如上所述，家族性噬血细胞综合征其自然杀伤细胞活性及 T 细胞细胞毒性降低，这在家族性噬血细胞综合征几乎都存在，它存在于疾病的整个病程中。但在继发性噬血细胞综合征，上述改变仅在病的早期存在，后期恢复正常。有研究提示，血清铁极度增高提示噬血细胞综合征。

**（六）鉴别诊断**

最容易发生紊乱的是与病毒相关噬血细胞综合征的鉴别，因为病毒感染不但与病毒相关噬血细胞综合征有关，在家族性噬血细胞综合征患者，也常有病毒感染，而且家族性噬血细胞综合征也常常由病毒感染而诱发。家族性噬血细胞综合征为常染色体隐性遗传病，常常问不到家族史，更增加了诊断的难度。

一般在 2 岁前发病者多提示为家族性，而 8 岁后发病者，则多考虑为继发性。在 2～8 岁之间发病者，则要根据临床表现来判断，如果还难肯定，则应按家族性噬血细胞综合征处理。

## 二、治疗要点

1. 化学疗法　常用的化疗药物有细胞毒性药物，如长春新碱与肾上腺皮质激素联用，亦可应用反复的血浆置换，或 VP-16 或 VM-26 与肾上腺皮质激素合用。有的应用 VP-16、肾上腺皮质激素，鞘内注射甲氨蝶呤（MTX）及头颅照射治疗取得良好果。有的主张在缓解时，应用上药小剂量维持治疗。

2. 免疫治疗　有人用环孢素 A 治疗家族性噬血细胞综合征取得满意效果，同样，用抗胸腺细胞球蛋白（ATG）亦可诱导缓解。

3. 骨髓移植　尽管上述化疗可使病情缓解，有的可缓解 5 年，但仍不能根治家族性噬血细胞综合征。Fisher 等首先报告用骨髓移植治愈家族性噬血细胞综合征患者。

4. 治疗方案　国际组织细胞协会 1994 年提出一个治疗家族

性噬血细胞综合征的 94 方案（HLH94），此方案包括环孢素 A 合并肾上腺皮质激素及 VP-16，鞘内注射 MTX。

对有中枢神经系统受累者，每日应用地塞米松共 8 周，因其能很好地透过血脑屏障，如为继发性噬血细胞综合征，经 8 周治疗好转者，可停用地塞米松；如为家族性噬血细胞综合征，则以后每 2 周注射 1 次地塞米松，共 1 年。VP-16 在前 2 周为 1 周 2 次注射，以后每 2 周 1 次，约半年。停激素后用环孢素 A，共用 1 年。在开始治疗的第 3、4、5、6 周，每周鞘内注射 1 次 MTX，在疾病缓解后，争取做异基因造血干细胞移植。

### 三、预后

不经治疗的家族性噬血细胞综合征患者存活期约 2 个月，而在应用化疗后则大大改善了预后。有的患者经化疗后存活 9 年以上，但只有造血干细胞移植才能治愈家族性噬血细胞综合征。

# 继发性噬血细胞综合征

### 一、概述

继发性噬血细胞综合征（secondary hemophagocytic syndrome）包括感染相关噬血细胞综合征（infection-associated hemophagocytic syndrome，IAHS）和恶性肿瘤相关噬血细胞综合征（malignancy-associated hemophagocytic syndrome，MAHS）。

#### （一）病因

1. 感染相关噬血细胞综合征（IAHS）　　严重感染引起的强烈免疫反应，可引起淋巴组织细胞增生伴吞噬血细胞现象，本病常发生于免疫缺陷的人，早年报告的病例大多与病毒感染相关，故又称病毒相关噬血细胞综合征（virus-associated hemophagocytic syndrome，VAHS）。病毒中 70% 以上为 EB 病毒，其他尚有人疱疹病毒-6、巨细胞病毒、腺病毒、微小病毒、带状疱疹病毒、单纯疱疹病毒、Q 热病毒、麻疹病毒等。后来研究发现，细菌、真菌、原虫等感染亦可诱发本综合征。

2. 恶性肿瘤相关噬血细胞综合征（MAHS） 其发生与恶性肿瘤相关情况分二组：

（1）噬血细胞综合征发生于恶性肿瘤治疗之前（已明确恶性肿瘤诊断）或治疗过程中，多见于急性淋巴细胞白血病、多发性骨髓瘤、生殖细胞肿瘤、胸腺瘤等。

（2）噬血细胞综合征发生于原有恶性肿瘤虽已存在，但被掩盖而未诊断，多见于 T/NK 细胞白血病、恶性淋巴瘤（血管中心免疫增生缺损样型、大细胞退化型及成人 B 细胞型淋巴瘤）。

**（二）病理生理**

免疫紊乱是本综合征的主要特征，主要包括细胞毒功能不全和淋巴细胞活性过高。

1. 细胞毒功能不全 主要表现为自然杀伤（NK）细胞减少或缺乏。当原发病（如感染）控制之后，NK 细胞恢复正常。造成 NK 细胞缺乏的原因可能是：①细胞毒效应分子（如粒酶）不发达。②靶细胞诱发的 NK 细胞无力症。③家族性（原发性）噬血细胞综合征（familial hemophagocytic syndrome, FHS）患者还可能存在 NK 细胞受体的基因缺陷。

2. 淋巴细胞活性过高 研究证明，淋巴细胞的激活在本综合征的发病中起重要作用。激活的淋巴细胞使细胞因子网络中多种成分升高，包括白细胞介素(IL)-1 受体拮抗物、可溶性 IL-2 受体、IL-6、IL-10、γ-干扰素（IFN-γ）、肿瘤坏死因子-α（TNF-α）以及新蝶（neopterin）等。

有研究显示 EB 病毒诱发的 VAHS 和淋巴瘤诱发的 MAHS 患者外周血和骨髓的 $CD_3^+$、$HLA-DR^+$ 的 T 细胞超过 25%（正常 < 10%），NK 细胞白血病和淋巴瘤诱发的 MAHS 的 $CD_3^-$、$CD_{56}^+$ 细胞 25%。IFN-γ/IL-10 双阳性的 T 细胞对慢性 T 淋巴细胞的活性巨噬细胞炎症蛋白（MIP）-1α 的大量分泌起重要作用。由于 MIP-1α 是一种炎症介质，它可阻止造血细胞分化，因而导致单核细胞活性过高，对病毒感染发生严重炎症反应。

## （三）病理特点

组织中出现多少不等的噬血细胞是本综合征的主要特征。

由病毒感染所致者称病毒相关噬血细胞综合征（virus-associated hemophagocytic syndrome，VAHS），但其他微生物感染，如细菌、真菌、立克次体、原虫等感染也可引起噬血细胞综合征。其临床表现，有噬血细胞综合征的共同表现（如前所述），此外，还有感染的证据。骨髓检查有良性组织细胞增生，并有吞噬红细胞、血小板和有核细胞现象。

文献报告在219例感染相关噬血细胞综合征的儿科病例中，多数为病毒相关噬血细胞综合征，由EB病毒引起者为最多。治疗方面，应用免疫抑制剂治疗，多用肾上腺皮质激素及（或）VP-16，取得较好的效果。特别是对EB病毒所致者，VP-16及免疫球蛋白的治疗效果良好，因为VP-16可抑制EB病毒的核心抗原合成。对其中198例进行追踪观察表明，其中103例（52%）死于全血细胞减少、器官衰竭或者是DIC。1岁以下患病者，其预后极差，29例中只有9例存活。由细菌引起的噬血细胞综合征其预后较好，99例EB病毒所致者死亡72例，其他病毒所致者，其病死率亦在50%左右。

## 二、治疗特点

治疗本病的目的是抑制其难于控制的淋巴细胞和巨噬细胞活性。如能发现病原微生物，则及时应用有效的抗微生物治疗。如果是在应用免疫抑制剂时发生的噬血细胞综合征，则应停用免疫抑制剂。威胁生命的表现是难于控制的高热、进行性全血细胞减少、DIC及多器官功能衰竭，这些都是应用免疫抑制剂的指征。其治疗方案如家族性噬血细胞综合征（已前述）。

小儿恶性肿瘤相关噬血细胞综合征已有报道。MAHS分为两大类：第一类是急性淋巴细胞白血病（急淋）相关的噬血细胞综合征，急淋在治疗前或治疗中可能有感染或没有感染伴发的噬血细胞综合征。除急淋外，纵隔的生殖细胞瘤（mediactinal germ cell tumor）

也常发生继发性噬血细胞综合征。第二类是淋巴瘤相关的噬血细胞综合征（lymphoma-associated hemophagocytic syndroma，LAHS），淋巴瘤常常为亚临床型，没有淋巴瘤的表现，故往往误诊为感染相关噬血细胞综合征，特别是在 EB 病毒相关的淋巴瘤。

治疗原则：治疗方案决定于疾病的类型，如噬血细胞综合征发生于治疗前的免疫缺陷患者，则治疗主要是抗感染及抗肿瘤；如果噬血细胞综合征发生于化疗后，而肿瘤已缓解，则应停止化疗，同时抗感染，加用肾上腺皮质激素及 VP-16；对进展迅速的感染样的 MAHS 则应针对细胞因子所致的损害进行治疗，对此可用肾上腺皮质激素及 VP-16（如前述 94 方案）。

# 第四节　组织细胞性坏死性淋巴结炎

## 一、概述

组织细胞性坏死性淋巴结炎（histiocytic necrotizing lymphadenitis，HNL），曾称"坏死性淋巴结炎"、"坏死增生性淋巴结病"，是一种以发热、淋巴结肿大常伴白细胞减少为主要特征的良性、自限性淋巴结病。1972 年由日本病理学家菊田（Kikuchi）首先描述，故也称 Kikuchi's Disease。属淋巴结炎症性疾病，多见于青少年，尤其好发于青少年女性，男：女为 1:4。

病因及发病机制未明，本病可能为病毒感染，多为 EB 病毒。发病前常有呼吸道感染史、白细胞常减少，淋巴细胞百分数常增多、淋巴结呈非化脓性炎症，抗生素治疗无效。病毒感染后细胞免疫功能紊乱有关而引起本病。

病理示坏死多位于淋巴结的副皮质区，这也是病毒感染免疫应答的常见部位。

## 二、诊断要点
### （一）临床特点
1. 发热　轻度至中度发热，热型不一，病程极期高热，可呈弛张热或稽留热或不规则发热，最高可达 39～40℃，亦可呈间歇性发热。发热可持续 1～2 周，亦有持续高热 1 个月以上，或间歇发热 4 个月之久，抗生素治疗无效。

2. 淋巴结肿大　　以颈部、腋下及锁骨上窝为多，可累及肺门或全身淋巴结，反复出现。约 1～3cm 大小，互不粘连，伴局部不适或隐痛、轻度触痛。淋巴结常随发热高低而增大或缩小。

3. 皮疹　　部分患者可出现皮疹，如荨麻疹、丘疹、多形红斑等，多呈一过性，持续 3～10 天消退。

4. 肝脾肿大　　部分病例可出现轻度肝大（30%）及轻度脾大（50%），亦呈一过性，发热消退后即恢复正常。

5. 少数病例表现为"变应性"发热、肝肾等多个脏器受累、皮疹、颅内压增高，血液呈高球蛋白血症，抗核抗体、类风湿因子阳性。

**（二）实验室检查**

1. 血液学检查

（1）血象：白细胞计数常减少[（0.2～3.4）×$10^9$/L]，分类淋巴细胞增多，可见核左移或异型淋巴细胞。轻度贫血，严重者血小板计数减少。

（2）血沉增快，可有血清 γ 球蛋白增高，细胞免疫功能低下。

（3）骨髓象：多呈感染性组织细胞增多，甚至呈病毒相关性噬血细胞综合征。

2. 病理学检查　　淋巴结活检的病理学改变有以下特征：

（1）淋巴结正常结构消失，病变主要位于淋巴结副皮质区或皮质区，呈灶性或大片坏死，坏死灶内见坏死细胞轮廓、核碎裂。

（2）坏死为凝固性，不形成脓肿，无中性粒细胞浸润，坏死灶周围有组织细胞反应性增生，其中可见吞噬核碎屑现象。

（3）周边部的淋巴结结构尚存在。

（4）特殊检测：免疫组化和分子生物学检测坏死淋巴结中 $CD_8$（+）TCR-γδT 细胞增多。

### （三）诊断与鉴别诊断

本病诊断要点：①抗生素治疗无效的顽固性发热。②颈部或腋下为主的轻度痛性淋巴结肿大。③一过性白细胞减少。临床上有此3项表现者可疑为本病，淋巴结活检可确诊。

本病应与以下疾病相鉴别：

1. 淋巴瘤　　伴皮肤表现的 Kikuchi 病，受累及的真皮见到大淋巴网状细胞和类似于 Reed-Sternberg 细胞的分散细胞，易误诊为淋巴瘤。进一步的免疫组化染色和淋巴结活检可鉴别。

2. 结缔组织病　　特别是系统性红斑狼疮、Kikuchi 病可继发该病，有时两病并发，淋巴结活检证实 Kikuchi 病的存在。

3. 传染性单核细胞增多症　　也源于 EB 病毒感染，多见于小儿，临床与 Kikuchi 病相似，但血清嗜异性凝集试验滴度升高，商品化试剂盒"单点"（monospot）试验更敏感。EB 病毒衣壳抗原（VCA）的 IgM 抗体阳性对初次感染有诊断价值。淋巴结淋巴细胞弥漫性增生，可形成滤泡结构，可见明显的免疫母细胞。

## 三、治疗要点

1. 肾上腺皮质激素　　高热伴肝脾肿大者可用肾上腺皮质激素治疗，强的松 $40 \sim 60mg/(m^2 \cdot d)$，严重病例可静脉滴注地塞米松或甲基强的松龙，以缓解全身症状，但应注意防治继发性感染。多数病例皮质激素治疗 3 天后体温下降，约 1 周淋巴结、肝、脾肿大消退，3 周左右多数症状消失，激素渐减量，约 30 天停药。

2. 抗生素应用　　抗生素治疗无效，但抗病毒药物可有一定作用；高热者可使用消炎痛类药，有一定退热作用。

3. 应用胸腺肽、白细胞介素-2 等治疗　　有一定疗效。

（沈亦逵）

# 第十八章 多发性骨髓瘤

## 一、概述

多发性骨髓瘤（multipe myeloma，MM）是原发于骨髓的单克隆浆细胞恶性血液肿瘤，异常浆细胞（即骨髓瘤细胞）浸润骨骼和软组织，产生异常单克隆免疫球蛋白（即 M 蛋白）或免疫球蛋白片段，引起骨骼破坏、贫血、肾功能损害，而正常浆细胞分泌免疫球蛋白减少致免疫功能异常。本病好发于中老年，但小儿时期罕见，国内仅有数例小儿病例报道。

本病病因尚未完全明确，遗传、化学因素、电离辐射、病毒感染、慢性炎症等可能与多发性骨髓瘤的发病有关，白细胞介素-6（IL-6）不仅是瘤细胞的生长因子，而且是多发性骨髓瘤细胞的存活因子，对多发性骨髓瘤细胞起抑制凋亡作用，IL-6 触发的多发性骨髓瘤细胞增殖是通过 Ras 依赖分裂原激活蛋白激酶信号传递系统介导的。

## 二、诊断要点

### （一）临床特点

1. 骨髓瘤细胞对骨髓和其他组织器官的浸润与破坏所引起的症状

（1）贫血：常为本病首见症状，主要由于骨髓瘤细胞浸润骨髓、肾衰竭或失血所致。贫血大多为中度，后期严重。

（2）骨痛和骨骼病变：多发性骨髓瘤常累及腰椎、胸椎、肋骨、头颅骨、骨盆骨，活动可诱发或加重骨痛，局部突然剧烈疼痛常为病理性骨折，椎体的压缩性骨折可致身高降低；多发性骨髓瘤细胞增生浸润骨骼，在局部可形成隆起的肿块。

（3）髓外浸润：骨髓瘤细胞在后期可浸润骨髓外器官。以肝、脾、淋巴结和肾脏多见。

(4) 神经症状：主要表现为周围神经病和神经根综合征，胸、腰椎病理性骨折可致截瘫发生。

2. 由瘤细胞分泌单株 Ig 引起的症状

(1) 感染：由于正常免疫球蛋白合成减少和细胞免疫功能缺陷，患者易发感染，以细菌性肺炎和尿路感染多见，甚至发生败血症。病毒感染以带状疱疹多见。

(2) 高黏滞综合征：IgA 型、$IgG_3$ 型骨髓瘤易发生。由于异常免疫球蛋白升高，血液黏度增加引起循环障碍，导致脑、肺、肾和其他器官的功能异常，产生头晕眼花、意识障碍。

(3) 出血倾向：皮肤黏膜出血多见。出血是由于微循环缺氧和栓塞，血管周围的淀粉样变，M 蛋白在血小板表面和凝血因子相互作用导致血小板功能异常及凝血机制障碍有关。

(4) 肾功能损害：有蛋白尿、管型尿，甚至发生急、慢性肾衰竭。其机制为：①骨髓瘤细胞产生游离轻链（凝溶蛋白），被近曲肾小管吸收后沉积在上皮细胞内，产生溶酶体，使肾小管细胞变性、功能受损。②广泛性溶骨病变导致的血钙过高而沉积引起多尿或少尿。③尿酸过多沉积在肾小管导致尿酸性肾病。

(5) 其他：①淀粉样变的病变主要发生在舌、心脏、骨骼肌、胃肠道、皮肤、外周神经及其他内脏。②如果 M 蛋白为冷球蛋白，可引起肢端动脉阻塞，也有发生雷诺现象。③也可发展为浆细胞白血病。

(二) 实验室检查

1. 血象　　有轻度至中度贫血，后期有白细胞及血小板减少，血涂片是红细胞呈缗钱状排列。如骨髓瘤细胞（浆细胞）>20% 或绝对值 $>2×10^9/L$，即为浆细胞白血病。

2. 骨髓象　　多数为增生性骨髓象。浆细胞达 10% ~ 90%。

3. 血清蛋白电泳　　出现 M 蛋白（monoclonal protein）峰。

4. 依照所分泌免疫球蛋白的种类，将多发性骨髓瘤分为 8 类：

IgG 型占 50% ~ 60%；IgA 型占 20% ~ 25%；IgM 型占 0.5%；IgD 型 1% ~ 2%；IgE 型极少见；轻链型 19% ~ 25%；非分泌型占 1% ~ 2%；双克隆异常 Ig 型占 1% ~ 2%。

5. 尿出现本周蛋白阳性占 40% ~ 70%。

6. 血钙增高占 40% ~ 70%。

7. 肾功能损害：大量瘤细胞分解引起高尿酸血症，肾功能损害时更为显著。

### （三）影像学检查

骨骼 X 线检查可有 3 种改变：弥散性骨质疏松、圆形或卵圆形穿凿样及溶骨性病变、病理性骨折。最多见于颅骨、肋骨及脊椎。核素扫描检查可见异常放射线浓集区。

### （四）诊断标准

1. 细胞学诊断

（1）骨髓涂片中浆细胞或异常浆细胞（骨髓瘤细胞）超过 10%。

（2）活检证实浆细胞瘤存在。

2. 其他实验室标准

（1）血清中大量 M 蛋白：IgG > 35g/L；IgA > 20g/L；IgD > 2.0g/L；IgE > 2.0g/L；IgM > 15g/L。

（2）尿中有轻链蛋白（Bence-Jones 蛋白）：> 1.0g/24h。

（3）放射学溶骨性的证据或无任何其他原因的广泛性骨质疏松。

如细胞学标准两项同时存在或细胞学标准中任何一项加上其他三项中任何一项，都可确立诊断。

### （五）临床分期

最常用的是 Durie-Solmon 分期系统：

第 I 期：瘤细胞数 < $0.6 \times 10^{12}/m^2$。符合下列各项：

（1）血红蛋白 > 100g/L。

（2）血清钙正常 ≤ 3.0mmol/L。

（3）骨骼 X 线正常（积分 0），或只有孤立性溶骨性损害。

（4）血清 M 蛋白水平低：IgG < 50g/L；IgA < 30g/L；尿轻链 M 蛋白 < 4g/24h。

第Ⅱ期：瘤细胞数（0.6～1.2）× $10^{12}$/$m^2$。各项标准介于Ⅰ期及Ⅲ期之间。

第Ⅲ期：瘤细胞数 > 1.2 × $10^{12}$/$m^2$。符合以下任何一项或更多项：

（1）血红蛋白 < 85g/L。

（2）血清钙增高 > 3.0mmol/L。

（3）广泛的溶骨损害（积分 3）。

（4）血清 M 蛋白水平增高：IgG > 70g/L；IgA > 50g/L；尿轻链 M 蛋白 > 12g/24h。

每期根据肾功能变化又分为 A、B 两种亚型：A 型：肾功能正常，血清肌酐 < 176.8$\mu$mol/L；B 型：肾功能损害，血清肌酐 > 176.8$\mu$mol/L。

## 三、治疗要点

### （一）治疗原则

化疗是本病的主要方法，对骨破坏所引起的疼痛可用放射治疗。

### （二）治疗方法

1. 化疗　美法仑（Melphalan，MEL，苯丙氨酸氮芥）、强的松、阿霉素（ADM）、VCR、CTX 等对多发性骨髓瘤有一定疗效。常用化疗方案有：

（1）MP 方案：MEL　0.25mg/(kg·d)，口服，第 1～4 天；Pred 60mg/$m^2$，口服，第 1～4 天。间隔 4～6 周重复。

（2）VAD 方案：VCR（长春新碱）1mg/$m^2$，持续静脉滴注，第 1～4 天；ADM（阿霉素）9mg/$m^2$，持续静脉滴注，第 1～4 天；Dex（地塞米松）20mg/$m^2$，口服，第 1～4 天，第 9～12 天，第 17～20 天。每 4 周 1 个疗程。

**2. 放射治疗** 对骨破坏所引起的疼痛可用姑息性放疗；对椎体破坏进行放疗可推迟或防止截瘫，用常规放疗或一次大剂量放疗，可达类似效果。

（沈亦逵）

# 第三编 小儿恶性实体肿瘤

## 第十九章 神经系统肿瘤

### 第一节 颅内肿瘤

#### 一、概述

小儿颅内肿瘤（intacranial tumor）发病率仅次于白血病，居小儿肿瘤的第二位。以5~8岁发病最多。

肿瘤部位和种类：小儿颅内肿瘤的好发部位与成人有所不同，肿瘤多沿着脑的中线部位生长，且多发生在幕下，国内外文献报道小脑幕下肿瘤约占全部小儿颅内肿瘤的45%~70%位于幕下。在幕上肿瘤中，蝶鞍部颅咽管瘤较多，其次为松果体瘤。幕下肿瘤多位于小脑半球、第四脑室及小脑蚓部。

小儿颅脑肿瘤中以神经胶质瘤最多见，其次是先天性肿瘤。常见的脑肿瘤有4种：星形细胞瘤、髓母细胞瘤、室管膜瘤及颅咽管瘤。

常见颅内肿瘤的临床病理特点：

1. 星形细胞瘤（astrocytoma）　　是由星形细胞发生的肿瘤，可见于中枢神经系统任何部位，成年人多发生于大脑半球，小儿多见于小脑，少数位于第四脑室及脑干，学龄儿童发病较多，是较良性的胶质瘤。但星形细胞瘤有时可发生恶变。临床上常以头痛、呕吐和阻塞性脑积水症状为主。

2. 髓母细胞瘤    是颅内最恶性的胶质瘤，多发生于学龄儿童及学龄前小儿。好发部位在小脑蚓部，可造成局部组织破坏，也可向第四脑室内或延髓池生长，造成梗阻性脑积水。细胞脱落可沿脑脊液径路在脑室系统及蛛网膜下腔转移，甚至可转移至脊髓管内蛛网膜下腔。临床上以颅内压增高、小脑损害体征及脑干受压等症状为主。

3. 室管膜瘤    是小儿常见的一种胶质瘤，多发生于幕下，少数在幕上，学龄儿童多见。肿瘤发生在脑室壁的室管膜细胞，绝大多数病变位于第四脑室内，肿瘤可经正中孔向小脑延髓池发展，甚至侵入椎管内，少数位于大脑半球。室管膜瘤常造成脑室系统梗阻而出现脑积水症状。

4. 颅咽管瘤    占小儿先天性颅内肿瘤的第一位，是最常见的小儿幕上肿瘤，好发于鞍上部，少数病例只发生在鞍内。肿瘤可压迫视交叉及丘脑下部，也可向第三脑室内发展，从而影响脑脊液循环。临床上除颅内压增高外，常有内分泌紊乱和视力障碍等症状。

5. 松果体区肿瘤    松果体区肿瘤指的是一组原发于松果体区的肿瘤，其组织来源各异，每一类肿瘤的病程、临床表现、治疗及预后都各有其特点。常见的有（胚）生殖细胞瘤、松果体细胞瘤、松果体母细胞瘤、畸胎瘤、皮样囊肿和表皮样囊肿。松果体区肿瘤的临床表现与肿瘤位置、大小及组织学类型有关。肿瘤压迫四叠体而引起眼球运动障碍为本病特点，内分泌紊乱也不少见。

6. 大脑半球胶质瘤（cerebral hemisphere glioma）    多发生于成人，儿童较少见。肿瘤组织学分类以星形细胞瘤、多形胶质母细胞瘤和室管膜瘤多见。临床上以颅内压增高和局灶性神经系统体征为明显，约50%的首发症状为癫痫发作，感觉障碍较少见。

7. 脑干胶质瘤（brain stem glioma）    是发生在脑干部位（即中脑，脑桥，延髓）的主要肿瘤，儿童较成人常见，约为小儿颅内肿瘤的8.8%～25%。肿瘤生长特点为浸润性生长及沿神经纤维蔓延。肿瘤病理性质以星形细胞瘤和多形性胶质母细胞瘤多见。临床上有颅神经损害，常伴有锥体束损害与对侧肢体偏瘫。如肿瘤侵犯小脑-齿状核-红脑-丘脑束时，可表现步态不稳、眼震、共济失调和闭合难立征阳性。

## 二、诊断要点

根据小儿无明显原因出现反复呕吐和头痛，应考虑颅内肿瘤的可能。应进行：①头颅 CT 或 MRI，了解有无占位病变。②脑血管造影。③腰穿等检查。

### （一）临床特点

1．一般症状

（1）呕吐：70%～85%的患儿有呕吐，并且是惟一的早期症状，以清晨较重，与饮食无关。

（2）头痛：头痛可为间歇性或持续性，以清晨为重，以额枕部为主，婴幼儿不能诉说头痛，常表现为烦躁不安，哭闹，双手抱头或拍打头部等。

（3）眼部症状和体征：出现复视和视力障碍，视乳头水肿并发展为视神经萎缩，这是由于颅内压增高而引起。视乳头水肿的程度取决于肿瘤的部位、性质及病程，后颅窝肿瘤引起视乳头水肿发生早而重，脑干肿瘤发生视乳头水肿较晚。

（4）头颅增大，颅缝分离：见于囟门及颅缝未闭合的婴幼儿。叩诊有破壶音，一些患儿前囟膨隆。

（5）颈部抵抗或强迫头位：后颅窝肿瘤有头向患侧偏斜，颈有抵抗，第三脑室肿瘤呈膝胸卧位。

（6）癫痫发作：发生率较成人低。因小儿幕下肿瘤较多，并恶性肿瘤多见，脑组织破坏症状多于刺激症状。

（7）发热：部分病人有发热，体温不等。

2．局部症状

（1）锥体束征：幕上肿瘤多见，脑干肿瘤可有双侧异常，多不对称。

（2）共济失调：多见于幕下肿瘤，如小脑蚓部肿瘤及小脑半球肿瘤，表现走路不稳、动作不协调、眼震，指鼻及跟膝试验阳性。

（3）下丘脑及垂体功能障碍：多见于颅咽管瘤，视神经胶质瘤等，表现生长落后、性早熟、尿崩及肥胖等。

（4）颅神经受损症状：多见于脑干肿瘤，如面瘫、复视、外展神经麻痹等。

**（二）实验室检查**

1．脑脊液检查　　白细胞数增高，但应与脱落的肿瘤细胞鉴别，蛋白增高，糖及氯化物多正常。压力增高，但对有明显颅内压增高征患儿慎用，必须行腰穿者，应先给 20% 甘露醇 0.5 ~ 1g/kg 脱水后进行，以免发生脑疝。

2．病理检查　　组织病理学及一些特异性单克隆抗体检查，可进一步鉴别肿瘤性质。

**（三）影像学检查**

1．头颅 CT　　可了解肿瘤大小、形态、边缘和结构，肿瘤有无钙化，有无囊肿或软化灶，如用造影剂增强扫描，使图像更清晰，提高 CT 诊断率。

2．头颅 MRI　　MRI 能取得较 CT 更清晰图像，使病变空间更为准确，对中线和后颅窝肿瘤显示尤为清晰。

**（四）鉴别诊断**

1．中枢神经系统感染　　脑室系统肿瘤、恶性胶质瘤等脑脊液中性粒细胞增高，糖和氯化物下降应与脑膜炎及脑炎鉴别。

2．消化系统疾病　　颅内高压时可反复呕吐，易误诊为胃肠炎或其他消化道疾患。

3．先天性脑积水　　在生后头颅逐渐增大，前囟饱满，眼球落日征，很少出现呕吐等可与颅内肿瘤鉴别。

4．眼部病变　　肿瘤引起视乳头水肿和大多数继发性视神经萎缩影响视力，易诊断为视乳头炎或视神经炎。

5．小脑性共济失调　　为小脑退行性病变，进展缓慢，无颅内压增高可与后颅窝肿瘤鉴别。

## 三、治疗要点

小儿脑肿瘤中恶性胶质瘤占多数，往往需要采取多学科综合治疗，包括手术、放射疗法及抗肿瘤化学药物治疗。

### (一) 手术治疗

以手术治疗为主。对病人术后可辅助放射治疗，恶性胶质癌可用化疗或免疫治疗。

### (二) 放射治疗

所有颅内恶性肿瘤，术中未能完全切除及术后复发的颅内肿瘤均可采用放射治疗。放射治疗在对颅内肿瘤的综合治疗中占有重要地位，辐射可有效地杀伤恶性肿瘤细胞，一般恶性程度越高对放疗越敏感，如髓母细胞瘤、生殖细胞瘤、松果体细胞瘤等。临床应用广泛的是体外照射，主要应用深部 X 线、$^{60}$Co 高能电子束等。若将放射性核素置入瘤腔内则可进行体内照射。局限的小病变可采用 X-刀或 γ-刀治疗。

颅内肿瘤患儿放疗的并发症主要有胃肠道反应、放射性皮肤坏死、脑坏死、脑水肿、骨髓抑制及生长发育迟缓。

### (三) 化学治疗

化疗在颅内肿瘤治疗中，目前还是以辅佐疗法，主要用于治疗术后的残留脑肿瘤组织、细胞。国内外多年来实践证明，于术后放疗前、放疗中及放疗后应用化疗，可使某些脑肿瘤患儿存活率提高。

已经证明对脑肿瘤治疗有效的常用药物有：CCNU（环己亚硝脲）、Me-CCNU（甲环亚硝脲）、BCNU（卡氮芥）、CTX（环磷酰胺）、DDP（顺铂）、AMD（放线菌素 D）、VCR（长春新碱）、Pred（强的松）、HU（羟基脲）、PCR（甲基苄肼）、DTIC（氮烯米胺）、VP-16（依托泊苷）、VM-26（替尼泊苷）等。

CCNU、MeCCNU、BCNU 等治疗肿瘤的亚硝基脲类药物，其分子量低、脂溶性好、口服后血脑屏障透过性高，是目前肯定有效的治疗脑肿瘤药物。应用单剂量 CCNU 每次 $100 \sim 200mg/m^2$，每周口服 1 次，治疗各种星形细胞瘤有效反应率达 17%～35%。

联合化疗脑肿瘤较常用单一用药效果好。国外较多用改良的 CPV 方案。

1．方案 1（CPV 方案）　　　CCNU（环己亚硝脲）：75 mg/m²，口服，第 1 天；PCB（甲基苄肼）：每天 100 mg/m²，口服，第 8～20 天；VCR（长春新碱）：每次 1.5 mg/m²，静脉注射，第 8、15 天各 1 次。

国内报告用 VM-26 联合 CCNU 治疗恶性脑胶质瘤有效率为 63%，术后 2 年的存活率为 37%，4 年存活率为 25.6%。具体见方案 2。

2．方案 2（VM-26＋CCNU）　　　VM-26（替尼泊苷）：每天 60 mg/m²，加入 10% 葡萄糖液 250mL 中静脉滴注 2h，共 2 天（第 1、2 天）；CCNU（环己亚硝脲）：每天 60 mg/m²，口服 2 天（第 3、4 天）。服 CCNU 前、后 30min 服止吐剂（胃复安）。

3．方案 3　　　美国 Seattle、Dever、Ohio 三个医疗中心试用"1 天 8 药"多药联合强化疗方案（见表 19-1），治疗 107 例复发性和诊断时手术未能切除的脑瘤，治疗 2 个疗程后（4～6 周），50% 证实有效，其中 15.5% 肿瘤完全消失，其余部分反应（肿瘤直径缩小 50% 以上）。复发性髓母细胞瘤或原发性神经外胚层肿瘤（MB/PNET）为 57.8%，新诊断而未完全切除的 MB/PNET2 年存活率达 73.1%。因强化疗方案毒性作用较大，主要是神经、听力损害和骨髓抑制。

表 19-1　小儿脑肿瘤"1 天 8 药"方案药物及剂量

| 药物 | A 方案 (mg/m²) | B 方案 (mg/m²) | 给药时间 （一天内时间） | 注 |
|---|---|---|---|---|
| 甲基强的松龙 | 300 | 300 | 0、6、12 时 | ①A 方案：用于 MB/PNET 及室管膜瘤 ②B 方案：用于神经胶质瘤 |
| VCR（长春新碱） | 1.5 | 1.5 | 0 时 | |
| CCNU（环己亚硝脲） | 75 | 75 | 0 时 | |
| PCB（甲基苄肼） | 75 | 75 | 1 时 | |

续表

| 药物 | A方案<br>（mg/m²） | B方案<br>（mg/m²） | 给药时间<br>（一天内时间） | 注 |
|---|---|---|---|---|
| HU（羟基脲） | 1 500 | 3 000 | 2 时 | ③水化与疗程<br>见下注 |
| DDP（顺铂） | 60 | 90 | 3~9 时 | |
| Ara-C（阿糖胞苷） | 300 | 300 | 9 时 | |
| CTX（环磷酰胺） | 300 | — | 12 时 | |
| DTIC（氮烯咪胺） | — | 150 | 12 时 | |

注：

①水化液疗用 1/2 张，5% 葡萄糖盐水，含氯化钾 20mmol/L，每天3 000 mL/m²。当尿量达 3mL/（kg·h）时方可化疗（此时为 0）。

②静脉滴注 DDP，将 DDP 溶于 0.9% 盐水葡萄糖溶液中（含甘露醇 15g/L），速度为每 h 125mL/m²。

③该方案每 4 周重复 1 次，给药 12~24 次，直至 CT 出现肿瘤恶化或不能耐受。

## 四、预后

颅内肿瘤病儿预后取决于肿瘤组织类型、肿瘤生长部位、手术是否完全切除及术后放疗化疗等综合治疗。近年来，由于手术技术及辅助治疗水平的不断提高，病儿术后生存期延长，生活质量也有所提高。

# 第二节　小儿常见的脑肿瘤

## 星形细胞瘤

### 一、概述

星形细胞瘤（astrocytoma）是较为良性的神经胶质瘤，是常见的儿童后颅窝肿瘤之一。以幕下居多，幕上较少，常见于小脑半球，临床上病程较长。

病理：肿瘤位于白质中，可侵入皮质内，如囊壁型肿瘤的囊壁为神经胶质组织及结缔组织，囊液为黄色液体，蛋白含量高。根据恶性程度分为Ⅰ～Ⅳ级，Ⅰ级可为低度恶性或良性，Ⅱ级为恶性，Ⅲ～Ⅳ级为高度恶性。

## 二、诊断要点

### （一）临床特点

1. 头痛、呕吐为主要症状。

2. 侵犯第四脑室并造成阻塞可形成阻塞性脑积水。

3. 一侧小脑损害症状，表现一侧共济失调，肌张力降低，腱反射减弱，如肿瘤位于蚓部，可出现步态不稳，闭目难立征阳性，眼球水平震颤，2/3 病人出现视力减退。

4. 少数病人有强迫头位。

### （二）影像学检查

1. 头颅 CT　　见小脑半球及中线部低密度占位，有囊肿形成时，示单房或多房囊壁，增强扫描可见环状或不均一强化。占位效应明显。

2. 头颅 MRI　　为 $T_1$ 加权为低信号，$T_2$ 加权呈高信号，增强扫描时肿瘤的实质部分增强而囊变坏死区不增强。

### （三）鉴别诊断

小脑血管网状细胞瘤鉴别，后者虽行头颅 MRI 或 CT 显示小脑半球内含有瘤结节的囊性占位，但强化比星形细胞明显，在儿童的发病率较低，可伴有多脏器多发囊肿，少部分病人有家庭史，血管造影可见畸形血管团。

## 三、治疗要点

1. 首选手术　　如肿瘤位于小脑可全切除，位于小脑蚓部，第四脑室仍可全切除，若肿瘤侵犯脑干则允许残留少许，以免损伤脑干。

2．放疗　　对残余肿瘤应采用放射治疗，最好用立体定向放射外科技术，副作用比普通放疗小。

3．化疗　　对小脑星形细胞瘤部分切除的弥散肿瘤，可用"1天8药疗法"（见表19-1）。

# 髓母细胞瘤

## 一、概述

髓母细胞瘤是由于原始髓样上皮未继续分化的结果，是颅内最恶性的胶质瘤。髓母细胞瘤的发病率为2.19~6.6/百万儿童，占儿童颅内肿瘤中的15%~20%，任何年龄均可发生，但多见于10岁以下，男孩多见，5~7岁为高峰。肿瘤多数发生于小脑蚓部，并突向第四脑室生长，少数位于小脑半球，肿瘤恶性极高，并可转移，瘤细胞脱落可沿脑脊液循环播散转移。可到脊髓或大脑表面等处。

病理：肉眼观紫红色，少数呈灰红色，晚期肿瘤可见坏死，液化量胶冻状组织，少数病例有钙化灶。部分病例有类似星形细胞囊性变，镜下见肿瘤细胞缺乏胞浆的原始小细胞，具有圆形或卵圆形的细胞核，富于染色质，有核分裂现象。

## 二、诊断要点

### （一）临床特点

1．颅内压增高症状　　表现为头痛，呕吐，视乳头水肿，婴幼儿可头颅增大，前囟增宽。

2．小脑损害体征　　走路不稳，共济失调，眼球震颤，Rombery征阳性。肌张力降低。

3．肿瘤侵犯或压迫脑干、延髓可有颅神经损害及锥体束征，如吞咽发呛等。

### （二）实验室与影像检查

1．脑脊液　　脑脊液压力增高，蛋白定量增加，晚期约50%病人的白细胞数增加，脑脊液细胞学检查可找到肿瘤细胞。

2. 头颅 CT　　见小脑蚓部或第四脑室内较清楚及均匀的高密度灶，少数为等密度灶。增强扫描后肿瘤实质部分呈均匀增强，坏死及囊变区无增强。

3. 头颅 MRI　　在 $T_1$ 呈低信号，$T_2$ 加权呈等或高信号，能清晰地显示病灶范围及脑干背侧面结构关系。

### 三、治疗要点

1. 手术治疗　　尽可能完全切除；如肿瘤向蚓部生长，必须切开蚓部，方能完全切除肿瘤。

2. 放疗　　髓母细胞瘤对放疗极敏感，一般于术后 1~2 周早期放疗，包括全中枢神经系统，并在病灶局部增加放疗剂量。

3. 化疗

(1) 治疗髓母细胞瘤或原发性神经外胚层肿瘤（MB/PNET）的化疗方案

1) 国际儿童肿瘤协会（SIOP）方案：

放疗期：VCR 每次 1.5 $mg/m^2$，静脉注射，每周 1 次，共 8 次。

放疗后：放疗后 4 周开始：VCR：每次 1.5 $mg/m^2$，静脉注射，每周 1 次，共 3 次（第 1、8、15 天）；CCNU：100 $mg/m^2$，口服 1 次（第 1 天）；Pred：每天 40 $mg/m^2$，口服 14 天（第 1~14 天）。每 6 周 1 个疗程。共 8 个疗程。

2) 美国费城儿童医院辅佐化疗方案（1992）：

放疗期：VCR 每次 1.5 $mg/m^2$，静脉注射，每周 1 次，共 6 次。

放疗后：CCNU75$mg/m^2$，口服 1 次（第 1 天）；DDP 75mg/ 静脉滴注（第 1 天）。每 6 周重复 1 个疗程，共 8 个疗程。

# 颅　咽　管　瘤

### 一、概述

颅咽管瘤是因颅咽管残存的鳞状上皮细胞发展而来，肿瘤发生的常见部位为鞍区，发病率为 1.2~5.25/百万儿童。发病高峰为 8~12 岁，男女比例为 1.4:1。

病理：肿瘤大多数发生于漏斗部，常向上生长进入第三脑室，由于梗阻室间孔而致颅内压增高。肿瘤多为囊性，肿瘤边界清楚，大小不一，囊液可为淡黄色、绿褐色，也可以混浊。多数病人有肿瘤钙化。镜下分两型：①轴质瘤型：柱状上皮细胞，其中呈多角形星形细胞，见有钙化。②鳞状上皮型：鳞状上皮细胞组成。

## 二、诊断要点

### (一) 临床特点

1. 颅内高压症状　　由于肿瘤阻塞室间孔引起梗阻性脑积水，多数病人均可发生颅内高压症状，如头痛、呕吐、视乳头水肿甚至抽搐、昏迷等。

2. 内分泌紊乱　　因压迫垂体前叶使其分泌相应激素明显减少，生长发育缓慢，皮肤干燥及第二性征不发育，如肿瘤压迫丘脑下部可有尿崩、向心性肥胖、体温调节障碍等。

3. 视力障碍　　肿瘤压迫视叉可发生视力减退至失明，室间孔梗阻可引起视乳头水肿及继发性视神经萎缩，视野向心性缩小。

4. 其他　　肿瘤向邻近组织扩展，伸入额叶、颞叶、大脑脚等，可出现复视、偏瘫、惊厥发作等。

### (二) 影像学检查

1. 头颅 CT 检查　　多数为鞍上池内囊或囊实性占位，表现为低密度，增强扫描可见明显增强阴影囊壁，钙化灶为高密度影。

2. 头颅 MRI　　无论囊性或实性瘤的 $T_2$ 值均较长，故在 $T_2$ 加权像呈高信号，囊性肿瘤在 $T_1$ 加权像上呈高信号，实体瘤在 $T_1$ 加权像呈略低信号。

### (三) 鉴别诊断

1. 鞍上生殖细胞瘤　　可表现多饮、多尿及视神经萎缩，但肿瘤钙化囊变罕见，颅内压增高者少见，病理活检可予鉴别。

2. 与视神经胶质瘤相鉴别　　后者以视力减退为首发症状，突眼多见。影像学检查钙化仅少见。病理活检可予鉴别。

## 三、治疗要点

手术治疗，以显微外科切除为首选，亦可选择 γ-刀或 X-刀切除。

# 室 管 膜 瘤

## 一、概述

室管膜瘤是小儿常见的一种胶质瘤，多发生于幕下，少数在幕上，学龄儿童多见，肿瘤发生于脑室壁的室管膜细胞。绝大多数病变位于第四脑室内，肿瘤可经正中孔向小脑延髓池发展，甚至位入椎管内，常引起脑室系统梗阻导致脑积水。发病率约占颅内肿瘤的 2% ~ 9%。发病年龄从 2 个月 ~ 13 岁。

病理特征：肿瘤常为粉红色，结节状，常靠近室管膜附近生长，脑室内突出部边界清楚，脑室内生长部分是浸润性生长；肿瘤切面为实性，可有囊性变及黏液样变性。

## 二、诊断要点

### (一) 临床特点

1. 颅内高压征象　　如头痛，呕吐，视乳头水肿。

2. 小脑征　　如肿瘤生长压迫小脑脚或其腹侧部时，可出现眼震、共济失调、肌张力降低。

3. 脑干受压症状　　如面瘫、复视及锥体束征。

4. 颈神经根受压症状　　如颈部疼痛及强迫头位。

5. 部分病人出现脊髓受损征象。

### (二) 影像学检查

1. CT 检查　　肿瘤可发生于脑室系统任何部位，多发生于第四脑室，平扫为等密度或略高密度影像，可见小的低密度囊变及分布小斑片状钙化灶。增强扫描易强化，但多不均匀。

2. MRI　　见长 $T_1$ 及长 $T_2$ 病变，信号不均匀，呈结节状。

### (三) 鉴别诊断

应与髓母细胞瘤和小脑星形细胞瘤鉴别。根据临床特点及病理检查可给予鉴别。

### 三、治疗要点

1. 首选手术治疗　　对于自第四脑室底的肿瘤，可残留一些肿瘤组织在脑室底，以免损伤脑干和面丘，但必须使脑脊液梗阻恢复通畅。

2. 放疗　　实行全脑及椎管放疗。

3. 化疗　　室管膜瘤对化疗敏感度较差。可用 MB/PNET 的化疗方案（见髓母细胞瘤化疗部分）治疗室管膜瘤，疗效在探索中。

# 大脑半球胶质瘤

## 一、概述

大脑半球胶质瘤（cerebral hemisphere glioma）多发生于成人，儿童较少见，Matson 统计儿童颅内肿瘤中大脑半球胶质瘤占 10% ~ 14%，儿童各年龄组均可发病，婴幼儿较少，性别差异不大，据文献统计男女比约 1.1:1。

病理：肿瘤组织学分类以星形细胞瘤、多形胶质母细胞瘤和室管膜瘤多见。

## 二、诊断要点

### (一) 临床特点

(1) 病史较长，平均病程约 1 年，胶质母细胞瘤病程相对短。

(2) 急性起病或症状突然加重。

(3) 较突出为两大症状，即颅内压增高和局灶性神经系统体征，前者表现为头痛、呕吐、视乳头水肿、视力减退等，后者因肿瘤发生部位不同其症状及体征也有差异。表现为癫痫发作（约 50% 为首发症状）、运动障碍、精神症状，如记忆减退、呆滞、淡漠或行为异常及各种类型失语，感觉障碍较少见。

### (二) 影像学检查

1. 脑电图　　有癫痫发作者，可表现为局灶性或弥漫性棘波、慢波和棘慢综合波。

2. 颅骨 X 线平片　　颅内高压征（如颅缝分离、脑回压迹增加等）及局限性骨质改变（肿瘤直接压迫所致）。

3．头颅 CT　　表现为半球深部低密度或等密度病灶，可见坏死出血及囊变。胶质瘤 CT 的特点是钙化。肿瘤位于深部或周边，呈结节状或较为弥散。有不规则强化。低恶性肿瘤可不强化。

4．MRI　　表现为长 $T_1$，长 $T_2$ 信号变化，边界不清，难与周围水肿鉴别，需增强扫描来区别肿瘤定性及周围结构。

## 三、治疗要点

1．手术治疗　　对Ⅰ~Ⅱ级星形细胞瘤及少枝胶质细胞瘤尽早行肉眼切除，或近全切除，对恶性程度较高的肿瘤尽可能全切除，但对位于或近重要功能区肿瘤可大部分或部分切除，避免伤及重要的功能区。

2．放疗及立体定向放射外科治疗　　对大脑半球恶性程度较高的肿瘤，如多形性胶质母细胞瘤等，术后均应予以放疗。

3．化疗　　对大脑半球恶性肿瘤，特别复发肿瘤者有一定疗效。

# 脑干胶质瘤

## 一、概述

脑干胶质瘤（brain stem glioma），儿童较成人常见，是发生在脑干部位（即中脑、脑桥、延髓）主要肿瘤，文献报道脑干肿瘤约占儿童颅内肿瘤的 8.8%~25%。性别无显著差异，发病年龄常见于 5~8 岁。肿瘤生长特点为浸润性生长及沿神经纤维蔓延。肿瘤病理性质以星形细胞瘤和多形性胶质母细胞瘤多见。

## 二、诊断要点

### （一）临床特点

1．颅神经损害　　这是脑干肿瘤重要特征。常见于外展神经，其次为面神经，吞咽神经及迷走神经等，表现为复视、眼球内斜及外展不全，嘴歪，眼睑闭合不全，吞咽发呛及有关损伤神经的相对体征。

2. 锥体束征　　脑干肿瘤同时损害锥体束时会出现同侧颅神经损害合并对侧肢体偏瘫。表现肢体肌力减弱、肌张力增高、腱反射亢进及病理征阳性。

3. 小脑体征　　如肿瘤侵犯小脑-齿状核-红脑-丘脑束时，可表现步态不稳、眼震、共济失调和闭合难立征阳性。

4. 颅内高压　　文献报道发生率 15%～23.3%。一般在晚期出现。

5. 少数患儿有精神改变和智力减退。

**（二）实验室与影像检查**

1. 脑脊液检查　　细胞数正常，脑脊液蛋白量正常或稍高。

2. CT　　表现为脑干部位低或等密度灶，可有混杂密度病灶，肿瘤多实性少囊变，增强扫描不均匀强化。

3. MRI　　表现为长 $T_1$ 和长 $T_2$ 之改变，多数实性少囊变或出血，边界不清，形态不规则，增强扫描不均匀强化。

## 三、治疗要点

1. 放射治疗　　对没有颅内压增高边界不清的实质性肿瘤，首先放射治疗，若合并脑脊液循环受阻，可先行侧脑室枕大池分流术，再给予放射治疗。

2. 手术治疗　　目的是解除脑干压迫和使脑脊液循环畅通。手术尽可能不增加神经功能损害，术后辅助放射治疗。

3. 化疗　　有报道 VCR 与放线菌素对脑干胶质瘤可有一定作用。

# 松果体区肿瘤

## 一、概述

松果体区肿瘤（pineal region tumors）是一组原发于松果体区的肿瘤，是儿童最常见的颅内肿瘤之一，儿童发病率比成人高 2 倍以上。发病年龄以学龄期较常见。常以男性多见。但不同肿瘤类型的发病率可略有不同。病理性质以生殖细胞瘤、松果体细胞瘤、松果体母细胞瘤、畸胎瘤等组织来源，根据文献报道：来源于胚生殖细胞者将近70%，其中生殖细胞瘤36%，来源于胶质细胞的肿瘤占19.8%，来源于松果体实质细胞的肿瘤和松果体母细胞瘤占8.1%。

## 二、诊断要点

### (一) 临床特点

1. 颅内压增高　是由于肿瘤突向第三脑室后部梗阻导水管至早期发生阻塞性脑积水及颅内压增高。

2. 邻近脑受压征　肿瘤压迫四叠体上丘可出现双眼上下活动障碍，瞳孔散大或不等大，瞳孔调节反应存在（称 Parinazed 综合征）。肿瘤压迫下丘及内侧膝状体会出现双侧耳鸣及听力减退，肿瘤向下生长压迫小脑上脚和上蚓部可出现躯干性共济失调及眼球震颤。如肿瘤直接侵犯或沿脑室播散种植至丘脑下部，可出现尿崩、嗜睡。

3. 内分泌症状　多数表现为性早熟，少数性征发育停滞。

4. 椎管内转移　松果体细胞瘤及松果体母细胞瘤的瘤细胞可种植到椎管内，出现脊髓受损的表现。

5. 其他症状表现为癫痫发作，双侧锥体束受压的症状和体征。

### (二) 实验室与影像检查

1. 脑脊液中脱落肿瘤细胞学检查对诊断会有帮助。

2. 血清和脑脊液中绒毛膜促性腺激素（HCG）、甲胎蛋白（AFP）、瘤胚抗原（CEA）含量增高。

3. 头颅 X 线平片　多数病人可见颅内压增高征（颅缝分离等）。生殖细胞瘤可见病理性钙化。

4. CT　平扫该区肿瘤呈等密度、等高混杂密度，松果体细胞瘤显示边界清楚的类圆病灶。见有散在钙化灶，且范围较大。生殖细胞瘤多有钙化，边界不规则；畸胎瘤因含有脂肪，牙齿及骨骼呈混杂密度。

5. MRI　对肿瘤及周围结构显示较好，有信号不均，增强扫描强化明显。对畸胎瘤除对部位特点外有多样脂肪信号，并有钙化成分。

## 三、治疗要点

1．手术治疗　　一般主张先手术切除肿瘤，可明确肿瘤性质，减少肿瘤体积。

2．放疗　　生殖细胞瘤及恶性畸胎瘤对放疗敏感，传统的方法是全神经轴放射治疗，全脑为40Gy，肿瘤灶加至总量50Gy。生殖细胞瘤患者脑部放疗总量一般为45～50Gy，整个脊髓放疗剂量为20～30 Gy。

3．化疗　　目前研究表明，多采用联合化疗来减少放疗范围和剂量。常见的化疗药物有长春新碱、环磷酰胺等，如化疗不敏感，可在化疗结束后作减量放疗。

（翟琼香）

# 第三节　脊髓肿瘤（椎管内肿瘤）

## 一、概述

脊髓肿瘤（tumor of spinal cord），也称为椎管内肿瘤（intraspinal tumors），顾名思义，脊髓肿瘤（或椎管内肿瘤）就是发生在椎管内的肿瘤。它包括：①原发于脊髓及其附属组织的肿瘤；②起源于脊柱及其他部位的恶性肿瘤向椎管内的转移和浸润。

儿童椎管内肿瘤约占神经系统肿瘤的20％左右。男孩发病率稍高，约一半患者为8岁以下儿童。

按肿瘤起源分类：①原发性：如神经鞘瘤、脊膜瘤、嗜酸性肉芽肿和胶质瘤等，占椎管内肿瘤总数的75％～95％。②继发性：由椎管外肿瘤侵入椎管内所致，占椎管内肿瘤总数的5％～25％。

按照肿瘤发生的部位（解剖位置）脊髓肿瘤可分为：

1．髓内肿瘤　　发生在脊髓的实质内，以缓慢的浸润生长为主；其中，以脂肪瘤、室管膜瘤、胶质瘤和血管母细胞瘤较为常见。

2. 髓外硬膜内肿瘤　　发生在神经嵴组织，以良性肿瘤为主；神经纤维瘤、神经节瘤和脑脊膜瘤为多见。

3. 髓外硬膜外肿瘤　　以恶性肿瘤或转移性肿瘤（神经母细胞瘤等）以及原发的淋巴瘤为多见。

## 二、诊断要点

### （一）临床特点

脊髓肿瘤的临床表现，由其肿瘤的性质（如良、恶性）、肿瘤发生部位的差异而有不同的表现。主要是由于肿瘤作为脊髓占位性病变所致的脊髓功能障碍的临床表现，而脊髓功能则包括躯体的感觉、运动、植物神经功能以及各种括约肌功能。

由于大多数肿瘤是呈现为逐渐生长，因此，其临床表现为病程较为缓慢，并且呈现进行性进展的过程。

临床表现为肿瘤压迫部位（或脊髓节段）本身以及其以下脊髓的各脊髓功能障碍，因为病程进展缓慢，故大多数表现为各脊髓功能障碍（包括运动功能障碍、感觉功能障碍、植物神经功能障碍以及各种括约肌功能障碍等）的相继出现。

在儿童，可出现步态不稳或障碍、背部疼痛以及因背部疼痛等而导致的脊柱侧弯等。

1. 运动功能障碍　　表现为肿瘤压迫的脊髓节段及以下的相应支配的躯体可出现步态不稳或障碍。如果累及脊髓前角运动神经元及脊神经前根，所支配的躯体则出现下运动神经元瘫痪的一系列临床表现：肌肉萎缩，肌张力降低，肌腱反射减弱或消失，病理征阴性；如果累及脊髓的下行传导束（如皮质脊髓束），所支配的躯体则出现上运动神经元瘫痪的一系列临床表现：肌肉因废用而萎缩，肌张力增高，肌腱反射亢进；病理征阳性。

2. 感觉功能障碍　　主要表现为脊髓因肿瘤的压迫而导致脊髓内的感觉传导束受压所致的损害，脊神经后根受压、刺激以及损害。

其临床表现为：感觉异常（包括感觉过敏、疼痛、烧灼感、针刺感、热感以及痒感等），感觉减退甚至感觉消失，也可以出现感觉分离障碍等。

3．植物神经功能障碍　　脊髓侧角位于胸髓第 2 节（$T_2$）至腰髓第二节（$L_2$）的脊髓中，交感神经元位于脊髓侧角内，而脊髓骶段内则含有副交感神经元。在肿瘤压迫脊髓时，可出现植物神经功能障碍的一系列临床表现，如出汗功能异常，血管舒张及收缩功能异常等。

4．各种括约肌功能障碍　　表现为排便（包括大、小便）功能的异常；如大、小便失禁，尿潴留等。

5．其他　　还可以表现出皮肤弹性差、干燥，指（趾）甲无光泽等。

**（二）实验室检查**

在实验室检查中，最主要的检查方法是腰椎穿刺脑脊液检查。脑脊液检查可随脊髓肿瘤的病程、部位及肿瘤压迫程度的不同而有所差别。现就脑脊液检查分述如下：

1．脑脊液压力　　脑脊液压力降低，且随脑脊液的滴出，其压力可以进一步降低；临床操作中表现为腰椎穿刺脑脊液滴出的速度越来越慢；但有个别脊髓蛛网膜下腔无阻塞或部分阻塞者，脑脊液压力可不降低或轻度降低。

2．脑脊液外观　　脑脊液外观颜色与脑脊液蛋白含量的多少或高低有关，可以从无色透明（脑脊液蛋白含量低）到淡黄色甚至是橘黄色（脑脊液蛋白含量高），如果脑脊液蛋白含量增高超过一定程度时，可以出现凝固现象（自凝现象）。

3．脑脊液常规检查　　脑脊液常规一般正常；但是，一旦出现脊髓肿瘤坏死出血时，则表现为血性脑脊液。

4．脑脊液生化检查　　除脑脊液蛋白含量增高外，其他生化检查指标一般均正常；而脑脊液蛋白含量的多少或高低与脊髓肿瘤的病程、部位及肿瘤压迫程度有关。通常情况下，病程越长，部位越低，压迫程度越严重，其脑脊液蛋白含量就越高。

### （三）影像学检查

1. **脊柱 X 线检查**　大约 40％左右的病例常规脊柱 X 线检查可以显示异常。包括：①脊峰变宽，椎体变形，椎骨破坏或硬化。②椎管及椎间孔扩大，椎间孔破坏。③有的可表现为椎管的钙化斑点。④有时，肿瘤经过椎间孔向内或向外生长，在椎旁可见包块样 X 线改变。

2. **脊髓碘油或碘水造影检查**

（1）髓内肿瘤改变：病变处蛛网膜下腔因受压而变得极为窄小，在脊髓碘油或碘水造影检查中，蛛网膜下腔变成细线状；而病变脊髓变粗，则呈现梭状改变。

（2）髓外硬膜内肿瘤：病变处蛛网膜下腔因肿瘤生长而表现为充盈缺损，呈现为杯口状。

（3）髓外硬膜外肿瘤：因肿瘤向椎管内压迫而致硬膜外间隔增大，病变处蛛网膜下腔变细而表现为尖细状。

随着 CT 和 MRI 检查的出现，此项检查已为 CT 和 MRI 所代替。如无条件作 CT 及 MRI 检查者，也可选择此项检查。

3. **脊髓 CT 检查**

（1）髓内肿瘤改变：脊髓 CT 显示脊髓增粗；脂肪瘤以及室管膜瘤在常规 CT 扫描下表现为 CT 值降低的病灶，注射造影剂后不增强；胶质瘤和血管母细胞瘤在常规 CT 扫描下表现为 CT 值正常的病灶，注射造影剂后不增强。

（2）髓外硬膜内肿瘤：脊髓 CT 显示椎管内占位病灶，肿瘤增大明显时表现为脊髓受压向一侧移位，椎间孔也可以增宽，有时病灶内可出现钙化灶。

（3）髓外硬膜外肿瘤：以恶性肿瘤或转移性肿瘤以及原发的淋巴瘤为多见，脊髓 CT 显示椎管内占位病灶，CT 值增高，脊髓受压向一侧移位，肿瘤经过椎间孔向外或从外向内生长，在椎旁可见异常包块改变等。

4. **脊髓 MRI 检查**　脊髓 MRI 检查是目前脊髓检查最佳的辅

助检查手段。它不管从矢状面、横断面以及冠状面进行检查，对脊髓肿瘤的 MRI 成像都能得到清晰的图像；对脊髓肿瘤的大小、位置、数量以及肿瘤和脊髓之间的关系都能清楚地显示。

**（四）鉴别诊断**

1. 与其他疾病的鉴别诊断

（1）与出现肌无力的疾病的鉴别

1）对髓内肿瘤最早期的表现可以是运动功能障碍，表现步态不稳或肌无力；这应与引起步态不稳或肌无力的其他疾病（如脊髓灰质炎、神经根神经炎等）鉴别。

2）髓内肿瘤除表现步态不稳或肌无力外，还可以出现括约肌功能障碍的临床表现，同时，其所表现的步态不稳或肌无力，具有脊髓节段性损害的改变。

3）如还不能区别，可作进一步的相应检查，如腰椎穿刺脑脊液检查、脊柱 X 线检查、脊髓 CT 检查，特别是脊髓 MRI 检查。无条件作 CT 及 MRI 检查者，也可选择脊髓碘油或碘水造影检查。

（2）与引起括约肌功能改变的疾病的鉴别：脊髓肿瘤早期有时候可突出表现为括约肌功能改变，如大、小便功能改变，易与其他导致大、小便功能改变的疾病混淆。然而，本病引起括约肌功能改变，其膀胱等相应的器官未有明显的器质性改变。除此之外，还可能发现其他脊髓功能障碍的症状及体征，包括感觉异常障碍、相应脊髓节段所对应的肢体运动功能障碍、各类反射的轻微或明显改变。

如果出现上述脊髓功能的改变，即可作进一步的相应检查，如腰椎穿刺脑脊液检查、脊柱 X 线检查、脊髓 CT 检查，特别是脊髓 MRI 检查。无条件作 CT 及 MRI 检查者，也可选择脊髓碘油或碘水造影检查。

（3）与出现感觉异常（尤其是疼痛）的疾病的鉴别：本病出现感觉异常（尤其是疼痛）时，特别是在早期，其他脊髓功能障碍还没有明显表现出来时，很容易与引起躯干或肢体疼痛的其他疾病混淆。然而，本病出现的疼痛一般来说是具有阶段性的，除疼痛外，同时也可出现其他感觉异常障碍、相应脊髓节段所对应的肢体运动功能障碍、各类反射以及括约肌功能的轻微或明显改变；总之，即合并有其他脊髓功能障碍的症状及体征。

如果出现上述脊髓功能的改变，即可作进一步的相应检查，如腰椎穿刺脑脊液检查、脊柱 X 线检查、脊髓 CT 检查、特别是脊髓 MRI 检查。无条件作 CT 及 MRI 检查者，也可选择脊髓碘油或碘水造影检查。

2．椎管内不同部位（解剖位置）的脊髓肿瘤的鉴别诊断

（1）髓内肿瘤：以运动功能障碍以及括约肌功能障碍作为最早期的表现，出现步态不稳或障碍、因胸壁运动功能减弱而导致咳嗽无力（发生在高位脊髓段，如脊髓颈段）、排便（包括大、小便）功能的异常等。

（2）髓外肿瘤：以感觉功能障碍作为最早期的表现，出现痛觉、温度觉以及触觉障碍；反之，可以通过感觉功能障碍（特别是痛觉以及触觉障碍）平面的确定，从而定位脊髓损害（脊髓肿瘤）平面的大致位置（即脊髓节段）。髓外肿瘤又因为肿瘤的性质及部位（硬膜内和硬膜外）不同而又有差别：

1）髓外硬膜内肿瘤：因为多数为良性肿瘤，故临床表现缓慢，如累及神经根，则出现节段性的痛觉异常（开始时为痛觉过敏，后来出现痛觉减弱甚至消失），所支配的肌肉（或肢体）无力。

2）髓外硬膜外肿瘤：因为多数为恶性肿瘤，肿瘤在狭窄的脊髓腔内（椎管内）快速生长，极易导致急性的脊髓损害，出现脊髓休克状态，即弛缓性截瘫，尿潴留及肛门括约肌松弛引起的大便失禁，所有反射均引不出。

3．椎管内不同节段的脊髓肿瘤的鉴别诊断　　除出现脊髓损害而出现相应的感觉功能障碍平面外，还存在有下列的区别：

（1）颈膨大以上（上颈段，$C_1 \sim C_4$）的脊髓肿瘤：所累及的肢体（上、下肢）均表现为上运动神经元瘫的表现；膈肌受累而致呼

吸急促且表浅；副神经受累而出现病变侧的斜方肌及胸锁乳突肌功能障碍（如无力、萎缩）；高颈段接近枕骨大孔处的脊髓肿瘤，可致后组颅神经的损害，如发音困难、吞咽困难、舌肌萎缩等。

(2) 颈膨大处（$C_4 \sim T_1$）的脊髓肿瘤：所累及的肢体表现为：上肢为下运动神经元瘫的表现，下肢为为上运动神经元瘫的表现。

(3) 颈膨大以下、腰膨大以上（$T_2 \sim T_{12}$）的脊髓肿瘤（脊髓胸段）：上肢正常，所累及的下肢表现为上运动神经元瘫的表现。

(4) 腰膨大处（$L_1 \sim S_3$）的脊髓肿瘤：所累及的肢体（下肢）表现为下运动神经元瘫的表现。

(5) 腰膨大以下（$S_3 \sim S_5$）的脊髓肿瘤（包括脊髓圆锥及马尾处的脊髓肿瘤）：不累及上肢及下肢功能，只累及会阴部的运动、感觉及括约肌功能等。

**（五）诊断要点总结**

(1) 首先应考虑有没有神经系统疾病。

(2) 神经系统疾病的定位诊断：①依靠临床表现特点：表现为脊髓功能障碍的各种症状。②详细的神经系统检查。③脊髓和（或）脊柱影像学检查。

(3) 神经系统疾病的定性诊断：①临床表现特点：缓慢、渐进、各种脊髓功能障碍（包括运动功能障碍、感觉功能障碍、植物神经功能障碍以及各种括约肌功能障碍等）的相继出现等。②脑脊液检查特点。③影像学改变特点。④术后肿瘤的病理活检。

## 三、治疗要点

脊髓肿瘤的治疗原则包括：①尽早手术以便解除脊髓压迫。②恶性肿瘤或转移性肿瘤术后的放疗及（或）化疗。③术后神经系统的康复治疗。④细心的护理。现把各治疗要点分述如下：

1. 尽早手术以解除脊髓压迫　　一旦诊断明确，应争取尽早手术，脊髓肿瘤能切除的尽量手术完全切除，而不能完全切除者，则可以行椎管减压术，尽量解除肿瘤对脊髓的压迫。

多数学者主张：①对髓外良性肿瘤应作肿瘤全切除。②对髓内血管母细胞瘤等良性肿瘤也争取作肿瘤全切除。③对髓内胶质瘤，应力争作肿瘤全切除，术后酌情进行放疗和化疗。④对髓内脂肪瘤，宜用激光显微手术作肿瘤次全切除。

2．放射治疗

（1）良性肿瘤大部分通过手术完全切除，如为恶性肿瘤或其他部位的恶性肿瘤向脊髓的转移，术后应考虑对脊髓的局部放疗及（或）对原发肿瘤的化疗。

（2）恶性肿瘤患儿，术后可进行放疗。少数患儿可在放疗后数月至数年发生放射性脊髓炎，这与疗程太短的关系较大，而与放射总剂量的关系较小。

3．化学治疗　　对胶质细胞瘤和肉瘤应用脂溶性烷化剂如亚硝脲氮芥（BCNU）、环己亚硝脲（CCNU）或）甲环亚硝脲（Me-CCNU），鬼臼毒素类如依托泊甙（VP-16）、威猛（VM-26）均有一定疗效。

4．康复治疗

（1）术后神经系统的康复治疗包括：针灸理疗、肌肉按摩，后期可作运动功能锻炼等。

（2）护理：对瘫痪病人必须进行细心的护理，包括：勤翻身以预防褥疮的形成，轻拍背以预防肺部感染，膀胱区的按压及膀胱冲洗以预防尿路感染等。

（林晓源）

# 第二十章 小儿神经母细胞瘤

## 一、概述

神经母细胞瘤（neuroblastoma，NB）是起源于胚胎性交感神经系统神经嵴细胞的恶性肿瘤，是婴幼儿时期最常见的恶性肿瘤之一。发病率居儿童恶性实体瘤的第三位，高峰发病年龄3～4岁，是目前威胁小儿生命的恶性肿瘤之一，早有小儿"癌王"之称。肿瘤可原发于肾上腺髓质或交感神经链的任何部位，好发于腹部腹膜后（占60%～70%）与后纵隔（占15%～25%）。

病因尚不清，近代研究认为第一对染色体短臂等位基因（抑癌基因）的缺失和N-myc癌基因扩增与本病的发生有关。

经典的病理分类：神经母细胞瘤可分为3型，即神经母细胞型、神经节母细胞型、神经节细胞型。

因神经母细胞瘤的原发瘤及儿茶酚胺代谢异常均可引起症状，发病年龄较早、发生部位广泛、症状多种多样，且发生早期转移，易于误诊。神经母细胞瘤早期不易发现，就诊时约70%病例已有转移，故治疗效果不理想。

## 二、诊断要点

### （一）临床特点

患儿的临床症状、体征与原发瘤部位及有无转移有关。

1．全身症状明显

（1）发热：约半数以上病例表现不规则发热，常为首发症状。

（2）贫血：约2/3的病例表现不同程度的贫血，也常为首发症状。

（3）儿茶酚胺代谢增高表现：瘤细胞分泌多巴胺、去甲肾上腺素可引起血压增高、多汗、心跳快、脉速、腹泻等。

（4）其他：常见消瘦、食欲差、乏力、疼痛、易激惹。

2. 原发肿瘤病灶表现　　原发瘤灶可沿交感神经轴的颈部、纵隔、腹腔、盆腔等任何部位均可发生。腹部约占 60% ~ 70%，胸腔纵隔约 15% ~ 25%，盆腔约占 3% ~ 8%，颈部占 1% ~ 3%，其他 5% ~ 10%。

（1）腹部原发灶：腹部为最常见的原发灶部位（50% ~ 80%），腹腔内的原发肿瘤发生在肾上腺髓质居多（约占 40% 左右），其次位于腹膜后脊椎两旁，脊椎旁肿瘤可能呈哑铃状。腹部肿瘤块大小及体征差异悬殊，如瘤块大则可显示腹部膨隆，或于偶然机会发现上腹一侧季肋部有无痛性瘤块，常从一侧开始迅速增大，很快超越中线，瘤块质地坚硬呈不规则结节状。若瘤块很小，缺乏腹部症状体征又不能被触及时，常易误诊，称之为隐匿型。若有瘤灶出血，则可引起腹痛。

（2）腹腔外的原发灶：包括颈部交感神经节、后纵隔和盆腔等部位。这些部位的瘤块很小时，一般无明显表现。当瘤块增大时，可出现与瘤块部位相关的压迫征，例如，位于纵隔后的瘤块均可引起咳嗽、呼吸困难、胸痛等症状；颈部瘤块压迫星状神经引起 Horner 综合征，表现为患侧上睑下垂，眼球凹陷，瞳孔缩小，面部发红，双眼大小不一。骶前部的肿瘤可在下腹部摸及肿块。椎旁肿瘤可沿椎间孔向椎管内延伸呈哑铃状，如压迫脊髓可引起便秘、尿滞留、软瘫等。

3. 转移瘤灶表现　　本病重要特征之一是发生转移早，可经淋巴途径也可经血液播散，多数的病例初诊断时即已有转移。转移发生早晚与原发瘤大小无关。常因原发灶小，以至发生转移后始被发现。故转移灶常常以为本病的首发表现。常见转移部位为肝、骨、骨髓、淋巴结、眼眶、皮肤等。

（1）骨骼转移：为最多见，诊断时约有 80% 患儿已有骨转移，多见于 1 岁以上小儿，以颅骨、盆骨和四肢长骨转移为多见。临床上常出现骨痛、关节痛、步行困难、跛行，易误诊为风湿性关节炎、骨髓炎。颅骨转移多见，颌骨、颧骨尤其是眼眶骨转移，可有突眼、眼周青肿，亦可见局部骨性隆起。有骨转移者大多伴有骨髓转移。

（2）骨髓转移：发生较早，初诊时约半数病例可发现骨髓转移而引起全血细胞减少，因而易发生感染，可有发热、贫血、肢痛、肝脾及淋巴结肿大，临床表现及骨髓象检查常与急性白血病类似。

（3）肝转移：多见于1岁内婴儿，肝呈轻度至重度肿大，可有黄疸。

（4）皮肤转移：多发生于新生儿和乳儿期患儿。于胸腹部、四肢和全身均可见皮下肿瘤结节，常为0.5～1.0cm大小的青色硬实结节。

（5）淋巴结肿大常提示有淋巴结转移；若出现顽固咳嗽则提示肺转移的可能。

（6）新生儿期先天性神经母细胞瘤的特点是表现为贫血、水肿、黄疸、肝脾肿大及全身皮下肿瘤性结节。

**（二）实验室检查及特殊检查**

对神经母细胞瘤的确诊必须进行影像学、组织病理（细胞）学和肿瘤标记物检查的诊断方法，根据条件可选择（表20-1）中的有关检查项目。

表20-1　神经母细胞瘤诊断的检查项目

| 诊断方法 | 检　查　项　目 |
| --- | --- |
| 影像学诊断 | B超；胸、腹部平片；静脉肾盂造影（IVP）；CT；血管造影；MRI；核素显像（SPECT） |
| 肿瘤标记物诊断 | VMA、HVA、NSE、铁蛋白、LDH、C反应蛋白、N-myc基因扩增 |
| 组织病理学诊断 | 骨髓穿刺，骨髓活检，病理活检 |

1. **血象**　多数病例可见不同程度的贫血，白细胞计数和分

424

类多数正常，如果外周血出现幼粒、幼淋、类异淋巴细胞，提示骨髓可能已受侵犯，显著贫血及血小板降低示已有骨髓转移，此时血涂片可见瘤细胞。少数病例血象大致正常。

2. 骨髓象　　骨髓穿刺及骨髓活检是常用的诊断方法。据统计约 35% ~ 70% 的病例在无骨髓转移证据之前，骨髓中即已有转移瘤细胞聚集。典型者可见肿瘤细胞呈菊花团状排列或形成神经母细胞瘤细胞合胞体（cyncytia），对本病诊断更有重要价值，有助于与其他肿瘤骨髓转移鉴别。由于瘤细胞形态的多样性，在不同病例中形态、大小相差悬殊，约 10.7 ~ 29μm，可为类原幼淋巴细胞、类原幼粒细胞、类组织细胞、类裸核退化细胞，胞浆量少，呈淡蓝色或灰蓝色，或无胞浆，核大、核形不规则，可为分叶状或可见棘状突起，核膜常不清楚，核染色质粗细不等，核仁少或无核仁。当骨髓重度浸润时易被误诊为白血病，因此应从形态学上找出神经母细胞瘤细胞与原早幼粒、原幼淋巴等肿瘤细胞的异同点及其鉴别要点（表 20-2）。同时应对骨髓涂片和活检切片，进行组织化学与免疫组化的检查以鉴定肿瘤细胞的种类，为诊断提供可靠证据。

表 20-2　神经母细胞瘤细胞与原幼淋巴细胞、原幼粒细胞的鉴别

|  | 神经母细胞瘤细胞 | 原幼淋巴细胞 | 原早幼粒细胞 |
|---|---|---|---|
| 分布 | 成团聚集 | 弥散分布 | 单个、散在 |
|  | 砌墙样排列 | 彼此间无重叠 |  |
|  | 菊花团状排列 | 无砌墙样 |  |
| 形态 | 大小相差悬殊呈多样性 | 具有 $L_1$、$L_2$、$L_3$ 各型的特点 | 规则、完整、圆、椭圆形 |
|  | 类似淋巴细胞 |  |  |
|  | 类似粒细胞 |  |  |
|  | 类似裸核、退化细胞 |  |  |
|  | 类似组织细胞 |  |  |
|  | 类似菊花团形 |  |  |

续表

|  | 神经母细胞瘤细胞 | 原幼淋巴细胞 | 原早幼粒细胞 |
|---|---|---|---|
| 胞浆 | 较少、极少或无 | $L_1$ 型少、$L_3$ 型多 | 较丰富 |
| 核型 | 不规则，可见棘状突起 | 椭圆型、Rieder 型叶状核 | 圆形、椭圆形 |
| 核质 | 粗糙、粗网状 | 较细 | 细颗粒状 |

3. 活体组织病理检查 对手术切除瘤块、淋巴结或骨髓活检作病理标本切片检查，可提供组织学诊断依据。本病组织学分类分为 3 型：Ⅰ型：未分化型神经母细胞瘤；Ⅱ型：混合型成神经节细胞瘤，有成熟、正在成熟的神经节细胞与神经母细胞混合在一起；Ⅲ型：神经节细胞瘤。

Ⅰ型、Ⅱ型为恶性型，即为神经母细胞瘤。

组织病理显示弥漫增殖的小蓝圆细胞聚集成合胞体，典型者呈菊花团状排列，并结合免疫组化检查可为确诊及鉴别诊断提供可靠证据。

4. 免疫组化检测 由于神经母细胞瘤与淋巴瘤、横纹肌肉瘤、尤文肉瘤 (Ewing's sarcoma) 及周围神经上皮瘤同属蓝色小圆形细胞，可利用免疫组化技术，采用针对神经母细胞瘤细胞的神经微丝，突触小泡蛋白 (突触素 Syn) 和神经元特异性烯醇化酶 (NSE) 的特异性单克隆抗体对瘤组织进行免疫组化染色，可与其他小圆形细胞肿瘤相鉴别 (见表 20-3)。

5. 影像学检查 为寻找本病的原发病灶，以期早期手术切除，应用各种现代医学影像技术进行细致的检查。

表 20-3 免疫组化对几种蓝色小圆形细胞肿瘤的鉴别

| 单克隆抗体染色 | 蓝色小圆形细胞肿瘤 | | | | |
|---|---|---|---|---|---|
|  | 神经母细胞瘤 | 非霍奇金淋巴瘤 | 尤文肉瘤 | 横纹肌肉瘤 | 周围神经上皮瘤 |
| 神经微丝 (NF) | + | − | ± | − | − |
| 突触素 (Syn) | + |  |  |  |  |

续表

| 单克隆抗体染色 | 蓝色小圆形细胞肿瘤 | | | | |
| --- | --- | --- | --- | --- | --- |
| | 神经母细胞瘤 | 非霍奇金淋巴瘤 | 尤文肉瘤 | 横纹肌肉瘤 | 周围神经上皮瘤 |
| 神经元特异性烯醇化（NSE） | + | − | − | − | + |
| $\beta_2$ 微球蛋白 | − | ± | − | − | + |
| 白细胞共同抗原（LCA） | − | + | − | − | − |
| Vimentin（波形蛋白） | − | ± | + | + | + |
| 肌红蛋白（Myoglobin） | − | − | − | + | − |
| 肌浆球蛋白 | − | − | − | + | − |
| 肌动蛋白 | − | − | − | + | − |
| 韧带素 | − | − | − | + | − |

（1）X线检查：腹部发现肿瘤影像可助诊断，约40%～60%肿瘤灶内可有点状、斑点状钙化影，这是本病的特点，可借此与其他腹膜后肿瘤鉴别。肾上腺髓质部肿瘤，除腹部平片可见钙化影，静脉肾盂造影（IVP）示肾脏向下向外移位。X线发现纵隔影加宽，后纵隔发现阴影或脊柱内成哑铃状阴影提示可能为原发瘤灶。骶部肿瘤，下腹可见圆形阴影。疑及骨转移时宜作颅骨、四肢长骨、盆骨摄片可发现溶骨性透光区、虫蚀样变或边缘不规则的骨质破坏区、骨质疏松、线状骨膜增生反应等，均提示有骨骼转移。

（2）B型超声波检查：对可疑病例早期行腹部B超扇形扫描多方位探查，可及早发现腹部隐匿型原发病灶，配合骨髓检查等可获早期诊断，并为手术治疗提供定位依据。肿瘤灶常呈边缘可辨认的圆形或椭圆形肿块，内部回声多为较均匀散在的细小光点。B超难以发现胸腔存在的瘤灶。

（3）CT和核磁共振（MRI）检查：对纵隔、腹腔内肿瘤可发现明确的影像及其与邻近器官的关系。MRI检查对瘤灶小者可较为准确地找到原发瘤灶；其影像也较 B 超和 CT 更为清晰。交感神经节神经母细胞瘤侵入椎管压迫脊神经致瘫痪者，脊椎 MRI 或 CT 检查能清楚显示椎管内外压迫。

（4）放射性核素检查：静脉注射示踪剂 $^{99m}$ TC（锝），采用 SPECT（单光子发射计算机体层摄影）显像作全身骨与骨髓扫描，可早期发现骨骼和骨髓的转移瘤灶，确诊率高于骨髓穿刺。

（5）PET（正电子发射体层摄影）、SPECT 等检查有助于明确肿瘤范围、转移灶及其与邻近脏器的关系。

6. 尿儿茶酚胺代谢产物测定：是神经母细胞瘤的一种重要检测手段，也是诊断神经母细胞瘤可靠的标记物。神经母细胞瘤虽由胚胎细胞组成，但它可合成儿茶酚胺，其代谢产物香草扁桃酸（vanillylmandelic，VMA）则由尿排出。有些神经母细胞瘤只合成儿茶酚乙胺（dopamine），再分解为高香草酸（homo vanillic acid，HVA）从尿中排出。24h 尿 VMA、HVA 增高为诊断本病提供重要证据，连续多次测定可提高阳性率，此测定方法阳性率为 90%。因收集婴幼儿 24h 尿较困难，而尿中肌酐的排出较恒定，故可随机采尿测定尿液中肌酐、VMA、HVA 的量，求出其相对含量（VMA、HVAμg/mg 肌酐）。此法较简单，也十分可靠，阳性率达 80%。一般正常小儿 1mg 肌酐中 VMA < 20μg，HVA < 40μg，而绝大多数神经母细胞瘤患儿 VMA 和 HVA 增高异常显著，可确定诊断（见表 20-4）。24h 尿 VMA 总量的测定，正常值为 4.75 ~ 13.1mg/24h 尿。VMA 和 HVA 的测定是确诊神经母细胞瘤的重要依据之一，动态追踪检测可了解病情的好转、恶化或复发，故对于本病的诊断、疗效评估、有无残留、复发和转移具有重要意义。

表 20-4  小儿不同年龄的尿 VMA 和 HVA 的排出量（μg/mg 肌酐）

| 年龄（岁） | VMA | HVA |
| --- | --- | --- |
| 0 ~ 1 | 6.9 ± 3.2 | 12.9 ± 9.58 |
| 1 ~ 2 | 4.6 ± 2.2 | 12.6 ± 6.26 |

| 年龄（岁） | VMA | HVA |
|---|---|---|
| 2~5 | 3.95 ± 1.72 | 7.58 ± 3.56 |
| 5~10 | 3.3 ± 1.40 | 4.7 ± 2.66 |
| 10~15 | 1.91 ± 1.77 | 2.5 ± 2.42 |

需注意检查前 48h 应禁食香蕉、巧克力、冰淇淋以及阿司匹林和奎宁类药物。若临床高度怀疑而 VMA 和 HVA 定量在正常范围，检测儿茶酚乙胺，因为有些神经细胞仅以此种形式排出。

7. 血清神经元特异性烯醇化酶（neuron-specific enolase, NSE）

在 88% 的病例中升高（>100ng/mL），较尿 VMA 和 HVA 的测定更为敏感，是本病一个重要血清学标志，有助于判断预后、指导治疗。

8. N-myc 原癌基因分析　　通过分子杂交技术检测肿瘤细胞 N-myc 原癌基因拷贝数，是判断预后和指导治疗的一个重要指标。一般进展期肿瘤（Ⅲ期和Ⅳ期）N-myc 癌基因显著扩增，可达正常拷贝数的 300 倍，提示预后不良。也可采用单抗组化检测瘤细胞 N-myc 蛋白，阳性者提示预后不良。

9. 免疫组化检测　　采用针对神经母细胞的神经微丝、触突素（触突小泡蛋白）和神经元特异性烯醇酶的特异性单克隆抗体对肿瘤细胞进行免疫组化染色，可与其他小圆形细胞肿瘤相鉴别。

10. 放射性核素标记的碘苄胍（MIBD）　　可以掺入到包括神经母细胞瘤细胞在内的儿茶酚胺能细胞中，不仅可明确本病对骨骼和软组织的累及范围，具有较高的特异性和敏感性，而且可以作为一种靶向治疗。

11. 其他　　多数神经母细胞瘤患者血清铁蛋白（Ferritin）升高（>150μg/L）、乳酸脱氢酶（LDH）升高（>1 500IU/L）。

### (三) 诊断标准与分期

**1. 具有下列之一项可确诊** ①肿瘤组织病理形态鉴定为无疑的神经母细胞瘤。②骨髓标本发现无疑的特征性神经母细胞瘤合胞体或经免疫组化鉴定为阳性的瘤细胞，加尿中 VMA、HVA 水平增高（VMA、HVAμg/mg 肌酐大于该年龄组正常值 3 个标准差）。③典型的影像学表现加骨髓细胞学诊断或尿 VMA 明显增高。

**2. 神经母细胞瘤分期** 治疗前的分期检查主要适当的选用各种影像学检查，查清肿瘤的位置、范围和转移情况。常规的胸、腹部 X 线片常能显示细砂状钙化，注意与畸胎瘤较粗大的钙化区别。在评估局限性瘤灶时，CT 和 MRI 优于超声波检查，在评估肿瘤大小和位置方面，CT 和 MRI 没有显著性差异，MRI 显示脊髓病变更清楚，而转移性瘤灶最好进行 CT 或 MRI、骨扫描和骨髓穿刺检查。

由于临床分期对判断预后及选择治疗方法具有很重要意义，现在多用 INSS（international neuroblastoma staging system，INSS）国际临床分期（见表 20-5）。

表 20-5　国际神经母细胞瘤分期系统（INSS 1991）

| 分　期 | 依　据 |
| --- | --- |
| Ⅰ期 | 肿瘤局限于原发部位，可完全切除伴或不伴有显微镜下残留灶，同侧及对侧淋巴结检查阴性 |
| ⅡA期 | 单侧肿瘤，不完全大部分切除，同侧及对侧淋巴结显微镜检查阴性 |
| ⅡB期 | 单侧肿瘤，完全或不完全大部分切除，同侧淋巴结显微镜检查阳性，对侧淋巴结镜下阴性 |
| Ⅲ期 | 肿瘤浸润越过中线，伴或不伴有区域淋巴结受累；或单侧肿瘤伴对侧区域淋巴结受累；或肿瘤位于中线上伴两侧淋巴结受累 |

续表

| 分 期 | 依 据 |
|---|---|
| Ⅳ期 | 肿瘤扩散到远处淋巴结、骨、骨髓、肝和（或）其他器官 |
| ⅣS期* | 局部原发肿瘤，如同Ⅰ期或Ⅱ期，仅限于肝脏、皮肤和（或）骨髓的扩散（年龄＜1岁） |

\* ⅣS期：即特殊Ⅳ期，原发灶属于Ⅰ、Ⅱ期，但有皮肤转移（ⅣSD）；有肝转移（ⅣSH）；有骨髓转移（ⅣSBM）。

**3．神经母细胞瘤危险性分组** 有关国际儿童肿瘤研究组织（POG，Pediatric Oncology Group；CCG，Children Cancer Group）根据引起神经母细胞瘤复发的危险因素如患者年龄、INSS 分期、病理分类及一些生物学特征（N-myc 基因、DNA 倍体）等，将神经母细胞瘤分为：低危组、中危组及高危组，如表 20-6，并依此采用不同的治疗策略。

表 20-6 神经母细胞危险度分类

| 危险度分类 | 年龄（岁） | INSS 分期 | N-myc拷贝数 | DNA指数 |
|---|---|---|---|---|
| 低危组 | ≤1 | Ⅰ，ⅡA，ⅡB，Ⅲ，Ⅳ，ⅣS | 1 | ＞1 |
| | ＞1 | Ⅰ，ⅡA | 1 | 未应用 |
| 中危组 | ≤1 | ⅡA，ⅡB，Ⅲ，Ⅳ，ⅣS | 1 | 1 |
| | ＞1 | ⅡB，Ⅲ | ＞1 | 未应用 |
| 高危组 | ≤1 | ⅡA，ⅡB，Ⅲ，Ⅳ，ⅣS | ＞1 | 未应用 |
| | ＞1 | Ⅳ | 1 | 未应用 |
| | ＞1 | ⅡA，ⅡB，Ⅲ，Ⅳ | ＞1 | 未应用 |

## (四) 鉴别诊断

在临床实践中还应注意与类似症状的下列疾病相鉴别。

1. 急性白血病　　神经母细胞瘤，尤其是进展期骨髓浸润时，转移的瘤细胞在骨髓中异常增殖，致使正常造血细胞遭到排挤，重者粒细胞、红细胞、巨核细胞三系受抑制，患儿伴有发热、贫血、血小板减少、四肢骨痛和肝脾淋巴结肿大时，易误诊为急性白血病。但后者骨髓象中肿瘤细胞为非菊花团样肿瘤细胞，而为幼稚的白血细胞，无其他实体瘤存在，尿 VMA 阴性。

2. 肾母细胞瘤　　本瘤与神经母细胞瘤一样，病程较短，但该肿瘤肿块表面光滑，腹部平片罕见肿瘤内钙化点，静脉肾盂造影见肾盂、肾盏拉长变形，超声波检查显示肿瘤在肾内，尿 VMA 和 HVA 阴性。

3. 腹膜后畸胎瘤　　多见于 1 岁以下婴儿，患儿一般情况较好。肿瘤呈结节状，不均匀，有囊性或柔软的部分。腹部 X 线摄片可见骨骼、牙齿影，B 型超声波可见肿瘤呈囊性或部分囊性。部分畸胎瘤伴有甲胎蛋白阳性。

4. 郎格罕细胞组织细胞增生症　　神经母细胞瘤颅骨转移，出现散在大小不同的突起性结节。需与郎格罕细胞组织细胞增生症作鉴别，通过活检作病理学及电镜检查。郎格罕细胞组织细胞增生症电镜检查在郎格罕细胞组织细胞中可找到 Birbeck 颗粒。

5. 婴幼儿营养性贫血　　神经母细胞瘤有骨髓转移时，表现为进行性面色苍白，伴有乏力、烦躁，应与小儿营养性贫血相鉴别。神经母细胞瘤多伴有发热、腹痛、尿 VMA 升高，多为正细胞正色素性贫血。营养性贫血患儿一般状态较好，为小细胞低血红蛋白或大细胞高色素性贫血。

6. 风湿热和幼儿型类风湿性关节炎　　5 岁以下儿童由于主诉有四肢痛、关节痛，常易被误诊为风湿热。神经母细胞瘤发热为不定型，一般为低热，骨髓中瘤细胞增多时，则发热高达 39℃，且伴有血沉增快，抗"O"高，CRP 阳性，多次住院按风湿热、风湿性关节炎治疗无效，直至病情恶化。骨髓穿刺找到瘤细胞与超声波探查等影像学检查找到原发病灶更可确诊为神经母细胞瘤。

7. 急性骨髓炎　神经母细胞瘤以早期转移为其特点，幼儿常见为骨转移，称 Hutchison 型，多发生在骨盆、颅骨、眼眶、脊柱及长骨等部位，其特征为尖锐剧烈性疼痛，且有发热及活动受限，一般抗炎止痛药无效，有时易与骨髓炎相混淆，但急性骨髓炎有高热，局部有红肿等表现；X 线检查骨组织初期改变不明显，晚期可见死骨形成，而神经母细胞瘤骨转移时，X 线检查以溶骨性破坏、骨膜反应为主。

8. 脊髓炎　神经母细胞瘤除淋巴或血行转移外，还可向周围组织强烈浸润扩展，可经椎间孔侵入脊髓腔，肿瘤可呈哑铃形，可导致截瘫，易误诊为脊髓炎，但经 CT 与 MRI 检查可对前者明确诊断。

此外，本病还应与绿色瘤、恶性淋巴瘤及视网膜母细胞瘤等相鉴别。

## 三、治疗要点

### (一) 治疗原则

近年来主要采用手术、化疗、放疗等综合治疗，根据分期与危险度选用不同的治疗方案。

1. 根据 INSS 分期的治疗原则

(1) Ⅰ期或局限型：主要采用手术治疗，完整切除后，不需放疗与化疗。

(2) Ⅱ期、Ⅲ期：应尽可能切除原发肿瘤，手术切除后酌情化疗或放疗。

(3) Ⅳ期或扩散型：主要用化疗，多采用联合化疗，酌情予以放疗，预后较差。肿瘤巨大无法切除者，先进行 12～24 周的化疗再行延期手术。Ⅵs期切除原发肿瘤外，骨髓转移用化疗，肝转移可试行低剂量放疗。

2. 根据神经母细胞瘤危险性分类的治疗原则

（1）低危组治疗方案：包括①Ⅰ期。②ⅡA期、ⅡB期婴幼儿。③ⅥS期（<1岁）。

Ⅰ期患儿，单手术切除肿瘤，无病生存率可达90%，化疗仅用于手术后复发者。ⅡA期和ⅡB期，则需手术切除加手术后CA（环磷酰胺＋阿霉素）方案化疗5个疗程，2年生存率85%以上；未达缓解者改用OPE（A）C（长春新碱＋顺铂＋阿霉素或依托泊甙＋环磷酰胺）方案（详见以下化学治疗部分）；如化疗无效者，再考虑用放疗。对ⅣS期患儿，则可分为两组：①高危组：年龄小于6周，无皮肤转移灶，生存率仅38%。②低危组：年龄小于6周，但伴有皮肤受累及年龄大于6周的婴儿，对此型患儿给予CA方案化疗＋局部放疗（15～30Gy），平均2年生存率达86%。

（2）中危组治疗方案：包括ⅡB期、Ⅲ期患儿及Ⅳ期婴幼儿。

先用CA方案1个疗程作诱导治疗，然后用PE（顺铂＋依托泊甙）方案（详见以下化疗部分），每3周重复1个疗程，作维持治疗。此方案对ⅡB期及Ⅲ期患儿局部复发率及转移性复发率较高可达40%左右，但加用放疗后完全有效率可达75%，2年无病生存率可达59%。

对Ⅳ期婴儿，单用CA方案或与PE方案联合应用，随后作原发灶切除，则无病生存率可达60%。

（3）高危组治疗方案：①年龄>1岁的儿童且为Ⅳ期、ⅣS期者。②组织类型预后差。③瘤细胞DNA指数（DI）>2倍体的患儿。④瘤细胞N-myc癌基因扩增（拷贝数）≥10或单抗组化检测N-myc蛋白阳性患儿。虽近年来疗效有所改善，但2年无病生存率不足15%。常用方案为OPE（A）C方案（详见化疗部分）。高危组治疗以大剂量的化疗和骨髓移植有助于提高疗效。ⅥS期中有症状（如肝肿大引起的压迫症状），采用化疗、放疗或化疗加放疗。

**（二）治疗方法**

1. 手术治疗　神经母细胞瘤综合治疗中所有的患者均需手术治疗，初次手术治疗可以获得组织学诊断、明确分期并切除肿瘤，手术应争取将原发肿瘤全部切除，如不能全部切除，应尽可能切除其大部分。延期手术或二次开腹探查对于判断疗效和切除残留肿瘤起着重要作用。如肿瘤来自肾上腺，则需切除同侧肾，手术无法切除时，在残留肿瘤部位安置银夹作为术后放疗的标记。

2. 化学治疗　　化疗在神经母细胞瘤的治疗中起着非常重要的作用，多药联合化疗优于单药化疗。目前最常用的联合化疗药物包括：环磷酰胺（CTX）、异环磷酰胺（IFO）、阿霉素（ADM）、依托泊苷（VP-16）、替尼泊苷（VM-26）、顺铂（DDP）、卡铂（CBP）等。主要的化疗方案有：

（1）对 $II_A$ 及 $II_B$ 期患儿选用以下化疗方案

1）CA（CTX + ADM）方案：C（CTX，环磷酰胺）：150mg/（m²·d），静脉滴注，第 1～7 天；A（ADM，阿霉素）：35mg/m²，静脉注射或静脉滴注，第 8 天用。

每 3～4 周重复 1 个疗程，共 5 个疗程。若患儿不能达到完全缓解，则改用 PE 或 OPEC 方案。

2）PE（DDP + VP-16）方案：P（DDP，顺铂）：60～90mg/m²，静脉滴注，第 1 日；E（VP-16，依托泊甙）：160mg/（m²·d），静脉滴注，第 3 日用。

每 3～4 周重复 1 个疗程，共 5 个疗程，若不能达到完全缓解，则改用 OPEC 方案。

（2）对III期、IV期患儿选用以下化疗方案

1）小于 1 岁的III期、IV期方案：诱导化疗：用 CA（CTX + ADM）方案或用 PE（DDP + VP-16）方案（用法详见以上方案），然后手术切除肿瘤。术后每 3 周重复 1 个疗程 CA 或 PE 方案作维持化疗 18 个月。

2）大于 1 岁的III期、IV期选用以下较强烈方案：

I．术前诱导化疗：根据肿瘤进展情况、患儿一般状态、血象等选用下述方案之一进行诱导化疗。

①诱导方案 A：OPE（A）C 方案：O（VCR）：1.5mg/m²，加入

0.9%NaCl 10mL 静脉注射，第 1 日；P（DDP）：90mg/m²，加入 3% NaCl 500mL 中，静脉滴注 6h，第 2 日，（或 Carboplatin 300~400mg/m²）；E（VP-16）：150mg/m²，加入 0.9%NaCl 250mL 中，静脉慢滴，第 4 日，（或 A. ADM：20~30mg/m²）；C（CTX）：600~1 200 mg/m²，加入 5% 葡萄糖 250mL 静脉点滴，第 1 日。

每 3 周重复 1 次，为 1 个疗程。适用于多数延期或二期手术前诱导化疗，约需 6~10 个疗程。

②诱导方案 B：PECA 方案：P（DDP）：90mg/m²，加入 3%Na-Cl 500mL 中，静脉滴注 6h，第 1 日；E（VP-16）：100mg/m²，加入 0.9%NaCl 250mL 中，静脉慢滴，第 3 日；C（CTX）：150mg/（m²·d），加入 5% 葡萄糖 250mL 静脉点滴，第 7~13 日；A（ADM）：35mg/m²，加入 10% 葡萄糖 100mL 静脉滴注，第 14 日。

每 3~4 周重复 1 个疗程。适用于进展性病例。一般约需 5 个疗程。

③诱导方案 C：CEA/CE 或 PE 两组药物每 3 周交替应用。

第 1、3、5 个疗程用 CEA 方案：C（CTX）：150mg/（m²·d），加入 5% 葡萄糖 250mL，静脉点滴，第 1~7 日；E（VP-16）：150mg/m²，加入 0.9%NaCl 250mL 中，静脉慢滴，第 8，9，10 日；A（ADM）：35mg/m²，加入 10% 葡萄糖 100mL，静脉滴注，第 10 日。

第 2、6 个疗程用 CE 方案：C（CTX）：150mg/（m²·d），加入 5% 葡萄糖 250mL，静脉点滴，第 1~7 日；E（VP-16）：150mg/（m²·d），加入 0.9%NaCl 250mL 中，静脉慢滴，第 8，9，10 日。

第 4 个疗程用 PE 方案：P（DDP）：90mg/m²，加入 3% NaCl 500mL 中，静脉滴注 6h，第 1 日；E（VP-16）：100mg/（m²·d），加入 0.9%NaCl 250mL 中，静脉慢滴，第 3，4，5 日。

Ⅱ. 术后巩固化疗：一般情况下可于术后第 8~28 日分次对瘤床部位放疗，放疗期间酌情用以下 CE 或 IE 方案：

①CE 方案：C（CTX）：150mg/（m²·d），口服或加入 5% 葡萄

糖液 250mL 中静脉点滴，第 8 ~ 14 日；E（VP-16）：120 ~ 150mg /（m² · d），加入 0.9% NaCl 250mL 中，静脉慢滴，第 15，16，17 日。

②IE（IFO + VP-16）方案：I（IFO，异环磷酰胺）：1.5g /（m² · d），加入 5% 葡萄糖 250mL 静脉点滴，第 8 ~ 12 日；（于滴注 IFO 同时及注射后给予静脉注射美斯纳（Mesna）0.4g/m²，（0h、4h、8h）×5 天；E（VP-16）：100mg /（m² · d），加入 0.9% NaCl 250mL 中，静脉慢滴，第 13，14，15 日。

此后若达完全缓解，则开始维持化疗，若仍未完全缓解，再重复有效诱导方案直至完全缓解。

Ⅲ. 维持化疗：方案 A：从以下 3 组药物中选用 2 组，隔 3 周交替为 1 个疗程。

①第 1 组 CA 方案：C（CTX）：150mg /（m² · d），加入 5% 葡萄糖液 250mL 中静脉点滴，第 1 ~ 7 日；A（ADM）：35mg/m²，加入 10% 葡萄糖 100mL 静脉滴注，第 8 日。

②第 2 组 PE 方案：P（DDP）：90mg/m²，加入 3% NaCl 500mL 中，静脉滴注 6h，第 1 日；E（VP-16）：150mg /（m² · d），加入 0.9% NaCl 250mL 中，静脉慢滴，第 3，4，5 日。

③第 3 组 CE 或 CV 方案：C（CTX）：150mg /（m² · d），加入 5% 葡萄糖液 250mL 中静脉点滴，第 1 ~ 7 日；E（VP-16）：100 ~ 150mg /（m² · d），加入 0.9% NaCl 250mL 中，静脉慢滴，第 1，2，3 日，（或用 VCR 1.5mg/m²，静脉注射，第 1、7 日）。

术后第 1 个半年用第 1、2 组交替 3 个疗程。此后根据 ADM 累积量、心肾功能及听力等酌情选用两组交替，对持续完全缓解（CCR）者术后第 2 个半年每 8 周左右 1 个疗程，直至 CCR 2 年。

方案 B 术后半年用原有效方案维持治疗，此后同方案 A。

（3）Ⅳ_S 期治疗方案。

1）肝受累综合征：术前两药化疗（PE/CE/CA 方案）3 ~ 6 个月，效果不佳者可加用小剂量肝放疗（150cGy/d，3 日）。3 ~ 6 个月后行延期手术，切除原发瘤及肝转移灶。术后一般不需进一步化

437

疗，如镜下有残留灶或 VMA、HVA、NSE 等增高，则化疗 6~12 个月。

2）其他 $Ⅳ_S$ 期：如 N-myc > 10 者，按大于 1 岁 Ⅳ 期治疗。全身情况好，判断肿瘤可切除者，完整切除肿瘤后两药化疗（PE/CE/CA 方案）6~12 个月。

3）全身情况差或肿瘤切除有困难者：术前化疗 3~6 个月，再延期手术切除肿瘤，术后两药化疗（PE/CE/CA 方案）6~12 个月。

4）肿瘤自发性钙化：VMA、HVA、NSE、SF、LDH 等正常，可不予手术，仅给支持治疗、对症治疗，并定期随访。

5）$Ⅳ_S$ 期支持治疗：包括：①有巨大腹部包块致胃肠功能低下者，及早给予胃肠道外营养维持。②有骨髓受累者，酌情输血或血小板以纠正贫血及出血。③肝功能障碍致凝血机制障碍者，可给予维生素 K 与输新鲜冰冻血浆。

通常Ⅲ期、Ⅳ期患儿，经 3 个疗程上述方案治疗后，骨髓转移灶即基本消失，原发肿瘤缩小 50% 左右，此时即达部分缓解（PR），即可考虑切除原发灶或局部放疗。然后再用 2 个疗程上述 OPEC 化疗方案。共 6~10 个疗程后→可延长间歇期。Ⅲ期、Ⅳ期患者总疗程约 3 年。如能在第 1 次缓解期后作自身骨髓移植，则 2 年无病生成率可达 34% 以上。

（4）化疗注意点

1）一般而言，1 个疗程化疗后应于粒细胞绝对计数（ANC）> $1 \times 10^9$/L、血小板计数（BPC）> $100 \times 10^9$/L 后，才可开始重复下一疗程或交替方案。

2）用阿霉素（ADM）前及应用过程中应定期监测心电图等，正常者方可应用，阿霉素累积量不宜超过 320mg/m$^2$。

3）大剂量顺铂（HD-DDP）治疗注意事项要点：①治疗前、治疗过程中测血清钠、钾、氯、钙、镁及肝肾功能、听力，基本正常方可用药。②顺铂需溶于 3% 氯化钠（2~3 张盐水，即用 10% NaCl 100mL + 0.9% NaCl 400mL 配制）中静脉滴注 2~4h。③充分静脉水

438

化利尿治疗，一般用药前 2～12h 开始直至 24h 至 3 天，可用 1/2 渗糖盐水 100～120mL /($m^2 \cdot h$)，含氯化钾 20mmol/L（1 000mL 溶液中加 10%氯化钾 15mL）。④输入 DDP 前后用适量甘露醇，必要时加用速尿强迫利尿。⑤适当补充钙、钾、氯、镁，如：a) 10%葡萄糖 250mL + 10%氯化钾 5～7mL + 10%葡萄糖酸钙 10mL，静脉滴注；b) 10%葡萄糖 100mL + 25%硫酸镁 4～5mL，静脉滴注。⑥在用药过程中需监测尿量、体重，密切观察体液失衡，尤其要注意超负荷症状、体征并及时处理。⑦应用强有力的止吐剂。

4）当环磷酰胺剂量 > $1.0g/m^2$，应水化与碱化尿，1 500～2 000mL/$m^2$（1/3 张为含钠液）并同时给予美斯纳（mesna）：每次 $0.4g/m^2$（0h、4h、8h）。

5）病儿 <1 岁，或Ⅰ、Ⅱ期病儿，顺铂减量至 75mg/$m^2$，环磷酰胺减量至 800mg/$m^2$，化疗 6～12 个月；Ⅲ期、Ⅳ期 3 年。

3. 放射治疗　　神经母细胞瘤虽然是放疗敏感的肿瘤，但在初始治疗时，放疗不能作为单独的治疗手段使用，放疗在神经母细胞瘤治疗中作用相对较小。随着积极有效的化疗方案出现，对于局限期（Ⅱ$_B$/Ⅲ期）儿童神经母细胞瘤患者，大部分学者认为无需放疗；也有人认为Ⅲ期患者放疗有益。放疗主要适应证是Ⅳ$_S$ 期肝肿大引起压迫症状者、骨髓移植中全身放疗；其次是椎管内病变和Ⅳ期患者的局部和转移病灶。化疗、放疗和椎板切除减压术是神经母细胞瘤脊髓压迫有效治疗手段，对于长期严重的脊髓压迫，尽管经过治疗，神经症状恢复概率很低。

（1）剂量：①年龄小于 18 个月的小儿，针对亚临床病灶时，局部扩大野照射 15Gy，缩野追加照射 5～10Gy；对年长儿、或肉眼残留病变，初次局部扩大野照射至少照射 15～20Gy，缩野后追加照射 5～10Gy。②Ⅰ期术后放疗 15～20Gy/3～4 周；Ⅱ期未完全切除者 25～30Gy；Ⅲ期、Ⅳ期不能切除者 25～35Gy。③对骨转移和软组织转移的姑息放疗，小照射野：每次剂量 4～5Gy，总量 16～20Gy；大野照射时每次剂量 2～3Gy，总量 20～30Gy。④Ⅵ$_S$ 期肝转移放疗 4.5~6.0Gy/2~3 次，肿瘤的退缩可能非常慢，有时可能需要重复照射，总量可达 12~24Gy；但必须注意的是初次放疗后一般 2~3 周后才能观察到肿瘤的变化，因此如果重复放疗需间隔2~3 周，同时必须保护好患儿的肾脏。成人正常肾脏耐受量为 20~30Gy；小儿肾脏的耐受量更低。

(2) 靶区：靶区根据治疗前的影像资料和手术所见来决定。如果怀疑或多或少证实有区域淋巴结转移，则照射野必须包括原发部位和淋巴结引流区域；如果照射野必须包括一部分脊椎时，则照射野必须包括整个脊椎，这有助于减少脊柱侧突的危险；肿瘤呈哑铃形时须注意到脊髓内和脊椎外的肿瘤，以确保全部肿瘤在照射野内。

(3) 照射技术：大部分腹部和盆腔的肿瘤最好采用前、后野对穿照射或多野照射，以减少正常组织的剂量。对后纵隔的肿瘤，可采用后野给角度楔形板照射，但在制定治疗计划时必须注意到脊椎照射剂量的不均匀性，尽可能避免脊椎部位的"热点"，以免引起脊柱弯曲。

(4) 放疗并发症：神经母细胞瘤长期存活的病孩中，脊柱畸形的发生率很高，生存超过 5 年以上的病孩中，发生率高达 76%，最常见的是脊柱后凸和脊柱侧凸。

4. 造血干细胞移植　　目前已有经验证明，对高危型播散性神经母细胞瘤应采用高剂量化疗与造血干细胞移植联合疗法。可选用以下方法：①自体骨髓移植。②自体外周血干细胞移植。③脐血干细胞移植。④有条件者进行异基因骨髓移植。

大剂量化疗和造血干细胞移植，在过去的 10 多年中，由于大剂量诱导化疗和自体骨髓移植的开展，Ⅳ期神经母细胞瘤无病生存率有了提高。

5. 新的治疗方法

(1) 导向治疗方法：[131]I-MIBG 放射性同位素碘标记的对碘苄胍（Radioactive-iodine-labeled metaiodobenzylguanidine, MIBG）：是一

种新型同位素显像剂，主要用于体内显像评估神经内分泌肿瘤和心肌坏死和心肌病患者心肌交感神经系统的状况。普遍认为 MIBG 是一种去甲肾上腺素类似物，心脏对 MIBG 的摄取程度与心肌去甲肾上腺素分布和交感神经细胞的密度有关，由于神经母细胞瘤是一个交感神经系统的恶性肿瘤，能相对特异性地摄取 [131]I-MIBG，因此 [131]I-MIBG 可用于神经母细胞瘤的治疗，在临床上作为一种姑息治疗手段主要用于对其他治疗手段无效的复发或顽固性神经母细胞瘤，初步的结果和治疗前景令人鼓舞。

（2）诱导分化治疗：根据体外肿瘤细胞培养，用多种药物可使神经母细胞瘤细胞分化成为成熟（如成为良性的神经节细胞）或可促进肿瘤细胞凋亡的实验研究，并在临床上进行试验性治疗，发现 α-顺-维甲酸（RA）对神经母细胞瘤的诱导分化效果明显全反式-RA 和 β-顺-RA。RA、维生素 $D_3$ 及小剂量阿糖胞苷可联合发挥促分化作用，效果优于单一诱导分化剂。

6. 支持疗法　为保证化疗和放疗的顺利进行，除供给足够的营养，应积极防治感染、必要的成分输血及静脉输注丙种球蛋白等支持治疗。

## 四、疗效标准

对新诊断的病例应分别在诱导期结束时（一般为 3～4 个月），维持治疗结束时（通常为 8～12 个月），外科手术前后，造血干细胞移植前进行疗效评价。神经母细胞瘤疗效评定国际标准见表 20-7。

表 20-7　神经母细胞瘤疗效评定国际标准

| 治疗反应 | 原发肿瘤 | 转移灶 | 肿瘤标记 |
| --- | --- | --- | --- |
| 完全缓解（CR） | 无瘤灶 | 胸、腹、肝、骨、骨髓、淋巴结无肿瘤 | HVA/VMA 正常 |

续表

| 治疗反应 | 原发肿瘤 | 转移灶 | 肿瘤标记 |
|---|---|---|---|
| 非常良好的部分缓解（VGPR） | 缩小 > 90%，但 < 100% | 除骨外各部位无瘤灶，无新骨病灶 | HVA/VMA 下降 > 90% |
| 部分缓解（PR） | 缩小 50% ~ 90% | 无新病灶，转移灶缩小 50 ~ 90%，骨髓检查阴性 | HVA/VMA 降低 50% ~ 90% |
| 混合效应（MR） | 无新病灶，缩小 > 50% | 缩小 > 50%，病灶增大 < 25% | |
| 无效（NR） | 无新病灶 | 缩小 < 50%，但任何病灶增大 < 25% | |
| 恶化（PD） | 有新病灶 | 病灶增大 > 25%，骨髓又出现瘤细胞 | |

## 五、预后

预后因素检测：

1. 预后不良因素：①年龄 ≥ 1 岁。②疾病分期为Ⅲ期、Ⅳ期。③ Shimada 病理分类为预后不良型。④血清铁蛋白（SF）≥ 150μg/L。⑤血清乳酸脱氢酶（LDH）≥ 1 500IU/L。⑥第 1 对染色体短臂有缺失区带。⑦瘤细胞 DNA 指数（DI）= 1 或为或二倍体、近二倍体、四倍体。⑧瘤细胞 N-myc 癌基因扩增（拷贝数）≥ 10。⑨血清神经元特异烯醇酶（NSE）≥ 100ng/mL。

2. 预后良好因素：①瘤细胞 TRK-A（神经生长因子受体）基因高表达。②婴儿病例瘤细胞 DNA 含量呈高倍体（DNA 指数 ≥ 1.0）。

预后：1 岁以内婴儿Ⅰ期和Ⅳ$_S$期预后较好，早期治疗 2 年生存率达 95% 以上，Ⅱ 期 70%~80%，Ⅲ 期 40%，Ⅳ 期仅 10%。总的说神经母细胞瘤预后仍不理想，但即使对晚期病例也不应放弃治疗。

3. 随诊　　在治疗 2 年内应定期随访，出院后每 2~3 个月随诊 1 次，测定各种肿瘤标记物（作 X 线摄片、B 超、尿液 VMA 及骨核素扫描（SPECT），必要时作 CT 或 MRI 检查）。2 年完全缓解后再发率在 4% 以下，5 年后再发率在 1% 以下。

（沈亦逵）

**附：神经母细胞瘤治疗方案（上海儿童医学中心）**

根据 INSS 分期与危险度结合制订了分组分治的化疗方案（见表 20-8）。

**表 20-8　儿童神经母细胞瘤化疗方案（每疗程约 3 周）**

| 方案 | 药　物 | 剂　量 | 用　法 | 用药时间 |
|---|---|---|---|---|
| OPEC 方案 | 长春新碱 | $1.5mg/m^2$ | 静脉注射 | 第 1 天 |
| | 环磷酰胺 | $1.2g/m^2$ | 静脉滴注 | 第 1 天 |
| | 顺铂 | $90mg/m^2$ | 静脉滴注 | 第 2 天 |
| | 依托泊甙 | $160mg/m^2$ | 静脉滴注 | 第 4 天 |
| OPAC 方案 | 长春新碱 | $1.5mg/m^2$ | 静脉注射 | 第 1 天 |
| | 环磷酰胺 | $1.2g/m^2$ | 静脉滴注 | 第 1 天 |
| | 顺铂 | $90mg/m^2$ | 静脉滴注 | 第 2 天 |
| | 阿霉素 | $30mg/m^2$ | 静脉滴注 | 第 4 天 |
| A 方案 | 长春新碱 | $1.5mg/m^2$ | 静脉注射 | 第 1、8 天 |
| | 环磷酰胺 | $1.0g/m^2$ | 静脉滴注 | 第 1、2 天 |
| | 顺铂 | $25mg/m^2$ | 静脉滴注 | 第 1~5 天 |
| | 依托泊甙 | $100mg/m^2$ | 静脉滴注 | 第 1~5 天 |

| 方案 | 药 物 | 剂 量 | 用 法 | 用药时间 |
|------|-------|-------|-------|----------|
| B 方案 | 异环磷酰胺 | $1.5g/m^2$ | 静脉滴注 | 第 1~5 天 |
| | 吡喃阿霉素 | $30mg/m^2$ | 静脉滴注 | 第 1 天 |
| | 卡铂 | $450mg/m^2$ | 静脉滴注 | 第 2 天 |

分组分治：

（1）低危组：临床分期为Ⅰ期者。先手术，术后 OPEC（VCR、CTX、DDP、VP-16）和 OPAC（VCR、CTX、DDP、ADM）交替化疗 6 个疗程，无放疗或仅随访观察。

（2）中危组：Ⅱ期或Ⅳs期或Ⅲ-Ⅳ期 N-myc < 10 倍，年龄 < 18 个月者。化疗前或化疗中（约 5 个疗程左右）择期手术，OPEC、OPAC 方案交替共 18 个疗程，必要时行第二次手术。停药后全顺式维甲酸 $160mg/(m^2 \cdot d)$（或全反式维甲酸 $30mg/(m^2 \cdot d)$），每月用 20 天，共 6 个月。

（3）高危组：其他Ⅲ期、Ⅳ期者。化疗前或化疗中择期手术，A、B 方案交替共 24 个疗程，必要时行二次手术。停化疗后维甲酸同中危组。

化疗中根据病情进展可另选方案。高危组可考虑在 A、B 方案交替共 18 个疗程后自身干细胞移植后停药。年龄 < 12 个月的患儿化疗剂量减少 25%。

按治疗方案治疗结果：初治完全缓解（CR）11 例（缓解率为 78.6%），平均 15 个月的持续完全缓解（CCR）率为 58.3%。

# 第二十一章 内分泌肿瘤

## 第一节 甲状腺腺瘤

小儿甲状腺肿瘤（tumors of thyroidea）较少见。近年报道发病率有上升趋向。良性肿瘤有甲状腺腺瘤、甲状腺畸胎瘤和甲状腺囊肿，以腺瘤为最常见。恶性肿瘤主要是甲状腺癌。甲状腺肿瘤好发于 10~15 岁小儿，女性发病为男性的 3 倍。

### 一、概述

甲状腺腺瘤（thyroid adenoma）是常见的甲状腺良性肿瘤，多发生于 10 岁以上儿童，女性发病为男性的 3 倍。

病因：多数腺瘤在甲状腺肿基础上发生，也可能与甲状腺受过放射线照射及先天性甲状腺激素合成不足有关。

病理：病理上可分滤泡状、乳头状和不典型腺瘤，其中以胎儿型滤泡状腺瘤最常见。肿瘤由类似胎儿甲状腺小滤泡构成，瘤内含有一定量的胶状液，外有完整包膜，切面呈黄褐色，可合并囊性变和出血。少数病例可发生恶变成甲状腺癌。其他类型腺瘤有单纯型、胚胎型和嗜酸性细胞型腺瘤，均较少见。

### 二、诊断要点

1. 临床表现　　早期无症状，偶有喉部不适或异物感，多数病例为无意中发现颈前肿块。肿块多发生在一侧，为单个或 2~3 个圆形或椭圆形结节，边界清楚，质地呈囊性或软的实质性。肿块随吞咽动作上下移动。如瘤内发生出血时，肿块突然增大、疼痛，严重者可出现气管压迫症状，罕有压迫喉返神经者。

2. 甲状腺功能检查　　甲状腺腺瘤的各种甲状功能检查往往

445

无异常发现。

3. 影像学检查

(1) B型超声波检查：可明确判断肿瘤性质、大小及部位，有助于诊断并可与其他囊性肿物相鉴别。对诊断可疑病例应行甲状腺核素扫描，有助于发现异位甲状腺。

(2) 穿刺活检：细胞学诊断对确定腺瘤或囊肿准确率高，但有恶变可疑者应慎用，以免瘤细胞播散。

(3) X线检查：颈部气管正侧位像可以了解肿瘤的范围，不同的钙化影以及气管、食管的关系。X线可以观察气管与甲状腺的关系，巨大的甲状腺良性肿瘤或结节常使气管移位，但一般不会引起气管狭窄。

(4) 甲状腺核素扫描：为温结节，但如有囊变或出血就会显示出冷结节。

4. 鉴别诊断　　甲状腺腺瘤与结节性甲状腺肿的单发结节在临床上彼此混淆，较难区别。以下两点可供鉴别：①甲状腺腺瘤多见于非单纯性甲状腺肿流行区。②甲状腺腺瘤经数年或更长时间，仍保持单发；结节性甲状腺肿的单发结节经过一段时间多演变为多个结节。

### 三、治疗要点

手术是惟一治疗方法，切除彻底者预后良好。单个腺瘤可手术摘除，但要注意随访，因其有复发可能。一般主张作甲状腺部分切除或单侧次全切除。标本尽快送病理检查，有恶变者按甲状腺癌治疗。

# 第二节　甲　状　腺　癌

### 一、概述

小儿甲状腺癌（thyroid carcinoma）非常少见，但近年小儿甲状腺癌的发生率有增高趋势。多发生于 10 岁以上儿童，7 岁以下儿童少见，女孩较男孩多见。

病因：小儿头颈部接受过放射治疗、核素检查，先天性甲状腺发育异常均与甲状腺癌发生有一定关系。服用促甲状腺素也有致癌隐患。有部分甲状腺癌由腺瘤恶变而来。

病理：病理类型中以乳头状腺癌最多见，占60%～90%，此型恶性度较低，瘤细胞分化较好。其余有滤泡状腺癌，恶性度属中等；髓样癌及未分化癌恶性度高，但小儿少见。

## 二、诊断要点

### (一) 临床特点

1. 甲状腺肿块　　小儿甲状腺孤立性结节40%～50%为恶性肿瘤。体检时在一侧甲状腺扪及结节状肿物，质地较硬。不久可出现同侧颈部淋巴结肿大。

2. 肿瘤发展较慢，初期无明显症状，后期肿瘤侵及气管时，肿瘤固定不易活动，表面凹凸不平。还可伴吞咽困难、呼吸不畅、声音嘶哑及Horner综合征。

3. 甲状腺髓样癌起源于神经内分泌细胞，即APUD细胞，可分泌多种生物活性物质，产生慢性腹泻、面部潮红、阵发性高血压、高血钙等伴癌综合征。

### (二) 实验室检查

1. 甲状腺球蛋白 (TG) 测定　　甲状腺的许多疾病都有TG升高，如甲状腺肿、Graves病、亚急性甲状腺炎、甲状腺癌等，对定性诊断无特异性，而对甲状腺癌预后观察有较大意义。若甲状腺术后TG持续升高，说明有癌复发或转移。

2. 降钙素测定　　甲状腺髓样癌时血清降钙素明显升高（＞0.2$\mu g$/L）即有诊断价值。

3. 细针吸取细胞学检查　　细针吸取细胞学检查是确诊甲状腺是否有癌存在的一种安全廉价的方法。如果有经验的医生做此项检查，敏感度可达90%，特异度可达70%。

### (三) 影像学检查

1. B超检查　　B超检查不仅可以探测甲状腺肿块形态、大小和数目，还对鉴别结节为实性或囊性有很大帮助。

2. 甲状腺扫描　　因甲状腺癌组织一般对放射线缺乏亲和性，可用$^{131}$I和$^{99m}$Tc进行甲状腺扫描，显像诊断，显示边缘模糊不清的冷结节提示甲状腺癌，但这并非特殊诊断方法，因甲状腺囊肿、脓肿、腺瘤也可为冷结节，应结合其他条件进行诊断。放射性核素$^{131}$I和$^{99m}$Tc全身显像（包括骨髓显像）对发现转移灶有重要意义。

3. X线检查　　颈部气管正侧位像可以了解肿瘤范围，不同的钙化影以及与气管、食管的关系。X线可以观察气管与甲状腺的关系，巨大的甲状腺良性肿瘤或结节常使气管移位，但一般不会引起气管狭窄。

4. CT检查　　CT检查可清楚地显示甲状腺肿瘤的形态、大小以及和喉头、气管、食管的关系，并且还可以看到癌肿浸润的范围，为确立手术指征提供科学的根据。

5. MRI检查　　MRI检查可清楚地区别淋巴结、血管和肿瘤。

**（四）诊断与鉴别诊断**

甲状腺癌早期诊断困难，患者当发现甲状腺结节，可能远处已有转移。一般是偶然发现甲状腺内有孤立结节，或结节产生压迫症状。结节增大较快伴颈淋巴结肿大，可有喉返神经或颈交感神经受压现象，如远处有转移者，应考虑甲状腺癌的可能。

当发现甲状腺有结节时应与以下疾病相鉴别：

1. 异位甲状腺　　肿块位于颈前正中线，质地较软。核素显像为正常甲状腺组织。

2. 甲状腺炎

（1）急性和亚急性甲状腺炎：症状为突然发作的甲状腺肿大、疼痛和触痛、低热和全身不适。

（2）慢性淋巴细胞性甲状腺炎：血清中抗甲状腺球蛋白滴度升高。

（3）纤维性甲状腺炎：肿块质地坚硬如木，常伴甲状腺功能减退。

3. 甲状腺结核　　罕见。有结核病病史，肿块软硬不均，穿刺可抽吸出干酪性组织。

**（五）甲状腺癌分期**

根据原发性癌肿、淋巴结转移和远处转移情况，可将甲状腺癌分4期：

Ⅰ期：$T_{0-2}$　$N_0$　$M_0$（甲状腺内只有一个孤立结节）

Ⅱ期：$T_{0-2}$　$N_{0-2}$　$M_0$（甲状腺内肿块，颈淋巴结转移）

Ⅲ期：$T_3$　$N_3$　$M_0$（肿大的甲状腺或颈淋巴结固定）

Ⅳ期：$T_3$　$N_3$　$M_1$（甲状腺癌已有颈外转移）

**注：T是指原发癌肿情况。**

$T_0$　甲状腺内无肿块触及。

$T_1$　甲状腺内有一个单发结节，甲状腺无变形。

$T_2$　甲状腺内有多发结节或一个结节已构成甲状腺畸形。

$T_3$　甲状腺内的肿瘤发展到期甲状腺范围外。

**N是指区域淋巴结情况。**

$N_0$　区域淋巴结无触及。

$N_1$　同侧颈淋巴结肿大、能活动。

$N_2$　对称或两面侧淋巴结肿大、能活动。

$N_3$　肿大淋巴结已经固定，不能活动。

**M是指远处转移的情况。**

$M_0$　无远处转移的迹象。

$M_1$　有远处转移。

## 三、治疗要点

甲状腺癌的治疗方法包括手术治疗、放射治疗、内分泌治疗和化疗，其中以手术治疗为主。

1. 手术治疗　　乳头状腺癌、滤泡状腺癌分化较好，恶性度低，一般以局部根治性手术为主。

2. 放射治疗　　放射线治疗对甲状腺乳头癌无效。

3. 内分泌治疗 甲状腺素可抑制脑下垂体前叶促甲状腺素（TSH）的分泌，从而对甲状腺组织的增生及癌组织的生长起到抑制作用。患者术后须口服甲状腺素，对预防复发和治疗晚期甲状腺癌有一定作用。TSH 的抑制程度尚有争议，一般建议无疾病证据的患者使 TSH 保持或低于正常范围（$0.55\mu U/mL$）。常用甲状腺素（$T_4$）为 L-Thyroxine（左旋甲状腺素钠），维持量为 $2\sim3\mu g/(kg\cdot d)$；或甲状腺片每日 $30\sim60mg$，分次服用。其剂量足以抑制 TSH，甲状腺抑制程度可根据患者 TSH 水平、心血管状况进行调节。

须定期检测 TG 水平，TG 是肿瘤复发的指标。

4. 化疗 对晚期甲状腺癌患儿，可用顺铂（DDP）与阿霉素（ADM）为主的联合化疗方案，见表 21-1。

表 21-1 AP 方案

| 药 物 | 剂 量 | 给药途径 | 给药时间 | 给药间隔 |
|---|---|---|---|---|
| 阿霉素（ADM） | $40mg/m^2$ | 静脉滴注 | 第 1 天 | 每 3 周 |
| 顺铂（DDP） | $60mg/m^2$ | 静脉滴注 | 第 1 天 | 重复疗程 |

AP 方案对晚期甲状腺癌的有效率为 26%。

## 四、预后

与病理分型有关，甲状腺乳头状癌手术完整切除预后良好。其余病理类型预后不佳。

# 第三节 嗜铬细胞瘤

## 一、概述

嗜铬细胞瘤（pheochromocytoma）为交感神经节的功能性肿瘤，能产生大量的儿茶酚胺，75% 发生于肾上腺髓质，其余位于肾上腺以外交感神经节残余的嗜铬组织中。肿瘤多为多发性，直径约 1~10cm。右侧较左侧为多见，部分为双侧性。这种肿瘤分泌过多的儿茶酚胺，导致高血压、出汗及糖尿等症状。在小儿时期出现明显全身症状时肿瘤仍很少能触及。约 90% 的嗜铬细胞瘤属良性肿瘤，10% 为恶性嗜铬细胞瘤。少数与多发性内分泌腺病共存。

病因尚不明，小儿嗜铬细胞瘤常有更多家族遗传及并发多发内分泌肿瘤，故可能与遗传有关。发病年龄为 6～15 岁，亦可见于新生儿及婴儿。

## 二、诊断要点

### (一) 临床特点

本病占小儿高血压 1%。嗜铬细胞瘤的临床表现严重度与肿瘤释放儿茶酚胺（去甲肾上腺素与肾上腺素）的时间及量有关。

1. 起病多数急骤　　病孩可出现发作性头痛，发作时出现头痛、心悸、视力模糊、抽搐、腹痛、恶心呕吐及过多出汗等。眼底可出现视乳头水肿、出血和小动脉痉挛等病变。

2. 高血压为本病特征　　血压可高达 160～200/90～110mmHg，伴有高血压脑病时，出现意识障碍和惊厥。高血压是由于血循环中肾上腺素和去甲肾上腺素过多所致；多为持续性高血压，少数有阵发性高血压或持续性伴阵发性加剧。有时由于某些体位如侧卧或屈曲身躯，或按压腹部或肾区而诱发高血压的发作。

3. 肾上腺外肿瘤可出现与之相应的症状　　例如嗜铬细胞瘤发生于膀胱时，每当膀胱膨胀或在排尿时血压骤然升高伴儿茶酚胺增多的其他症状。

4. 恶性嗜铬细胞瘤　　恶性者约占 10% 左右，确诊为恶性肿瘤较为困难，常在发生肿瘤转移至骨、肝、淋巴结、骨髓、肺、骨盆及脑组织后才能被确诊为恶性肿瘤。

5. 特殊临床表现　　①少数病例可出现高血压与低血压相交替或阵发性低血压和休克表现。②可引起便秘、腹胀、腹痛或肠坏死、出血、穿孔等急腹症表现。③可短期内出现神经萎缩、视力减退，乃至失明。④无症状性嗜铬细胞瘤。

### (二) 实验室检查

1．外周血白细胞总数与中性粒细胞常增高。尿蛋白可阳性，部分病儿空腹血糖升高并有尿糖出现，多数基础代谢增高。

2．测定尿中儿茶酚胺（24h 超 200μg，正常约 50μg）或香草扁桃酸（VMA）含量增高（24h 超过 5μg/mg 肌酐），测定前不宜食用香蕉、香草类、核黄素、水杨酸盐、利血平、氯丙嗪等。血儿茶酚胺增高（> 2000pg/mL），尿儿茶酚胺增高（> 200μg/24h），香草扁桃酸（VMA）增高（24h 超过 5μg/mg 肌酐）可以确诊。

3．苄胺唑啉试验　　用肾上腺素能阻断剂苄胺唑啉（立其丁，酚妥拉明，Phentolamine，Regitine），可使血压立即下降。试验方法：患儿平卧，静脉滴注 5% 葡萄糖溶液，每 30s～1min 测量血压 1次至稳定为止，然后静脉注射苄胺唑啉 3～5mg（一般用 0.1mg/kg），10min 内每 30s 测血压 1 次，以后 30min 内每 5min 测 1 次。阳性者血压可在 2～4min 内明显下降，收缩压下降 35mmHg，舒张压下降 25mmHg。（酚妥拉明过量时可用异丙肾上腺素处理）

### （三）影像学检查

1．静脉肾盂造影、腹部 B 超检查显示肾上腺占位性病变。

2．CT 或 MRI 检查　　一般当诊断明确时肿瘤的平均直径约为5cm，在这种情况下，CT 或 MRI 的敏感性可达 100%（肿瘤 >1cm）。

3．放射性核素扫描　　肾上腺髓质显像剂[131]I-间位碘苄胍（[131]I-Metaiodobenzyl guamidine，[131]I-MIBG）放射性核素扫描：是一种简单、安全、非侵袭性的诊断方法，对原发性或转移性、肾上腺内或肾上腺外嗜铬细胞瘤以及和神经嵴病理表现有关连的嗜铬细胞瘤均有定位能力。敏感性和特异性超过 80%。因此，[131]I-MIBG 核素扫描是嗜铬细胞瘤特异性定位诊断的有效方法。

### （四）鉴别诊断

本病需与原发性高血压、肾脏疾病、主动脉狭窄、肾上腺髓质增生及其他有高血压征象的疾病鉴别。

1．原发性高血压　　本病患儿多数表现为持续性高血压与原

452

发性高血压难于鉴别，不同之处在于本病除高血压外常伴有代谢率持续增高表现，如体质下降、出汗多、颤抖、无力，有时血糖增高、尿糖等。对有上述症状者进一步做实验室检查可确诊。

2. 血管性高血压 如肾动脉狭窄，先天性主动脉狭窄，多发性大动脉炎等。体检时可分别发现剑突下，上、中腹部等处血管杂音；上肢血压比下肢血压明显增高，无脉症等体征。血管造影可明确诊断。

3. 肾性高血压 可由急、慢性肾脏疾病所致，可从病史的采集、肾功能等项检查来加以鉴别。

4. 内分泌性高血压 多种内分泌疾病均伴有高血压，如库欣氏综合征（Cushing's syndrome），原发性醛固酮增多症，原发性肾素过多症（肾素瘤），先天性肾上腺皮质增生症中 17α-羟化酶缺乏、11β-羟化酶缺乏，甲状腺功能亢进症等。各有其临床与实验室检查特点，以助鉴别。

5. 中枢神经系统疾病所致高血压 有颅内压增高症、脑炎、颅内肿瘤等，也需与本病鉴别。

6. 在鉴别诊断时还应考虑到神经母细胞瘤、神经节母细胞瘤及神经节瘤。因为这三者均能合成及分泌儿茶酚胺，临床上约 1/5 的病人有高血压，他们的尿液也含有香草基杏仁酸/香草扁桃酸（VMA），但以排出高香草酸（HVA）为特征。

## 三、治疗要点

### （一）手术治疗

除无法定位或已转移的嗜铬细胞瘤以外，手术切除是治疗的最佳方案。

### （二）手术前、中、后内科处理

由于病孩经历着急性或慢性的儿茶酚胺过剩，在手术时、手术后均会出现诸如高血压危象、心肌功能不全、心律紊乱、低血压、甚至休克等严重情况。因此术前准备、术中及术后处理十分重要。术前术后处理常用药物见表 21-2。

表 21-2  嗜铬细胞瘤手术前及手术时常用药物表

| 药　物 | 作用机制 | 附　注 |
|---|---|---|
| 苯苄胺（Phenylephrine，dibenzyline） | $\alpha_1$ 及 $\alpha_2$ 受体阻滞剂 | 术前应用 |
| 心得安（Propranolol） | $\beta_1$ 及 $\beta_2$ 受体阻滞剂 | 心功能辅助剂 |
| 硝苯吡啶（Nifedipine） | 钙通道阻滞剂 |  |
| 甲基酪氨酸（Metyrosine） | 抑制儿茶酚胺合成剂 | 辅助治疗 |
| 酚妥拉明（Phentolamine，Regitine） | $\alpha_1$ 及 $\alpha_2$ 阻滞剂 | 手术时静脉用 |
| 硝普盐（Nitroprusside） | 非特异性血管扩张剂 | 术前控制血压 |

1. 术前准备　　常应用 α 受体阻滞剂以扩充血管、恢复血容量及控制高血压，这样可防止手术时血压大幅度变动以及肿瘤切除后的血压下降。常用的受体阻滞剂为苯苄胺（苯氧苄胺、酚苄明、酚苄胺，Phenoxybenzamine，Dibenxyline），可在术前 1～2 周开始应用，苯苄胺的初始剂量为 5～10mg［(0.2mg/(kg·d))］，每日 2 次，［逐渐增加剂量 0.4～1mg/(kg·d)，1 次/12h］或每日 0.25mg～1.0mg/kg，分数次服用，剂量可逐渐增加直至血压得到持续控制、病儿临床改善。第一剂始用时宜于临睡前给予，以防突然出现体位性低血压。当接受苯苄胺治疗时出现心动过速或心律不齐时，可加用心得安，但必须指出，普萘洛尔（心得安）应于苯苄胺治疗开始后才能给予，否则 β 受体阻滞剂可激发肾上腺素的分泌、促使高血压危象的产生。有报道用儿茶酚胺合成抑制剂甲基酪氨酸（metyrosine），该药物竞争性抑制酪氨酸羟化酶，因此认为如在术前、术中应用甚为理想，可对手术处理肿瘤时可能释放大量儿茶酚胺起到预防作用。此制剂为改型酪氨酸即 α-甲基-L 酪氨酸，很容易进入血脑屏障，从而抑制脑及周围神经儿茶酚胺的合成，临床上可出现抑制或锥体外症状，但一旦停药即能恢复正常。术前不用 α 受体阻滞剂，而仅以硝普钠等来控制血压。

2．术时用药　　术时严重高血压可用短效阻滞剂酚妥拉明或硝普钠静脉注射来控制。酚妥拉明的降压作用仅能维持 4～10min，因此可反复应用或持续静脉滴注。

3．术后处理　　术后的低血压一般用输入液体进行治疗。

（三）对症处理

发作高血压时，可给予脱水剂或苄胺唑啉 5mg 溶于 5% 葡萄糖溶液内，静脉缓慢滴注。

1．高血压危象的处理　　需立即抢救，给氧及镇静剂（安定、冬眠灵及巴比妥等），并立即应用 α 受体阻滞剂：酚妥拉明每次 0.1～0.2mg/kg，静脉推注，继之以 5mg 溶于 5% 葡萄糖液 100mL 中静脉滴注，速度为 0.07～0.1mg/（kg·min），根据血压调节，以控制高血压发作。酌情使用酚苄明（Phenoxybenzamine，Dibenxyline）每次 0.2～0.4mg/kg，1 日 2～3 次口服维持。必要时辅以 β-肾上腺素阻滞剂心得安 1mg/（kg·d），分 2～3 次口服。

2．高血压与低血压交替发作危象　　血压在短时间内大幅度而频繁地波动时，需在严密监测血压下灵活更换与调整用药。当血压下降时以快速补充血容量为主，给以葡萄糖盐水、低化子右旋糖酐等。当血压升高时则减慢输液，以滴注肾上腺素能阻滞剂为主，如此反复交替应用，灵活掌握，直至病情稳定。原则上不使用升压药物处理低血压发作。

3．并发心律紊乱均应使用 α、β 肾上腺素能阻滞剂，并根据心律紊乱性质，配合应用有关抗心律失常药物。

4．低血糖发作是嗜铬细胞瘤急诊之一，应立即静脉注射 50% 葡萄糖 40mL，并静脉滴注 10% 葡萄糖以维持血糖浓度。忌用肾上腺素或胰高血糖素。

（四）化疗

如确诊为恶性嗜铬细胞瘤者，因手术无法完全切除，有局部组织浸润或远处转移者，可采用联合化疗，如联合应用如下 CVD 方案（环磷酰胺、长春新碱和氮烯咪胺），肿块和生化指标治疗效应分别可达57%和79%。

化疗（CVD）方案：CTX（环磷酰胺）：750mg/m²，静脉滴注，d1；VCR（长春新碱）：1.5mg/m²，静脉注射，d1；DTIC（氮烯咪胺）：600mg/m²，静脉滴注，d1、d2；每21天至28天重复1周期。

**（五）放射治疗**

放射线远距治疗可试用。

## 四、预后

多数单个性肾上腺嗜铬细胞瘤患者能够通过手术切除得到痊愈，但那些患多发性内分泌腺瘤综合征（MEN）Ⅱ型组成部分的嗜铬细胞瘤患者，手术后其对侧复发肿瘤的可能性较高。至于恶性嗜铬细胞瘤病孩的预后则很不一致，文献上有存活数十年的报道。

# 第四节　肾上腺皮质肿瘤

## 一、概述

小儿肾上腺皮质肿瘤（adrenocortical tumor）较少见，有良性（肾上腺皮质腺瘤）与恶性（肾上腺皮质腺癌）之分，多数具有内分泌功能。但就其临床表现来说，与其他功能性肿瘤一样，两者很难区别。

肾上腺皮质在组织学上自外向内分为球状带、束状带和网状带三层；球状带分泌醛固酮，束状带分泌糖皮质激素（主要为皮质醇），网状带分泌性激素。

肾上腺皮质腺瘤（adrenocortical adenoma）的表现决定于其过度分泌的类固醇激素的种类，可分为：①分泌皮质醇的肾上腺皮质腺瘤引起的肾上腺皮质功能亢进，称为库欣氏综合征（Cushing's syndrome）。②如以分泌雄激素为主者为男性化肾上腺皮质肿瘤。③如以分泌雌激素为主者为女性化肾上腺皮质肿瘤。④如以分泌醛固酮为主者则为醛固酮瘤。如为恶性腺癌者为肾上腺皮质癌（adrenocortical carcinoma）。

1. 由于肾上腺皮质腺瘤引起的肾上腺皮质功能亢进，称为库欣氏综合征，占肾上腺皮质功能亢进原因中 15%～20%。肿瘤呈自主性分泌，不受 ACTH 控制，由于皮质醇增高反馈性抑制 ACTH。一些肿瘤，特别是直径＞5cm，往往可同时分泌盐皮质素和雄激素、雌激素，有的则以分泌雄激素为主（如男性化肾上腺皮质肿瘤）。

2. 男性化肾上腺皮质肿瘤（virilizing adrenal tumor）　　约占儿童期肾上腺皮质肿瘤病例的 2/3，常在 1～8 岁期间发病，1 岁以内的患儿罕见。女孩患者约是男孩患者的 2 倍，可能是因为女孩的男性化症状容易引起注意的缘故。

男性化肾上腺皮质肿瘤 1/3 病例属于腺瘤，多数是恶性癌肿。腺瘤体积一般较小，体积大或重量＞200g 者几乎都为恶性。肾上腺癌很少早期转移，故有肝、肺、淋巴结转移时均属晚期患者。

由于肾上腺皮质肿瘤生长极为缓慢，且在婴幼儿期发病者较多，这类肿瘤有可能来源于残留的胎儿肾上腺皮层细胞。大多数这类肿瘤的合成、分泌类固醇激素的功能是完全自主的，不受 ACTH 调控，但亦有少数患者的分泌功能在早期就可被地塞米松抑制，故容易被误诊。肾上腺皮质癌则雄激素分泌更多。儿童肾上腺皮质肿瘤中，约 72% 以分泌雄激素为主，临床上男性化症状明显；而成人 60% 以分泌皮质醇为主，仅 35% 以男性化症状为主，一侧肾上腺肿瘤的瘤外组织和对侧肾上腺组织会萎缩。

3. 女性化肾上腺皮质肿瘤（feminizing adrenocortical tumor）在儿童期极为少见，在儿童大部分为腺瘤，在成人大部分为癌。多数患儿在 4 岁以前发病。女性化肾上腺皮质肿瘤的细胞以过度分泌雌激素为主，但有时亦同时分泌少量雄激素，其临床表现也就随之而异。

4. 肾上腺皮质癌（adrenal cortical carcinoma，ACC）　　是肾上腺皮质高度恶性肿瘤，为一种腺癌。儿童比较少见，可发生于 1～5 岁儿童，男女患病比例为 1:2。肿瘤发生于一侧肾上腺的约占

90%，发生于左侧较右侧更多见，双侧同时发生者约占10%。

儿童患肾上腺皮质腺癌以功能性为主。由于该病的发展缓慢，起病隐匿，故不易被早期诊断，不少病例就诊时肿瘤已很大，并已扩散至邻近器官和区域淋巴结。

## 二、诊断要点

### (一) 临床特点

1. 库欣氏综合征型肾上腺皮质瘤　　由于肾上腺皮质腺瘤引起的肾上腺皮质功能亢进者称为库欣氏综合征。约85%见于7岁以下儿童，发病病程较短。常见的临床特点有以下几方面：

(1) 向心性肥胖：脂肪分布异常，表现为"满月脸"、"水牛背"，四肢细小。以面部、颈部和躯干明显，面圆如满月脸，红润多脂，面部出现痤疮，四肢远端相对瘦小，皮肤萎缩变薄有紫纹，肌肉软弱无力，骨质疏松可伴骨折，血压增高，糖尿病，毛发增多。女性闭经，男性可发生阳痿。

(2) 肌肉和骨骼：由于蛋白质分解过快，导致肌肉萎缩，骨质疏松，易发生病理性骨折。

(3) 性征异常：男孩出现性早熟，女孩出现女性男性化症状。

(4) 发育异常：儿童生长缓慢，青春期延迟；抵抗力低下，容易发生感染。

2. 男性化肾上腺皮质肿瘤

(1) 大多数男性化肾上腺皮质肿瘤患儿的临床表现在男孩为假性性早熟，女孩则为异性性征发育（男性化）；但约有20%患儿可同时呈现皮质醇分泌过多、醛固酮分泌过多的症状，个别患儿在病程晚期还可出现女性化症状。

(2) 青春期前女孩多以出现阴毛、腋毛，为初发症状，继而阴蒂增大，但无大阴唇融合，此点与先天性肾上腺皮质增生症有别。患儿直至青春期亦无乳房发育及初潮出现。

(3) 男孩初起症状多为阴茎和阴囊增大，但睾丸体积不增大，这与中枢性性早熟有别。少数病程较长的患儿睾丸体积可稍大，但仍与其性征发育不相称。直肠指检前列腺可发现其体积与成人期相仿。

（4）不论女孩或男孩，都出现肌肉发达、体格生长快速、骨龄超前和声音低沉等雄激素分泌过度的症状。

（5）约 1/3 患儿在腹部可扪及肿瘤包块。少数肿瘤增长快速的患儿还可见体重下降、腹痛或发热等症状。

3．女性化肾上腺皮质肿瘤

（1）男孩患儿常以乳房增大（女性化乳房）为首发症状，继而身高、体重增长过速，骨龄超前，通常无阴、腋毛出现，阴茎及睾丸发育亦与其年龄相称，常有睾丸萎缩；少数患儿的肿瘤同时分泌雄激素者可呈现男性化作用（出现阴毛及阴茎增大）。

（2）女孩患儿多以同性性早熟起病，乳房发育、阴唇发育、不规则阴道出血等；如同时有雄激素分泌则伴有阴、腋毛生长和肌肉发达等症状。

4．肾上腺皮质癌

（1）库欣氏综合征表现：儿童肾上腺皮质癌表现为非单一激素引起的临床表现。临床表现与肾上腺皮质腺瘤相似，大部分因皮质醇分泌增多导致的柯兴氏综合征（Cushing's syndrome）则表现为向心性肥胖、满月脸、痤疮、骨质疏松、皮肤紫纹和高血压。

（2）性早熟表现：患肾上腺皮质癌的儿童往往很少以单纯性柯兴氏综合征为表现，而常伴有男性化或女性化的性早熟特征，表现为：过度浓密的毛发、体毛，阴蒂或阴茎肥大，过度发达的肌肉以及骨龄提早。

（3）分泌大量醛固酮的皮质腺癌在儿童患者中相当少见。

（4）腰腹部肿块：因瘤体常较大，部分患儿就诊时于腰部或季肋部常可触及坚硬固定肿块。

**（二）实验室检查**

1．库欣氏综合征型肾上腺皮质瘤

（1）17-酮类固醇（17-KS）增高，雄激素分泌增多。

（2）血清睾酮含量增加。

（3）血浆脱氢异雄酮（DHEA）及其硫酸脱氢异雄酮（DHEAS）水平增高

（4）ACTH 兴奋试验：当使用 ACTH 后血和尿的皮质醇浓度增高不明显者为皮质癌；而在用 ACTH 后，血和尿皮质醇浓度增高者可为皮质腺瘤或皮质增生。

（5）大剂量地塞米松抑制试验：一般肾上腺肿瘤多呈自主性分泌，不能被大剂量地塞米松抑制。

（6）甲吡酮试验：如患儿对甲吡酮试验无反应，则提示为肾上腺皮质腺瘤。

2. 男性化肾上腺皮质瘤　　男性化型肾上腺皮质瘤的激素分泌状态变化多端，其主要实验室检查如下。

（1）尿中孕酰醇酮和 17 羟-孕酰醇酮排出量增加：由于男性化肾上腺皮质肿瘤细胞中 3β-羟类固醇脱氢酶（3β-HSD）的含量极少，甚至缺如，而且其合成类固醇激素的功能不受 ACTH 调控，故肿瘤大量合成、分泌带有 3β-羟基并且有 $C_{5、6}$ 位双键的类固醇分子，使尿中孕酰醇酮和 17 羟-孕酰醇酮排出量猛增。

（2）尿中 17-KS 排出量增加：尿液 17-KS 排出量明显增加，其中 50% 以上为脱氢异雄酮（DHEA）及其硫酸脱氢异雄酮（DHEAS），另有部分为雄酮（Androsterone）和还原尿睾酮（Etiocholanolone），后两者分别是雄烯二酮（Androstenedione，An）和睾酮的代谢产物。

（3）血浆中脱氢异雄酮（DHEA）和雄烯二酮（Androstenedione，An）增高，用地塞米松抑制试验不能降低其水平。

（4）血皮质醇正常，尿 17-羟类固醇（17-OHCS）排出量正常，但偶亦有因为肿瘤细胞分泌过量 11-脱氧氢化考的松而稍高者。

（5）血浆醛固酮浓度正常。

（6）血浆和尿液中雌激素浓度正常或稍高。

3. 女性化肾上腺皮质瘤

（1）血浆、尿液中雌二醇（E2）、雌三醇、雌酮等激素水平增高，均与女性成年人相仿。

（2）尿 17-酮类固醇：大多数患儿的尿液中 17-酮类固醇排出量增加，且以 DHEA（去氢异雄酮）为主。

（3）血浆皮质醇浓度、血浆醛固酮浓度及尿液中 17-羟类固醇排出量均正常

4. 肾上腺皮质癌　　与肾上腺皮质腺瘤一样，尿 17-KS 等雄激素（DHEA 或 DHEAS）水平明显上升，且不能被大剂量地塞米松抑制，对 ACTH、甲吡酮试验无反应。

**（三）特殊检查**

（1）影像学检查　　肾上腺肿瘤，通过 CT 可辨认直径＜1cm 的病变，还能检查肿瘤对周围器官和血管的侵犯程度，在静脉注射造影剂后，这些肿瘤的吸收系数值可能提高。CT 检查对肾上腺肿瘤的诊断正确率可达 90% 以上。

（2）腹部 B 超检查　　肾上腺皮质腺癌常显示有斑点钙化或密度不均匀，肿瘤一般较大，常在 3cm 以上。

（3）静脉肾盂造影　　显示患侧肾脏被肿瘤压迫推移或浸蚀的程度，有助于诊断和估计手术范围。另外能证实对侧肾的健全与否，为手术时是否切除肾脏提供依据。

肾上腺皮质癌者静脉肾盂造影：可见肾脏因受肿瘤压迫向外下移位。

**（四）病理组织学检查**

肾上腺皮质腺瘤：与功能性皮质腺瘤无特殊差异。肿瘤由致密的细胞组成，胞浆内见嗜酸性颗粒，对良、恶性质的区分有时存在一定困难。

肾上腺皮质癌的病理：因癌细胞分化程度和结构不同，分为 3 种类型：Ⅰ型为分化较好，常有致密的小细胞组成，排列与肾上腺皮质相似，有类似肾上腺皮质的腺泡状或束状排列特点，但临床表现为恶性。Ⅱ型为分化差，癌细胞较大，呈多边形或圆形，细胞排

列不规则，胞浆呈空泡状或网状，有嗜酸性颗粒，核圆形或卵圆形，明显的异形性，多核，常见瘤巨细胞，染色深。Ⅲ型为未分化型，细胞小，染色深，排列呈束状，肿瘤间质为丰富毛细血管。超微结构的特征为泡浆内有脂滴及肾上腺皮质型的线粒体，有助于诊断。

### (五) 诊断与鉴别诊断

根据上述症状和体征（向心性肥胖、满月脸、骨质疏松等库欣氏综合征，儿童性早熟及高血压）、尿 17-酮和尿 17-羟皮质醇明显升高。进一步通过影像学检查（B 超、CT、MRI 等）定位检查发现肿瘤性病灶即可明确诊断。

本症应与下列疾病鉴别：

1. 肾上腺皮质腺癌　　应与肾上腺皮质增生相鉴别（见表 21-3）。

表 21-3　肾上腺皮质腺癌与肾上腺皮质增生症的实验室鉴别诊断

| 试验项目 | 肾上腺皮质腺癌 | 肾上腺皮质增生症 |
|---|---|---|
| (1) 血浆促肾上腺皮质激素测定 | 降低 | 正常或中度增加 |
| (2) 大剂量地塞米松抑制试验 | 不被抑制 | 低于正常晨间值的 50%* |
| (3) 肾上腺皮质功能兴奋试验 | 无反应 | 尿类固醇排出量增加 |

＊午夜口服地塞米松，次晨 8 时测定血皮质醇含量。

2. 男性化肾上腺皮质肿瘤　　根据上述症状、体征、激素测定结果，进一步通过影像学检查（B 超、CT、MRI）即可明确诊断。本症应与下列疾病鉴别：

(1) 肾上腺皮质功能早现：小儿过早出现阴、腋毛，但无其他性征发育；血中促黄体生成素（LH）、促卵泡成熟素（FSH）和各种性激素水平也都正常。

(2) 先天性肾上腺皮质增生症：女孩患男性化肾上腺皮质肿瘤

者应与轻度 21-羟化酶缺乏的先天性肾上腺皮质增生症相鉴别，后者常在生后 3~18 个月出现男性化症状，在早期即出现阴、腋毛，常伴有高血压，且其血浆 17-羟孕酮明显增高，通过激素分析，当可鉴别。此外，先天性肾上腺皮质增生症所造成的激素分泌异常情况，都可用地塞米松抑制，与本症截然不同。

(3) 其他：睾丸间质细胞瘤患儿可通过睾丸检查、尿 17-酮类固醇增高而脱氢异雄酮（DHEA）正常予以确诊。肝母细胞瘤分泌异位 HCG（绒毛膜促性腺激素）者可刺激睾丸细胞分泌睾酮，导致男性化症状，患儿应有肝肿大、肝功能受损等症状。

3. 对疑诊女性化肾上腺皮质肿瘤患儿，宜及早检测各种激素水平和进行 CT 或 MRI 检查。本病应与下列疾病相鉴别。

(1) 男性乳房增大：为一种男性乳腺组织的增大。女性乳腺发育有赖于雌激素的作用，如给予男子雌激素亦有同样效应，故男性乳房发育常见于雌激素过多或雄激素/雌激素比值降低的男子。

(2) 先天性睾丸发育不全综合征（klinefelter syndrome）：本病常见乳房增大，但小睾丸、小阴茎、血浆促性腺激素浓度增高、性染色体核型为 XXY。通过细胞染色体核型分析可以确诊。

(3) 乳房早发育：女孩患本症者较女性化肾上腺皮质肿瘤多见，多为 2 岁左右小儿，血浆促黄体素（LH）、促卵泡素（FSH）和雌二醇（$E_2$）均低下可资鉴别。

(4) 中枢性性早熟：女孩在 8 岁前呈现第二性征为性早熟，中枢性性早熟多为脑肿瘤等病变会刺激下丘脑分泌过多的促性腺激素释放激素（GnRH）并使促黄体生成素（LH）分泌过多而致性早熟。可经颅脑 CT 或 MRI 检查而确诊。

## 三、治疗要点

### (一) 肾上腺皮质腺瘤

1. 手术切除　　切除病侧肾上腺。

2. 激素治疗　　由于肿瘤自主性分泌激素，ACTH 受抑制，同侧未病变的肾上腺组织及对侧肾上腺萎缩，故术日及术后用糖皮质激素（如氢化考的松）静脉滴注，术前 1～2 天，氢化考的松每日 50mg/m²，分 2 次静脉滴注；手术当日和术后第 1 天，氢化考的松每日 100mg/m²；术后第 2、3 天，氢化考的松每日 75mg/m²；术后第 4、5 天，氢化考的松每日 50mg/m²。以后改为口服，并逐渐减量至维持量，此替代治疗时间宜长，需待萎缩的肾上腺功能恢复后，有正常的激素水平，方可停药，一般需 6 个月～2 年。如外源性激素停止过快，萎缩的肾上腺尚未完全恢复正常作用，在某种应激因素的存在下，易引起肾上腺皮质危象。有的患者因肾上腺皮质永久萎缩，则需终生替代治疗。

3．男性化肾上腺皮质肿瘤　对放射治疗不甚敏感，故诊断肯定后，应立即手术摘除，仅对已有转移的患儿可考虑放疗。药物治疗：①可使用肾上腺皮质醇抑制剂应用：如米托坦（Mitotane）双氯苯二氯乙烷（O,P'DDD）。②顺铂或酮康唑等，但毒性较大且效果欠佳。手术前、后宜给予适量皮质醇治疗。对手术后患儿必需定期随访，以便及时处理复发病例。

4．女性化肾上腺皮质肿瘤　诊断肯定后应及早手术治疗。女性化肾上腺皮质肿瘤的恶性度较低，故手术后的 5 年存话率较高。虽然女性化肿瘤无皮质醇过度分泌情况，其另一侧肾上腺功能亦正常，但在手术前、后仍然应该给予适量皮质激素治疗。

（二）肾上腺皮质腺癌治疗

1．肾上腺皮质癌切除术　由于发现后已有转移，一般行双侧肾上腺全切术，5 年存活率仅 50%，故预后极差。

2．化疗肾上腺皮质醇抑制剂应用　常用米托坦（Mitotane）双氯苯二氯乙烷（O,P'DDD）是一种肾上腺皮质醇抑制剂，对于发生转移者或肿瘤只能切除部分者，另加用双氯苯二氯乙烷以抑制 11β-羟化酶和胆固醇支链断裂酶，因而抑制皮质醇合成，但停药后可复发。双氯苯二氯乙烷用法：每日 2～6g，如疗效不显，1 个月后增至每日 8～10g，应用 4～6 周后，逐渐减量至每日 3g，维持数月。一般在使用 4～6 个月后，临床症状应有所改善。因该药会损害肾上腺皮质，故治疗时宜同时补充皮质激素。该药造成的不良反应有：恶心、呕吐、食欲不振、皮疹、头痛、眩晕、嗜睡、运动失调等。

3. 放疗　　　现代放疗技术对肾上腺皮质癌是有效的，尤其对术中破溃或有肿瘤残存者。放疗化疗可以作为姑息性治疗。

## 四、预后

肾上腺腺瘤的预后与肿瘤大小、肿瘤细胞增生率有关。肿瘤＜100g，预后较好，生存率50%～85%；肿瘤＞200g，预后较差，生存率减低。

肾上腺皮质癌生长快，转移早，常有包膜和静脉浸润，由于侵犯肾上腺静脉、腔静脉和淋巴管，可导致广泛转移，经血道常转移至肝、肺和脑等，预后不良，5年存活率约为10%～25%。

（沈亦逵）

# 第二十二章 胸部肿瘤

## 第一节 纵隔肿瘤

### 一、概述

儿童时期原发性纵隔肿瘤和囊肿的发病率并不高,但恶性纵隔肿瘤的发病率可高达 34‰ ~ 41‰。纵隔的肿瘤和囊肿不论是良性还是恶性,均能对生命构成威胁。肿瘤可发生于任何年龄,最小者生后数日即发现,这表明在胚胎期已存在。纵隔内重要器官组织多,其胚胎来源较复杂,因此纵隔肿瘤和囊肿的种类也很多,手术前的正确诊断不易作出,通常需经病理检查才能最后确诊。

纵隔解剖和肿瘤或囊肿的好发部位:纵隔上至第一肋骨,下达横膈,前有胸骨,后有椎体,周围有纵隔胸膜环绕。纵隔内组织器官分两大组:①心、大血管、食管、气管及主支气管。②以胸腺及

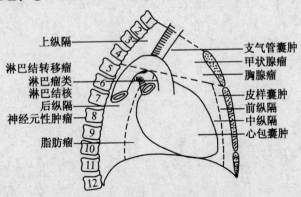

图 22-1 纵隔分区与肿块的好发部位

纵隔淋巴组织为主。为了便于对肿瘤的诊断和治疗，人为地把纵隔分为四部分（见图 22-1）。

1. 上纵隔　　将胸骨柄下缘至第 4、5 胸椎间连一直线，以上区域为上纵隔。内有主动脉弓、无名动脉、颈总动脉、锁骨上动脉、肺动静脉、上腔静脉、胸腺大部分、迷走神经、左喉返神经、膈神经、淋巴结丛和淋巴血管汇合处。淋巴管瘤、血管瘤、胸腺瘤、甲状腺肿瘤常好发此处。

2. 前纵隔　　其前为胸骨，后为心包，上为上纵隔，下为膈肌。此区内有部分胸腺、淋巴结和脂肪组织。该区常见的肿瘤有畸胎瘤、皮样囊肿、胸腺瘤和纵隔囊肿。

3. 中纵隔　　在前后纵隔之间，上为上纵隔、下为膈肌。此区内包括心脏、心包、淋巴结和淋巴管等。该区常见的有心包囊肿、淋巴瘤和支气管源性囊肿。

4. 后纵隔　　其前为中纵隔（心包），后为脊柱，上为上纵隔，下为膈肌。此区内有迷走神经、膈神经、食管、交感神经链、淋巴结、淋巴管等器官和组织。该区常是肠源性囊肿、神经源性囊肿的好发部位。

据文献报道最常见的纵隔肿瘤是神经源性肿瘤、畸胎类肿瘤和胸腺瘤，其次还有肠源性囊肿、淋巴瘤、血管瘤、淋巴管瘤、心包囊肿和胸内甲状腺肿等。儿童纵隔肿瘤发生在前上纵隔约占 43%，发生在中纵隔约占 18%，发生在后纵隔的约占 40%。

## 二、诊断要点

当有呼吸系统、神经系统或上腔静脉压迫症状时，应即刻进行影像学检查，尽量在术前作出明确的诊断，有部分必须经过手术和病理检查后才能最后确诊。

### （一）临床症状

原发性纵隔肿瘤和囊肿可存在多年而无症状，往往因与纵隔肿瘤无关的原因拍胸片而发现，有报道原发性纵隔肿瘤无症状的达 36%~52%。临床症状依肿瘤的大小、性质、生长速度以及发生部位和侵及的邻近脏器不同而表现不同。

1. 胸痛　　约占症状的 18%，多为轻微胸痛，部位不定，胸痛与肿块对胸腔内器官的压迫或对胸膜肋间神经的刺激有关。

2. 呼吸道症状　　本症状占 57%，表现为咳嗽、气促，甚至有呼吸困难、发热等表现，如咳出毛发或皮脂样物，常提示畸胎类肿瘤穿透肺或支气管。呼吸道症状产生是因肿瘤压迫或侵入肺及支气管而引起。

3. 神经系统症状　　发生率比较低。如肿瘤压迫交感链，则出现同侧上眼睑下垂，下睑微升，瞳孔缩小，额部无汗，眼裂狭窄等症状（称 Horner 征）。如肿瘤侵犯喉返神经，可发生声带麻痹，引起声音嘶哑等症状。如压迫膈神经引起膈肌麻痹，压迫迷走神经引起胃肠功能紊乱。生长于脊椎椎间孔部位的哑铃形肿瘤可压迫脊髓，引起下肢麻木或瘫痪。

4. 上腔静脉压迫症状　　本症状的发生率约占 16%。因肿瘤压迫上腔静脉，致面部、颈部和上肢出现浮肿，上肢静脉压升高；如压迫无名静脉，则左上肢静脉压升高。

5. 其他表现　　部分表现不规则的发热、贫血、体重下降，心脏受压时有心率增快。

**(二) 影像学检查**

1. X 线检查　　为诊断纵隔肿瘤主要的检查方法。

(1) X 线透视及正侧位片：标准的后前位及侧位胸片是检查纵隔肿瘤的基本方法。X 线检查特征可表现如下：①透视下将患者各方转动可清楚检测肿块的位置和活动情况，区别肿块在肺内或纵隔内。如随呼吸运动而同步移动者多在肺内，否则即在纵隔内，或肺内肿块已与纵隔有紧密的粘连。②明确肿瘤部位，根据肿瘤的好发部位作肿瘤类型的鉴别。③根据肿瘤阴影的形状、边缘等特征表现，估计肿瘤的性质。通常良性肿瘤或囊肿是自纵隔向外凸出，而恶性肿瘤则表现纵隔的一侧或两侧的增宽；良性肿瘤多为单个圆形或卵圆形的肿块，边缘光滑整齐，而恶性肿瘤则形态不规则，边界不清或呈分叶状。良性肿瘤生长缓慢，达一定程度自行停止生长，而恶性肿瘤生长较快。④阴影密度特点：囊肿密度均匀一致，实质性肿块密度较深，畸胎瘤可有钙化斑点或牙齿、骨骼阴影，结核性淋巴结仅见有钙化斑点。⑤注意肋骨、胸骨、脊柱骨有否骨质破坏，椎间孔有否增大等表现。⑥食管钡餐检查可明确肿块和食管的关系。⑦为明确肿块与主动脉的关系可拍摄不同角度斜位片。⑧过度暴光和高电压 X 线片可了解纵隔与邻近结构（如气管和总支气管等）的关系，其清晰度比平片强。

2. CT 检查：能精确判断肿瘤的位置、范围、解剖层次、密度、与周围组织的关系，对肿瘤的定性准确性较高，并能根据肿瘤密度鉴别囊性、脂肪性、血管性、钙化斑、骨质等。对于有重症肌无力的胸腺肿瘤，X 线平片未能显示者，CT 则可发现。

3. 超声波检查：可显示肿瘤的部位、大小、囊性和实性，并能在 B 超指引下行穿刺活检。

4. 活体组织检查：疑似恶性肿瘤转移时，可作锁骨上淋巴结或颈淋巴结活检。在 X 线、CT 或 B 超引导下经皮穿刺对前纵隔肿瘤取组织活检。

5. 放射性核素检查：可疑胸内甲状腺肿瘤时，可作放射性核素$^{131}$碘示踪检查，其阳性率可高达 54.5% ~ 88.9%。怀疑纵隔内肠源性囊肿时，可采用$^{99m}$Tc 扫描，对含有胃黏膜组织的胸内消化管重复畸形的诊断很有帮助。

**（三）其他化验检查**

怀疑神经母细胞瘤或脊细胞神经母细胞瘤时，可作 24h 尿液 VMA（香草杏仁酸）检查，若升高，则有特异性诊断价值。当怀疑畸胎瘤伴性早熟时，可作尿液妊娠试验（人绒毛膜促性腺激素，HCG），以确定畸胎瘤内有无混合恶性绒毛上皮组织。

**（四）鉴别诊断**

纵隔肿瘤与囊肿需要与纵隔及肺内许多疾病进行鉴别。

1. 结核性病变　　可疑肺门淋巴结结核，胸椎结核并发椎旁脓肿等，可表现全身结核中毒症状，如低热、消瘦、盗汗等。应追问结核接触史和卡介苗接种史。结核菌素试验为阳性。肺门淋巴结结核常同时肺内有结核病灶或钙化点，椎旁结核性脓肿在 X 线片上呈梭形，并向脊椎两侧膨出。

2．主动脉瘤　　位于主动脉弓或降主动脉的动脉瘤有时不易与纵隔肿瘤鉴别，可根据有无杂音，在透视下有无搏动，及 CT 或造影进行鉴别。

3．胸腺肥大　　胸腺位于前上纵隔，和心脏间有切迹，透视下可随呼吸而变形。可行 CT 或纵隔注气造影检查鉴别。Caffey 等采用泼尼松（每日 2mg/kg）口服 5 天，可使胸腺的 X 线阴影缩小至正常，若肿块继续存在则应手术治疗。

4．胸腔其他疾病　　需要鉴别的疾病还有包裹性胸腔积液、靠近纵隔的肺囊肿、胸段脊膜膨出、肋骨和胸壁的肿瘤等，需做多种检查或手术后才能作出诊断。

### 三、几类常见的纵隔肿瘤和囊肿的治疗

#### （一）神经源性纵隔肿瘤

神经源性纵隔肿瘤是最常见的纵隔肿瘤，国内 4 所儿科医院 190 例纵隔肿瘤和囊肿资料显示其占纵隔肿瘤的首位（21.5%），其中恶性约占半数（48.8%）。根据肿瘤的起源分为两大类：一类来自植物神经，如神经节细胞瘤，属良性；神经母细胞瘤和节细胞神经母细胞瘤则属恶性。亦有来自副交感神经节细胞的含嗜铬细胞或非嗜铬性副神经节瘤（化学感受器瘤）。另一类为起源于外周神经的肿瘤，如神经鞘膜瘤及神经纤维瘤，属良性；恶性神经鞘膜瘤和神经纤维肉瘤属恶性。神经源性纵隔肿瘤皆位于后纵隔脊柱旁沟内，仅少数起源于迷走神经的位于前纵隔。

临床表现早期不明显，很多无自觉症状，或有患侧胸痛，神经节细胞瘤可有同侧交感神经麻痹综合征表现。如恶变则症状加重，可有上腔静脉综合征、呼吸困难和吞咽梗阻等表现。

X 线片显示后纵隔一侧有块状阴影，边缘清楚，密度均匀，呈

圆形或椭圆形。侧位片上肿块影常与椎体重叠，部分病例可见肿块相邻的肋骨或脊椎受压或破坏，肋间隙增宽或椎间孔扩大及侵蚀等表现。

因神经源性肿瘤部分是恶性或会恶变，故一经诊断则应尽早手术切除。此类肿瘤大多数有完整包膜，易于完整切除。因多数肿瘤与肋间神经或交感神经相关，有时肿瘤部分伸入椎间孔呈哑铃状，手术切除时需扩大椎间孔，但应注意勿损伤脊髓。来源于迷走神经者要注意勿损伤喉返神经。良性肿瘤包膜完整，手术切除后预后良好。恶性肿瘤生长快，不易完整彻底切除，预后差。

**（二）畸胎类肿瘤和囊肿**

纵隔畸胎类肿瘤和囊肿是常见的纵隔肿瘤，其发病率仅次于神经源性肿瘤，居第二位，我国资料显示其占整个纵隔肿瘤的19.9%。

畸胎瘤起源于原始胚细胞，为三胚层的衍生物，含有未成熟的皮肤、牙齿、骨、软骨、神经、肌肉、脂肪、上皮和腺体等组织。在胚胎发育过程中随心、肺、大血管和胸腺一起下降到纵隔内，随年龄增长可逐渐成为畸胎类肿瘤，因而多数畸胎瘤位于前纵隔近心包底部，与胸腺残留组织常有联系。

从病理检查来看，畸胎瘤不一定三胚层组织都同时存在。皮样囊肿的病理表现为外胚层的衍生物，典型的皮样囊肿是厚的纤维囊壁，衬有鳞状上皮，并可见到各种皮肤附件，囊内充满毛发、牙齿和典型的干酪碎屑。

纵隔畸胎类肿瘤和囊肿大多为良性，时间长了有恶变的趋势。

早期肿瘤较小时可无任何临床症状，仅于体检时发现。肿瘤长大后能压迫或推移气管、心脏、大血管等，表现为胸痛、咳嗽、气促及心悸。如有继发感染可误诊为胸膜炎、脓胸。长在肺门部的小肿瘤可误诊为淋巴结核而长期抗痨治疗。如囊肿继发感染溃破入胸膜腔或气管时，可见头发咳出。

X线表现前纵隔近心基部有一侧生长的圆形或椭圆形影，边界清楚光滑，有时呈分叶状。CT检查可清晰的显示肿瘤的轮廓、内容及其与周围组织的关系。常在X线和CT见到囊壁钙化或不规则骨骼影，由此而作出诊断。

纵隔畸胎类肿瘤的治疗以外科手术切除为主，因这类肿瘤有恶变倾向，易继发感染，并能压迫纵隔脏器；即使是良性囊性肿块，因其易感染溃破入肺而形成支气管漏、肺化脓感染、脓胸或心包炎等。因此纵隔畸胎类肿瘤或囊肿不论其为良性还是恶性表现，一经诊断就应手术切除治疗，恶性者即使完整切除，复发转移的机会亦较大，术后应加放疗或化疗。

（三）胸腺肿瘤

胸腺瘤多见于40～50岁的成年人，儿童较少见，国内资料显示占儿童纵隔肿瘤的第5位。临床上常见的胸腺肿瘤有胸腺瘤、胸腺囊肿、胸腺脂肪瘤、恶性胸腺瘤等。

病理见胸腺多有包膜，切面呈黄、白色或棕色，可有出血或囊性变。有完整包膜，无浸润生长者多为良性，如见肿瘤侵犯肺、心包或周围组织则常为恶性。组织学上胸腺瘤可分上皮型、淋巴细胞型、梭形细胞型及淋巴上皮混合型。

病程早期患者无自觉症状，常在常规胸部X线检查时发现。肿瘤较大压迫肺和支气管时，出现咳嗽、胸痛、气促及声嘶，晚期可见颈部淋巴结肿大、上腔静脉压增高及胸腔积液；少数并发重症肌无力、单纯性红细胞再生障碍贫血、低丙种球蛋白血症及Cushing综合征。

治疗以手术切除为首选。肿瘤局限在前纵隔者常能完整切除，如肿瘤与大静脉粘连紧密或肿瘤包绕静脉则切除困难，或仅能作部分切除。有重症肌无力或肿瘤居中位者以胸骨正中切口入路为好；肿瘤偏于一侧，可考虑侧胸切口。对有包膜侵犯提示恶性胸腺瘤者，手术后应给予放疗。

（四）淋巴组织肿瘤

此类肿瘤多数为恶性肿瘤，大多为转移病灶，少数起源于肺门淋巴结。常见的有淋巴肉瘤、淋巴网状细胞肉瘤、恶性淋巴肉芽肿瘤等。

X线胸片见纵隔向两侧扩大，多位于上前纵隔，呈分叶状。临床表现有上腔静脉梗阻症状。采取手术、放疗、化疗等治疗效果均不佳，偶可使症状暂时缓解，大多短期内死亡。

### (五) 胸内甲状腺肿

胸内甲状腺肿大多为颈部甲状腺肿大或腺瘤向胸骨后延伸，少数是在迷走甲状腺基础上发生的甲状腺肿瘤。早期临床无症状，肿瘤较大时出现压迫现象，如刺激性干咳、呼吸困难、吞咽受阻或上腔静脉梗阻症状，这些症状往往在仰卧或头颈伸张时加重，部分病人有甲亢表现。

X线片见纵隔轮廓清晰的圆形阴影，多呈分叶状，单侧或向两侧突出，部分病人见气管推压现象，吞咽时肿瘤可上下移动，少数肿块有钙化现象。$^{131}$碘扫描可见吸碘肿块（热结节）或不吸碘的阴性肿块（冷结节）或部分吸碘肿块（温结节）。CT可明确显示肿瘤的边界、质地及与邻近组织的关系。

胸内甲状腺肿一经诊断均应手术切除，因其能压迫重要脏器，恶性可能性大。

### (六) 其他肿瘤

1. 纵隔囊肿　　有支气管源性囊肿、肠源性囊肿、心包囊肿等。X线和CT是诊断的主要方法。这类囊肿少有恶变，手术切除可获治愈。

2. 淋巴血管类肿瘤　　系指纵隔内淋巴管或血管性两者混合性囊肿。位于前上纵隔，是含有淋巴液和扩张的淋巴管或血管的多房性薄壁囊肿。此类肿瘤的症状是气管受压表现，并可继发肺部感染。虽然该类肿瘤大多数为良性，但明确诊断后应尽早手术，以免肿瘤长大和感染造成手术困难。

3. 脂肪瘤　　较少见，大多来自心包周围的脂肪组织，因此常位于心包附近。脂肪瘤多为良性，生长缓慢，也见有恶性脂肪瘤者。X线见纵隔大片阴影，酷似心脏扩大，心包积液，有的呈分叶状。肿瘤均较大，有完整的纤维包膜。通常手术治疗预后良好。

# 第二节 肺 肿 瘤

## 一、概述

小儿肺肿瘤比较少见，亦有良性和恶性肿瘤之分。良性肿瘤中以错构瘤最多见，其次还有肺平滑肌瘤、肺炎性假瘤等。小儿肺恶性肿瘤以原发性肺母细胞瘤发病最高，其次还有支气管腺瘤。有些恶性肿瘤的晚期，如肾母细胞瘤、神经母细胞瘤、横纹肌肉瘤、恶性畸胎瘤及尤文氏瘤等，也会出现肺的转移瘤。小儿肺肿瘤一般需手术治疗，恶性肿瘤术后还需放疗、化疗、免疫治疗，有的还可介入治疗及中药治疗。良性肿瘤手术切除预后好，恶性肿瘤易转移和手术后复发，预后差。

## 二、诊断要点

遇有反复发生及消炎治疗无效的咳嗽、气短、胸痛、咳痰或咳血等呼吸道症状患儿，应行胸部X线检查，如发现肺部有病灶，可进一步做胸部B超、CT、MRI或纤维支气管镜检查，确诊应靠病理学检查。

### （一）临床特点

1. 呼吸道症状　根据肿瘤大小、发生部位及肿瘤性质不同，临床表现差异很大，有的可以无症状，仅在X线检查时发现。但多数患儿可表现有咳嗽、气短、哮喘、活动后呼吸困难、咳痰或痰中带血，肿瘤较大时有胸闷、胸痛，如肿瘤侵蚀胸骨时胸痛更明显。体查患侧肋间隙增宽，叩诊实音，呼吸音减弱，有时出现各种罗音。还有的出现肺部感染、肺不张、肺气肿、胸腔积液等体征。

2. 全身症状　可有发热、贫血、消瘦、食欲减退等症状，特别是恶性肿瘤患儿多见。

### （二）辅助检查

1. 胸部 X 线　　为首选的检查方法。胸部正侧位片能发现肺部占位性病变，同时应注意有否肺炎、肺不张、肺气肿、胸腔积液及肋骨受侵犯的病变。钡餐检查可了解食管是否被气管后壁的肿瘤侵袭，对治疗方案有帮助。

2. CT、MRI、B 超检查　　可以更清楚了解肿瘤的大小、部位、性质以及与邻近脏器组织的关系。对支气管腺瘤 MRI 可提示冠状位及矢状位影像，帮助判断气管受侵的长度。肺母细胞瘤经这3 种检查能正确判断出它与周围组织的解剖关系，特别是肿瘤长在肺门部位时，为手术提供有价值资料。

3. 纤维支气管镜检查　　对肺段支气管开口以上的中心型支气管肿瘤有重要的诊断价值，它可以确定肿瘤位置、形态、气管腔的大小，并可取组织作病理检查以确定肿瘤的性质。

4. 实验室检查　　部分患儿有血红蛋白和红细胞减少的贫血表现，血沉增快。痰中找瘤细胞阳性率极低。

## 三、几种儿童肺肿瘤及治疗

### (一) 良性肿瘤

1. 肺错构瘤　　肺错构瘤来自希腊文 Hamartoma，意思是错误的肿瘤，1906 年由 Hartl 首先命名报道。多数学者认为肺错构瘤并非真性肿瘤，属先天性畸形，是由于内胚叶和间胚叶发育异常，正常组织细胞异常组合排列而形成的肿瘤样肿物。

肺错构瘤是在正常肺组织内，混有不正常瘤样增生的异常组织。一般是单发孤立于肺脏边缘，偶有多发，呈圆形或椭圆形。瘤的大小不等，小的直径 2 厘米以下，大的在 10 厘米以上，有完整的包膜。断面呈灰白色，分叶状。镜下可见软骨、结缔组织、腺体、平滑肌、脂肪和神经组织，偶见钙化。若肿瘤小腺上皮小管与细支气管末梢连接时，气体可进入肿瘤内，如肿瘤过大压迫气管可以形成单向瓣膜，造成含气囊腔。若肿瘤中心血供不足出现坏死液化、出血或肿瘤本身分泌的黏蛋白等物质形成积液。

因错构瘤多发生在肺边缘的肺组织内，可以无临床表现。当肿瘤压迫食管或支气管时，出现咳嗽、气短、呼吸困难，甚至发热等症状。如继发肺炎、肺不张可出现咳痰咯血。肿瘤较大时病变侧肋间隙饱满，叩诊实音，呼吸音减弱，可出现各种罗音。

肺错构瘤的诊断应该依据 X 线检查，在肺内可见圆形或椭圆形、边缘光滑的肿块阴影，肿块内有不规则的斑点状钙化。CT 或 MRI 检查见肿块中心有不规则的透光区和钙化斑点。

当有压迫症状，继发肺炎时，应用适量抗生素及对症治疗肺炎，但手术是惟一治疗本病的方法。手术多采用后外侧切口，尽量采用小切口在腋前线和肩胛线之间，使手术疤痕不显露。切除肿瘤通常采用核除术或契形切除术。如冰冻切片有恶变倾向，或肿瘤过大已绕过大血管和支气管，并占据肺门时都应行肺叶或全肺切除。

2．肺平滑肌瘤　　肺平滑肌瘤是肺内的一种良性肿瘤，其病因不清楚，有人认为与雌激素有关。

肺平滑肌瘤常原发于气管、支气管、肺血管及胚胎的平滑肌组织，病理分为气管平滑肌瘤、支气管平滑肌瘤、肺实质平滑肌瘤。在肺实质内呈圆形或椭圆形，2～5 厘米大小不等，外观淡黄色，表面光滑有弹性，硬，边界清楚。镜下见瘤细胞梭形，交织排列成束状，细胞核杆状，很少有核分裂，细胞膜清楚，个别可演变成平滑肌肉瘤。

本病小儿少见，多见于青壮年，男女发病无明显差异。临床症状根据肿瘤大小表现不同，一般无症状，多数在胸部 X 线检查时偶然发现。肿瘤过大时可有咳嗽、咳痰、痰中混有少量陈旧性血，也有的出现胸痛、胸闷、呼吸困难。体查多无阳性体征。

诊断主要依靠胸部 X 线检查，肺内可见圆形病灶。纤维支气管镜对气管和支气管型的平滑肌瘤诊断价值大，它可以确定肿瘤的位置，并可取组织作病理检查，确定肿瘤性质。

本病应手术治疗，术前可先给适当抗炎治疗。依肿瘤大小和部位行局部契形切除、核切除、肺段或肺叶切除。

3．肺炎性假瘤　　肺炎性假瘤是一种由某些非特异性炎症所致的肺内瘤样病变，并非真正肿瘤。世界卫生组织（WHO）肿瘤国际组织分类方法将这类肿瘤归在肺良性肿瘤中，称为类肿瘤样病变（tumor-like lesions）。在肺良性肿瘤中其发生率仅次于肺错构瘤，男女发病相等，可发生于任何年龄，以 30 岁左右为多，儿童少见。广东省人民医院儿科收治 1 例 5 岁女孩经手术病理诊断肺炎性假瘤，该患儿 3 岁起就有症状和体征。

本病的病因是由于各种非特异性肺部炎症的慢性化而形成机化性肺炎，伴有细胞浸润，进而局限化形成瘤样肿块。特别是大量应用抗生素后，削弱了机体对病原菌的炎症反应，降低了机体纤维蛋白溶解酶的作用，使结缔组织增生，从而形成瘤样肿块。肺部的某些病毒感染也可形成炎性假瘤。目前肺部炎性假瘤形成的真正原因仍不清楚，有学者认为与机体的免疫功能有关，亦有学者认为可能系一种过敏反应。

肺炎性假瘤肿块一般呈圆形或椭圆形，直径 2～15cm 不等，切面呈黄色或灰白色，如纤维化、透明变性厉害，则质地较硬。镜检：大量纤维母细胞增生及炎细胞浸润，主要是淋巴细胞和浆细胞。如果假瘤内小血管增生，浆细胞浸润更为显著，弥漫成片，并见 Russell 小体，亦可称之为浆细胞肉芽肿。如组织细胞及泡沫细胞聚集，多量时则呈黄瘤样变化；有的见有胆固醇结晶沉积和多核巨细胞；有的瘤内有出血和含铁血黄素沉着；亦可发生纤维化和钙化。电镜观察，在明显增生的间叶性梭形细胞中，除纤维母细胞外，尚包括肌纤维母细胞、血管周围细胞及尚未进一步分化的原始间叶细胞。

临床表现差异大，近一半病人无症状，多数表现为咳嗽、痰中带血。曾有肺部感染病史对诊断有帮助。

X 线表现为圆形或椭圆形，多数密度均匀，边缘光滑，无分叶及毛刺，仅少数可见透亮区钙化灶。

诊断靠临床症状和影像学，多数病例与肺母细胞瘤鉴别有困难，最后确诊有待术后病理检查证实。

治疗应进行手术切除，手术原则是尽可能保留正常肺组织的前提下切除病灶，位于肺表浅而且病灶较小者做契形切除，位置较深者应做肺叶切除。手术切除后预后良好，复发现象少见。

### （二）恶性肿瘤

小儿肺恶性肿瘤极少见，仅以肺母细胞瘤和支气管腺瘤多见。北京儿童医院报道原发肺恶性肿瘤占外科手术标本恶性肿瘤 4‰。国外报道儿童肺肿瘤从症状出现到确诊时间为 1 个月至 1 年不等。小儿肺恶性肿瘤临床症状隐匿，首发症状无特异性，很难早期诊断，极易发生漏诊和误诊。下列特点可供诊断小儿肺部恶性肿瘤的鉴别参考：①慢性起病，常规内科治疗无效。②肺部病灶始终固定不变，并反复加重。③对同一部位反复发生的"感染"，且临床疗效欠佳时，除 X 线、CT 检查外应进一步做纤支镜、穿刺活检、胸腔镜活检病理检查以确诊。

1. 肺母细胞瘤　　肺母细胞瘤（pulmonary blastoma），亦名肺胚瘤（embryoma），或胚胎型癌肉瘤。关于其病因学说有 4 种：①肿瘤由间胚叶发生，其上皮和间质均来源于多能性间叶组织，相当于肾胚瘤。②在成熟的间叶组织中含有未分化细胞，并恢复到胚胎状态，增生繁殖发生成本病。③胚胎组织存在有异位成分，认为是遗迹而发生的肿瘤。④本肿瘤可能是肺肉瘤的变异型。

肿瘤通常呈圆形，直径从 3～18cm 不等。无完整包膜或有假包膜，周围的界限不很清楚。质软而脆，切面呈灰白色或灰黄色，常伴有出血和中心坏死。镜检：特征性的表现是肿瘤由恶性间叶成分和上皮成分构成，其结构与胚胎期 2～3 个月的肺组织相似，即在富于细胞的原始间叶组织的背景中，有分化好的恶性上皮细胞构成的腺体或腺样结构，较大腺体由立方状或柱状上皮构成，可为单层或复层。有的上皮成分呈实性巢，或呈透明细胞巢。间叶细胞多呈梭形，无分化特征，多密集环绕在小腺腔周围；有些区可见横纹肌、平滑肌和软骨分化的瘤细胞。

肺母细胞瘤临床极少见，并无特异性表现，常以咳嗽、胸痛、

478

胸闷、痰中带血或咯血为首发症状，个别无任何症状，仅在胸部 X 线检查时发现肺内占位性病变。肿瘤晚期可出现发热、贫血、肺部感染、肺不张和胸腔积液等并发症。

本病诊断依据影像学检查，确诊要靠病理学。胸部 X 线检查为首选，肿瘤常发生在肺周边部，少数可发生在肺门部，呈圆形或椭圆形，大小不一，边界较清楚，常有分叶状，偶见中心空洞。发生在肺门部的肿瘤能压迫气管或侵袭至气管腔内，造成气管狭窄和阻塞。行纤维气管镜检查时不但可见肿瘤侵袭气管的程度，还可取病理检查。B 超、CT 和 MRI 检查可见肺内或肺门部有实质性肿块，增强造影可显示肿块不规则，并可见与周围组织有浸润。这 3 种检查方法，特别是肺门肿瘤，能正确判断出它与周围组织的解剖关系，为手术提供有利条件。肺母细胞瘤与肺癌肿瘤应进行区别（见表 22-2）。

表 22-2　肺母细胞瘤与肺癌肉瘤的区别

|  | 肺母细胞瘤 | 肺癌肉瘤 |
| --- | --- | --- |
| 发生部位 | 多在肺周边部 | 多在肺门区 |
| 组织形态 | 似 4 个月前胎儿肺 | 多为腺癌、鳞癌和纤维肉瘤的间质，且有胶质纤维的形成 |
| 细胞分化类型 | 可见各类型上皮及间叶细胞 | 很少有 |
| 两种细胞互有过渡 | 有 | 无 |

肺母细胞瘤的治疗方法首选手术切除，手术切除范围是根据肿瘤病变程度、部位、转移情况而确定术式：①契形切除术：是肿瘤早期，在一侧肺的周边，直径较小肿瘤，无淋巴结转移。②肺叶切除术：是肿瘤较大居肺叶中间，但无淋巴结转移。③全肺切除术：是肿瘤过大已侵袭到邻近脏器，肺门和纵隔有淋巴结转移，对侧功能尚好者，可行全肺切除。术后依据病儿的具体情况，采用化疗、

放疗、免疫疗法、介入治疗及中草药治疗。

化疗方案很多，有单一用药或联合化疗，但一种药物治疗的效果很差，联合化疗有效的方案亦不多，即使有效也都是部分疗效，使肿瘤完全消退而治愈者目前尚未见报道。单一治疗的药物有CTX、HN₂、ACT-D，胸腔内注入 5-FU 等，皆无效。联合化疗部分有疗效的方案有 CTX + VCR + MTX + BLM、CTX + VCR + ACT-D + ADM、CCNU + CTX + VCR + VP-16、CTX + VCR + ADM 与 CTX + VCR + ACT-D 交替使用等。

肺母细胞瘤虽然恶性程度较肺癌低，但易发生转移和手术后复发，预后效果不佳。转移可为淋巴转移（好发于肺门、纵隔、锁骨上、腹膜后以及肠系膜淋巴结等）和血行转移（可见于对侧肺、肝、肾上腺、胃、胰、肾、脑和手术瘢痕中）。一旦出现转移，半数在 3～12 个月内死亡。

2．支气管腺瘤　　支气管腺瘤主要起源于支气管或支气管黏膜，生长缓慢，可以浸润扩散到邻近组织，并可沿淋巴管转移。

该病的病因尚不清楚，可能与环境因素、免疫功能及家庭因素有关。从病理学观察，腺瘤组织多数是起源于支气管混合腺内潜在的胚胎性细胞，是内胚叶性多能细胞，或是腺体导管上皮，或来源于储备细胞。有的起源于支气管分泌腺的嗜银细胞，嗜银细胞内含有"神经分泌"颗粒，颗粒具有某些分泌功能，分泌 5-羟色胺、组织胺和促肾上腺皮质激素等 20 余种肽类激素，因此临床上可伴有类癌综合征及库欣综合征。

病理学可分为 3 种类型，但恶性程度不一，其中类癌瘤占80%～90%。①支气管类癌：最常见，起源于支气管黏液分泌腺的嗜银细胞。肿瘤可向支气管腔突出，质软，血运丰富，呈红色或紫红色，易出血。可有蒂，表面均有完整的黏膜覆盖。肿瘤可能一部分在气管内，一部分穿过气管壁，向肺组织内生长，呈哑铃型，但边界清楚。②支气管囊性腺癌：亦称圆柱形腺癌，恶性度较高。起源于腺管或黏膜分泌腺，常发生在气管下段或主支气管根部，能侵入肺组织。纤支镜可见突向气管腔内的肿瘤组织呈粉红色，表面黏膜完整。偶有淋巴转移或远隔转移。③黏液表皮样癌：较少见，一般低度恶性。肿瘤起源于肺叶支气管或主支气管，常为息肉样表现，黏膜完整。本癌呈侵袭性生长，但生长缓慢，病程较长，基本由黏液细胞和表皮样细胞两种成分构成。

临床表现主要是支气管受刺激或受阻症状，如咳嗽、哮喘、呼吸困难，也有表现反复的呼吸道感染或肺内感染，最后出现肺不张。支气管腺瘤多突向气管腔，血运丰富易出血、咯血或痰中带血，这些常是早期症状。后期出现肺不张，呼吸急促或呼吸困难。

本病诊断不难，对长期刺激性干咳伴进行性呼吸困难，反复肺炎或哮喘，药物治疗效果不佳者，应摄胸片初步诊断或排除气管肿瘤，断层摄影或采用高电压摄影，可明确支气管内软组织阴影部位和大小。

CT 检查能了解肿瘤大小，与气管壁的关系及浸润气管壁的范围，并可看出肿瘤面的不光滑程度及周围淋巴结的大小。MRI 可提示冠状位及矢状位影像，有助判断气管受侵的长度。

纤维支气管镜检查不可缺少，可明确肿瘤的形态、气管腔的大小，通过气管腔测出肿瘤的大小，并可取病理检查。

钡餐透视可了解食管是否被气管后壁的肿瘤侵袭，对治疗方案有帮助。

# 第三节 心脏肿瘤

## 一、概述

原发性心脏肿瘤是非常少见的心脏疾患，小儿原发性心脏肿瘤更为罕见。由于心脏肿瘤的临床表现错综复杂，缺乏特异性，因此生前诊断率很低，经尸检发现率约为 0.027% ~ 0.056%。但近年来由于诊断技术和手术治疗的进展，心脏肿瘤病例的发现逐渐增多。

小儿原发性心脏肿瘤又分为良性和恶性，前者占 92%，后者占 8%。原发性良性肿瘤以横纹肌瘤、纤维瘤、黏液瘤和脂肪瘤等居多，恶性肿瘤有横纹肌肉瘤、心包间皮瘤等。转移性肿瘤多为恶性。

## 二、诊断要点

当患儿出现不能解释的发热、贫血、体重下降、心脏杂音、心律紊乱、充血性心力衰竭、上腔静脉阻塞综合征时，应怀疑有心脏肿瘤可能，通过做胸部 X 片、心电图、超声心动图可初步诊断，CT 和 MRI 对心脏肿瘤的诊断起重要作用，心血管造影也是诊断的重要方法。确定肿瘤的性质应做病理学检查。

### (一) 临床特点

心脏肿瘤的症状和体征依据肿瘤的种类、大小、数目和部位的不同而异，缺乏特征性。小的肿瘤可以毫无症状，如心肌被多发、弥散性肿瘤侵犯，则可影响心脏功能。临床表现主要包括以下三方面：

1. **心脏症状** 大的肿瘤可以突入心脏，使心脏的流入道或流出道狭窄而产生梗阻症状。若肿瘤阻塞右房室瓣，则使右房压升高，血流经卵圆孔出现右向左分流，患儿可以出现青紫。当肿瘤阻塞左房室瓣时，可以有左房室瓣梗阻或关闭不全。如果肿瘤很大或肿瘤广泛侵犯心肌，影响了心脏的收缩或容量则出现心功能不全和心力衰竭。当肿瘤累及心脏的传导系统，可以出现心律紊乱，表现房性或室性心动过速，交替性心动过速或过缓，不同程度的传导阻滞，甚至发生猝死。

2. **栓塞症状** 松脆性质的肿瘤或血栓脱落，可引起体-肺动脉系统的栓塞，引起梗阻坏死、出血等。

3. **全身症状** 因肿瘤坏死或分泌某些物质有关，患儿表现发热、贫血、消瘦、全身不适、关节酸痛、肝脏肿大、杵状指（趾）等，易误诊为风湿性疾病或感染性疾病。

### (二) 实验室检查

多数可表现血红蛋白下降，红细胞沉降率升高，血浆蛋白值异常等。

**（三）影像学检查**

1. 胸部 X 片 可正常，如有心衰或心包积液则表现心影扩大。当肿瘤发生在心脏外缘，则心脏局部边缘突出。

2. 心电图 正常或非特异性改变，依肿瘤的部位或梗阻程度表现左心室或右心室肥厚，有的表现不同程度和不同类型的传导阻滞。

3. 超声心动图 对心脏肿瘤的诊断起重要作用，能提示肿瘤的大小、部位、活动性，甚至肿瘤的性质，初步区分良性与恶性肿瘤。目前又有食管超声诊断心肌肿瘤的报道，认为其对于肿瘤确切附着部位的定位及形态特征的探查优于胸骨旁超声。

4. 心血管造影 能提示肿瘤部位和形状大小、与心瓣膜关系及侵犯心脏的程度，还能了解血流动力学的影响、心肌厚度和心脏收缩力。

## 三、儿童常见心脏肿瘤的特点

**（一）良性心脏肿瘤**

1. 横纹肌瘤 为儿童时期最常见的心脏肿瘤，占小儿心脏肿瘤 60% 以上，其中 2/3 的患儿发病于 3 岁以内。

该病临床表现无特异性，差别很大，可从无症状到急性心力衰竭、心律失常或猝死。引起心律失常和血液动力学障碍者常发生于新生儿期。

据肿瘤的发生临床上将其分为孤立型、复发型和播散型。孤立型常发生在心尖部；复发型多发生于心室壁和心室间隔，约占 90%；播散型为多处发生。

组织学特征表现心肌为结节状。肉眼可见心肌层内或突入心脏内的多发结节，最多见于心室隔和接近室壁处，也见于心房和乳头肌处或弥散分布，一般不累及瓣膜。肿瘤从数毫米至几厘米大小不等，包膜可有可无。镜检肿瘤组织呈圆形或卵圆形，核小，位于细胞中央，周围绕以薄层胞浆。核与细胞间连以纤细的放射线条，其间有空泡和大量糖原，这种大细胞称蜘蛛细胞。有人认为心脏横纹肌瘤（rhabdomyoma）并非真性肿瘤而属于错构瘤（hematoma）；又因肿瘤细胞内有抗淀粉酶的多糖，故有人认为它是一种特殊类型的糖原累积病，或是心肌的过度生长。

诊断主要靠超声心动图，表现室间隔或心室壁为单个或多个强光团。应用胎儿超声心动图可在产前作出诊断。心脏横纹肌瘤常合并结节性硬化，表现家族性特征，如智力减退，惊厥，皮肤病损。结节性硬化患者 50% 发现有心脏横纹肌瘤，尸解 30% 发现有心脏横纹肌瘤。

心脏横纹肌瘤常因多发及侵入心肌深层，手术切除困难。如肿瘤引起血流梗阻及室性心律失常则需手术治疗。对于巨大横纹肌瘤不能完整切除的以解除梗阻为主要目的。横纹肌瘤有自然消失的倾向，对无症状者无需手术。

无症状的患者预后良好。致死原因主要是心脏血流梗阻和心室纤维性颤动。

2. 纤维瘤　　纤维瘤（fibroma）占儿童良性心脏肿瘤的第二位。该肿瘤主要发生在儿童期，与成人的比率为 3:1。

纤维瘤是类似黏液瘤样的心内膜肿瘤，常累及左室前壁、室间隔及右室，极少发生于心房。纤维瘤几乎都为孤立性，直径为 4～7cm，小的仅几毫米，大的可达 10cm。肉眼所见为局限性病灶，圆形、实质性、色苍白，与子宫肌纤维瘤相似，无胞膜。镜检：大量纤维细胞与心肌纤维、胶原束混合。本病可伴有全身纤维瘤病。

超声心动图可见部分强回声区，提示钙化，此点可与心脏横纹肌瘤鉴别。

纤维瘤生长不破坏心肌细胞，能手术切除者，预后良好。但对于有以下情况之一者，认为预后不理想：巨大肿块占据两个以上心腔；早期即出现严重充血性心衰；新生儿或小婴儿期反复发生室性心动过速或室颤。

3. 黏液瘤　　黏液瘤（myxoma）为成人最常见的心脏肿瘤。

小儿心脏良性肿瘤中黏液瘤较横纹肌瘤和纤维瘤少见，且多发生于较大的儿童。肿瘤约75%发生在左心房，20%在右心房，5%在左心室，四个心腔均可发生，但双房均发生者罕见。黏液瘤患儿可有血流受阻或栓塞的临床表现：①血流受阻：是因为瘤体使心腔变小，瘤蒂移动造成二尖瓣口或三尖瓣口阻塞、狭窄而致的症状。②栓塞：黏液瘤组织脆弱易碎，由于血流冲击、心导管及造影、手术时瘤体或血栓脱离造成体-肺动脉系统栓塞的症状。③全身症状：肿瘤可以变性释放一些异常物质进入血循环引起全身反应，如发热、关节疼痛、贫血、体重减轻、血沉增快、血浆蛋白值下降或杵状指（趾）等。

肿瘤常有一蒂柄与心内膜连接附着于卵圆窝缘，可随心动周期上下运动。肿瘤大小不一，肉眼观黏液样，浅黄色半透明胶冻状似葡萄，有的有包膜。镜检：细胞呈星芒状、梭形或不规则形。

手术切除肿瘤后全身症状很快消失，由于心房黏液瘤有猝死、栓塞的危险，确诊后应尽快手术切除，围手术期死亡率仅5%。

4. 脂肪瘤　　脂肪瘤（lipoma）在成人发病率高，儿童中少见。心脏脂肪瘤起源于心室脂肪组织，通常为孤立性，位于左心室和右心房，可发生在心肌内、心内膜下或心外膜下。肿瘤为无蒂的黄色团块，常突向心腔，引起血流梗阻症状。少数患者有心包渗出、三尖瓣受压、心脏扩大、杂音及传导异常。镜检：以成熟的脂肪组织为主，含有纤维脂肪瘤和肌性脂肪瘤。肿瘤无包膜，心肌纤维束常穿过脂肪组织，无法将脂肪瘤单独切除。如肿瘤长于心外膜，可以长得很大。

本病是一种良性肿瘤，手术切除预后良好。但脂肪可坏死钙化，并有进展性生长的趋势。

5. 畸胎瘤　　畸胎瘤（teratoma）多为良性，较罕见。1/3病例发生在3岁内，主要见于女性儿童，常在新生儿期即可作出诊断。通常肿瘤含有三胚层组织，可为实体性或囊肿性，有包膜。肿瘤起源于心脏大血管基部，好发于右心和心包，可突入心脏，引起血流梗阻，常因压迫而致房室传导阻滞、心力衰竭或猝死。

本病可发生恶变，一经诊断，则应手术治疗。

6. 其他少见良性肿瘤　　心脏还有其他更少见的良性肿瘤，如血管瘤（angioma）或淋巴血管瘤常可累及心脏传导组织。

浦顷野细胞瘤：又称心肌错构瘤，患儿表现室性心动过速，低血压或心跳骤停。这些患者用药物治疗心动过速无效，经手术治疗或冰冻消蚀异位起搏点后，心律失常可消失。

乳头样弹性纤维瘤（papillary fibroelastoma）：不是真正肿瘤，是Lambl's赘生物过度增生，常出现在瓣膜上。

### （二）原发性心脏恶性肿瘤

儿童期原发性心脏恶性肿瘤十分罕见，仅占儿童心脏肿瘤的10%不到。

1. 肉瘤　　心脏肉瘤分化很差，常不易确定组织学分类。横纹肌肉瘤为小儿最多见的心脏原发性恶性肿瘤，一般在心肌内生长，渐突入心腔，可多发。患者可有心包疾病、胸痛、呼吸困难及栓塞的临床表现。组织学诊断取决于见到成横纹肌细胞。因肿瘤可向心包扩散或远处转移，即使手术切除肿瘤并辅以放疗、化疗，仍会发生局部及远处转移。多数病例确诊后1年内死亡，预后差。

2. 间皮瘤　　心包间皮瘤可发生于任何年龄，小儿较成人更少见。临床表现为心包炎或心包渗出，有的表现为缩窄性心包炎及右心衰竭。孤立性心包间皮瘤覆盖心脏脏壁层大部分，但仅累及心肌表面。组织学见由伴结缔组织基质的恶性细胞小管构成。发生于房室结的间皮瘤可致猝死。超声心动图可见心包积液。CT可诊断心包液中的浮动肿块。

3. 淋巴瘤　　原发于心脏的淋巴瘤非常罕见，淋巴瘤患者的尸检中25%有心脏受累。淋巴瘤可累及心脏各个部位，包括心包，如发生在心腔内可产生梗阻。心脏淋巴瘤的组织学类型包括霍奇金病，淋巴肉瘤和网状细胞肉瘤。

## 四、手术治疗的适应征及预后

对有症状体征的患儿，如引起流出道流入道梗阻或影响左室容量者，诊断明确后立即手术。有些肿瘤在心脏壁内广泛生长，手术切除有困难，可行心脏移植。大多数心壁横纹肌瘤和脂肪瘤不能完全切除，但只要切除梗阻区，使症状消失而长期生存者亦不少见。不能完全切除的横纹肌瘤梗阻亦能完全消失，本肿瘤生长缓慢，有的肿瘤还能自行消退。纤维瘤较易从心室肌或室间隔上摘除。位于心房的肿瘤被根治的可能性大，缺损的部分可用心包替代。黏液瘤的切除应包括肿瘤的周围心肌，以免复发。有娴熟的心脏外科技能和训练有素的监护，肿瘤切除并不困难。

（李文仲）

# 第二十三章　肾　肿　瘤

肾肿瘤以恶性肿瘤多见，良性肿瘤少见。肾的恶性肿瘤是小儿泌尿系主要肿瘤，也是小儿时期最常见的腹膜后恶性实体瘤，占腹膜后肿瘤的50%以上。现仅述几种常见的肿瘤于下。

## 第一节　肾母细胞瘤

### 一、概述

肾母细胞瘤（nephroblastoma）或称肾胚胎瘤（renal embryonoma），1899年 Max Wilms 做了详细描述，故又称威尔姆瘤（Wilms tumor），是肾脏的胚胎性恶性混合瘤。肿瘤可发生于肾脏的任何部位，具有由纤维组织及被压缩的肾组织所构成的被膜。肺是肿瘤的好发转移部位，其次为局部淋巴结。肿瘤也可沿着肾静脉进入下腔静脉，甚至到达右心房。本瘤是应用现代综合治疗最早和效果最好的恶性实体瘤。

#### （一）发病率

肾母细胞瘤是小儿时期最多见的恶性实体瘤之一，占15岁以下小儿恶性泌尿生殖系肿瘤的80%以上，约占小儿实体瘤的8%。据国内资料，肾母细胞瘤的发病年龄90%小于7岁，75%为1~5岁，年龄最高峰是1~3岁，平均年龄是3.1岁。罕见于成人及新生儿。男女性别及左右侧别相差不多，双侧占1.4%~10.3%，双侧诊断时平均年龄是15个月。

#### （二）病因

肾母细胞瘤起源于残留的后肾胚基，为胚胎性恶性混合瘤。约15%并发其他先天畸形，如泌尿生殖系畸形、半侧肢体肥大、虹膜缺如。肿瘤可以遗传的形式或非遗传的形式出现。若属于遗传形式，则肿瘤发生得更早，更易为双侧性及多中心形式。所有双侧性肾母细胞瘤及 15%~20% 单侧病变与遗传有关。遗传方式为常染色体显性遗传伴不完全（约 40%）外显率。但也有学者认为遗传因素并不重要，仅 1%~2% 的患者有家族史。

近年已肯定 $WT_1$ 和 $WT_2$ 基因的突变和肾母细胞瘤的发生有关，或可解释为抑癌基因丢失。在第 11 条染色体上可分辨出 3 个单独的位点：$WT_1$、$WT_2$ 及 $WT_3$ 基因。$WT_1$ 基因表达染色体 11 短臂缺失，即虹膜缺如合并肾母细胞瘤。分辨出 $WT_2$ 基因的肾母细胞瘤患者并发 Beckwith-Weidemann 综合征（脐膨出、巨舌、内脏增大）。$WT_3$ 基因的意义不清楚，可能伴发双侧肾母细胞瘤。

## （三）病理

肾母细胞瘤的瘤组织主要由 3 种成分构成，即胚细胞型、间质型和上皮型。①胚细胞型主要以小圆形蓝深染细胞为主。②间质型以高分化的间叶组织为主。③上皮型以肾小管上皮呈不规则排列构成。④混合型以上述 3 种成分混合组成。

## （四）分型

结合临床预后和病理组织学特点把肾母细胞瘤分为两型：

1. 预后良好型（favorable histologic types，FH）　　　占 90%。包括：①上皮型。②间叶型。③胚芽型。④混合型。

2. 预后不良型（unfavorable histologic types，UH）　　　又称间变型。占 10%，肿瘤组织内的某一成分，包括上皮、间叶和胚芽成分发生间变（anaplasia）。间变细胞的标准必须符合以下 3 点：①肿瘤细胞的直径大于相邻同类细胞的 3 倍。②这些大细胞核染色质明显增多，核深染。③出现多极核分裂象。

间变型又可分为：①局灶性间变（local anaplasia，属 FH 型，又称 UH/FA）：间变细胞局限在原发瘤内，明显呈局灶性改变。②弥漫性间变型（diffuse anaplasia，属 UH 型，又称 UH/DA）：具备下列条件：a. 在肾实质外任何部位出现间变细胞，包括肾窦血管、

489

浸润肾包膜和转移淋巴结；b. 在随机活检标本看到间变细胞；c. 具有上述间变细胞的标准：瘤细胞直径大于相邻同类细胞的 3 倍，这些大细胞核染色质明显增多、核深染，出现多极核分裂象。这是 UH/DA 肾母细胞瘤特征，根据美国儿童癌症研究会的国家肾母细胞瘤研究组（NWTS）的研究表明，间变型肾母细胞瘤对化疗药物有较高的抗药性，预后很差，因此必须采用积极的化疗方案。

透明细胞肉瘤样肾肿瘤（clear cell sarcoma of the kidney，CCSK）和横纹肌肉瘤样肾肿瘤（malignant rhabdoid tumor of kidney，RTK）是肾的两种特殊类型的肿瘤。过去认为这两种肿瘤是单项分化的肾母细胞瘤，后来发现这两种肿瘤的预后和间变型肾母细胞瘤一样差，组织学上也有它特殊表现，因此多数学者同意将这两种肿瘤从肾母细胞瘤中独立出来。但目前仍有学者将这两种肿瘤的治疗，归入肾母细胞瘤的预后不良型治疗方案中。

## 二、诊断要点

本病诊断关键主要根据临床上腹部或腰部肿块、腹胀，必要的影像学检查，进行临床分型，以指导选择治疗方案与判断预后。

### （一）临床特点

1. 全身症状　　偶见腹痛及低热，但多不严重，有时伴有尿道感染。食欲不振、体重下降、恶心及呕吐等是疾病晚期的信号。

2. 原发瘤灶表现

（1）腹部肿块：是最常见的症状，约 85% 患者以腹部或腰部肿块就诊。由于肿块在较小的时候不影响患儿营养及健康情况，也无其他症状，故多因家长在给小儿沐浴或更衣时被偶然发现，且常因此不被家长重视而延误治疗。肿块位于上腹季肋部一侧，表面平滑，中等硬度，无压痛，早期可稍具活动性，迅速增大后，少数病例可超越中线。

（2）腹胀腹痛：约 40% 病人有腹部不适，极少数肾母细胞瘤自发破溃，临床上与急腹症表现相似。

（3）血尿：肉眼血尿少见，但镜下血尿可高达 25%。

（4）高血压：通常是轻度高血压，可见于 25% ~ 63% 的患者，而且常伴有血浆肾素水平的升高。一般在肿瘤切除后，血压恢复正常。

（5）红细胞增多症：少数肿瘤也可产生红细胞生长素导致红细胞增多症。

3. 局部压迫症状　　小儿受巨大肿瘤压迫，可有气促，食欲不振，消瘦，烦躁不安现象。

4. 转移病灶　　肾母细胞瘤的转移有多种渠道：①通过直接浸润可使肾周围及腹腔出现病变，术前或术中的破溃种植可出现腹腔播散。②淋巴管转移：主要是局部淋巴结受累，它是预后不好的指征之一。②血行转移：主要是通过侵犯静脉发生转移；肺和肝是最常见的转移部位。诊断时约 10% 有肺转移；少见的部位有骨髓、唾液腺。④透明细胞肉瘤型常可见到椎骨转移，而横纹肌样肉瘤型则可发生中枢神经系统转移。

**（二）实验室检查**

1. 血象　　正常或有红细胞增多。

2. 特殊检查　　如患儿有高血压则肾素水平可能上升。如肾母细胞瘤并发先天性畸形，则应查染色体。查尿儿茶酚胺代谢产物（如尿 VMA）和骨髓穿刺涂片有助于与神经母细胞瘤鉴别。

**（三）影像学检查**

1. B 型超声　　如小儿以腹部肿块就诊，应先做 B 超检查，以检出肿物是否来自肾脏，分辨是实质性或囊性肿块，是否已侵入血管包括肾静脉、下腔静脉甚至右心房。

2. 静脉尿路造影（intravenous pyelography，IVP）　　患侧肾不显影或表现为肾内肿块即患侧肾盂肾盏被挤压、移位、拉长变形或破坏。10% 病例因肿瘤侵犯肾组织过多或侵及肾静脉而不显影。

3. CT 检查　　可判断原发瘤的侵犯范围以及与周围组织、器官的关系；主动脉旁淋巴结是否受累；有无双侧病变；有无肝转移及判断肿块性质。因肿块包含成分不同，平扫与增强扫描有助于区别肾错构瘤。

4. 膀胱镜及逆行肾盂造影　　有学者提出，如患侧不显影或有镜下和肉眼血尿，应做膀胱镜及逆行肾盂造影，因有报告肿瘤转移到同侧输尿管、膀胱及尿道。

5. 血管造影　　如疑有下腔静脉瘤栓，应做下腔静脉造影，如下腔静脉梗阻，应做上腔静脉和右心导管检查。

6. MRI 检查　　与 CT 相比较，MRI 不用对比剂，且更易辨别肾静脉及腔静脉情况，但价格更昂贵，可根据具体情况选用。

从节约角度来说，对肾母细胞瘤的诊断，一般仅用超声和静脉尿路造影也可诊断，并可了解其侵犯范围。

肺是肾母细胞瘤最好发的转移部位，应常规行胸部 X 线检查。对透明细胞肉瘤应做骨扫描，而恶性横纹肌样瘤应做头部 CT 检查。

### (四) 鉴别诊断

肾母细胞瘤应与以下腹部肿瘤性疾病相鉴别。

1. 神经母细胞　　腹部的神经母细胞瘤应与肾母细胞瘤鉴别，前者腹部肿块表面凹凸不平、固定、质硬。常出现早期远处转移，X 线片见肿块内有泥沙样钙化，B 超、肾盂造影见肿块位于肾外。尿 VMA 和 HVA 阳性。

2. 畸胎瘤　　病程长，肿块光滑，呈囊实相间，腹部平片可见骨骼、牙齿影或成片钙化灶。B 超检查见肿物位于肾外。

3. 肾盂积水　　病程长，肿块表面光滑，囊性感，透光试验阳性，B 超检查可鉴别。

4. 多囊肾　　一般为两侧发病，扪诊质较软，晚期可有肾功能衰竭，影像学检查呈多囊样改变。

5. 恶性淋巴瘤　　常不是单一肿物，全身或局部淋巴结肿瘤转移早。儿童非霍奇金淋巴瘤多数有骨髓转移成淋巴肉瘤白血病情况发生。

以上需鉴别的疾病中，只要影像学检查表现为实体瘤，其最终的诊断还必须依赖组织病理学检查确诊。任何辅助检查手段都不是完全可靠的，所以对于不明诊断的腹部实体瘤要尽早手术探查，绝不能以拟似诊断开始治疗，因为其治疗方案有很大的不同，而治疗方案又直接影响着治疗的效果。常见腹膜后（肾区）肿块的鉴别，见表23-1。

表 23-1　常见腹膜后（肾区）肿块的鉴别

| | 肾母细胞瘤 | 神经母细胞瘤 | 畸胎瘤 | 肾积水 |
|---|---|---|---|---|
| 病程 | 短 | 短 | 长 | 长，要有发热，腹痛，脓尿 |
| 肿块特点 | 光滑、实体性、中等硬，常不超中线 | 坚硬，不规则，结节状，常超中线 | 光滑，部分囊性 | 光滑，囊性，透光阳性 |
| 常见转移部位 | 肺 | 骨、骨髓、肝、肾、脑、眼眶 | 良性者，无转移，恶性常转移至肺 | 无转移 |
| 尿 VMA | 阴性 | 阳性 | 阴性 | 阴性 |
| 腹部 X 线片 | 罕见钙化点 | 常见分散钙化点 | 可见骨骼，牙影 | 无钙化 |
| 静脉肾盂造影 | 肾内占位病变或不显影 | 肾受压移位 | 肾受压，移位 | 肾盂肾盏扩大或不显影 |
| 超声波检查 | 实质性 | 实质性 | 大部分呈囊性 | 囊性 |
| 肾扫描 | 肾内占位性病变 | 肾外肿块，如侵入肾可为肾内占位病灶 | 肾外肿块 | |

## （五）临床分期

目前普遍采用的是 NWTS-3（National Wilms'Tumor Study）分期法，见表 23-2。

**表 23-2　肾母细胞瘤临床分期法（NWTS-3）**

| 分期 | 临床表现 |
|------|----------|
| Ⅰ 期 | 肿瘤局限在肾脏并能完全切除。肾脏被膜完整，在手术前肿瘤无破裂；在切除边缘无残存肿瘤 |
| Ⅱ 期 | 肿瘤已经超出肾脏之外，但能完整地切除。肿瘤有局部扩散；肾外血管受侵犯或有肿瘤栓子；肿瘤可能已被做过活检，或者在切除过程中使肿瘤组织散落；切除边缘无残留肿物 |
| Ⅲ 期 | 非血源性播散的肿物局限在腹部。有以下几种情况：<br>（1）肾门淋巴结、主动脉旁淋巴链已经有侵犯，或者已经超出以上范围<br>（2）在术前或术中腹膜被肿瘤细胞广泛污染<br>（3）腹膜表面被种植<br>（4）在肉眼或镜下观察，肿物已经扩展到手术边缘以外<br>（5）因为肿物局部侵犯重要脏器，不能完全切除 |
| Ⅳ 期 | 血源性转移，如肺、肝、骨、脑 |
| Ⅴ | 在诊断时双肾受累 |

# 三、治疗要点

肾母细胞瘤需综合治疗，包括应用手术、放疗、化疗。是小儿肿瘤中应用综合措施最早和效果最好的实体瘤之一，如属于预后良好型（FH），Ⅰ期病变的 2 年存活率可达 90% 以上。

## （一）手术

患侧上腹横切口，探查对侧肾脏及肝脏，如有局部肿大淋巴结或可疑肿瘤，应做活检。如肾静脉或腔静脉内有瘤栓，应取出瘤栓。手术宜轻柔，以免术中肿瘤破溃，污染腹腔。如术中肿瘤破溃将使术后腹腔种植或局部复发机会增加为原来的 2 倍。估计肿瘤过大、已侵犯周围重要脏器或下腔静脉内长段瘤栓，手术难度及风险太大者，须有计划地先用放疗、化疗，待肿瘤缩小后再行手术。

### （二）放疗

肾母细胞瘤对放疗是很敏感的，Ⅰ期不做放疗。巨大肿瘤曾用化疗而缩小不明显者，术前放疗 6～8 天内给 8～12Gy，2 周内可见肿瘤缩小，再行手术。术后放疗用于 FH 型Ⅲ期～Ⅳ期及预后不良型（UH）Ⅱ期～Ⅳ期，于术后 48h 与术后 10 日开始疗效无明显差异。早期做放疗并不影响切口愈合，但不宜晚于 10 日，否则增加局部复发机会。

### （三）化疗

肾母细胞瘤的瘤细胞对化疗药物如长春新碱（Vincristine，VCR）、放线菌素 D（又称更生霉素，Actinomycin D，AMD）高度敏感。为了提高肿瘤的可切除率，主张手术前对Ⅱ期以上的患儿、双侧肾母细胞瘤患儿应常规作手术前化疗，行延期肿瘤切除术，这是提高 5 年生存率的关键。

1. 术前化疗 为使肿瘤缩小利于手术切除，可用放线菌素 D（Actinomycin D，AMD，更生霉素）每日 15μg/kg，溶于 5% 葡萄糖液 250mL 中静脉滴注，或溶于生理盐水 20mL 中静脉注射，连用 5 天；VCR（长春新碱）1.5mg/m$^2$，溶于生理盐水 10～20mL 中静脉缓注，第 1 天。两药联合化疗为好，见表 23-3。

表 23-3 VA（VCR＋AMD）方案

| 药　　物 | 剂　　量 | 用　　法 | 用药时间 | 备　　注 |
|---|---|---|---|---|
| 放线菌素 D（AMD） | 15μg/kg | 静脉滴注 | 第 1～5 天 | 用 1 个疗程 |
| 长春新碱（VCR） | 1.5mg/m$^2$ | 静脉注射 | 第 1 天 | |

2. 术后化疗 术后化疗可选用下述的 A、B、C 三种方案：

（1）预后良好型（FH）

1）Ⅰ期：方案A（表23-4）：放线菌素D（AMD）用于术后第6天起、第5、13、24周；长春新碱（VCR）术后第7天开始每周1次，连用10周，然后于13、24周AMD疗程中第1、5天各用1次。不需放疗。

表23-4 VA（VCR+AMD）方案（Ⅰ期/FH）

| 药　物 | 剂量 | 用法 | 用　药　时　间 |
|---|---|---|---|
| 放线菌素D（AMD） | 15μg/kg | 静脉滴注 | 术后第6天，第5、13、24周，共4个疗程，每疗程第1~5天用药 |
| 长春新碱（VCR） | 1.5mg/m² | 静脉注射 | 术后第7天起，每周1次×10次。后于第13、24周疗程中，第1、5天各1次 |

2）Ⅱ期：方案B（表23-5）：最初10周同Ⅰ期，然后AMD及VCR用于第13、22、31、40、49、58周。不需放疗。

表23-5 VA（VCR+AMD）方案（Ⅱ期/FH）

| 药　物 | 剂量 | 用法 | 用　药　时　间 |
|---|---|---|---|
| 放线菌素D（AMD） | 15μg/kg | 静脉滴注 | 术后第6天起，第5、13、22、31、40、49、58周，共8个疗程，每疗程第1~5天用药 |
| 长春新碱（VCR） | 1.5mg/m² | 静脉注射 | 术后第7天起，每周1次×10次。后于第13周后疗程中，第1、5天各用1次 |

3）Ⅲ、Ⅳ期：方案C（表23-6）：放线菌素D（AMD）用于术后第6天开始、第13、26、36、52、63周；长春新碱（VCR）术后第7天开始每周1次，共10次，在第13周后疗程中第1、5天继续

使用；阿霉素（ADM）用于第 6、9、22、45、58 周（见表 23-6）。
术后放疗，于术后 10 天内开始，Ⅲ期腹部 10Gy，Ⅳ期腹部、全肺
12Gy。

表 23-6　VAD（VCR＋AMD＋ADM）方案（Ⅲ、Ⅳ期）

| 药　物 | 剂量 | 用法 | 用　药　时　间 |
|---|---|---|---|
| 放线菌素 D（AMD） | $15\mu g/kg$ | 静脉滴注 | 术后第 6 天、第 13、26、36、52、63 周，共 6 疗程，每疗程第 1～5 天用药 |
| 长春新碱（VCR） | $1.5mg/m^2$ | 静脉注射 | 术后第 7 天开始每周 1 次×10 次，后于第 13 周后疗程中，第 1、5 天各用 1 次 |
| 阿霉素（ADM） | $20mg/m^2$ | 静脉滴注 | 第 6、9、22、45、58 周，共 5 个疗程，每疗程连用 3 天 |

（2）预后不良型（UH）：间变期Ⅰ期同良好型Ⅰ期，间变型Ⅱ
期～Ⅳ期及透明细胞型（CCSK）Ⅰ期～Ⅳ期同良好型Ⅲ期～Ⅳ期。
但在间变型方案中加 CTX 可提高疗效。横纹肌肉瘤样肾肿瘤
（RTK）用现代方案治疗疗效仍差。

（四）复发与转移瘤的治疗

未用上述方案 C 复发者可用方案 C。用方案 C 复发者可试用下
列方案：

1．EC（VP-16＋CTX）方案　　见表 23-7。

表 23-7　EC（VP-16＋CTX）方案

| 药　物 | 剂　量 | 用　法 | 用药时间 | 备　注 |
|---|---|---|---|---|
| 依托泊苷（VP-16） | 每日 $100mg/m^2$ | 静脉滴注 | 第 1～5 天 | 每 3 周重复 1 个疗程 |
| 环磷酰胺（CTX） | $800～1000mg/m^2$ | 静脉滴注 | 第 1 天 | |

## 2. ED（VP-16 + DDP）方案　　见表 23-8。

**表 23-8　ED（VP-16 + DDP）方案**

| 药　物 | 剂　量 | 用　法 | 用药时间 | 备　注 |
|---|---|---|---|---|
| 依托泊苷（VP-16） | 每日 125mg/m$^2$ | 静脉滴注 | 第 1~5 天 | 每 3 周重复 1 个疗程 |
| 顺铂（DDP）* | 75mg/m$^2$ | 静脉滴注 | 第 1 天 | |

＊于 1 500mL/m$^2$ 含钾葡萄糖、1/2 张生理盐水中避光静脉滴注 8h。此方案需用强烈止吐药，适当应用甘露醇或利尿剂，并注意听力及肾功能损害，每疗程前查肾功能，如肌酐清除率低于 60mL/(min. 1.73m$^2$)或有其他肾小球损害即停用。

### （五）双侧肾母细胞瘤

治疗目的是最大限度的保留肾组织，故术前最少用 VCR 及 AMD 4 周，使肿瘤缩小，如无效可加阿霉素和放疗 15Gy，应用影像检查监测以选适宜时间，再次手术探查。NWTS-Ⅲ建议经腹探查，如是良好组织型（不良组织型仅占 12%），仅做双侧活检，包括取淋巴结活检。如能保留患肾在 2/3 以上，也可做肿瘤切除活检而不是全肾切除。必须做双侧全肾切除及肾移植时，须在化疗药应用 2 年以后，以免肿瘤复发。另外，双侧肾母细胞瘤组织类型可能不一样，故须双侧分别送病理检查。

### （六）支持治疗

为手术、放疗、化疗的综合措施能顺利进行，应给予必要的支持治疗，包括输血或成分输血，当骨髓抑制时可应用粒细胞集落刺激因子（G-CSF），放疗、化疗均可导致严重胃肠道症状，可用枢复宁 4~8mg 于治疗前 15min 口服或静脉注射，以防严重呕吐。阿霉素可有心肌毒性，应引起注意。

## 四、预后

一般年龄小于 2 岁且肿瘤重量小于 550g 者预后较好。肾母细胞瘤的组织学分型和临床分期与预后有密切的关系，预后良好型（FH）Ⅰ期或Ⅱ期2年存活率可达90%，Ⅳ期病例预后仍差，存活率仅53%。肿瘤细胞基因的不稳定性可使肿瘤细胞产生耐药性，也导致预后不良。

## 五、随访

肾母细胞瘤的复发可转移，多发生在诊断后的6个月以内，2年无复发或转移迹象，可以认为越过危险期。但由于近年来广泛应用化疗，使肿瘤复发及转移的时间推迟，故认为肾母细胞瘤应随访5年更为适宜。

# 第二节 其他肾肿瘤

## 一、恶性横纹肌肉瘤

以前曾归入肾母细胞瘤的 UH 型中，又称恶性杆状细胞瘤（malignant rhabdoid tumor）。目前认为此瘤并非后肾胚基源性，故不归入肾母细胞瘤范畴。

恶性横纹肌样瘤好发于婴幼儿，是婴幼儿肾脏的高度恶性瘤，也可原发于肾外或合并脑瘤。临床特征与肾母细胞瘤相似。病理上肿瘤切面与肾母细胞瘤相似，但出血、坏死及向周围组织浸润更多见。光镜下肿瘤细胞呈圆形、卵圆形，胞核呈泡状、偏心，核仁大且明显，胞浆嗜酸性，部分可见嗜酸性玻璃样球型包涵体。电镜下相当于包涵体位置的胞浆中有大量同心圆旋涡状排列的中间微丝结构。

治疗上仍为手术、放疗、联合化疗等措施，但目前存活率仍较低，NWTS-Ⅲ 4年存活率仅为25%。

## 二、透明细胞肉瘤

透明细胞肉瘤（clear cell sarcoma）以前也曾归入肾母细胞瘤的 UH 型中，目前认为此瘤并非后肾胚基源性，其细胞来源不明，故不归入肾母细胞瘤范畴。

透明细胞肉瘤病例诊断年龄多为 1～5 岁，肿瘤原发于肾，易发生骨转移。病理上肿瘤切面与肾母细胞瘤相似，光镜下肿瘤细胞呈巢状分布，细胞核圆形或椭圆形，核仁不清晰，胞浆透明或淡嗜酸性，细胞核及细胞浆均为透明空泡样。肿瘤细胞巢被细薄的网状纤维组织分割，其内含有较多的毛细血管。

治疗上仍为切除瘤肾、放疗、联合化疗等措施，NWTS-Ⅲ 在 VCR + AMD 的基础上加 ADM 使 4 年存活率上升至 74.8%。透明细胞肉瘤存活 4 年仍可有复发，故应延长随诊年限。

### 三、胎儿错构瘤

胎儿错构瘤（fetal hamartoma）又称先天性中胚叶肾瘤（congenital mesoblastic nephroma），是一种少见的先天性肿瘤，好发于新生儿或婴儿早期，偶见于周岁以后。

胎儿错构瘤的首发症状为腹部肿块或血尿病理上为先天性纯间叶性错构瘤，多数肿瘤包膜完整，切面苍白，质地硬，呈螺旋状排列，类似平滑肌瘤或纤维瘤。组织结构可分为 2 型：平滑肌瘤型和细胞型。平滑肌瘤型主要是交错排列成束状或编织状的梭形细胞。形态类似纤维母细胞或平滑肌细胞，胞浆丰富，淡嗜酸性，细胞核呈梭形，核分裂象不多，核仁不明显。细胞型是在平滑肌瘤型基础上细胞成分增多，排列无明显极向，细胞呈短梭形、多边形或星形。细胞核呈短梭形或椭圆形，核分裂象增多，核仁明显。两型之间有重叠过渡。

治疗上为切除瘤肾。如术中破溃或术后残留，或月龄大于 3 个月虽肿瘤能完整切除，但组织学类型为细胞型者，宜于术后用肾母细胞瘤的 FH 型化疗方案。本病罕见复发和转移。

### 四、肾癌

肾癌（renal carcinoma）是 10～20 岁间最常见的原发肾恶性肿瘤，平均发病年龄为 12 岁。多见于女性。主要临床表现为肿块和无痛性全程血尿，其他可有食欲不振、发热和体重下降。约 25% 病例在 X 线平片上可见肾区钙化。术前难与肾母细胞瘤区别。治疗为根治性肾切除及区域淋巴结切除。放疗、化疗效果不显著，预后较成年人好，5年存活率可望高于50%。

其他原发肾内肿瘤尚有血管平滑肌脂肪瘤，脂肪瘤、畸胎瘤，淋巴管瘤、纤维瘤、神经节神经母细胞瘤、脂肪肉瘤等均罕见，而转移至肾脏的肿瘤常见的有白血病或霍奇金淋巴瘤。

# 第三节　泌尿生殖系横纹肌肉瘤

## 一、概述

横纹肌肉瘤来源于将分化为横纹肌的胚胎间胚层细胞，可发生于身体任何有胚胎间胚层的部位，也可不伴有横纹肌。泌尿生殖系统是横纹肌肉瘤的好发部位，仅次于头颈部。在泌尿生殖系统中最好发于膀胱（多位于膀胱三角区），其次是前列腺和阴道（好发于阴道前壁贴近于膀胱处）。横纹肌肉瘤不常并发先天性畸形，肿瘤恶性度高，有早期局部扩散倾向，趋向于无包膜及浸润周围组织，可经淋巴及血行扩散到肺及肝。

1. 发病率　　横纹肌肉瘤是小儿常见的软组织肉瘤，据国内资料，横纹肌肉瘤约占小儿各种软组织肉瘤的50%，占小儿恶性实体瘤的10%~15%。男女之比为1.4∶1。好发于两个年龄组，即2~6岁及15~19岁，约70%病例发生于10岁以前。

2. 病理　　横纹肌肉瘤的大体形态与组织结构均差异较大，肿瘤生长在软组织内呈包块型，长在空腔脏器内呈葡萄样或息肉状，故又称葡萄状肉瘤（sarcoma botryoides）。

横纹肌肉瘤的组织学分类反映了间胚层分化的广泛性。组织结构可分为胚胎型、腺泡型和多形型，小儿横纹肌肉瘤几乎都属胚胎型，多见于婴幼儿。腺泡型和多形型在小儿少见。胚胎型横纹肌肉瘤形态似7~10周胎儿发育的横纹肌。镜下主要包含有中央核的梭形细胞及很多嗜伊红胞浆，约30%可见横纹。

3. 转移情况　　肿瘤有早期局部扩散倾向，可经淋巴及血行扩散到肺及肝。75%的病例肿瘤转移发生于确诊后6个月内。

## 二、诊断要点

患儿常以腹部及盆腔巨大肿块就诊，判断原发部位、搜寻转移病灶、准确分型是诊断的关键。

### （一）临床特点

1. 膀胱横纹肌肉瘤　　多见于5岁以前，男性2倍于女性，临床主要表现为排尿困难和排尿痛，有时并发尿潴留或泌尿系感染，有的病例以血尿就诊，肿瘤较大时，下腹可见肿块隆起，排尿后不消失，在女孩肿瘤可从尿道外口脱出。肛诊可于直肠前触及肿块。静脉尿路造影和膀胱造影均可显示膀胱底部有多个大小不等的圆形或半圆形充盈缺损，50%病人有肾盂及输尿管扩张积水，B超及CT可见膀胱内占位性病变，膀胱镜检可见多发的白色息肉样物。肿瘤起源于膀胱三角区和膀胱颈部的黏膜下层或浅肌层，瘤体呈多发的有蒂或无蒂的息肉样或葡萄簇样肿块。瘤体小时膀胱颈或三角区仅见数个息肉状凸起，瘤体大时可充满整个膀胱腔。肿瘤表面覆盖正常膀胱黏膜，常堵塞膀胱出口。肿瘤可向周围组织浸润，向下侵犯尿道、前列腺，向上侵犯输尿管，也可经淋巴或血行转移。

2. 前列腺横纹肌肉瘤　　半数发生在5岁以内。肿瘤压迫尿道或向尿道、膀胱颈浸润，出现尿频、排尿困难及尿潴留，浸润直肠有排便困难，晚期在会阴部可有肿块凸出。尿路造影、B超及CT可协助诊断。病理上瘤体呈实质性肿块，单个或分叶状，因易向尿道和膀胱浸润，有时难于区分肿瘤起源于前列腺还是膀胱。

3. 睾丸旁横纹肌肉瘤　　可发生在任何年龄，临床表现为一侧睾丸无痛性肿物，触之坚硬有沉重感，有时合并鞘膜积水，需与鞘膜积水相鉴别。睾旁横纹肌肉瘤多起源于睾旁的精索组织，其次是鞘膜和附睾。开始肿瘤与睾丸分开，继而向睾丸内浸润生长，肿瘤首先沿精索淋巴管转移到腹膜后主动脉旁淋巴结，向上达纵隔和锁骨上淋巴结，或向下逆行转移到髂部和腹股沟淋巴结，也可经血行转移。睾旁横纹肌肉瘤的预后优于膀胱和前列腺横纹肌肉瘤。

4. 阴道及子宫横纹肌肉瘤　　多见于 6～18 个月的婴儿。初起症状为阴道内黏液样或血性分泌物。肿瘤生长充满阴道并脱出阴道口，因感染、溃烂常并发出血及坏死。应用膀胱镜或阴道镜了解肿瘤生长的部位与范围，直肠指诊了解肿块大小，阴道口脱出的肿物活体检查确定诊断。B 超、CT 可协助诊断。常发生于近子宫颈的阴道前壁，也可发生在阴道远侧及处女膜。瘤体呈淡粉色水肿息肉样，常有表浅溃疡及出血，肿瘤多为局部扩展侵及盆底及子宫，并可累及膀胱及直肠。初诊时少有远处转移。

### (二) 肿瘤的分期

诊断病例应行胸部 CT 扫描、骨扫描及骨髓穿刺、淋巴活检等，以便了解转移情况，准确地进行临床分期，制定治疗方案。目前应用最广的是美国横纹肌肉瘤研究协作组 (Intergroup Rhabdomyosarcoma Study，IRS) 分期法 (Maurer 1977)。

Ⅰ期：肿瘤局限于原发部位，完整切除，无区域性淋巴结转移。

Ⅱ期：肿瘤大体切除，受侵的区域淋巴结大体切除，但有镜下残留病变。

Ⅲ期：肿瘤不能完全切除或活体检查有残存病变。

Ⅳ期：就诊时已有远处转移病灶。

本分期法依赖于术后，目前 IRS 正探索手术前分期。

### 三、治疗要点

泌尿生殖系统横纹肌肉瘤的治疗应根据原发部位、病理组织学及分期而异。目前应用手术、放疗及化疗的综合疗法。

肿瘤为局限性，应行彻底切除，目前趋向保存脏器及其功能的手术，如膀胱及阴道的肿瘤，尽量保存膀胱，先做活体组织检查证实诊断后，化疗 8 周，如肿瘤缩小 50% 以上，再化疗 8 周，然后手术探查，切除肿瘤。如果上述治疗前 8 周效果不显著，则加用放疗。手术后无肿瘤残存，术后再用化疗 2 年。有镜下或肉眼肿瘤残存者，加术后放疗。

多种化疗药物的配合以 VAC（长春新碱、放线菌素 D、环磷酰胺）方案为最好，如疗效不显著，可换用顺铂、异环磷酰胺、足叶乙甙、阿霉素等。

放疗剂量需用 40～50Gy。

## 四、预后

泌尿生殖系统横纹肌肉瘤综合治疗后 3～5 年无瘤生存率达 60%～70%，婴儿的早期胚胎型横纹肌肉瘤治疗后的无瘤生存率可高达 80%。泌尿生殖系统横纹肌肉瘤的预后较全身其他部位横纹肌肉瘤好，膀胱葡萄状胚胎型肿瘤较实体胚胎型肿瘤预后好，可能与葡萄状者更表浅，易被发现有关。

（卢奕云）

# 第二十四章　视网膜母细胞瘤

## 一、概述

视网膜母细胞瘤（retinoblastoma，RB）是最常见的眼内恶性肿瘤，多发生于 3 岁以内婴幼儿，6 岁以上儿童少见，发病率国内外报道不一，自 1:14 000～1:20 000。无种族、性别、眼别差异。组织学上，视网膜母细胞瘤来源于胚胎发育期视网膜感光层的幼稚细胞。少数患者具有家族遗传性。临床表现为常染色体显性遗传，伴有 60%～90% 外显率。双眼视网膜母细胞瘤患者一般均具遗传性，其后代约 50% 患视网膜母细胞瘤。单眼视网膜母细胞瘤患者中，约 10%～15% 病例具有遗传性。

1. 病因　　RB 的病因仍不完全明了，现大多认为在染色体 13q14 存在 RB 易感基因，该基因的缺失、突变和易位可导致胚胎视网膜发育不良而形成视网膜母细胞瘤。

2. 病理分型　　眼球内肿瘤一般位于晶体后面或玻璃体腔内，多呈白色鱼肉状或豆渣状，瘤体内可发生钙化，呈弥漫颗粒状。RB 一般为多灶性，可发生于视网膜多层细胞，瘤细胞可呈内生性和外生性两种生存方式，多数肿瘤呈混合性生长。瘤细胞可侵犯视神经，直接向颅内蔓延；也可经巩膜导血管、角巩缘或直接侵透巩膜到眼外生长；也可经过血源或淋巴管转移至全身，如骨、四肢、骨髓和肾等器官。肿瘤一旦侵犯到眼外，生长速度加快，常于半年左右死亡。

瘤细胞常呈圆形或椭圆形，类似淋巴母细胞，胞浆少，核大而深染，有明显的细胞异型性及病理性核分裂象。根据瘤细胞的分化程度，分为分化型和未分化型。

（1）分化型：瘤细胞间可见特征性菊形团（rosettes），瘤细胞围绕一个圆形空隙呈辐射状排列，细胞核位于远离中央腔的一端，细胞质多，核分裂象少见，恶性程度较低，此类菊形团结构是由发育不全的视杆细胞及视椎细胞组成，提示瘤细胞向视细胞分化。菊形团腔隙内含有抗透明质酸酶的酸性粘多糖物质，与分布在正常视网膜视杆细胞和视椎细胞周围的物质类同。少见瘤细胞也可呈花饰状（fleurrette）排列呈百合花状，细胞有较长的胞浆突起，恶性程度更低。

（2）未分化型：瘤细胞大小、形状均很不一致，圆形、椭圆形、多角形或不规则形，胞浆少，核大而深染，核仁明显，有明显的异型性及病理性核分裂象，此型瘤细胞易发生坏死。在有些瘤体中，瘤细胞呈环状围绕在血管周围，血管附近的瘤细胞一般不发生坏死，而远离血管的瘤细胞则见明显坏死或钙化。约1% 病例可发生肿瘤细胞全部坏死，导致肿瘤自发性消退，继而形成眼球痨，此种改变可能与肿瘤内血供不足或自身免疫功能有关。

## 二、诊断要点

根据典型的临床表现、病史、辅助检查、年龄特点多可明确诊断。

### （一）临床特点

视网膜母细胞瘤多发生在一侧眼内，也可双眼发生。临床表现因肿瘤发展程度而异。

病变早期瘤体体积小，且幼儿无能力表达视力改变，临床症状不明显。当肿瘤发展到一定体积后，临床最常见的症状为猫眼反射（白瞳症）和斜视，此为大多患者就诊的主要原因。对发现斜视，并有视网膜母细胞瘤家族史的婴幼儿进行充分散瞳，有助于早期发现肿瘤。

临床检查可见晶体后实体性白色肿物。肿瘤可呈内生性或外生性两种生长方式，内生性肿瘤起源于视网膜内层，向玻璃体内生长，其眼底特点为白色模糊的肿物表面无视网膜血管。内生性肿瘤发展到一定程度会侵入玻璃体内，产生类似眼内炎征象。外生性肿瘤起源于外核层，向视网膜下腔生长，其表面常能看到视网膜血管及伴发的广泛性视网膜剥离，眼底改变类似 Coats 病或其他类型的渗出性视网膜脱离。事实上，大多数视网膜母细胞瘤呈内生性和外生性混合性生长方式。瘤细胞亦可播散到虹膜、睫状体、角膜后壁及前房角区，引起继发性青光眼或假性葡萄膜炎。晚期病例常侵入眶内和视神经，表现为眼球突出或眼球体积增大经血行转移至肝、骨髓、骨等部位而出现相应的症状。

### （二）分期

临床上根据肿瘤的发展过程分为 4 期：

1. 眼内期　　一般无症状。早期病变较少，不易发现。若肿瘤位于后极部或累及黄斑区则影响视力，肿瘤发展较快，出现猫眼反射。眼底检查：视网膜上有结节隆起，呈黄白色，境界清晰，表面不平，其上可见新生血管或出血，视网膜可发生脱离。肿瘤可扩散于玻璃体及前房中，造成玻璃体混浊，角膜后沉着，假性前房积脓，或在虹膜表面形成灰白色肿瘤结节。

2. 青光眼期　　肿瘤继续生长使眼内容增多，或因肿瘤细胞阻塞前房角，使眼压增高，而出现青光眼症状，如头痛，哭闹不安等。

3. 眼外增殖期　　肿瘤向后伸展，沿视神经向眶内和颅内生长，破坏角膜和巩膜向外发展，表现为结膜水肿、眼球突出及运动障碍。肿瘤表面常伴有出血、坏死。

4. 转移期　　瘤细胞经淋巴管向附近淋巴结或软组织转移，致耳前或颌下淋巴结肿大，或经血流向全身转移，最终导致死亡。

### （三）辅助检查

1. X 线检查　　常能显示 RB 瘤体中有散在或弥漫分布的颗粒状钙化灶。

2. CT 或 MRI 检查　　见眼球后部局部高密度肿块。对钙化灶检查更为敏感并能显示眼外浸润情况。

3．超声波检查　　　可呈现实体性或囊性病变。当肿瘤发展较快，瘤细胞侵入玻璃体内或发生大量坏死时，呈现囊性病变图像。

4．眼底检查　　　可见视网膜肿瘤呈隆起的白色肿块，伴有新生血管。外生型肿瘤，可伴有视网膜部分或全部脱离。

5．细胞遗传学检查及酶学检查　　　通过核型分析，5%患者有13q14缺损。房水与血浆乳酸脱氢酶比值增高，酯酶 D（ESD）活性减少，尿液香草基杏仁酸（VMA）、高香草基酸（HVA）增高，有助于早期诊断。

### （四）鉴别诊断

本病鉴别诊断非常重要，常须与转移性内眼炎、渗出性视网膜病变、早产儿视网膜病变、永存初级玻璃体增生症、视网膜结构不良症等鉴别。

### （五）视网膜母细胞瘤的分级

根据眼内肿瘤的大小多可将视网膜母细胞瘤分为 6 级。目前普遍采用的是 Reese 和 Ellswoth 制定的标准，对于制定治疗方案具有一定的指导意义。一般Ⅰ级～Ⅲ级的存活率为 95% 左右，Ⅳ级～Ⅴ级的存活率为 85% 左右；当肿瘤扩散到眶内时，存活率几乎为零。

Ⅰ级：在赤道部或赤道部之后，一个或多个肿瘤 <4PD。

Ⅱ级：在赤道部或赤道部之后，一个或多个肿瘤在 4～10PD 之间。

Ⅲ级：位于赤道前部的肿瘤，或单发肿瘤大于 10PD 者。

Ⅳ级：多发肿瘤大于 10PD 者，蔓延到锯齿缘之前的肿瘤。

Ⅴa 级：累及视网膜 1/2 以上的实质性肿瘤。

Ⅴb 级：脱落到玻璃体的肿瘤。

Ⅵ级：病变浸润视神经，巩膜外蔓延者，眶内肿瘤转移，远处转移者。

注：1PD = 视盘直径，相当于 1.5mm。

### 三、治疗要点

视网膜母细胞瘤治疗原则是首先控制肿瘤的生长和转移，挽救患儿的生命；其次尽可能保留眼球及保存一定的视力。治疗方案的选择应根据肿瘤的临床分期、肿瘤的部位、数量和视功能损害的程度而制定。常用的治疗方法包括手术治疗、放疗、化疗，其他尚有光动力学治疗、低温冷冻。

**（一）手术治疗**

眼球摘除手术的适应证为：

（1）单侧 RB，肿瘤累及大部分视网膜，不可能保存有用视力者，应立即行眼球摘除手术。

（2）双眼 RB，已有上述改变的一只眼，对有希望保留部分视力，病变较轻的眼行放疗或化疗。

（3）弥漫性浸润性 RB 或玻璃体腔脱落肿瘤者。

（4）眼内肿瘤，视力已丧失，并继发青光眼者。

（5）双眼肿瘤病变广泛而视力恢复无希望，可行双眼球摘除手术。

（6）前房内已有肿瘤者。

眼球摘除术仍是 RB 的主要治疗措施。术中必须注意视神经切断应尽量长一些，不得少于 15mm。当 RB 已有眶内转移或切断的视神经断端已有瘤细胞浸润者，应行眶内容摘除术，术后辅以放疗、化疗或其他治疗措施。

**（二）放射治疗**

RB 对放射治疗敏感，是至今仍被广泛采用的保守治疗措施。在放疗的过程中应注意保护角膜、晶状体、视盘和黄斑部视网膜。

1. 放疗适应证　　①对于 Ⅰ 级～Ⅳ 级 RB，均可进行放疗。②肿瘤已侵犯脉络膜并有眼外蔓延者。③双眼患者，其中一眼因病变广泛而摘除，另一眼病变较轻者。④双侧 Ⅴ 级肿瘤，单眼或双眼摘除后，对单侧或双侧眼眶放疗。

2. 放疗方法　　常用眼外放射治疗和巩膜表面敷贴器放疗。

（1）眼外放射治疗：剂量 35～45Gy，每周 5 次，每次 150～

250cGy，持续治疗 3~4 周。在患儿的前方及颞侧照射，适用于Ⅱ级 ~Ⅳ级 RB 或眼球摘除后有眼外蔓延者。

（2）巩膜表面敷贴器：可采用$^{60}$Co、$^{125}$I 敷贴器，放射盘剂量一般为 20~30Gy。利用 B 型超声波精确测定肿瘤位置，将放射盘缝于肿瘤相应的巩膜上。适用于孤立的，直径 <10mm 且远离视盘和黄斑的肿瘤。

3．放疗并发症　　常见有白内障、视网膜病变、干眼症、眼球萎缩、视神经萎缩，局部放疗还可引起眼眶周围组织的骨肉瘤、纤维肉瘤或皮肤癌。

**（三）化学治疗**

化疗对 RB 的治疗作用仍不肯定，不作为单一治疗，应作为联合治疗的一部分。

1．适应证　　①所有Ⅱ级 ~Ⅵ级 RB。②术前或放疗前化疗，可达到缩小肿瘤的目的。③视神经筛板外受累或断端浸润。④眼外期肿瘤。⑤病变累及脑部应采用全身化疗和鞘内化疗。

2．化疗方案　　药物化疗的详细方案变异较大，下述方案可供选择：

方案Ⅰ：按肿瘤分期选择化疗方案。

Ⅰ期（局限于眼内肿瘤）：不化疗。

Ⅱ期：第 1 周：CTX：40mg/kg，静脉滴注，1hr，d1；ADM：0.67mg/kg，静脉滴注，1hr，d1~3；VCR：0.05mg/kg，静脉注射，d1。

第 3、6、9、12、15、18、21 周：CTX：20mg/kg，静脉滴注，1hr，d1；ADM：0.67mg/kg，静脉滴注，1hr，d1~3；VCR：0.05mg/kg，静脉注射，d1。

第 24、27、30、33、36、39、42、45、48、51、54、57 周：CTX：20mg/kg，静脉滴注，1hr，d1；VCR：0.05mg/kg，静脉注射，d1。

Ⅲ~Ⅵ期（颅内和远处转移）：第 1 周：CTX：40mg/kg，静脉滴注，1hr，d1；ADM：0.67mg/kg，静脉滴注，1hr，d1～d3；VCR：0.05mg/kg，静脉注射，d1。

第 3、9、15、21 周：DDP：3mg/kg，静脉滴注，24hr，d1；VP-16：3.3mg/kg，静脉滴注，1hr，d1～d3。

第 6、12、18、24、30、33 周：CTX：20mg/kg，静脉滴注，1hr，d1；ADM：0.67mg/kg，静脉滴注，1hr，d1～d3；VCR：0.05mg/kg，静脉注射，d1。

第 36、39、42、45、48、51、54、57 周：CTX 30mg/kg，静脉滴注，1hr，d1；VCR 0.05mg/kg，静脉注射，d1。

方案Ⅱ：CTX：20mg/kg，静脉滴注，d1；VCR：0.05mg/kg，静脉滴注，d1；ADM：1mg/kg，静脉滴注，d1（用 8 次后停用）。

每 3 周 1 个疗程，当 ADM 停止使用后将 CTX 量增至 30mg/kg。

方案Ⅲ（OPEC）：CTX：600mg/m²，静脉滴注，d1；VCR：1.5mg/m²，静脉注射，d1；DDP：60mg/m²，静脉滴注，d2；VM-26：150mg/m²，静脉滴注，d2。

每 3 周 1 个疗程，共 6～10 个疗程。

方案Ⅳ：CTX：150mg/m²，静脉滴注，d1～d7，口服第 21～27 天；DDP：90mg/m²，静脉滴注，d8；ADM：35mg/m²，静脉滴注，d1；VP-16：100～200mg/m²，静脉滴注，d29、d30（用 8 次后停用）。

当肿瘤已侵犯视交叉、脑或脑脊液时，还应三联鞘注化疗，每周 1 次，6 周后改为每 4 周 1 次，共 11 次，剂量按年龄计算，见表 24-1。

表 24-1　三联鞘注化疗剂量

| 年　　龄（月） | MTX（mg） | Ara-C（mg） | Dex（mg） |
|---|---|---|---|
| 0～4 | 3 | 10 | 2 |
| 4～11 | 6 | 20 | 2 |

| 年　　龄（月） | MTX（mg） | Ara-C（mg） | Dex（mg） |
|---|---|---|---|
| 12~23 | 8 | 30 | 4 |
| 24~36 | 10 | 50 | 4 |
| >36 | 12 | 70 | 4 |

### （四）光动力学治疗

疗效不确切，适用于直径小于 4PD 肿瘤，以氩激光为光源，血卟啉衍生物（HPD）为光敏剂。对于视网膜下肿瘤，由于视网膜阻挡部分光的穿透而对肿瘤的破坏作用不大，需慎用。

### （五）低温冷冻治疗

−90~−110℃低温冷冻可直接破坏肿瘤组织，适用于赤道部以前的小肿瘤及放疗后新发现的肿瘤，玻璃体内种植。较大肿瘤冷冻治疗效果不理想。

### （六）光凝固治疗

常用氩激光凝固器，借光热凝结作用凝固肿瘤营养血管促使肿瘤细胞坏死萎缩。主要适用于未侵犯视盘、黄斑中心凹、脉络膜及玻璃体的局限性小肿瘤。

## 四、随访

视网膜母细胞瘤一眼发病，另眼可能于数月或数年后发病，须定期观察随访。术后 1 年内，每 1~3 个月检查 1 次，后每 6 个月 1 次，至少持续 3 年，检查时要充分散瞳行眼底检查。

（林愈灯　沈亦逵）

# 第二十五章　肝脏肿瘤

## 第一节　肝母细胞瘤

### 一、概述

肝母细胞瘤（hepatoblastoma）是小儿肝脏恶性肿瘤中最常见的一种，约占原发性肝恶性肿瘤的 2/3，发病年龄多在 5 岁以下，其中绝大部分发病年龄小于 3 岁，60％为 1 岁以下的婴儿。男性发病明显多与女性，5 岁以上很少发生。

1. 病因　　病因不明，有报道同一家族中有多人发病；也有报道常合并先天畸形，如腭裂、耳廓畸形、肾上腺缺如、各种心血管及肾脏畸形，故考虑与先天因素有关。

2. 病理分型　　瘤细胞起源于上皮组织，较正常肝细胞小，分化差，像胚胎肝细胞。

（1）按肿瘤细胞形态，大多数学者认为分为 2 型：

1）内皮型：由胚胎及未成熟的肝内皮细胞组成，排列不规则，瘤细胞较正常肝细胞小，核大，可见富有脂肪和糖原的空泡细胞。

2）混合型：由内皮与间质混合而成，此型瘤细胞质较硬，可见钙沉积。

（2）按组织学特点可分为 4 个类型：

1）胎儿型：肿瘤实质像正常肝细胞，可形成 2~3 个细胞厚度的肿瘤索，无正常肝小叶结构，细胞分裂少见，偶见小管内有胆色素。

2）胚胎型：瘤细胞成纺锤形、立方形，排列成辐射状、管状，有的呈平行或不规则排列。此型可含有胎儿型或未分化型细胞。

3）粗梁索型：由胎儿型上皮细胞、类似肝细胞癌的细胞等恶性细胞构成宽的梁状结构。

4）未分化型：此型瘤细胞为小细胞，核圆，深染，胞浆少，组织结构像神经母细胞，细胞分裂少见，偶见分化不全的胆管。

肝母细胞瘤多见于肝右叶，单发，肿瘤巨大时可超越中线；也可有多个结节，累及两侧肝叶。肿瘤常见的肝外转移为肺、肝门及腹部淋巴结、中枢神经系统。

## 二、诊断要点

### （一）临床特点

（1）早期一般无症状，随着病情进展，可出现厌食、恶心、呕吐、腹痛、发热、体重减轻、腹胀、腹水、黄疸等，巨大腹部肿块压迫可引起呼吸困难。

（2）腹部包块：可出现在任何症状之前，上腹部包块，质中等，无明显压痛，包块增大比较迅速。

（3）部分男患儿可出现生殖器增大，阴毛生长，声调低沉等性早熟征象。

（4）可伴有先天畸形的相关症状、体征。

（5）晚期患儿可出现肿瘤转移的相关症状、体征。

### （二）实验室检查

（1）血象：正常或轻度贫血。

（2）血液生化：甲胎蛋白水平可明显升高，但对预后无明显意义；其余的如 AST、LDH、常规肝功能等可正常或轻度～中度异常。

（3）尿胱硫醚：尿中出现胱硫醚，该物质由肿瘤细胞生成，随肿瘤切除而消失。此物质也可见于神经母细胞瘤及个别霍奇金氏病。

### （三）辅助检查

1. 影像学检查

（1）B超：了解肝脏有无占位性病变及临近器官的情况。

（2）CT扫描：可作为肝脏肿物的定位及定性诊断，是一种有较高分辨率的非侵入性检查。

（3）放射性核素肝脏造影：可显示肝脏的位置、大小、形态及功能，可出现稀疏或缺损区，但只能作肿瘤的定位，不能定性。

（4）肝动脉造影：提供肿瘤定位、血管分布、是否变形、移位等能否手术的信息。此项检查是侵入性检查。

（5）其他：X线检查、腹腔镜、核磁共振等。

2．肿物病理组织学检查　　可做经皮肝穿刺活检或手术取肝肿物组织。此项检查是确诊的依据。

**（四）临床分期**

无统一分期标准，在此介绍美国CCSG（儿童肿瘤研究组）对儿童肝脏恶性肿瘤的分期：

Ⅰ期：完全切除。

A组：预后良好的组织学分型（纯胎儿型）肝母细胞瘤。

B组：预后不良的组织学分型（胚胎型）肝母细胞瘤和肝细胞癌。

Ⅱ期：有镜下残留病变。

A组：肝内残留病变。

B组：肝外部位有残留病变。

Ⅲ期：有肉眼残留病变，淋巴结受累播散的肿瘤。

A组：肿瘤完全切除，有播散肿瘤和（或）有肉眼可见的淋巴结残留病变。

B组：肉眼可见肿瘤、未被完全切除淋巴结受累肿瘤播散。

Ⅳ期：出现转移瘤灶。

A组：原发瘤完全切除。

B组：原发瘤未完全切除。

## 三、治疗要点

一般对早期的肝恶性肿瘤以手术为主。如肿物过大，可先化疗1~2个疗程再手术，然后再化疗，可结合放疗、中医中药、免疫治疗及其他支持、对症治疗。

**（一）手术治疗**

1．手术指征

（1）全身情况好，心、肺、肾功能无明显损害，无明显黄疸、腹水或肝外转移者。

（2）肝功能代偿良好，凝血酶原时间纠正后不低于 50%，血清蛋白大于 60g/L，白蛋白大于 30g/L。

（3）病变估计局限于肝的一叶或半肝，未侵犯肝门区或下腔静脉。

（4）肿瘤虽然巨大，但边界较清晰，有包膜，肿块可随呼吸上下移动，可向左右移动，放射性核素扫描显示第 1、2 肝门未受侵犯。

2．手术治疗效果　　如肿瘤可完整切除，50% 可治愈；一般手术后应用化疗及免疫治疗，2 年存活率可达 80% 以上。

**（二）放射治疗**

肝脏恶性肿瘤作单独放疗是无效的，恰当的放疗与化疗结合，使肿瘤缩小，利于手术。因小儿正常肝细胞对放疗很敏感，而恶性肿瘤细胞对放疗有耐受，故应用放疗应非常慎重。国外放疗总剂量主张在 12～18Gy，分 10 次照射；国内多用 20～40Gy，每次 1～2Gy，每周 5 次或隔日 1 次。

**（三）化疗**

单纯化疗是不能改变肝母细胞瘤的治愈率，化疗作用在于术前使肿瘤缩小，利于肿瘤完整切除及术后残留病灶及转移病灶的控制及清除，降低复发率。化疗也可作为晚期病儿的姑息治疗。

1．方案 1（Staines 等报告）　　IFO 1 800mg/m²：第一天（必须同用尿路保护剂 Mesna）；5-FU 每日 10mg/kg，第 1～4 天；阿霉素每日 30mg/m²，第 1、2 天。交替方案：VP-16 每日 100～150mg/m²，第 1～4 天；DDP 90mg/m²，第 1 天。以上两组方案每 4 周交替 1 个疗程，共用 1 年。

2. 方案2（美国费城儿童医院）　　DDP 90mg/m²，第 1 天，连续静脉滴注 6～8h 以上，ADM 每日 20mg/m²，连用 4 天。每3～4周重复一疗程。

3. 方案3　　长春地辛（VDS）3 mg/m²，第 1 天；CTX 30mg/kg，第 1 天；DDP 90mg/m²，第 2 天；ADM 30mg/m²，第 3 天。每 4 周重复 1 个疗程。

# 第二节　肝细胞性肝癌

## 一、概述

肝细胞性肝癌，也称肝细胞癌，在儿童肝脏恶性肿瘤中仅次于肝母细胞瘤，居第二位，发病年龄绝大多数在 5 岁以上。

1. 病因　　可能因素有肝炎病毒（以乙肝病毒为主）感染，亚硝胺类、曲霉菌素等致癌物质，寄生虫及遗传因素。

2. 病理分型　　癌细胞存在不同的分化程度，可保留肝细胞的特点，但肝小叶结构已被破坏。

（1）按大体形态分：巨块型、结节型、弥漫型。

（2）按细胞分化程度可分为Ⅳ级，级数越低，分化程度越高。

Ⅰ级：癌细胞形态与正常的肝细胞相似，胞浆嗜酸性着色明显，胞核圆、规则，核仁明显，核分裂少；细胞呈索状排列，索间血窦明显，附以单层内皮细胞。

Ⅱ级：癌细胞形态略有异常，胞浆嗜酸颗粒明显，胞核较大，着色不均，核仁明显，核浆比例增大；细胞呈腺泡状排列，胞浆有较多胆汁小滴。

Ⅲ级：癌细胞异形明显，胞浆仍有嗜酸着色，核大、不规则，染色质粗，着色深浅不一，核仁明显，核浆比例明显增大。有巨细胞，胞浆中胆汁小滴少见。

Ⅳ级：癌细胞有更明显的异形，胞浆少，核大，着色不均，核仁不规则，核浆比例显著增大；癌细胞排列松散，无结构规律，偶见血窦。

本病病情发展迅速，死亡率极高，治疗效果的关键在早期诊断，直径小于 2cm 的肝细胞癌手术切除后 5 年生存率可高达 80%以上（上海统计）。

## 二、诊断要点

### （一）临床特点

（1）早期可无症状，中晚期可有恶心，呕吐，厌食，腹胀，腹痛，腹水，黄疸等。

（2）腹部包块：上腹部包块，质偏硬，可无明显压痛。

### （二）实验室检查

1. 血象　　正常或轻度贫血。

2. 肿瘤标志物

（1）甲胎蛋白（AFP）：特异性高，血中 AFP 大于 $400\mu g/L$，持续 4 周，很大程度上可排除活动性肝病及肝转移癌；AFP 特质体的检测可鉴别 AFP 来肝癌还是活动性肝病；AFP 的浓度随肿瘤切除后下降，如不能降至正常（小于 $20\mu g/L$），提示手术不彻底；AFP可在肝细胞癌临床症状出现前数月被检出。

（2）$\gamma$-谷氨酰转肽酶同工酶 II（GGT II）：GGT II 虽然可见于许多肝胆疾病，采用聚丙烯酰胺凝胶电泳可提高其特异性。

（3）异常凝血酶原（DCP）：DCP 由癌变后的肝细胞合成，肝细胞癌时可出现。

（4）其他：肝功能一般检查，如 AST、LDH、血清蛋白等异常，晚期病儿可出现凝血指标异常。

### （三）辅助检查

（1）影像学检查。

（2）肿瘤病理组织学检查。

以上两项可参考"肝母细胞瘤"一节。

## 三、治疗要点

治疗原则是以手术切除为主，结合化疗、放疗及其他治疗。

1. 一般治疗　　休息，高糖、高蛋白饮食，抗感染，止痛，止血等。

2. 手术治疗　　参考"肝母细胞瘤"一节。

3. 化疗　　常见用于肝细胞癌的药物有 5-氟脲嘧啶（5-FU）、阿霉素（ADM）、顺铂（DDP）、丝裂霉素（MMC）、鬼臼乙叉甙（VP-16）等。

（1）联合化疗

1）F-FU + CTX + MTX + VCR。

2）ADM + 链脲霉素。

大多数学者认为常规途径的全身给药化疗，对肝细胞癌的效果不理想。

（2）经肝动脉导管灌药化疗：此方法能使肝内化疗药物明显提高，可提高疗效，减轻全身毒副作用。注入药物为：氟脲嘧啶脱氧核苷（FUDR），每日 0.3mg/kg，共用 14 日，MMC10mg/kg 1 次，每 4 周 1 疗程。

（3）化疗与放疗结合：经肝动脉导管灌注 DDP，每日 20mg，连用 3 日；放疗每日 5Gy，分两次给予，共 8～10 日。另有报道，静脉注射 MTX 每日 $75mg/m^2$，5-FU 每日 $750mg/m^2$，连用 7 日，第 8～36 日给予 30Gy 放疗。

（4）其他：还有一些疗法如经肝动脉导管栓塞化疗、经皮肝穿刺无水酒精瘤内注射等，均有一定效果。

（屠立明）

# 第二十六章 骨 肿 瘤

## 第一节 尤 文 肉 瘤

### 一、概述

尤文肉瘤（Ewing's sarcoma）又称为骨未分化网状细胞肉瘤。为儿童和青少年常见的骨恶性肿瘤。多发部位为股骨、骨盆、肱骨、腓骨、胫骨。此外肋骨、肩胛骨、锁骨与椎体也可发生。

### 二、诊断要点

#### （一）临床特点

局部疼痛和肿胀是尤文肉瘤常见的症状。初发时较轻微，呈间隙性，随着病情的发展逐渐加重，有时为放射痛。局部压痛较常见。全身症状有体温升高、白细胞增多、血沉加快及贫血。局部有软组织肿块，其生长很快。可出现早期骨骼、内脏转移。

#### （二）影像学检查

1. X线检查　　尤文肉瘤在 X 线片上的主要表现有：①肿瘤多发生在骨干或干骺端，累及范围较长。②骨髓腔内出现斑片状骨质破坏，骨质由内向外呈虫蚀样骨破坏。③骨膜呈葱皮样改变，伴软组织肿块影。④当骨膜新生骨被破坏时，可出现袖口征并伴小的放射状骨针。

2. CT检查　　CT 检查的主要改变同 X 线检查。并可以确定肿瘤侵蚀骨皮质及骨松质的范围和显示软组织浸润及转移灶。

#### （三）病理组织检查

肉眼见为灰白色、质软，来自骨髓腔，瘤组织沿骨干上、下扩展，与周围界限不清。切片镜检为密集的水圆细胞，胞浆少、细胞境界不清、核染质粉状，有时瘤细胞排列成假菊团。PAS 染色胞浆内有红色颗粒为阳性。

### （四）诊断与鉴别诊断

尤文肉瘤的确诊必须经过病理诊断。根据患儿的发病年龄及临床表现，同时经 X 线或 CT 检查符合尤文肉瘤诊断标准的，方可确定临床诊断。临床上尤文肉瘤的诊断应与以下疾病相鉴别。

1. 急性骨髓炎　　本病为软组织肿胀，而尤文肉瘤为软组织肿块；另外试验性放疗及活检鉴别。

2. 骨网织细胞肉瘤　　本病发病年龄较大，病变进展较缓慢，症状轻，预后较尤文肉瘤好。

3. 神经母细胞瘤骨转移　　本病发生年龄较小，多在 5 岁以下，且常为多发性转移。

4. 溶骨性骨瘤　　可根据年龄、症状和病理进行综合分析可鉴别。

## 三、治疗要点

单独手术或单独放疗，只有 20% 以下尤文肉瘤患儿可获得长期存活，手术、放疗联合强化疗可提高该病长期存活率。

### （一）手术治疗

手术可增加放疗存活率，降低局部复发率，并能改善患儿功能，结合化疗，效果有所提高。经化疗和放疗后，一般原来不能切除的尤文肉瘤可做广泛边缘切除而不切除肢体。下列情况可考虑完全切除受累骨骼：①切除受累骨骼后不影响功能，如腓骨、肋骨或广泛转移病灶。②有巨大的破坏性病变。③已有病理性骨折。④6岁以下的患儿如果病变位于骺远端，即使不切除此骨也无生长功能。

### （二）化疗：

1. 方案 1：VC 方案：长春新碱（VCR）1.5mg/m²，静脉滴注，每周 1 次，连用 6 周后改为每 2 周 1 次；环磷酰胺（CTX）300 ~ 500/m²，静脉滴注，每周 1 次，连用 6 周后改为 500mg/m²，每 2 周

1 次。总疗程 2 年。

2. 方案 2：长春新碱（VCR）2mg/m²，静脉滴注，从第 1 周开始每 3 周 1 次，共用 20 次；阿霉素（ADM）75mg/m²，静脉滴注，从第 1 周开始每 3 周 1 次，共用 5 次；放线菌素 D（ACTD）0.015mg/kg，静脉滴注，从 21 周开始，每 3 周 1 次，共 11 次；环磷酰胺（CTX）1200mg/m²，静脉滴注，从第 1 周开始每 3 周 1 次，共用 18 次。

近年，美国儿童肿瘤协作组及儿童癌症协作组推荐包括长春新碱、放线菌素、环磷酰胺、柔红霉素的四药联合化疗方案，其 5 年无病生存率为 52%，如联合异环磷酰胺及鬼臼类药物，5 年无病生存率可提高至 68%。

**（三）放疗**

由于实际受损范围往往大于 X 线片所见，故放疗范围最好超出 X 线片的影像，甚至强调对病骨全长进行放疗。原发部位肿瘤的放疗剂量为 60Gy，剩余受累骨的放疗剂量为 45Gy，分 5～6 周完成，转移瘤的放射剂量为 15Gy。

放疗后肢体的功能可正常，儿童的活动受影响 15%～20%，局部复发率为 15%～30%。

## 四、预后

由于采用了放疗、化疗及手术的综合治疗措施，尤文肉瘤的预后较前改观。影响预后的因素有年龄、病变部位及初诊时有无转移。原发部位在骨盆，预后较差，5 年存活率约 35%；原发于其他部位的则为 60%；10 岁以下小儿的 5 年存活率为 70%；10 岁以上为 45%～60%；初诊时已有转移者，5 年存活率低于 15%。

# 第二节 骨 肉 瘤

## 一、概述

骨肉瘤（osteosarcoma）是来源于成骨组织的骨源性肉瘤，一般发生年龄在 10～15 岁，男性发病率较女性高 2 倍，其特点是发展快、转移早、预后差，也是恶性骨肿瘤中较常见者。

1. 病因　　多发生于生长发育中的青少年，多有外伤史。有学者认为与病毒感染有关。也有认为可能与儿童青少年时期骨骼生长旺盛有关。近年通过病毒复制及放射性物质均可诱发骨肉瘤。

2. 病理　　骨肉瘤按组织分类可以分为纤维母细胞型（纤维肉瘤样）、软骨母细胞型（软骨肉瘤样）、骨母细胞型及血管型。

## 二、诊断要点

### (一) 临床特点

1. 症状　　骨肉瘤最常见的临床表现是疼痛。疼痛在早期较轻，为暂时性或间歇性隐痛，以后逐渐加重，变为持续性的疼痛，最后可以变为剧烈疼痛，疼痛以夜间较明显。如肿瘤侵犯邻近的关节，使关节出现不同程度的功能受限，表现为屈伸疼痛和受限以及跛行等。

骨肉瘤常发生肺转移，可以表现咳嗽、咯血及胸痛等症状。

2. 体征　　局部肿胀，早期可无肿胀或有轻度肿胀，以后逐渐加重。肿块的质地因肿瘤类型不同而不一样。局部压痛明显。

### (二) 影像学检查

1. X 线检查　　根据 X 线片表现，骨肉瘤可分为硬化型、溶骨型和混合型等 3 个类型。其在 X 线片中的表现为：①硬化型，主要表现为不规则的骨质硬化，可呈毛玻璃样密度增高，云雾状、片状及团块状肿瘤新骨形成。②溶骨型，主要表现为骨质破坏，可为斑片状、虫蚀状，亦可为巨大溶骨区或破坏大部分松质骨。③混合型，是上述二型的混合，既有骨质的硬化、增生，又有骨质的破坏。除了骨质改变以外，还可以出现骨皮质的改变，骨膜反应（表现为典型的袖口征）及软组织肿块。

2. CT 检查　　CT 检查的主要表现与 X 线片一样。但其显示更清楚，可以同时显示肿瘤在骨髓内外的生长范围及侵犯神经血管的情况。

### （三）病理检查

病理诊断是骨肉瘤的诊断依据，治疗前一定要先做活检以明确诊断。闭合穿刺损伤小、感染机会少、瘤细胞散落机会少、适用于切开活检不易到达的部位，但通常因取材少而很难诊断。可行切开组织做病理切片。手术切除后，标本均应常规进行组织病理学检查，进一步确定诊断。

### （四）实验室检查

血碱性磷酸酶（AKP）在骨肉瘤患者多数增高，这与肿瘤组织内 AKP 的含量高相一致。AKP 的高低常常与疗效和预后有一定的关系。

### （五）诊断和鉴别诊断

当临床上出现骨疼痛及肿胀，影像学检查可见典型的成骨性和溶骨性破坏，血清碱性磷酸酶升高时，应考虑骨肿瘤的可能。确诊应根据临床、影像学检查和病理诊断综合分析。骨肉瘤应与尤文肉瘤、急慢性骨髓炎、多发性骨髓瘤、转移性骨肿瘤、郎格罕细胞组织细胞增生症相鉴别。

## 三、治疗要点

骨肉瘤应采取手术、化疗、放疗及免疫治疗的综合治疗措施。

### （一）手术治疗

主要包括保肢手术和截肢手术。

1. 保肢手术　　近年来，由于化疗方案的改进以及生物工程和影像技术的进展，80%以上骨肉瘤患者得以保肢手术治疗。即对于骨骼发育尚未成熟的患儿，过去认为是保肢手术的相对禁忌证，但义肢装置的推广使大多数儿童及青少年骨肉瘤患者也有可能接受保肢手术。保肢手术的适应证及注意事项有：①肿瘤未侵犯主要神经血管。②手术切除范围可包括瘤体周围至少 7cm 的正常肌肉组织。③切除肿瘤邻近关节及关节囊。④利用局部肌肉充分保留肢体运动功能。⑤足够的软组织覆盖。保肢手术的肿瘤复发率低于5%，手术并发症包括感染、手术骨端不能接合、骨折、不稳定关节等。

2．截肢手术　　适用于一些无法彻底切除肿瘤的病例，截肢的范围包括：①切除关节和全部受累骨骼。②横断截除患骨以上骨骼。③切除整个患骨。

目前认为，保肢手术与截肢手术的局部复发率无显著差异，而保肢手术后的肢体功能比截肢手术好。

**（二）化疗**

1．术前化疗　　在手术前 4～8 周开始，方案有以下 2 种。

（1）大剂量甲氨蝶呤（MTX）静脉滴注：MTX 12g/m$^2$，静脉滴注；用药后 20h 用四氢叶酸钙（CF）解救，12～15mg/m$^2$，口服或肌肉注射，每 6h 1 次，连用 10 次；长春新碱（VCR）1.5mg/m$^2$，静脉滴注。此方案每周 1 次，连用 4 周。用大剂量 MTX 前后应注意水化及碱化尿液。

（2）顺铂动脉注射：以 150mg/m$^2$ 的顺铂（DDP）与 3 000U 肝素及 300mL 生理盐水混合后，注入供应肿瘤的动脉内，开始速度为每 h 120mL，于 2～3h 内注完。2 周后重复 1 个疗程，可使用 2～4 个疗程。在使用顺铂前 12～24h 至使用顺铂后 40h，应注意水化，并在使用顺铂前后检查血钙、磷、镁、肝功能及肾功能。

2．术后化疗　　方案根据肿瘤对术前化疗的反应而定。将术中切除的组织标本做病理切片，观察肿瘤组织对化疗的反应（肿瘤坏死程度）。反应共分Ⅳ级：Ⅰ级～Ⅱ级代表肿瘤细胞对化疗不敏感，Ⅲ级～Ⅳ级表示肿瘤细胞对术前化疗敏感。

（1）肿瘤细胞对术前化疗反应为Ⅰ级～Ⅱ级者，可以用以下化疗方案：

第 0 周：阿霉素 30mg/（m$^2$·d），静脉滴注，第 1～2 天；顺铂 120mg/（m$^2$·d），静脉滴注，第 1 天。

第 3 周：同上。

第 6 周：博来霉素 15mg/（m$^2$·d），静脉滴注，第 1～2 天；环磷酰胺 600mg/（m$^2$·d），静脉滴注，第 1～2 天；放线菌素 600μg/（m$^2$·d），静脉滴注，第 1～2 天。

休息 1~3 周后重复上述方案，共用 3 个疗程。

(2) 肿瘤细胞对术前化疗反应为Ⅲ级~Ⅳ级者，可以用以下化疗方案：

第 0 周：博来霉素 15mg/(m² · d)，静脉滴注，第 1~2 天；环磷酰胺 600mg/(m² · d)，静脉滴注，第 1~2 天；放线菌素 600μg/(m² · d)，静脉滴注，第 1~2 天。

第 3~4 周：甲氨蝶呤及长春新碱方法同术前化疗 (1) 方案，每周 1 次，连用 2 周。

第 5 周：阿霉素 30mg/(m² · d)，静脉滴注，第 1~3 天。

第 8~9 周：甲氨蝶呤及长春新碱方法同术前化疗 (1) 方案，每周 1 次，连用 2 周。

休息 1 周后重复上述方案，共用 3 个疗程。

**（三）放疗**

放疗对骨肉瘤不敏感，不能控制局部复发和预防肺转移，仅用于不能进行手术切除的部位，如脊柱与骨盆及术后复发的病灶。目前采用⁶⁰Co 及直线加速器，总剂量为 18~21Gy，分 4~6 周完成。但因单纯放疗不能根治骨肉瘤，故为提高骨肉瘤的 5 年生存率，需采取手术、放疗、化疗等综合治疗措施。对不能手术或拒绝手术的患者，可先化疗 2 个疗程后再行放疗，如病人许可，也可化疗、放疗同时进行。近年使用快中子放疗优于其他种类放疗。

**（四）免疫治疗**

目前已制备出对骨肉瘤细胞系 719T 肿瘤特异性的单克隆抗体，这种抗体在补体的存在下对骨肉瘤细胞具有细胞毒性，还可与化疗药物联结后，对骨肉瘤进行导向治疗。

**四、预后**

由于采取了包括手术、化疗、放疗在内的综合治疗措施，目前骨肉瘤的 5 年生存率已由过去单纯采取截肢手术时的 10%~15% 提高到 80% 以上。

（沈亦逵）

# 第二十七章　小儿胰腺肿瘤

小儿胰腺肿瘤（pancreas tumor）有囊性和实性两种。胰腺囊肿性肿物有真性囊肿和假性囊肿。实性胰腺肿瘤：良性以胰岛细胞瘤为主，腺瘤等偶见；恶性肿瘤少见，以胰腺癌为主，其中又以胰母细胞瘤为主。

## 第一节　胰　腺　囊　肿

### 一、概述

胰腺囊肿（pancreas cyst）分真性胰腺囊肿和假性胰腺囊肿，真性胰腺囊肿少见，囊肿小、多数无临床症状。假性胰腺囊肿多有外伤史。

1. 病因

（1）真性胰腺囊肿分为4类：①先天性囊肿：皮样囊肿，胰腺先天性纤维囊性病。②滞留性囊肿：胰管内阻塞或管外受压引起胰液滞留。③寄生虫性囊肿：例如包虫囊肿。④赘生物性囊肿：例如囊性腺瘤、囊性腺癌。

（2）假性胰腺囊肿：多继发于外伤，少数发生于胰腺炎、胆管炎后。

2. 病理

（1）真性胰腺囊肿：由胰腺组织发生，在胰腺内生长，囊内有胰腺分泌物，初期囊壁内衬有胰腺上皮细胞囊肿逐渐长大，囊壁层因囊内压力及胰酶的消化，使胰腺上皮细胞消失。

（2）假性胰腺囊肿：囊肿并非发生于胰腺，仅囊肿部分后壁与胰腺相连。囊壁由肉芽组织、坏死组织、纤维蛋白及含铁血黄素构

527

成，壁内无胰腺上皮细胞。

## 二、诊断要点

### (一) 临床特点

(1) 真性囊肿比假性囊肿少见，体积小，无症状；巨大假性囊肿压迫周围器官可产生各种症状。

(2) 腹胀、腹痛最常见。腹痛为上腹部的持续性或阵发性钝痛。

(3) 恶心、呕吐、食欲不振，食后有饱满感。

(4) 压迫胆总管部分出现黄疸，少数病例可出现腹水、下肢浮肿。

(5) 急性囊肿内出血及破裂可引起休克及腹膜炎。

(6) 体检：上腹偏左有时可触及边缘不清、圆形、有囊性感包块。

### (二) 影像学检查

(1) 钡餐显示十二指肠扩大，胃、横结肠向前推移。X线平片有囊壁钙化点。

(2) B超检查显示边缘清晰、光滑、液性暗区；CT查明囊肿位置及体积。

### (三) 诊断

曾有胰腺炎或上腹部外伤史；上腹部触及囊肿；腹胀、腹痛；B超显示囊性包块。

## 三、治疗要点

### (一) 手术治疗

急诊手术适用于囊肿破裂、囊内出血、继发感染；选择性手术适用于囊肿较大并持续存在者。

### (二) 手术方法

1. 囊肿摘除　适合较小的囊肿、容易剥离者。此方法最合理，但操作困难。假性胰腺囊肿很少能完全摘除。

2. 内引流　将胰液引流至消化道。囊肿-空肠 Roux-Y 吻合最理想；囊肿-胃吻合术最常用，适合胰体、胰尾假性囊肿；囊肿-十二指肠吻合，适用于胰头部囊肿。

3. 外引流　　仅适用于一般情况差及并发严重感染者，因胰液大量丧失可引起水电解质紊乱。

# 第二节　胰岛细胞瘤

## 一、概述

胰岛细胞瘤：2/3 发生于胰腺体、尾部，大多为良性。胰岛由不同的内分泌细胞组成，发生肿瘤的细胞成分不同，其临床表现亦各异。

病因与病理：由 β 细胞构成，β 细胞分泌胰岛素，大量胰岛素进入血液引起低血糖。胰岛素瘤多为良性肿瘤，如发现有转移病灶可确定为恶性胰岛素瘤。本瘤好发于胰体和胰尾部，有完整包膜，与周围组织界限分明，多数单发，少数多发。异位的胰岛素瘤多发于胃、十二指肠、脾蒂，其次是空肠壁。

## 二、诊断要点

### （一）临床特点

（1）发作性低血糖症状：例如面色苍白、出冷汗、心慌、四肢发凉、发绀、抽搐及胰岛素休克症状。

（2）血糖过低抑制大脑皮质症状：可见神经、精神症状，例如精神恍惚、神志不清、反应迟钝、智力减退。

### （二）实验室检查

（1）空腹血糖 2.8mmol/L 以下，口服或注射高渗葡萄糖后症状立刻缓解。

（2）其他试验：葡萄糖耐量试验，B 超、CT、血管造影可协助诊断。

## 三、治疗要点

（1）通常行单纯肿瘤切除术，手术探查整个胰腺及异位胰腺的好发部位，发现肿瘤应将其全部摘除。如果未发现肿瘤，多数作者主张做盲目胰腺次全切除，因瘤体小，可能隐藏于胰腺内。

(2) 对无法切除的胰腺瘤可用二氮嗪（Diazoxide）5～10mg／(kg·d)，抑制胰腺的分泌功能。

# 第三节　胰母细胞瘤

## 一、概述

胰腺癌（pancreas carcinoma）是胰腺外分泌性恶性肿瘤，小儿胰腺癌包括：①腺癌。②腺泡癌。③胰母细胞瘤。④乳头状囊性癌。

胰母细胞瘤（pancreatoblastoma）为主要发生于婴幼儿的胰腺肿瘤，为一种少见的小儿恶性肿瘤。Fable（1971）最早进行组织病理研究，因主要发生于婴幼儿的胰腺肿瘤，可能来源于具有潜能的胰始基细胞，称之为婴儿型胰腺癌。Horie 等（1977）鉴于其组织学图像与胚胎期胰相似，可与肾母细胞瘤、肝母细胞瘤相比拟，提出胰母细胞瘤之名。

发病率：胰母细胞瘤的发病率难以估计，多数病例为个案报道。国内迄今为止报道儿童胰母细胞瘤 35 例。Klimstra 报道 32 例儿童胰腺恶性肿瘤中胰母细胞瘤 8 例，占 25％。

病理特点：镜下观察所见肿瘤由上皮成分和间叶成分构成。上皮成分为比较一致的多角形细胞，形成巢状、条索状、管状或腺胞状结构。常可见鳞状小体结构，鳞状小体为其特征性结构之一。间叶成分包括疏松排列的梭状细胞、透明纤维血管间质或软骨等。

发病年龄：所有病儿发病均小于 8 岁（平均年龄为 3.8 岁）。曾有死产和新生儿患此病的报道。

## 二、诊断要点

### （一）临床特点

（1）腹部肿块：胰母细胞瘤多以上腹部肿块为主要症状，肿块中等硬度，边界不清。可伴有腹部不适、腹胀和腹痛。

（2）黄疸：发生在胰头处的胰母细胞瘤可出现黄疸。部分患儿因黄疸、厌食、腹部不适而误诊为肝炎。

（3）消化道症状：胰母细胞瘤患者常有腹泻，其原因不清。食欲不佳是常见伴随症状。晚期出现消瘦、营养不良、腹水。

（4）肿瘤转移症状：肿瘤侵犯胰腺外组织及远处转移，则出现相应症状，常见转移部位为肝、肺及周围淋巴结。胰母细胞瘤生长缓慢，故出现转移较晚。

（4）新生儿胰母细胞瘤可伴发脐疝-巨舌-巨体综合征（Beckwith-Wiedemann 综合征）。

**（二）实验室检查**

1. 甲种胎儿球蛋白（AFP）检测　　据文献报道 34%的病例出现 AFP 增高，血清甲种胎儿球蛋白水平和免疫组织化学均出现甲种胎儿球蛋白增高。值得注意的是甲种胎儿球蛋白增高并不是特异的。

2. 胰管阻塞时血清淀粉酶升高，癌破坏胰岛时血糖升高。

**（三）影像学检查**

1. B 超检查　　遇小儿腹痛、上腹肿块或伴有厌食、呕吐时，应怀疑胰腺肿瘤，B 超检查能明确肿块位置、大小以及毗邻关系。如病变位于胰头颈部，可见病灶远侧体尾部胰管扩张。肿瘤较大则探不及到正常胰腺，根据肿瘤位于脾静脉的前方可推断为胰母细胞瘤。胰母细胞瘤的 B 超常见表现是：肿块呈实性不均匀回声，与胰腺不能分离。

2. CT 扫描　　能明确肿瘤的部位和范围，有助于临床分期。胰母细胞瘤的 CT 表现为：体积较大、实质性，呈单发巨块或不规则分叶状肿块，边界比较清楚；密度与胰腺相近或略低，且不均匀，可见大小不等低度囊性变及坏死区，可见散在或聚集的不同程度钙化或骨化。CT 增强后瘤周围轻度不均匀强化并有分叶，系小叶间有纤维隔之故。水叶内部有细胞巢间隙扩建的毛细血管窦，可能与组织强化有关，中心坏死区无强化。脾静脉常后移。胰头肿瘤可致肝内外胆管、胆囊扩张。肝脾转移者可见肝脾内单、多发大小不一的低密度灶，无明显强化。

### （四）鉴别诊断

胰母细胞瘤多以腹部肿块为首发症状，应与腹膜后神经母细胞瘤、畸胎瘤及恶性淋巴瘤鉴别。

1. 腹膜后神经母细胞瘤　　多发生于婴幼儿，5岁以前发病率高，转移早，很多初诊病儿以转移症状为首发症状，如骨、骨髓、脑转移，而出现的贫血、发热及下肢疼痛等临床表现。CT及B超检查显示肿瘤不规则，70%散在颗粒状钙化，肿瘤压迫邻近脏器，部分瘤体包绕血管。血与尿儿茶酚胺增高，骨髓涂片可找到瘤细胞。

2. 腹膜后畸胎瘤　　多发生于婴幼儿，腹部肿块边界清楚，有一定活动性。CT、B超检查为密度不一致的、囊实相间的肿物，可有坏死钙化或骨骼、牙齿影等。恶性畸胎瘤者血清甲胎蛋白增高。

3. 上腹部恶性淋巴瘤　　多发生于学龄儿或学龄前儿童，临床可有发热、贫血及腹痛，早期可出现腹水，化疗后肿瘤很快消失，易发生骨转移而转成淋巴肉瘤细胞白血病。

### （四）临床分期

Ⅰ期：肿瘤限于胰腺或肿瘤侵犯十二指肠、胆管或胰腺周围组织，但无区域淋巴结转移与无远处转移。

Ⅱ期：肿瘤侵犯胃、脾、结肠或附近大血管，但无区域淋巴结转移与无远处转移。

Ⅲ期：胰腺肿瘤有区域淋巴结转移，但无远处转移。

Ⅳ期：胰腺肿瘤有区域淋巴结转移与远处转移。

## 三、治疗要点

### （一）手术治疗

胰母细胞瘤以外科手术切除为主，如能完整彻底切除，其预后较好。对于手术难以一期切除的病例，诊断明确后先进行化疗，待肿块缩小与临床缓解后再行二期手术。

**（二）化疗**

目前公认化疗对小儿胰母细胞瘤有一定疗效。根据临床分期选择化疗方案：

（1）Ⅰ期、Ⅱ期：给予长春新碱（VCR）、环磷酰胺（CTX）、阿霉素（ADM）组成 VCA 方案（见表 27-1），疗程半年。

表 27-1　VCA 方案

| 药　物 | 剂　量 | 给药途径 | 给药时间 | 给药间隔 |
|---|---|---|---|---|
| 长春新碱（VCR） | 1.5mg/m² | 静脉注射 | 第 1，8 天 | 每 3～4 周重复 |
| 环磷酰胺（CTX） | 150mg/m² | 静脉滴注 | 第 1～7 天 | |
| 阿霉素（ADM） | 30mg/m² | 静脉滴注 | 第 8 天 | |

（2）Ⅲ期、Ⅳ期：用 VCA 方案（表 27-1）与 DE 方案（见表 27-2）交替应用，疗程 1.5～2 年。

表 27-2　DE 方案

| 药　物 | 剂　量 | 给药途径 | 给药时间 | 给药间隔 |
|---|---|---|---|---|
| 顺铂（DDP） | 60mg/m² | 静脉滴注 | 第 1 天 | 每 3～4 周重复 |
| 依托泊甙（VP-16） | 150mg/m² | 静脉滴注 | 第 3 天 | |

（3）上述方案效果不明显者，可选用以健择为主的 GP 方案，见表 27-3。

表 27-3　GP 方案

| 药　物 | 剂　量 | 给药途径 | 给药时间 | 给药间隔 |
|---|---|---|---|---|
| 健择（Gemcitabine） | 1000mg/m² | 静脉滴注 30min | 第 1、8、15 天 | 每 4 周可重复 |
| 顺铂（DDP） | 50mg/m² | 静脉滴注 | 第 1、15 天 | |

## 四、预后

胰母细胞瘤是恶性肿瘤，发病缓慢，转移较晚，因此多数肿瘤能完整切除。发生远处转移者预后差，生存率只有11%。胰母细胞瘤的转移率为37%，最常发生的转移部位是肝、脾、肺和局部淋巴结。国内有报告生存最长者达16年，因此小儿胰母细胞癌比成人胰腺癌预后好。

（沈亦逵）

# 第二十八章 畸 胎 瘤

## 一、概述

畸胎瘤（teratoma）是由生殖细胞（germ cell）演变而来的胚胎性肿瘤（embryonal tumor）。系由多个胚层组织构成的先天性真性肿瘤。畸胎瘤内含有3个胚层组织或器官，因此肿瘤组织内部结构可见有骨骼、牙齿、毛发、皮肤，及胃、肠管、肝、肾、胰、甲状腺、淋巴腺、卵巢等多种组织成分。

发生部位：常见依次为骶尾部、卵巢、睾丸、腹膜后及前纵隔，少见有胃肠道、肝、颈部及颅底等。

发病年龄：从初生至3岁为最高峰期。

畸胎瘤又可分为良性畸胎瘤及恶性畸胎瘤，但良性畸胎瘤也可在短期内发生恶变。

病理分类：

1. 良性畸胎瘤　　由分化良好的成熟组织构成。囊性部分常多于实质部分，皮肤是最多见的成分，有皮脂腺、毛发、汗腺等。实质性部分多有器官样组织，如肝、肾、胰、甲状腺和各种分化良好的组织，如脂肪、软骨、骨骼、肌肉，约90%有神经组织，包括脑、脉络膜、神经胶质和神经元等。各种组织的分布和多少变化很大，但一般都有3种胚层的组织。

2. 恶性畸胎瘤　　由胚胎发生期的未成熟组织构成。其实质性部分常多于囊性部分，有不同组织学类型的恶性畸胎瘤，但在同一肿瘤中可存在不同恶性度和不同组织类型的成分，根据肿瘤组织中的主要成分可分为以下几类：

（1）胚胎癌（embryonal carcinoma）：又称上皮癌，主要成分是胚胎期未分化的上皮组织，有丝分裂象和核异常多见。

（2）内胚窦瘤：又称卵黄囊瘤（yolk sac tumor），主要由中胚层的星形内皮细胞形成团块和疏松网状结构，分化较明显处有扁平内皮样细胞形成互相沟通的空腔和管道，囊腔内有糖原染色（PAS）阳性的透明小体。分泌甲胎球蛋白（AFP），是诊断本类型肿瘤的可靠依据。

（3）绒毛膜癌：一种少见的恶性畸胎瘤，瘤内含有滋养叶层细胞，分泌绒毛膜促性腺激素（HCG），引起性早熟。

（4）多胚瘤：胚体类似胚胎，伴有羊膜腔、卵黄囊和胎盘。

（5）未成熟畸胎瘤：可见正常的分化组织，但有成分不等的未成熟的胚胎组织，尤其多见神经组织。未成熟畸胎瘤的术后，应严密观察，否则往往复发。

3．混合型畸胎瘤　　由成熟和未成熟的组织混合构成。

## 二、诊断要点

### （一）临床特点

根据不同部位及良、恶性而有特殊临床症状。

1．腹膜后畸胎瘤　　腹部膨隆，于腹部一侧可触及一实质性或囊实相间，境界清楚，表面光滑之肿物，稍有一定活动性而无压痛，生长缓慢，无贫血、发热等临床症状。

2．骶尾部畸胎瘤　　临床以此型多见，位于直肠后及骶尾骨前方，可分为3种类型：

（1）显型：肿物向后方突出，形成臀部肿块，此型多于早期发现。

（2）隐型：自骶尾部向前突出于直肠后方，压迫直肠、尿道，以排便、排尿困难为首发症状。肛门指诊始被发现，巨大者肿物可进入盆腔。早期不易被发现。

（3）混合型：间有显性及隐性的临床表现。

3．纵隔畸胎瘤　　肿物小多无临床症状，偶拍胸片被发现。肿瘤巨大可引起周围脏器压迫症状，而出现呼吸困难、声音嘶哑及上腔静脉压迫综合征。

4．卵巢畸胎瘤　　系为囊性，常有间断性腹痛而检查时发现下腹部有很大活动性的肿物。肿物发生扭转而引起急腹症症状，如剧烈腹痛、呕吐、发热等，腹部出现压痛、腹肌紧张，酷似阑尾炎。

5．睾丸畸胎瘤　　多为一侧睾丸肿大，无压痛，透光试验阴性，有沉重感。

6．恶性畸胎瘤　　以上部位均可发生，或初生后即为恶性畸胎瘤，或为良性畸胎瘤短期内突发恶变。肿瘤可在较短时间内迅速增长而出现贫血、发热、食欲不振、体重不增等症状，晚期可有胸水及腹水。常向邻近浸润及转移，远隔常见肺转移。

7．恶性畸胎瘤的转移　　畸胎瘤有恶变倾向，随小儿年龄增长，恶变率也逐渐增高，特别是骶尾部畸胎瘤，生后短期内就可恶变，但也有初发时就是恶性畸胎瘤。恶性畸胎瘤生长迅速，易穿破包膜侵入周围组织，随淋巴、血液循环转移至淋巴结、肺及骨组织。一般囊性畸胎瘤绝大部分属良性，实性肿瘤中则恶性者较多。

**（二）影像学检查**

1．X线平片检查　　肿物部位作X线平片检查，80%可见肿瘤内有牙齿或不规则形状钙化灶或骨骼影像，为畸胎瘤独有的特点。骶尾部畸胎瘤者，常规作胸片检查，可明确有无恶性畸胎瘤的胸部转移；做钡剂灌肠，可了解直肠受压移位的情况。

2．CT或MRI检查　　可明确肿瘤的位置、大小、结构及范围，除显示肿物为囊性、实质性、或囊实相间之肿物影，并见骨骼或钙化。骶尾部畸胎瘤者可明确有无累及脊髓神经、盆腔脏器等改变。

3．造影检查　　包括食管造影、钡餐及钡灌肠造影及静脉肾盂造影，显示对周围器官压迫移位。

**（三）血肿瘤标志物检测**

恶性畸胎瘤90%以上甲胎球蛋白（AFP）呈阳性反应，或定量值均＞20$\mu$g/L；人绒毛膜促性腺激素（HCG）也可阳性。

AFP 由胚胎初期的卵黄囊和肝脏产生。在妊娠 15 周的胚胎中便开始检测到 AFP；在足月新生儿，AFP 水平达 50 000ng/mL，出生后逐渐下降。HCG 由胎盘滋养层细胞产生，如果肿瘤内含滋养层细胞成分，血 HCG 可为阳性。大多数小儿恶性生殖细胞瘤含卵黄囊和绒癌成分，此两种肿瘤成分的生物学特性之一为产生 AFP 和 HCG，因此监测 AFP 和 HCG 在诊断和治疗恶性生殖细胞瘤上有重要意义。

如果 AFP 强阳性提示肿瘤为内胚窦癌，绒癌则是 HCG 阳性。对胚胎癌可测出两种标志，但滴度低于前两者；纯精原细胞瘤和畸胎瘤两项标志均为阴性，恶性畸胎瘤因含有恶性胚胎成分，AFP 多为阳性。根据两项肿瘤标志增高的水平，还可以估计肿瘤的大小、手术后是否有残余肿瘤、对化疗和放疗的反应性以及肿瘤是否复发等。对 AFP 和 HCG 的动态观察更有助于临床诊断和治疗，外科手术后需每隔 1~2 个月复查 1 次，如果 AFP 或 HCG 保持持续的高水平而没有按预测的速度下降，（AFP 半衰期 5 天，HCG 30h），说明可能有潜在的转移灶，如果指标下降后又上升，则提示肿瘤复发。

**(四) 鉴别诊断**

1. 腹膜后畸胎瘤　　需与神经母细胞瘤、肾母细胞瘤、肾积水相鉴别，可做静脉肾盂造影、B 超、CT、尿儿茶酚胺测定、甲胎球蛋白测定。

2. 盆腔、骶尾部畸胎瘤　　应与盆腔、膀胱横纹肌肉瘤鉴别，囊性畸胎瘤应与脊膜膨出鉴别，可做膀胱造影、X 线片有无脊柱裂及做甲胎球蛋白等检查。特别是畸胎瘤与脊膜膨出同时存在时则不易鉴别，应在手术中注意，以免损伤骶尾部脊神经而产生大、小便失禁。

3. 纵隔畸胎瘤　　胸部 X 线检查发现纵隔肿块，须与神经母细胞瘤和胸腺瘤鉴别，如发现有牙齿、骨骼影，可以明确诊断为畸胎瘤。

4. 睾丸畸胎瘤　　易误诊为睾丸鞘膜积液、睾丸炎及睾丸血肿（外伤性），应注意询问病史，做透光试验，检查时注意有无压痛及做甲胎球蛋白测定。

5. 卵巢畸胎瘤　　以急腹症症状就诊时，很易诊为急性阑尾炎。以腹部肿物就诊时，应注意现肠系膜囊肿、大网膜囊肿、胀大的膀胱鉴别。做 B 超或 CT 检查可确诊。

### 三、治疗要点

1. 手术治疗　　不论良性或恶性畸胎瘤，一经诊断，都应尽早手术切除。良性畸胎瘤完整切除后可获得治愈，如切除不全，则会发生局部复发，再完整手术切除仍可获治愈。如病理检查为良性，术后应严密观察，以防复发。

确诊为恶性肿瘤的病例，术前应做化疗准备，创造条件，择期手术。

2. 化疗　　化疗适用于恶性畸胎瘤，常用的有效化疗药物有长春花碱（VLB）或长春新碱（VCR）、顺铂（DDP）或卡铂（CBP）、放线菌素 D（ACTD）、环磷酰胺（CTX）、依托泊苷（VP-16）、阿霉素（ADM）等。化疗基本方案，多采用 VAC 和 VBP 方案（见第二十九章睾丸肿瘤化疗部分）。

3. 放疗　　对于手术及化疗后仍留有残存病灶者，肿瘤极易在原部位复发，可给予放射治疗对局部病灶进行控制。放射剂量可用 45~50Gy，前提是周围正常组织能够耐受，放疗靶区的范围应通过影像学和手术情况制定。如有转移灶，可给予局部转移灶姑息治疗。

### 四、预后

良性畸胎瘤手术切除达到全部治愈，恶性畸胎瘤有转移预后差。手术而不用化疗者复发率高，预后极差。小于 2 岁手术并用化疗总存活率为 85%~90%。

（沈亦逵）

# 第二十九章 睾丸肿瘤

## 一、概述

原发性睾丸肿瘤（primary tumors of testicle）来源于睾丸组织的生殖细胞、支持细胞和基质。约占小儿恶性肿瘤1%。儿童睾丸肿瘤中60%~80%来源于生殖细胞。10%的儿童生殖细胞瘤发生在睾丸，多见于4岁以下的小儿。其中20%是良性畸胎瘤，恶性肿瘤占80%，多数含卵黄囊和胚胎癌成分。继发性睾丸肿瘤少见，多由白血病或恶性淋巴瘤晚期转移而来。

病理：原发性瘤按肿瘤组织学分为生殖细胞瘤和非生殖细胞瘤。

1. 生殖细胞瘤（germinal cell tumor）　　肿瘤源自生殖细胞，包括有向多功能分化特性的胚胎性癌、向胚外组织分化的卵黄囊瘤或绒毛膜癌、向三胚层组织分化时形成畸胎瘤。睾丸生殖细胞瘤中最具有代表性也是最常见的卵黄囊瘤（yolk sac carcinoma）及畸胎瘤。畸胎瘤多数为良性，其内可能含有未成熟组织。卵黄囊瘤也称内胚窦瘤为恶性，初发时有完整包膜，质地硬。如未予治疗，肿瘤突破包膜从淋巴道沿同侧精索血管进入肾门淋巴结，然后至对侧肾门淋巴结，也可逆行至腹主动脉旁淋巴结。如果肿瘤已侵及阴囊组织则向同侧腹股沟淋巴结转移。

2. 非生殖细胞瘤　　由睾丸支持细胞和间质细胞发生形成肿瘤。支持细胞瘤又称Sertoli细胞瘤，间质细胞瘤又称Leydig细胞瘤，Leydig瘤具有分泌雄激素功能。这两种肿瘤在小儿均较少见。

## 二、诊断要点

### （一）临床特点

1. 发病年龄　　小儿睾丸肿瘤多发生于5岁前。

2．睾丸肿物　　早期为一侧睾丸无痛性增大，睾丸质地变硬，有沉重感或下坠感。

3．透光试验阴性　　多数肿瘤为实体瘤，故透光试验阴性。但是囊性成分较多的畸胎瘤，透光试验也可呈阳性。

4．恶性睾丸肿瘤者　　肿瘤生长较迅速，晚期肿瘤突破包膜沿淋巴道转移。肿瘤侵犯阴囊组织则出现阴囊肿胀、发红甚至感染坏死。有的恶性肿瘤沿血行转移至肺、脑或骨髓等。

5．睾丸 Leydig 间质细胞瘤常伴有性早熟、阴茎增大、出现喉结、腋毛阴毛等。尿中 17-酮固醇排出量增加。

### （二）实验室检查

1．肿瘤标志物检测　　现已确定血清甲胎球蛋白（AFP）和绒毛膜促性腺激素（HCG）可作为睾丸肿瘤的标志。生殖细胞肿瘤（包括卵黄囊瘤和畸胎瘤）患儿的血清中可存在有 AFP 和 HCG。血清 AFP 正常值 < 25ng/mL，AFP 含量增高提示卵黄囊瘤或恶性畸胎瘤。血清 HCG 正常含量为 1ng/mL，睾丸绒毛膜上皮癌时 HCG 明显增加。对 AFP 的动态观察可以用来监测治疗效果，判断术后有无卵黄囊瘤组织残留以及有无复发。

2．尿液 HCG 检测　　简易进行常规的尿液 HCG 测定，对睾丸绒毛膜上皮癌的诊断与术后效果监测有一定价值。尿液 HCG 阳性为睾丸绒毛膜上皮癌的标志。

3．尿 17-酮固醇测定　　17-酮固醇水平增高为睾丸 Leydig 间质细胞瘤。

### （三）影像学检查

1．B超　　睾丸 B 超检查可提供诊断，应同时探测腹膜后、肾门有无转移增大的淋巴结。

2．X线摄片　　睾丸畸胎瘤可有钙化点。胸部摄片了解有无肺转移。

3．CT 断层摄像能提供更明确诊断。

### （四）鉴别诊断

注意与鞘膜积液、睾丸炎、隐睾及嵌顿性腹股沟疝鉴别。

**（五）睾丸肿瘤临床分期**

临床上根据肿瘤是否有转移，邻近器官的受累情况而进行分期。

Ⅰ期　Ⅰa：肿瘤局限于睾丸内。

　　　Ⅰb：腹膜后淋巴结镜检发现肿瘤细胞。

Ⅱ期　肿瘤浸润腹膜后淋巴结。

Ⅲ期　肿瘤侵犯横膈以上的淋巴结（纵隔和锁骨上淋巴结）。

Ⅳ期　有淋巴结以外的广泛转移（肝、肺、骨骼、脑和皮肤等）。

## 三、治疗要点

发现睾丸肿块均应尽早手术探查。禁止作肿块穿刺检查，因穿刺可导致瘤细胞蔓延或转移。

1. 手术切除　　外科手术是治疗睾丸肿瘤的最基本方法。对恶性肿瘤必须做根治性睾丸切除术，即精索高位离断睾丸切除术。

2. 腹膜后淋巴结清扫　　如病理检查为胚胎源性恶性肿瘤，血中各种肿瘤标志物持续升高，应作腹膜后淋巴结清扫。范围包括内环以上残留精索、患侧肾门、肾周所有淋巴结和组织，腹主动脉旁、髂总动脉及患侧髂外动脉旁淋巴结。

3. 化疗　　值得强调的是联合化疗在治疗睾丸恶性肿瘤和提高生存率上起着重要作用。常用的有效化疗药物有长春花碱（VLB）或长春新碱（VCR）、顺铂（DDP）或卡铂（CBP）、放线菌素D（ACTD）、环磷酰胺（CTX）、依托泊苷（VP-16）、阿霉素（ADM）等。对睾丸恶性生殖细胞瘤的化疗基本方案可选用VAC或VBP方案（表29-1，表29-2）。

每个疗程为21天，总疗程1年左右。

对难治性肿瘤和复发病例，可加用VP-16或阿霉素（表29-3）。

每个疗程为21天，可连续用4个疗程；或者根据血清AFP或HCG检测情况，待瘤标阴转后再进行2个疗程后结束化疗。

## 表 29-1  VAC 方案

| 药物 | 剂量 | 给药途径 | 给药时间 | 给药间隔与疗程 |
|---|---|---|---|---|
| 长春新碱<br>（VCR） | 1.5mg/m² | 静注 | 每周 1 次，6~8 周 | 休 4 周后开始第 2 个疗程，以此类推，总疗程 18 个月 |
| 放线菌素 D<br>（ACTD） | 0.015mg/kg | 静滴 | 第 1~5 天 | |
| 环磷酰胺<br>（CTX） | 300~400mg/m² | 静滴 | 每周 1 次，6~8 周 | |

## 表 29-2  VBP 方案

| 药物 | 剂量 | 给药途径 | 给药时间 | 给药间隔与疗程 |
|---|---|---|---|---|
| 长春碱<br>（VLB） | 0.3mg/kg | 静注 | 第 1 天 | 每 3 周重复 1 个疗程 |
| 博来霉素<br>（BLM） | 10~20mg/m² | 静滴 | 第 1、8、15 天 | |
| 顺铂<br>（DDP） | 20mg/m² | 静滴 | 第 1~5 天 | |

## 表 29-3  VBP 方案 + VP-16

| 药物 | 剂量 | 给药途径 | 给药时间 | 给药间隔与疗程 |
|---|---|---|---|---|
| 长春碱<br>（VLB） | 0.3mg/kg | 静注 | 第 1 天 | 每 3 周重复 1 个疗程 |
| 博来霉素<br>（BLM） | 10~20mg/m² | 静滴 | 第 1、8、15 天 | |
| 顺铂<br>（DDP） | 20~30mg/m² | 静滴 | 第 1~5 天 | |
| 足叶乙甙<br>（VP-16） | 100mg/m² | 静滴 | 第 1~5 天 | |

1) 化疗中的注意事项

1) 水化：用顺铂前 12h 至停用顺铂后 12～24h 内，持续静脉滴注含盐水的葡萄糖溶液 >2 000mL/(m² · d)，加氯化钾 20mmol/L（10%氯化钾 1mL 含氯化钾 1.35mmol），连用 5 天。

2) 利尿：用顺铂前 30min 静脉注射速尿 20mg。

(2) 化疗的副作用

1) 顺铂：主要副作用为肾脏毒性和耳聋，顺铂可使肾小球滤过率（GFR）下降。当 GFR >60mL/(min · 1.73m²) 时，此反应为可逆的，严重者可出现肾功能衰竭，因此在应用顺铂时必须给予充分的水化和利尿。顺铂的耳毒性作用会导致永久性的高频性耳聋。近年来碳铂有逐渐取代顺铂的可能，因为碳铂没有顺铂所致的肾毒和耳毒作用，但对骨髓的抑制较强。

2) 博来霉素：大量使用博来霉素可导致肺纤维化，特别是当病儿近期接受过多次胸部或纵隔的放射线照射时，此副作用更易出现，因此在应用博来霉素期间应尽量避免做胸部的 X 线检查和纵隔的放射治疗。对使用过博来霉素进行化疗的病孩，手术中应注意控制其吸入氧的浓度，即使其浓度低于 24%，并且防止过量的静脉补液，否则容易出现肺毛细血管渗漏综合征。

4. 放射治疗　　目前认为卵黄囊瘤对射线并不敏感，对Ⅰ期患儿术后不作预防性放射治疗。Ⅱ、Ⅲ期患儿可行术后放射治疗，或在复发、转移灶出现后用放射治疗。术后放疗范围包括腹主动脉旁淋巴结，总剂量 20～30Gy，分次在 3 周内完成。如发现有淋巴结转移，放疗范围应扩大（自盆腔至主动脉旁淋巴结的整个腹膜后区域），总剂量 40Gy，5～6 周内分次完成。放疗时应注意对侧睾丸的保护，以避免因对侧睾丸受到照射而失去生育能力与儿童生长发育障碍。

### 四、预后与随诊

无转移肿瘤预后好，年龄愈小预后愈好。早期手术生存率可达

60%以上。术后 4 周及以后每 3 个月复查 AFP、HCG 等肿瘤标志物，瘤标值持续升高提示肿瘤转移。瘤标值正常后又上升者为肿瘤复发。

（沈亦逵）

# 第三十章  小儿卵巢肿瘤

## 一、概述

小儿卵巢肿瘤（ovarian tumors）多发生于女童，偶见于婴儿和新生儿。卵巢组织包含有体腔上皮组织、生殖细胞、性腺间质和间叶组织，卵巢肿瘤可发生在任何一种组织内，因此种瘤的成分极为复杂、分类繁多。通常按肿瘤发生的组织来源进行分类。现就临床上较常见小儿卵巢肿瘤简述。

1. 畸胎瘤　　小儿卵巢肿瘤中畸胎瘤（teratoma）为最常见。多数属成熟的良性畸胎瘤，因其包含三层组织，各组织可有不同程度的分化，因此又可分为 3 种：①皮样囊肿：为成熟的外胚层构成。②成熟畸胎瘤：瘤内三个胚层组织分化良好，如果含有未成熟组织，则有恶变倾向。③恶性畸胎瘤：含有未成熟三个胚层组织或囊性胚胎性组织，恶性度高，早期就可发生播散和转移。

2. 无性细胞瘤　　无性细胞瘤（dysgerminoma）为生殖细胞恶性肿瘤。有的病例无性细胞瘤与卵黄囊瘤或胚胎癌混合存在，恶性度极高，肿瘤因生长迅速而出血或坏死。

3. 卵黄囊瘤　　卵黄囊瘤（yolk sac tumor）即内胚窦瘤（endodermal sinus tumor）。恶性度高，约半数病儿就诊时已经转移。

4. 性索间质肿瘤　　性索间质肿瘤（sex cord stromal tumor）包括颗粒细胞瘤和卵泡膜细胞瘤，均具有分泌性激素功能。两种肿瘤可单独存在也可混合存在。肿瘤为实质性，也有部分呈囊性，囊性瘤容易破裂出血。

## 二、诊断要点
### （一）临床特点
1. 腹痛和腹部肿块　　腹痛及腹部肿块是卵巢肿瘤最常见的

临床症状和体征。半数病孩以急腹症形式起病，伴有恶心、呕吐，这是因为卵巢肿瘤位置较隐蔽，初期往往无症状，待肿块长大到一定程度而突然出现卵巢肿瘤蒂部扭转、梗死或破裂所致。

2．内分泌异常　　肿瘤内如含有基质成分，能分泌性激素，病孩可出现性早熟、乳房增大、阴道出血或男性化等一系列症状。

3．转移症状　　卵巢未成熟畸胎瘤和恶性畸胎瘤可有腹膜种植转移，出现腹水。远隔转移可至肝脏、肺脏和骨骼，出现各脏器的相应症状。

4．体检　　女童下腹部肿块首先考虑来自盆腔肿瘤，直肠指诊或腹部直肠双合诊可在盆腔一侧扪及肿瘤。

**（二）实验室检查**

1．肿瘤标志物检测　　①甲胎球蛋白（AFP）检测：卵巢卵黄囊瘤或恶性畸胎瘤患者血清 AFP 明显升高。②绒毛膜促性腺激素（HCG）检测：卵巢绒毛膜癌及含滋养叶畸胎瘤，尿液中 HCG 阳性。AFP 和 HCG 检测，还可以作为术后动态观察的指标，以便了解治疗效果和复发情况。

2．血清雌激素检测　　性索间质肿瘤血中雌激素水平增高。

**（三）影像学检查**

1．腹部 X 线检查　　包括骨盆的腹部平片可显示肿瘤阴影，肿物内可见有骨骼样或牙齿样的钙化影则为卵巢畸胎瘤特征。

2．B 超检查　　做盆腔 B 超检查可以了解肿瘤大小、外形和位置，并有助于鉴别肿瘤的性质为囊性或实性。

3．CT 或 MRI 检查　　影像成像好，图像清晰，能够准确显示盆腔的正常和异常解剖结构。CT 检查可发现更广泛部位的病变。MRI 较 B 超及 CT 能发现更小的肿瘤。

**（四）病理检查**

手术时凭肉眼可鉴别肿物为囊性或实性的，并仔细检查包膜有无破裂和浸润，可疑肿瘤为恶性时，须做腹主动脉旁淋巴结、腹膜表面肉芽等活检；有腹水时做腹水细胞学检查，这些对决定肿瘤的分期十分重要。5%的卵巢肿瘤为双侧发病，当对侧卵巢可疑时，也应取组织活检。

### （五）诊断和鉴别诊断要点

青春期女孩以腹痛和腹部肿块就诊者，应警惕卵巢肿瘤，B超检查是诊断卵巢肿瘤和鉴别囊性、实性肿瘤的重要手段。当病孩以急腹症就诊时，特别是发生在右侧的卵巢肿物，应注意与急性阑尾炎鉴别，后者有发热和外周血白细胞计数增高等炎症表现。对恶性卵巢肿瘤还需作分期诊断。

### （六）肿瘤分期

根据FIGO（federation of gynaecology and obstetrics），对小儿恶性卵巢肿瘤的分期概括如下：

Ⅰ期：肿瘤局限在卵巢（一侧或双侧），包膜完整，腹水细胞学检查阴性。

Ⅱ期：肿瘤扩散至盆腔，腹膜后淋巴结和腹水检查阴性。

Ⅲ期：肿瘤向腹腔内扩散，腹膜后淋巴结和腹水检查阳性。

Ⅳ期：远隔转移至肺、骨骼、肝、脑和外围淋巴结等。

## 三、治疗要点

肿瘤确诊后应尽早手术探查。卵巢肿瘤的治疗原则，不但考虑到彻底性，还应注意到尽量保留内分泌及生殖功能。治疗良性肿瘤，只需切除肿瘤；治疗分化低的畸胎瘤，切除患侧肿瘤及附件；治疗恶性肿瘤，采用手术切除、化疗及放疗。

### （一）手术切除

单侧卵巢良性肿瘤，单纯摘除保留卵巢组织。如因肿瘤扭转、肿瘤破裂或卵巢已萎缩则行单侧卵巢切除。双侧卵巢肿瘤只摘除肿瘤，保留一侧或双侧部分卵巢。对恶性肿瘤的治疗则取决于肿瘤的分期。单侧恶性肿瘤则切除患侧卵巢及输卵管。双侧恶性肿瘤争取保留部分卵巢及子宫，术后辅以化疗。

Ⅰ期有包膜，手术时可将肿瘤完全切除，手术方法为单纯肿物剥除或患侧输卵管-卵巢切除术，原则上不切除子宫；但半数病孩术后 5 个月后可能发生腹腔内或远隔转移，因此术后必须严密追踪观察，包括血清 AFP 和 HCG 的动态监测，定期复查盆腔和腹部 B 超及 CT 检查。

**（二）化疗**

对Ⅳ期病人首选为联合化疗。对Ⅱ期～Ⅲ期卵巢肿瘤必须手术、放疗和化疗三者联合治疗。常用的化疗药物为氟尿嘧啶、环磷酰胺、长春新碱等。对手术不能切除的恶性肿瘤，先做 1～2 个疗程的化疗后再做手术，术后综合运用化疗和放疗。对Ⅳ期病人首先联合化疗。可选用 VAC（VCR、ACTD、CTX）或 VBP（VCR、BLM、DDP）方案化疗，见表 30-1、表 30-2。

**表 30-1　VAC 方案**

| 药物 | 剂量 | 给药途径 | 给药时间 | 给药间隔与疗程 |
|---|---|---|---|---|
| 长春新碱（VCR） | 1.5mg/m² | 静注 | 每周 1 次，6～8 周 | 休 4 周后开始第 2 个疗程，以此类推，总疗程 18 个月 |
| 放线菌素（ACTD） | 0.015mg/kg | 静滴 | 第 1～5 天 | |
| 环磷酰胺（CTX） | 400mg/m² | 静滴 | 每周 1 次，6～8 周 | |

**表 30-2　VBP 方案**

| 药物 | 剂量 | 给药途径 | 给药时间 | 给药间隔 |
|---|---|---|---|---|
| 长春碱（VLB） | 0.3mg/kg | 静注 | 第 1 天 | 每 3 周重复 1 个疗程 |

续表

| 药物 | 剂量 | 给药途径 | 给药时间 | 给药间隔 |
|------|------|----------|----------|----------|
| 博来霉素（BLM） | $10 \sim 20mg/m^2$ | 静滴 | 第1、8、15天 | 每3周重复1个疗程 |
| 顺铂（DDP） | $20mg/m^2$ | 静滴 | 第1~5天 | |

每个疗程为21天，总疗程1年左右。

对难治性、预后不良的卵巢恶性生殖细胞瘤，或者复发病例可加用 VP-16（见下 VBP 方案 + VP-16），或应用 POMB-ACE-PAV 序贯化疗方案，见表30-3、表30-4。

表30-3　VBP方案 + VP-16

| 药物 | 剂量 | 给药途径 | 给药时间 | 给药间隔 |
|------|------|----------|----------|----------|
| 长春碱（VLB） | $0.3mg/kg$ | 静注 | 第1天 | 每3周重复1个疗程 |
| 博来霉素（BLM） | $10 \sim 20mg/m^2$ | 静滴 | 第1、8、15天 | |
| 顺铂（DDP） | $20 \sim 30mg/m^2$ | 静滴 | 第1~5天 | |
| 足叶乙甙（VP-16） | $100mg/m^2$ | 静滴 | 第1~5天 | |

每个疗程为21天，可连续用4个疗程；或者根据血清 AFP 或 HCG 检测情况，待瘤标阴转后再进行2个疗程后结束化疗。

表 30-4　POMB-ACE-PAV 序贯化疗方案

| 组合方案 | 药物 | 剂量 | 给药途径 | 给药时间 |
|---|---|---|---|---|
| A（POMB） | 甲氨蝶呤（MTX） | $100mg/m^2$ | 静注 | 第 1 天 |
| | 甲氨蝶呤（MTX） | $200mg/m^2$ | 静滴 12h | 第 1 天 |
| | 长春新碱（VCR） | $1.5mg/m^2$ | 静注 | 第 1 天 |
| | 四氢叶酸钙（CF） | 15mg/次 | 静注 | 第 2 天开始每 12h×5 次 |
| | 博来霉素（BLM） | $15mg/m^2$ | 静滴 24h | 第 2~3 天 |
| | 顺铂（DDP） | $100mg/m^2$ | 静滴 | 第 4 天 |
| B（ACE） | 足叶乙甙（VP-16） | $120mg/m^2$ | 静滴 | 第 1~4 天 |
| | 放线菌素 D（ACD） | $15\mu g/kg$ | 静滴 | 第 2~4 天 |
| | 环磷酰胺（CTX） | $500mg/m^2$ | 静滴 | 第 4 天 |
| C（PAV） | 阿霉素（ADM） | $50mg/m^2$ | 静滴 | 第 1 天 |
| | 长春新碱（VCR） | $1.5mg/m^2$ | 静注 | 第 1 天 |
| | 顺铂（DDP） | $20mg/m^2$ | 静滴 | 第 1~4 天 |
| D（OMB） | 甲氨蝶呤（MTX） | $100mg/m^2$ | 静注 | 第 1 天 |
| | 甲氨蝶呤（MTX） | $200mg/m^2$ | 静滴 12h | 第 1 天 |
| | 长春新碱（VCR） | $1.5mg/m^2$ | 静注 | 第 1 天 |
| | 四氢叶酸钙（CF） | 15mg/次 | 静注 | 第 2 天开始每 12h×5 次 |
| | 博来霉素（BLM） | $15mg/m^2$ | 静滴 24h | 第 2~3 天 |

1．序贯化疗注意事项

（1）用药程序：A、A、B、C、D、B……。

（2）CF 解救于 MTX 开始用药 24h 开始应用。

（3）应用每组方案之间应适当休息 2~3 周。

2．化疗中的注意事项

（1）水化：用顺铂前 12h 至停用顺铂后 12～24h 内，持续静脉滴注含盐水的葡萄糖溶液 > 2 000mL/（m² · d），加氯化钾 20mmol/L（10%氯化钾 1mL 含氯化钾 1.35mmol），连用 5 天。

（2）利尿：用顺铂前 30min 静注速尿 20mg。

3．化疗的副作用

（1）顺铂：主要副作用为肾脏毒性和耳聋，顺铂可使肾小球滤过率（GFR）下降。当 GFR > 60mL/（min · 1.73m²）时，此反应为可逆的，严重者可出现肾功能衰竭，因此在应用顺铂时必须给予充分的水化和利尿。顺铂的耳毒性作用会导致永久性的高频性耳聋。近年来碳铂有逐渐取代顺铂的可能，因为碳铂没有顺铂所致的肾毒和耳毒作用，但对骨髓的抑制较强。

（2）博来霉素：大量使用博来霉素可导致肺纤维化，特别是当病儿近期接受过多次胸部或纵隔的放射线照射时，此副作用更易出现，因此在应用博来霉素期间应尽量避免做胸部的 X 线检查和纵隔的放射治疗。对使用过博来霉素进行化疗的病孩，手术中应注意控制其吸入氧的浓度，即使其浓度低于 24%，并且防止过量的静脉补液，否则容易出现肺毛细血管渗漏综合征。

**（三）放疗**

小儿卵巢肿瘤如无性细胞瘤等对放射线极度敏感，但放疗可损害卵细胞，促进卵巢发生衰竭，故仅适用于作根治手术的患儿，以提高其生存率。放射治疗的剂量范围常在 25～60Gy，3～8 周内完成。

## 四、预后

良性卵巢生殖细胞瘤预后好。恶性肿瘤的预后与肿瘤分期有很大关系，对Ⅰ期病孩采用手术和术后化疗可使 2/3 病例获长期存活；对Ⅱ～Ⅲ期病孩因近年来采取手术、化疗和放疗三者联合治疗，也使 1/3 病孩取得了良好的疗效。

（沈亦逵）

# 第三十一章　消化道肿瘤

小儿消化道肿瘤较少见，其发病率远较身体其他部位为少，因缺乏特异性症状和明显体征，常易误诊。消化道肿瘤占小儿肿瘤约5%左右。

胃肠道各类组织均可发生恶性肿瘤。成人中胃肠道恶性肿瘤为常见恶性肿瘤，约占总数的30%~40%，小儿却少见，仅占3%，病因除遗传环境因素外，胃肠道腺瘤、息肉、尤其家族性胃肠道多发性息肉症可能为癌前病变，婴幼儿期发病的慢性溃疡性结肠炎也可于10年后发生恶变。小儿胃肠道恶性肿瘤在病理、临床表现和预后均与成人有所不同。

# 第一节　食　管　癌

## 一、概述

食管癌（esophageal carcinoma）小儿少见，多为个案报道，鳞状上皮癌较腺癌为多，未分化癌及肉瘤更少见。

## 二、诊断要点

诊断依赖内镜活检、刷检和细胞学检查。其分期依赖超声内镜和CT。

### （一）临床特点

（1）早期为胸骨后不适，间歇性吞咽困难，有异物感或吞咽痛。

（2）晚期90%有进行性吞咽困难，吞咽困难表示食管腔梗阻已超过其半径。50%有吞咽痛，胸骨后或背痛提示已侵入纵隔；常有隐性出血导致缺铁性贫血。音哑提示已累及喉返神经，骨痛提示骨转移，偶尔癌肿蚀及胸主动脉。

（3）体检一般无明显发现，但可有锁骨上及腋下淋巴结转移，肝肿大则已有肝转移。

**（二）特殊检查和辅助检查**

1．内镜检查　　食管癌以鳞癌为主，最常见内镜异常有 4 种：①表浅性糜烂性癌肿，有轻度凹陷病变，在红色黏膜内有灰色糜烂区，脆而有接触出血。②轻度隆起的斑块，黏膜表面粗糙呈颗粒状。③呈充血状，黏膜上有红色斑点。④小息肉样病变。早期鳞癌还可借内镜活检通道注入甲苯胺蓝和碘液作黏膜染色协助诊断。内镜活检确诊率可达 80% ~ 95%。刷检的阳性率可达 70% ~ 90%。

2．食管气钡造影　　食管气钡造影是诊断食管及贲门部肿瘤的重要手段之一，且方法简便，病人痛苦小。可见食管蠕动停顿或逆蠕动，食管壁局部僵硬不能充分扩张，食管黏膜皱襞增粗、紊乱、中断、迂曲和破坏，食管管腔狭窄，不规则充盈缺损，溃疡和瘘管形成以及狭窄上段食管扩张等。

3．其他检查　　如需进一步了解食管与邻近器官的关系和食管周围淋巴结的转移情况，可进行 CT、MRI、超声内镜等检查。CT 对癌肿分期的估计，其灵敏度为 80% ~ 100%，特异性为 80% ~ 100%，对有无侵及气管支气管的手术前估计也有用。MRI 的价值与 CT 相仿，但对纵隔淋巴结的检测，CT 及 MRI 分期均可有谬误。

超声内镜对肿瘤浸润的深度的诊断准确率为 87% ~ 95%。特异性为 50% ~ 54%。

**（三）食管癌的 TNM 分期**

见表 31-1。

表 31-1　食管癌 TNM 分期标准

| 原发癌（T） | 淋巴结（N） | 远处转移（M） |
| --- | --- | --- |
| Tis 原位癌 | Nx 区域性淋巴结无法估计 | Mx 有远处转移但无法估计 |

| 原发癌（T） | 淋巴结（N） | 远处转移（M） |
|---|---|---|
| $T_1$ 癌侵犯固有层或黏膜下层 | $N_0$ 无区域性淋巴结转移 | |
| $T_2$ 癌侵犯肌层 | $N_1$ 有区域性淋巴结转移 | $M_1$ 有远处转移 |
| $T_3$ 癌侵犯外层 | | |
| $T_4$ 癌侵犯邻近结构 | | |

| 分期 | | | |
|---|---|---|---|
| 0 | 原位癌 | $N_0$ | $M_0$ |
| Ⅰ | $T_1$ | $N_0$ | $M_0$ |
| ⅡA | $T_2$ | $N_0$ | $M_0$ |
| | $T_3$ | $N_0$ | $M_0$ |
| ⅡB | $T_1$ | $N_1$ | $M_0$ |
| | $T_2$ | $N_1$ | $M_0$ |
| Ⅲ | $T_3$ | $N_1$ | $M_0$ |
| | $T_4$ | $N_1$ | $M_0$ |
| Ⅳ | 任何 T | 任何 N | $M_1$ |

# 三、治疗要点

## （一）手术治疗

根据发病部位、病期及全身状况选择根治性食管切除术，食管造瘘或胃造瘘术。

## （二）放射治疗

对食管癌无法手术切除，旨在缓解吞咽困难者，可采用根治性放疗，外照射每周 5 日，0.8～2Gy/d，总量 60～66Gy。一年生存率为 6%，病变段 <5mm 者 5 年生存率为 17.7%。也有采用姑息性放

疗，总量 45～50Gy。单纯放疗者半数患者可获症状缓解 2 个月以上。并发症有放射性肺炎、肺纤维化、放射性脊髓炎。

### （三）化学治疗

常用化疗药物如氟尿嘧啶（5-Fu）、顺铂（CDDP），也有用丝裂霉素（MMC）替代顺铂、博莱霉素（BLM），部分缓解率为 50%。在气管隆突以上的食管鳞癌或术后复发有广泛转移者化、放疗为惟一治疗措施。

常用化疗方案有：

1. DF 方案　　顺铂（CDDP）30～50mg/m$^2$，第 1、第 8d，静脉滴注，需水化；5-Fu 750mg/m$^2$，第 2～6d，静脉滴注。3 周后重复给药，有效率可达 50%～80%，较常采用。

2. DM 方案　　甲氨蝶呤（MTX）200mg/m$^2$，第 1d，静脉滴注；CDDP 20mg/m$^2$，第 2～6d，静脉滴注。3 周后重复给药，有效率可达 70%。

3. DBV 方案　　CDDP 50mg/m$^2$，第 3、4d，静脉滴注，需水化；博来霉素（BLM）10mg/m$^2$，第 1、第 8d，静脉滴注；长春地辛（VDS）3mg/m$^2$，第 1、第 8d，静脉滴注。3 周后重复给药。适用于鳞癌，有效率可达 50% 左右。

4. TDF 方案　　紫杉醇 175mg/m$^2$，第 1d 静脉滴注；CDDP 15mg/m$^2$，第 1～5d 静脉滴注；5-Fu 750mg/m$^2$，第 1～5d，静脉持续滴注。4 周后重复给药。

# 第二节　胃　　癌

## 一、概述

胃癌（gastric carcinoma）小儿发病率低，占胃癌总病例数的 0.4% 左右。

1. 病因　　不明，发病机制有多因素，其中以幽门螺杆菌（HP）感染、饮食及遗传为主要因素。

（1）HP感染：WHO已将HP列为致癌原，其诱发胃癌的可能机制有：①HP感染引起慢性胃黏膜炎症，刺激上皮凋亡与增殖，构成一种内源性致突变原。②HP胃炎至萎缩和肠化生后，胃酸分泌减少有利胃内细菌生长并促进N-亚硝基化合物合成，HP本身也是硝酸盐还原菌，具有催化亚硝化作用，而N-亚硝基化合物是公认的致癌物。③HP的某些代谢产物对上皮细胞有直接转化作用。

（2）饮食因素：烟酒过度、缺乏新鲜蔬果、霉变、盐腌、熏烤等不良饮食习惯均会增加胃癌的危险性。

（3）遗传因素：胃癌有明显家族聚集倾向，家族发病率高于人群2~3倍。

2．病理分型　　胃癌按浸润深度分为早期胃癌和中晚期胃癌。

（1）早期胃癌：癌组织限于黏膜及黏膜下层，不论其面积大小与有无淋巴结转移，若仅限于黏膜者称黏膜内癌，侵及黏膜下层者称黏膜下层癌。

大体分型按日本内镜学会方法：

Ⅰ型（隆起型）。

Ⅱ型（表面型）：Ⅱa表面隆起型。

Ⅱb表面平坦型。

Ⅱc表面凹陷型。

Ⅲ型（凹陷型）。

混合型（Ⅱc＋Ⅲ，Ⅲ＋Ⅱc……．）。

（2）中晚期胃癌：癌组织侵及肌层称中期胃癌；侵及浆膜及浆膜以外称晚期胃癌。

大体类型多采用Borrmann分型：

Ⅰ型（息肉型）。

Ⅱ型（局限溃疡型）。

Ⅲ型（浸润溃疡型）。

Ⅳ型（弥漫浸润型）。

（3）病理组织学分类：按WHO分类为乳头状、管状、性和印戒细胞癌。国内分类：腺癌（高、中、低分化）、黏液腺癌、印戒细胞癌、硬癌、未分化癌和混合型癌。

3．临床病理分期　　临床病理分期可指导术后治疗及判断。采用胃癌 TNM 分类及临床分期（国外 0~Ⅳ期，国内Ⅰ期~Ⅳ期）。

（1）TNM 分类（见表 31-2）。

表 31-2　胃癌 TNM 分类

| | |
|---|---|
| T 原发肿瘤深度 | N$_0$ 无淋巴结转移 |
| Tis 原位癌 | N$_1$ 原发灶边缘以内的胃旁淋巴结 |
| T$_1$ 限于黏膜及黏膜下层 | N$_2$ 原发灶边缘以外的淋巴结 |
| T$_2$ 侵及肌层 | N$_3$ 远处淋巴结 |
| T$_3$ 侵及浆膜 | M 远处转移 |
| T$_4$ 穿透浆膜侵及邻近器官组织 | M$_0$ 无远处转移 |
| N 淋巴结累及 | M$_1$ 有远处转移 |

（2）临床分期与 TNM 分类的关系。

Ⅰ期：$T_1N_0M_0$。

Ⅱ期：$T_{2~3}N_{0~1}M_0$。

Ⅲ期：$T_{1~4}N_2M_0$ 和 $T_4N_{0~1}M_0$。

Ⅳ期：$T_{1~4}N_{0~3}M_1$ 和 $T_{1~4}N_3M_0$。

## 二、诊断要点

### （一）临床特点

（1）早期胃癌多无明显症状，随着病情发展，渐出现酷似胃炎、胃溃疡表现，晚期有消瘦、乏力、食欲减退、体重减轻、出血或腹部肿块、胃型的梗阻症状。

（2）上腹部深压痛不伴肌卫可能是惟一值得注意的体征。而上腹肿块、直肠前窝、脐部及锁骨上淋巴结肿大等均是晚期转移，但对诊治仍有意义。

### （二）影像学检查

（1）胃肠 X 线钡餐检查：双对比造影可检出早期病变，1～2cm 的黏膜内癌。早期胃癌隆起型可表现局限性充盈缺损，表面粗糙颗粒状；凹陷型为浅龛影，边缘呈锯齿状，底部不平，周围黏膜杵状中断或突然变窄。中晚期胃癌为息肉样缺损、溃疡龛影或浸润僵硬等。X 线诊断的敏感性为 80%，特异性为 90%。

（2）CT 检查：胃癌初步诊断确定后，CT 有助于确定远处的转移，但难于判断胃壁侵犯深度和淋巴结转移。

**（三）胃镜及活检**

胃镜诊断胃癌的敏感性为 96%，特异性为 99%。尤其是早期胃癌的确诊方法，常与 X 线检查互补。活检是诊断的必须步骤，活检标本 6 块以上阳性率可达 100%；困难时用染色方法帮助显示病变；黏膜"正常"或浸润者可用挖掘式活检或圈套活检方法。

**（四）超声内镜检查**

超声内镜可显示胃壁 5 层与周围 5cm 内的范围声学结构，有助估计浸润深度、胃旁淋巴结受累和皮革胃诊断。

**（五）其他**

胃液分析意义不大，血清胃蛋白酶原、肿瘤标志物及单克隆抗体等免疫检测的特异性不强。

## 三、治疗要点

**（一）手术治疗**

手术切除胃癌及受累淋巴结是目前惟一有治愈可能的治疗方法，故除非不能耐受手术或远处转移，否则皆应剖腹并力争根治。有时即使有远处转移，如锁骨上淋巴结转移，但患者伴有幽门梗阻、穿孔等并发症而一般情况尚能耐受手术者，亦应予以姑息性手术，以缓解症状，减轻痛苦。

**（二）化疗**

适于手术的辅助治疗及晚期胃癌不能手术者，以降低术后复发率及延长生存期。常用化疗方案如下：

1. **FAM 方案**　　丝裂霉素（MMC）10mg/m², 第 1d, 静脉注

射；阿霉素（ADM）20mg/m²，第1、第8d，静脉注射或静脉滴注；5-Fu 300mg/m²，第2～6d，静脉滴注。4周后重复。不良反应以骨髓抑制为主。

2．FAP方案　　表阿霉素（Epirubicin）40mg/m²，第1d，静脉注射；CDDP 20mg/m²，第1～5d，静脉滴注；5-Fu 500mg/m²，第1～5d，静脉滴注，安全有效。

3．FAMTX方案　　MTX 1.5g/m²，第1d，静脉滴注1h；5-Fu 1.5g/m²，第1d，静脉滴注；亚叶酸钙（CF）30mg/m²（MTX滴完后6h开始），肌肉注射，q6h×8次；ADM 30mg/m²，第15d，静脉滴注。每4周重复1疗程。疗效率在30%～50%。

4．EAP方案　　依托泊甙（VP-16）120mg/m²，第4～6d，静脉滴注；ADM20mg/m²，第1、第7d，静脉注射；CDDP40mg/m²，第2、第8d，静脉滴注。

5．ELF方案　　VP-16 120mg/m²，第1～3d，静脉滴注；CF 200mg/m²，第1～3d，静脉滴注；5-Fu 500mg/m²，第1～3d，静脉滴注。每3周重复1次，耐受性好。

6．UFTM方案　　优福定（UFT）200mg，3/d，口服；MMC 10～20mg，静脉推注，每3周1次，6周为1个疗程。UFT也可以5'DFUR（去氧氟尿苷）替代，200mg，4/d，口服。

其他治疗方法：中药治疗、放射治疗及生物治疗均可作辅助用。

# 第三节　结肠直肠癌

## 一、概述

结肠直肠癌（colorectal carcinoma）为儿童期胃肠道肿瘤中较多见的恶性肿瘤，占小儿胃肠道癌肿的80%以上。小儿结肠直肠癌可分布于结肠各个部分。

1．病因　　①基因的变化：分子生物学研究示结肠直肠癌是多基因、多步骤的致癌过程，包括原癌基因的激活，肿瘤抑制基因的失活，瘤细胞的克隆扩增，肿瘤发生时细胞呈多样性。②饮食、营养因素：流行病学研究示，食物中脂肪、肉食和纤维与结-直肠癌关系最密切：食物中动物脂肪与结肠癌发病率呈正相关，高胆固醇食物和以后发生肿瘤者也明显相关；食物纤维有保护作用；矿物质如钙有抑制脂质过氧化作用，保护肠黏膜免受损害；硒有防止自由基损伤组织的作用，结肠癌患者硒常低；食物中高叶酸可减低结-直肠癌的发生；生大蒜、洋葱可抑制肿瘤的发生，预防前致癌物质的激活；酗酒也是结-直肠癌的危险因素。

2. 病理

（1）大体病理：①溃疡型。②菜花型。③狭窄型。④弥漫浸润型。

（2）组织学分类：①腺癌占 75% ~ 85%。②黏液腺癌占 10% ~ 29%。③鳞癌、腺鳞癌少见。根据其程度可分为高、中、低度恶性，多数腺癌分化良好。

（3）结-直肠癌的分期：根据其浸润深度进行分期有 Dukes 分期法和 TNM 分期法（表 31-3）。

表 31-3　结-直肠癌的 Dukes 和 TNM 分期

| Dukes 分期 | |
| --- | --- |
| 原位癌（重度异型增生） | 位于黏膜内未穿透黏膜肌层 |
| Dukes A 期 | 侵入黏膜下层但未至肌层 |
| Dukes $B_1$ 期 | 侵入肌层 |
| $B_2$ 期 | 穿透肌层至浆膜层 |
| Dukes C 期 | 侵犯局部淋巴结 |
| $C_1$ 期 | 有 4 个以下淋巴结累及 |
| $C_2$ 期 | 有 4 个以上淋巴结累及 |
| Dukes D 期 | 有远处转移（肝、骨） |

| TNM 分期 |
| --- |

**T**

Tis　原位癌

$T_1$　侵犯黏膜及黏膜下层，相当于 Dukes A 期

$T_2$　侵及肌层，相当于 Dukes B 期

$T_3$　侵及浆膜层或直肠周围组织，相当于 Dukes$B_2$ 期

$T_4$　已侵犯邻近器官组织，相当于 Dukes$B_3$ 期

**N**

$N_0$　淋巴结未累及

$N_1$　1～3 个局部淋巴结转移（Dukes $C_1$）

$N_2$　3 个以上局部淋巴结转移（Dukes $C_2$）

$N_3$　沿一根主要血管走向转移

**M**

$M_0$　无远处转移

$M_1$　有远处转移

转移途径：主要是淋巴转移，也有血行转移、直接浸润和播散。

## 二、诊断要点

### （一）临床特点

（1）排便习惯改变：因癌肿及其分泌物刺激引起排便次数增加、稀便，随后可有泻秘交替出现，最后有腹胀、解便困难、腹痛、肠梗阻。

（2）出血：直-乙结肠癌易有血便，大便隐血试验阳性。

（3）消耗症状：发热、纳减、消瘦、乏力、贫血等。

（4）腹部肿块：有腹部肿块者为晚期表现。

（5）浸润邻近器官引起的症状：侵犯直肠有里急后重；穿透膀胱有尿频、尿急；侵犯阴道可引起内瘘；浸润盆腔可引起腰骶部的酸痛、坠胀感。

**（二）特殊检查和辅助检查**

（1）直肠指检：是诊断直肠癌最主要的方法。对直肠癌的诊断率为 70%～80% 以上。

（2）纤维结肠镜：可在直视下观察病灶情况，并能取活检作病理诊断。是有效、安全、可靠的检查方法。

（3）X 线检查：气钡对比造影可显示充盈缺损、肠壁僵直龛影、环形狭窄。

（4）腹部 CT 和超声检查：可观察肝脏及腹腔内的转移情况，为手术前的必备措施。

（5）实验室检查：大便隐血试验可作为大肠癌普查初筛方法和结肠疾病的常规检查；血清肿瘤标志物检测对早期结-直肠癌的诊断无价值，只适用于术后随访，降而复升提示有复发。

## 三、治疗要点

**（一）手术治疗**

1. 结肠癌　　手术方式取决于癌肿的部位、大小、浸润深度，至少需切除距癌肿边缘上、下各 5cm 的肠段，包括局部淋巴结。

2. 直肠癌　　手术方式主要根据肿瘤部位而定。主要有直肠、肛管完全切除并行永久性人工肛门和保留肛门括约肌功能的直肠部分切除术。

**（二）化疗**

多采用联合化疗，常用化疗方案如下：

1. MOF 方案　　甲环亚硝脲（Me-CCNU）175mg/m$^2$，第 1d，口服，8 周重复；长春新碱（VCR）1mg/m$^2$，第 1d，静脉注射，4 周后重复；5-Fu 350mg/m$^2$，第 1～5d 静脉滴注，4 周后重复。

2. 5-Fu＋左旋米唑方案　　5-Fu 450mg/m$^2$，第 1～5d，静脉滴

注；28d 后每周注射 1 次；左旋米唑 50mg，第 1～3d 口服，3/d，每 2 周重复给药。适用于术后辅助化疗。5-Fu 也可改为优福定（UFT）200mg，3/d，口服 2 个月，宜于门诊患者。

3．5-Fu + CF 方案　　先用 CF 200mg/m$^2$，第 1～5d 静脉注射，每月重复 1 次；5-Fu 500mg/m$^2$，第 1～5d 静脉滴注，维持 8h。

### （三）放射治疗

手术和放射的综合治疗效果较好，包括术前放射、术中放射、术后放射，对晚期直肠癌以及有手术禁忌证者，应用姑息性放疗常有满意疗效。

# 第四节　直肠结肠息肉

## 一、概述

消化道良性肿瘤种类较多，但均较少见。小儿消化道良性肿瘤中除直肠结肠息肉较常见外，其他如食管平滑肌瘤、胃平滑肌瘤、胃血管瘤、胃畸胎瘤、神经源性肿瘤、纤维瘤、胃腺瘤、小肠腺瘤及息肉、黑色素斑点-胃肠道多发性息肉综合征、小肠血管瘤、遗传性出血性毛细血管扩张症、小肠平滑肌瘤等均较少见。

直肠结肠息肉（rectocolonic polypus）为小儿外科中最常见的疾病，发病年龄多为 2～8 岁，高峰在 4～7 岁之间。男：女约 2：1，90% 以上位于乙状结肠或直肠。

病因未明，可能与以下因素有关：①遗传因素。②胚胎组织错构：组织学研究认为小儿肠道息肉并非真正肿瘤而是一种错构瘤。③炎性病变：有证据表明炎症能助长结肠黏膜生长为假性腺瘤，肠道炎症可致黏膜肥厚，表面发生肉芽种状或息肉状炎性局限性增殖，寄生虫性炎症也可导致息肉形成。结肠黏膜的炎性改变是发病的一个重要因素。④慢性刺激：便秘、粪石和含粗糙物质的粪便可对直肠黏膜经常摩擦，这种慢性刺激可引起黏膜表皮及腺上皮和其下组织的局限性增生，逐渐增大，形成肿瘤。随着肠蠕动的牵拉作用，将附着于息肉之黏膜逐渐拉长，便成为有蒂息肉。⑤病毒感染：有报告在单个或多发息肉可找到含有脱氧核糖核酸的胞质包涵体，这种包涵体也曾在病毒引起的传染性软疣中找到，提示病毒感染也可能是息肉病因之一。

小儿直肠结肠息肉病理类型：可分为：①腺瘤。②肉芽肿。以腺瘤多见，多为良性，罕见恶变。

## 二、诊断要点

1. 临床特点

（1）无痛性慢性便血：是小儿直肠及结肠息肉的主要症状，便血发生在排便终了时，一般多在粪便的表面有一条血迹，呈鲜红色，不与粪便相混，量较少，少数病例排便后自肛门滴数滴鲜血。有时在粪便的血迹处，可见一条状压痕，为息肉压迫粪便所致。

（2）息肉脱垂：有时便后可有红色肿物脱出肛门外，即为息肉脱垂。由于息肉脱落引起的大量出血罕见。

2. 诊断方法　　有直肠指诊、纤维结肠镜检查、乙状结肠镜检查，钡灌对比造影对乙状结肠近端、降结肠以上的高位息肉检查价值较大，可见散在或成群的充盈缺损或息肉影。

## 三、治疗要点

1. 手法摘除　　低位、细长蒂直肠息肉可行手法摘除。手术切除或内镜下电灼切除术。

2. 结扎切除术　　低位长蒂息肉在直肠镜下可以脱出肛门外，结扎切除。

3. 纤维结肠镜电灼术　　纤维结肠镜可以检查直肠、结肠之散发性息肉并给予烧灼切除。

4. 剖腹息肉切除术　　息肉高位于 20cm 以上或某一肠段多发或无纤维结肠镜设备者，可以剖腹切开肠壁摘除息肉。

5. 肠切除吻合术　　如多发性息肉有恶变可能者，应行肠切除吻合术。

（钟纪茵）

# 第三十二章　小儿鼻咽癌

## 一、概述

鼻咽癌（nasopharyngeal carcinoma，NPC）是我国南方常见的恶性肿瘤，主要见于成人，小儿少见。

1. 发病率　　小儿鼻咽癌发病较少，国内报道 14 岁以下儿童占所有鼻咽癌患者的 0.1%，其中男∶女为 2.4∶1。而发病年龄最小为 3 岁（前四川医学院，1959 年）。

2. 发病因素　　鼻咽癌的发病因素是多方面的。多年来临床观察及实验研究表明，以下因素与鼻咽癌的发生有密切关系。

（1）遗传因素：首先鼻咽癌患者有家族聚集现象，许多鼻咽癌患者有家族患癌病史。鼻咽癌有垂直和水平家族发生倾向，其次有种族易感性。鼻咽癌主要见于黄种人，少见于白种人；发病率高的民族，移居他处，其后裔仍有较高的发病率。另外通过免疫遗传标记的观察发现高发鼻咽癌的人群淋巴细胞有单型 $A_2$-Bsin2 抗原存在，其患鼻咽癌的相对危险性增加了 1.97 倍。

（2）病毒感染：现已公认 EB（Epstein-Barr）病毒与鼻咽癌的发生有密切的关系。除 EB 病毒以外，其他病毒对鼻咽癌发生也可能有协同作用，比如冠状病毒、乳头状瘤病毒等。

（3）环境因素：移居美国的广东人其发病率是当地人群的数十倍，但其后代的发病率却明显地下降。另外流行病调查发现广东地区饮食中有很多是可以肯定的致癌物质，比如咸鱼、腊味食品、腌制食品等。

（4）微量元素：广东高发鼻咽癌的地区，其大米中镍的含量要高于低发区。且动物实验也证明镍对鼻咽癌的发病具有一定作用。

3．病理　　按照 1988 年制定的《鼻咽癌诊治规范》提出以下分类方法。

（1）原位癌：上皮细胞有癌变，但基底膜完整。

（2）浸润癌：分为微小浸润癌，鳞状细胞癌，腺癌，泡状细胞癌和未分化癌。其中以鳞状细胞癌为主，小儿低分化癌占 39.21%，鳞癌Ⅲ级占 27.45%。另外大圆细胞癌占 19.61%，未分化癌占 3.92%。

鼻咽癌的原发病变部位：鼻咽癌多发于鼻咽顶后壁，其次为侧壁，极少发生于前壁及底壁。

## 二、诊断要点

早期发现是诊断和治疗的关键。

### （一）临床特点

1．临床表现　　溃疡和菜花型此症状较常见血性涕和鼻出血，黏膜下型者则涕血少见。肿瘤如果压迫咽鼓管咽口侧会使鼓室形成负压，出现渗出性中耳炎的症状和体征：耳鸣、听力下降等。肿瘤浸润至后鼻孔区可致机械性堵塞，导致鼻塞，还可有头痛等症状。另外肿瘤如果转移颈部，则颈部可出现肿块。由于小儿的特殊性，头痛、鼻塞、耳鸣和涕血等症状容易被忽略，反而常常以颈部包块来就诊的居多，占 72.55%，发现有淋巴结转移的占 92.16%，而且双侧多于单侧。小儿出现以上症状后，应及时进行纤维鼻咽镜检查、进行活检，对临床活检阴性的患儿应密切随访及多次活检，以免漏诊。

2．检查

（1）前鼻镜检查只有少数病例可发现长入鼻腔的肿物。

（2）间接鼻咽镜可以检查鼻咽部，并可以活检。纤维鼻咽镜检查，可以仔细检查、录像及活检。

### （二）辅助检查

（1）病理检查：可以在鼻咽部活检，也可以在颈部淋巴结取活检。

（2）X 线检查：可判断有无颅底骨质破坏。

（3）CT 扫描检查：CT 检查可了解鼻咽部软组织及骨性组织的变化，常常表现为一侧的隆起或解剖结构混乱，较晚期的患儿可出现颅底骨的破坏。

（4）MRI 检查：对复发的肿瘤具有较好的作用。

（5）EB 病毒血清抗体：鼻咽癌患儿血清中以 EB 病毒壳抗原-IgA 抗体（VCA-IgA）升高最显著。检查有助于诊断，可以作为随访和初步筛查的方法。

**（三）鉴别诊断**

由于小儿腺样体仍未萎缩，故进行鼻咽部检查时很难将早期的鼻咽癌同腺样体相鉴别，进行诊断时常需要综合考虑患儿有无长期的头痛、耳鸣等症状，有无颅神经损害症状，结合 CT 进行鉴别。如考虑鼻咽癌的可能性大应反复取活检。

另外同鼻咽纤维血管瘤鉴别也非常重要。

**（四）临床分期**

（1）鼻咽癌临床分期国内一直采用成人的标准进行分期，其分期标准是 TNM 分期（1988）。

T：原发癌。

$T_0$：未见原发癌。

$T_1$：肿瘤局限于鼻咽腔或两壁交界处的局限病灶。

$T_2$：肿瘤侵犯两壁以上，但未超腔。

$T_3$：原发超腔，有颅神经侵犯或颅底骨破坏。

$T_4$：有 $T_3$ 的两项以上者。

N：颈淋巴结。

$N_0$：未摸到颈部淋巴结肿大。

$N_1$：颈深上组活动的肿大淋巴结肿块（3cm×3cm 作参考）。

$N_2$：颈深上部以下至锁骨上有淋巴结转移，或肿大淋巴活动受限或固定。

568

$N_3$：颈肿大淋巴结大于 8cm×8cm，或锁骨上窝有转移。

M：远处转移。

$M_0$：远处没有转移。

$M_1$：有客观指标证实远处转移。

（2）临床分期组合

Ⅰ期：$T_1N_0M_0$。

Ⅱ期：$T_2N_0M_0$，$T_0N_1M_0$。

Ⅲ期：$T_3N_0M_0$，$T_3N_1M_0$，$T_{0\sim3}N_2M_0$。

Ⅳ期：$T_4N_0M_0$，$T_4N_1M_0$，$T_4N_2M_0$，$T_{0\sim4}N_3M_0$，$M_1$。

（3）国外使用较多的 UICC 分期方法（1987）介绍如下：

鼻咽部解剖部位和亚部位：

1）后上壁：硬腭和软腭连接水平至颅底。

2）侧壁：包括咽隐窝。

3）下壁：由软腭的上表面组成。

4）区域淋巴结：指颈部淋巴结。

（4）TNM 临床分类

T：原发肿瘤。

$T_X$：原发肿瘤不能确定。

$T_0$：无原发肿瘤之证据。

Tis：原位癌。

$T_1$：肿瘤局限在鼻咽部一个亚解剖区域。

$T_2$：肿瘤侵犯一个以上鼻咽亚解剖的部位。

$T_3$：肿瘤侵犯鼻腔和/或口咽。

$T_4$：肿瘤侵犯颅底和/或颅神经。

N：区域淋巴结。

$N_0$：无区域淋巴结转移。

$N_1$：同侧单个淋巴结转移，最大直径等于或小于 3cm。

$N_2$：同侧单个淋巴结转移，最大径大于 3cm，不超过 6cm；或同侧多个淋巴结转移，最大径没有一个超过 6cm；或双侧或对侧淋巴结转移，最大径没有一个大于 6cm。

$N_3$：淋巴结转移最大径大于 6cm。

M：远处转移。

$M_0$：无远处转移。

$M_1$：有远处转移。

分期：

0 期：$TisN_0M_0$。

Ⅰ 期：$T_1N_0M_0$。

Ⅱ 期：$T_2N_0M_0$。

Ⅲ 期：$T_1N_1M_0$，$T_2N_1M_0$，$T_3N_{0\sim1}M_0$。

Ⅳ 期：$T_4N_{0\sim1}M_0$。

　　　$T_{1\sim4}N_{2\sim3}M_0$。

　　　$T_{1\sim4}N_{1\sim3}M_1$。

## 三、治疗要点

鼻咽癌大多对放射治疗具有中度敏感，但是对于较高分化癌，病程较晚以及放疗后复发的病例，手术切除和化学治疗也不可缺少。

1. 放射治疗　　一般采用直线加速器的高能 X 线作外照射较好。对于外照射后的残存肿瘤，可以用 X 线体腔管或后装腔内作补充治疗。经过长期随诊，放射治疗总剂量应不少于 50Gy。由于生长发育期的儿童在接受大剂量放疗后，可引起生长发育障碍以及内分泌紊乱。放疗时，可以辅助应用刺激淋巴细胞转化作用的扁豆、商陆等免疫增强剂。

2. 化学治疗　　目前在小儿中应用较少。但对晚期（Ⅳ期）或有远处转移的 $M_1$ 病例，可以化疗为主，达到姑息治疗，以提高生存质量和延长生存期。常用药物如顺铂（DDP）、氟尿嘧啶（5-FU）、表阿霉素（EPI）、异环磷酰胺（IFO）等有一定疗效，常用化疗方案有 DF（DDP + 5-FU）方案，见表 32-1。

表 32-1  DF 方案

| 药物 | 剂量 | 给药途径 | 给药时间 | 给药间隔 |
|------|------|----------|----------|----------|
| 顺铂（DDP） | 20mg/m² | 静滴 | 第 1 ~ 5 天 | 每 3 ~ 4 周重复疗程 |
| 氟尿嘧啶（5-FU） | 500mg/m² | 静滴 | 第 1 ~ 5 天 | |

## 四、预后

　　小儿鼻咽癌预后同临床分期、病理情况及免疫状态有关。5 年生存率为 50% 左右。治疗后低分化鳞癌平均生存 21.7 个月；未分化癌平均生存 15.3 个月。肿瘤局限于鼻咽部者预后较好，颅底破坏者预后较差，有颈淋巴结转移者预后较差。上组转移组优于下组转移组，如转移至锁骨上者，5 年和 10 年生存率分别为 27% 和 6%；转移淋巴结大小也影响预后，颈部肿块大于 8cm 者，5 年生存率只有 11.11%。10 年内鼻咽癌复发率为 18.43%，颈淋巴结复发率为 16.12%。如果发现有复发应再次放疗。

（陈少华）

# 第三十三章　软组织肉瘤

## 第一节　横纹肌肉瘤

### 一、概述

横纹肌肉瘤是起源于横纹肌的恶性肿瘤，发病率较高，多见于儿童期病例。世界卫生组织（WHO）将横纹肌肉瘤分为 3 型：胚胎型、腺泡型和多形型。发病年龄分为 3 个阶段，各期有所不同。婴幼儿以泌尿生殖器的葡萄状胚胎型横纹肌肉瘤多见，青少年头颈及躯干部腺泡型肉瘤多见，而成年及老年人多发于肢体、臂、肩胛等肌肉丰富部位，并以多形型居多。

横纹肌肉瘤在儿童恶性实体肿瘤中占 10%，是最常见的儿童软组织肉瘤。成人发病较儿童少见，但也占软组织肉瘤的 13.5%，居第三位。

胚胎型横纹肌肉瘤占横纹肌肉瘤的 2/3，平均年龄 5 岁。Maurer 报道小于 10 岁者为 63%。男女发病相近。Miller 等曾统计 1 170 例横纹肌肉瘤的患儿，年龄分布呈现两个高峰。即出生后及少年后期。Hajdu 于 1979 年报道近半数胚胎型横纹肌肉瘤发生于头颈部，其余位于四肢、内脏和躯干。头颈部常见于眼眶、鼻咽、耳道。泌尿生殖系发生的肿瘤见于膀胱、阴道、睾丸、前列腺等处。也有报道发生于胃肠道、肺、心、脑等处。

腺泡型横纹肌肉瘤多见于青少年，男多于女。恶性程度高，生长迅速，预后差。主要发生于四肢、头颈、躯干、会阴、睾丸鞘膜。

多形型横纹肌肉瘤主要发生于成人。多数病例发生在四肢及躯干，尤其是股四头肌、内收肌、半膜肌、肱二头肌处，颈部较少发生。

## 二、诊断要点
### （一）临床表现

1. 胚胎型横纹肌肉瘤　　病程较短，多在半年内就诊。主要症状为疼痛性肿块或无痛性肿块，出现疼痛时常难以与急、慢性炎症鉴别。皮肤表面可红肿、有粘连，局部温度稍高。肿瘤生长较快，可伴有皮肤破溃出血。肿瘤大小不一，以 10～19cm 多见。多数肿瘤质硬，就诊时有 3/4 的病例肿块固定。头颈部可有眼球突出、鼻衄、血性分泌物，吞咽、呼吸障碍。泌尿生殖系统肿瘤表现为阴道血性分泌物、血尿、尿潴留、尿路感染。直肠指诊可触及盆腔肿块，并可浸润盆腔脏器，转移至腹膜后淋巴结。除区域性淋巴结肿大外，晚期病例多有血行转移。

2. 腺泡型横纹肌肉瘤　　恶性程度很高，病程进展快。常位于深部软组织及眼眶。除肿块外，可因侵犯周围组织器官产生疼痛和压迫症状，侵犯神经时引起剧烈疼痛及感觉障碍。也可见到皮肤水肿及溃破。多数病例早期即出现淋巴结转移，血行播散常至肺。

3. 多形型横纹肌肉瘤　　多发生在人体肌肉较多部位，以下肢、躯干常见。肿瘤常浸润至假包膜外，在肌肉间隔较远的部位形成多个结节。病程长短不一，多在一年内诊断治疗，但也有个别病例长达 20 年以上。肿块有痛或无痛性。肿瘤位于肌肉内，边界多不清楚，肌肉放松后边界较清。此型特点为肿瘤常较大，多在 5～10cm，也有达 30cm 者。肿块质较硬，但少数质软，呈囊性。常侵犯表面皮肤，并有局部温度高，粘连，破溃及出血。与其他深在部位肉瘤有所不同。多形型横纹肌肉瘤也可出现淋巴结转移，其淋巴结转移率仅次于滑膜肉瘤。

横纹肌肉瘤恶性程度高，儿童病例多数易出现淋巴及血道转移。半数病例可发生远处转移至肺及淋巴结，所以横纹肌肉瘤属高度恶性肉瘤。

（二）影像学检查

1. X 线检查　　头颈部应摄颅底片，了解有无骨质破坏。上颌窦、眼眶断层摄片显示肿瘤大小及骨质有无破坏。静脉肾盂造影可发现膀胱内不规则充盈缺损、肾盂积水及输尿管扩张征象。肢体及躯干部 X 线摄片，可了解肿瘤内有无钙化，骨质有无破坏。胸部 X 线片应视为常规检查。

2. B 型超声波提示肿瘤性质、部位、大小及范围。

3. CT、MRI 和 PET 检查　　能对各部位肿瘤准确定位，尤适于腹腔、盆腔及颅内、头颈部肿瘤。PET 是目前早期诊断的最佳技术。

（三）病理检查

1. 肉眼观察　　肿瘤有明显境界，但无真正包膜，质地较软或胶样，切面灰白色或红色，瘤内常见出血、坏死。肿瘤边缘有浸润性反应区。发生于脏器的肿瘤呈水肿样、质地软、息肉状或葡萄状。

2. 显微镜观察　　①胚胎型横纹肌肉瘤的细胞成分为横纹肌母细胞及原始间叶细胞，其中有疏松排列的星形及小棱形细胞。胞浆深染伊红色，细胞核染色深。②腺泡型横纹肌肉瘤由横纹肌母细胞和大圆细胞组成。细胞常呈裂隙状索条样生长，似腺泡状，也有呈弥漫状或巢状排列。③多形型横纹肌肉瘤由较大的带状、网球拍状的多形细胞、巨核大圆细胞和多核瘤巨细胞构成。细胞核不规则，染色深，分裂相多见。

3. 免疫组化　　近年免疫组织化学标记对于横纹肌肉瘤的诊断很有帮助，肌球蛋白、结蛋白（Desmin）常为肿瘤标记物。有报道 60 例横纹肌肉瘤的免疫组织化学研究发现，肌球蛋白是诊断横纹肌肉瘤的特异性标志，阳性率达 100%。

超微结构观察分化程度较高的肿瘤细胞，可见到 Z 线；在分化程度低的细胞内只见稀疏的细致丝网。

（四）鉴别诊断

应注意与发生于儿童、青年的分化不良的圆形与梭形细胞肉瘤鉴别，包括神经母细胞瘤、神经上皮瘤、Ewing 氏肉瘤、分化不良血管肉瘤、滑膜肉瘤、恶性黑色素瘤、颗粒细胞肉瘤与恶性淋巴瘤等。

### (五) 临床分期

目前多采用美国横纹肌肉瘤研究组（IRS）分期法。

Ⅰ期：肿瘤局限，完全切除，区域淋巴结未累及。

Ⅰa：肿瘤限于原发肌肉和脏器。

Ⅰb：肿瘤浸润至原发灶外。

Ⅱ期：肿瘤局限、肉眼观察完全切除。

Ⅱa：原发肿瘤切除，但镜下残留肿瘤、区域淋巴结阴性。

Ⅱb：原发肿瘤切除，无镜下肿瘤残留，区域淋巴结阳性。

Ⅲ期：未完全切除或仅活检，原发灶或区域淋巴结有镜下残留。

Ⅲa：切除或活检少于肿瘤的 50%。

Ⅲb：切除超过肿瘤的 50%。

Ⅳ期：诊断时已有远处转移。

UICC 提出的儿童横纹肌肉瘤术前 TNM 临床分期系统类型是：

$T_1$：肿瘤局限于来源器官或组织：a 体积 $\leqslant 5cm^3$；b 体积 $> 5cm^3$。

$T_2$：肿瘤侵犯邻近器官或结构：a 体积 $\leqslant 5cm^3$；b 体积 $> 5cm^3$。

$N_0$：无侵犯区域性淋巴结的临床或放射学证据（无组织学证明）。

$N_1$：临床或放射学证明区域性淋巴结受侵犯。

$M_0$：临床放射学或骨髓检查无远处转移。

$M_1$：证明有远处转移。

### 三、治疗要点

横纹肌肉瘤的治疗要依据肿瘤部位、年龄、分期、分型等因素决定。

1. **手术治疗**　　应对原发肿瘤行广泛切除术，范围尽可能包括周围正常组织。首次治疗者应尽可能在冰冻切片活检监视下手术切除。手术范围必须强调包括肿瘤所在区域的全部肌肉。肢体肉瘤要行起止点切除。对根治性手术的实施，目前尚有争论，但根治性手术彻底与否是预后的重要因素。如果首次手术切除不彻底，切缘阳性，需及时行补充广泛切除。如不能手术，则需加用放疗或化疗。较大的肿瘤及位于深部组织如鼻腔、咽喉、盆腔等处肿瘤，常需行放疗或化疗后再考虑手术。放疗剂量 4 500～5 000cGy/5 周，手术应在放疗后 3 周实施，以免粘连严重，造成手术困难。对于侵犯血管、神经的病例，以往多截肢，但疗效也非理想。如术前用动脉插管化疗，氮芥 3～4mg，每日 1 次，总量 30～45mg，化疗两周后手术，术后用内照射或外照射，可能挽救肢体。近年来多用阿霉素 30mg，每日 1 次，连续 3 天，也有效果良好的病例。临床经验提示，如果化疗后两周，肿瘤未见明显缩小，疗效则不佳。此时可考虑术前放疗后再手术。截肢的病例逐年下降，只有各种综合治疗手段无法达到目的时，才考虑截肢。如若截肢，应在肿瘤区肌肉起点以上，否则很易复发转移。为提高生存质量，手术时尽可能保留组织器官功能。如眼眶肿瘤活检后以放疗和化疗为主。不应首选眼眶内容物摘除术。盆腔手术中，对子宫切除、膀胱切除、阴道切除等也需考虑适度。

肿瘤伴有淋巴转移时，应行肿瘤切除及淋巴结清扫。头颈部肿瘤较少发生颈淋巴瘤转移，一般不行常规清扫。泌尿生殖系肿瘤约 20% 发生腹膜后淋巴结转移及主动脉旁淋巴结转移，同侧腹膜后及腹主动脉旁清扫应列为常规，同时需探查对侧。如对侧探查阴性，不必清扫。

2. **放疗**　　以上已述术前或术后的放疗问题。关于放射治疗剂量应根据年龄、部位选择应用，有效剂量不应小于 4 000cGy，放射野应包括瘤床及周围 2～5cm 的正常组织。术后补充放疗根据分期部位决定，位于前列腺、尿道、膀胱处的肿瘤，术后应予放疗，剂量相对增加。

3. 化疗　　化疗在横纹肌肉瘤治疗中很重要。生存率的提高与化疗方案的选择及疗程有关。多数学者认为所有病例均应化疗。儿童化疗要根据分期掌握，最常用化疗方案为 VAC 方案：

（1）Ⅰ期：VAC 方案（术后不需放疗）。

长春新碱（VCR）：$2mg/m^2$，静脉注射，每周 1 次，3 个月为 1 疗程。

放线菌素 D（ACTD）：$15\mu g/(kg\cdot d)$，静脉滴注，第 1～5 天，于第 12、24、36、48 周重复。

环磷酰胺（CTX）：$2.5mg/(kg\cdot d)$，口服，连续 2 年。如病情允许，可坚持 1～2 年。

（2）Ⅱ期：术后瘤床放疗，并用下列方案。

VCR：$2mg/m^2$，静脉注射，每周 1 次，连续 6 次 1 个疗程，共 6 个疗程，时间不少于 48 周。

ACTD：$15\mu g/(kg\cdot d)$，静脉滴注，连续 5 天为 1 个疗程；每 3 个月重复，共 5 个疗程。

（3）Ⅲ及Ⅳ期：给予冲击剂量 VAC 方案。

VCR：$2mg/m^2$，每周 1 次，静脉注射，连续 12 周。

ACTD：$15\mu g/(kg\cdot d)$，静脉滴注，连续 5 天。

CTX：$10mg/(kg\cdot d)$，口服，连续 3 天。

第 21、42 和 63 天给环磷酰胺 $20mg/kg$，静脉注射。

第 12 周开始应用下列药物，每 4 周重复，持续 2 年。

VCR：$2mg/m^2$，静脉注射，疗程前 1 天和第 4 天。

ACTD：$15\mu g/(kg\cdot d)$，静脉滴注，第 1～5 天。

CTX：$10mg/(kg\cdot d)$，静脉注射，第 1～3 天。

综合治疗目前是国际广泛采用的手段，有学者强调Ⅰ期患者化疗无效，各期化疗方案也有所不同，VAC 方案一定坚持 2 年才有疗效。近年来阿霉素、DDP、VP-16 也用于化疗，但疗效不肯定，如 Maurer 等于 1988 年提出阿霉素在Ⅲ期、Ⅳ期病例中无明显作用。

今后综合治疗的方案仍在探索组合中。

**四、预后**

预后与肿瘤部位、分期、分型、治疗密切相关。眼眶部横纹肌肉瘤预后最好，各期 3 年无复发率可达 90%，泌尿生殖系肿瘤预后较好，胚胎型预后较好，腺泡型生长迅速，易经淋巴道转移，预后最差。而多形型属于预后不良的组织类型，预后极差。

# 第二节　平滑肌肉瘤

平滑肌肉瘤在软组织肉瘤中居第 7 位，病因尚不清楚，儿童少见，近年来由于广泛应用化疗药物治疗恶性肿瘤，此病以化疗引起的第二肿瘤出现而引起重视。肿瘤可发生于皮肤和皮下、腹膜后及四肢深部软组织，这 3 种不同部位的平滑肌肉瘤的病理表现虽然相同，但其临床表现与生物学行为，截然不同。以下介绍 3 种平滑肌肉瘤诊治要点。

## 皮肤与皮下平滑肌肉瘤

### 一、诊断要点

1. 临床特点　　此种肿瘤多发生于四肢伸侧，以大腿与膝部多见。分为两种：一种位于皮内（皮肤），可侵及皮下组织，其体积较小，平均小于 $2cm^3$，表现皮肤变色，凹陷或形成溃疡；另一种皮下组织肿瘤，生长较快，体积较大，皮肤隆起。两种肿瘤均有明显疼痛。

2. 病理特点　　肿瘤呈灰白色、漩涡状。位于皮肤内的肿瘤，由于肿瘤的束状表现和周围的胶原、立毛肌混在一起，而边界不清。皮下肿瘤与之相反，为局限性，似有假包囊。可见出血、坏死与囊性变。

镜下见肿瘤细胞长，胞浆丰富、粉红色或深红色。核位于中央，两端钝圆，形如"雪茄"。有些细胞，在核的一端可见空泡，致使该处核出现凹陷。高度分化肿瘤包含大量方向一致的肌原纤维，并见大量纵向而平行的纤维丝。低度分化肿瘤的核较大，染色深，且不在细胞中央，常见多核巨细胞。此外，在高度分化肿瘤同时可看到肿瘤细胞与肌纤维横向与纵向切面，呈直角交叉。常见透明变性，核分裂少见。

肌原纤维在 PTAH 染色可见纵向纹理，呈紫红色。呈 PAS 阳性，可见纤细的网状纤维网。免疫组化研究 Actin 阴性，部分细胞呈 desmin 阳性。

## 二、治疗要点

主要治疗方法为广泛切除术，预后较好，虽可复发，但转移较少。化疗方案可采用横纹肌肉瘤 VAC 化疗方案。

## 三、预后

影响预后的因素和肿瘤的所在位置有关。据报道，皮肤组织肿瘤有 10% 发生转移。而皮下组织肿瘤有 40% 发生转移。发生在皮肤与皮下组织的平滑肌肉瘤的预后，比腹膜后、血管内平滑肌肉瘤好。

# 血管来源的平滑肌肉瘤

## 一、诊断要点

1. 临床特点　　此种肿瘤极为少见。常发生于大的静脉如腔静脉，很少发生于肺动脉。而主动脉系统中极为少见。因肿瘤引起的症状和肿瘤所在位置、生长速度、侧枝循环血流程度或病变部位引流有关。

下腔静脉平滑肌肉瘤多位于上 1/3 或肝上部位，患者可有 Budd-chiari 综合征，包括肝肿大、黄疸与大量腹水。也可出现恶心、呕吐与下肢水肿。肿瘤侵犯肾静脉与肝静脉间部位，延伸到肝静脉产生胆管病症状。可行动脉造影、腔静脉造影，有助于诊断，有条件的可做 PET 检查。其他静脉包括大隐静脉、髂静脉与股静脉。而肺动脉平滑肌肉瘤是最常见的动脉平滑肌肉瘤。

2. 病理特点　　血管平滑肌肉瘤呈息肉样或结节性肿块，紧密地附着在血管，并沿其表面扩展。而位于壁薄的静脉，于早期扩展到外膜与邻近结构，而动脉的内弹力板保持完整。因此，不向血管外扩展。

### 三、治疗要点

此种肉瘤难以做出早期诊断而影响生存率。同时，由于肿瘤所在部位难以施行彻底手术切除。由于肿瘤沿血管直接扩展，因危及循环而危及生命。只有半数肿瘤发生转移，多转移到肝、肺、区域性淋巴结或腹内器官。此种肉瘤可采用横纹肌肉瘤 VAC 方案作姑息性化疗。

# 腹膜后平滑肌肉瘤

### 一、诊断要点

1. 临床特点　　在平滑肌肉瘤的发生部位中，最为多见。发现有腹部肿块与肿胀、疼痛，并有消瘦、恶心、呕吐。CT、MRI 与动脉造影可以将肿瘤定位于腹膜后间隙，但难以与其他腹膜后肉瘤区别。肿瘤表现有低度或中度富于血管性，主要来源于腹动脉与腔动脉，上肠系膜动脉，下肠系膜动脉与肾动脉，常见正常血管移位、扭曲与新生血管。

2. 病理特点　　肿瘤体大，平均直径约为 16cm。切面呈灰白色、漩涡状，可见出血、坏死与囊腔形成。镜下见分化不同的平滑肌肉瘤的表现。

### 二、治疗要点

腹膜后平滑肌肉瘤系高度侵袭性肿瘤，常因发现时瘤体巨大，难以切除。此种肉瘤可采用横纹肌肉瘤 VAC 化疗方案作姑息性治疗。

多死于局部扩展与远处转移。其生存率与肉瘤的体积、范围、恶性度、随访时间有关。

（张　健）

# 第三十四章 小儿常见良性肿瘤

## 第一节 小儿皮肤血管瘤

### 一、概述

血管瘤（hemangioma）是小儿最常见软组织良性肿瘤，属先天性脉管发育畸形的错构瘤，肿瘤内血管腔扩张增生并与大血管相通。血管瘤好发于1岁以内小婴儿，女性多于男性，绝大多数为良性，虽不危及小儿生命，但对功能和面容有一定影响。

病理分类与临床特点：按血管瘤的病理结构可分为4型，临床表现各异。

1. 毛细血管瘤（capillary hemangioma）

（1）红斑痣：也称葡萄酒斑，由皮内毛细血管网增生所致。出生时就已存在，为不规则形状，色泽由桔红色到深紫色的斑块，范围大小不一，不高出皮面。好发于面部和四肢，加压时不易褪色，主要影响美容。

（2）草莓状血管瘤：为真皮层毛细血管增生扩张形成，肿瘤内充满扩张迂回的毛细血管。出生时仅表现为一枚小红点，随年龄增长而扩大，一般在28个月时长得最快，4岁以后就渐停止增长。肿瘤高出皮面，形状色泽似草莓故命名之。

2. 海绵状血管瘤（cavernous hemangioma）　位于皮下组织，有的侵入肌肉层。肿瘤质地较软，内充满静脉血，腔内层为单层内皮细胞覆盖，肿瘤可有完整的包膜，无包膜的血管瘤可侵入周围组织和肌肉层。肿瘤质地较软，一般约鸡蛋大，而表面皮肤多正常。大的肿瘤可侵及半个肢体。

3．混合型血管瘤　　为毛细血管瘤和海绵状血管瘤混合存在，多发于面、颈和腋窝，四肢和躯干也可发生。肿瘤具有较大侵犯性，可破坏周围组织和器官，造成面容畸形和功能障碍。婴儿的巨大血管瘤因肿瘤内滞留及消耗大量血小板、凝血因子 II、V、VII 和纤维蛋白原，导致 DIC 称为 Kasabach-Merritt 综合征，如处理不当将危及小儿生命。

4．蔓状血管瘤（racemose hemangioma）　　属先天性血管畸形，由大小不等纡曲的血管群组成，常存在动、静脉瘘。肿瘤常侵犯某一肢体，使患肢增大增粗形成巨肢。本型常伴有皮肤红斑样改变，肢体皮肤温度增高，可扪及搏动，听诊可闻杂音。肿瘤内发生血栓或感染出现患肢疼痛及功能障碍。

## 二、诊断要点

诊断不难，根据各型的临床表现即可诊断，如不能确定可行下列检查：

1．细胞学检查　　用细针穿刺肿块，抽出血液或镜下作细胞学检查可明确诊断。

2．彩色多普勒　　可显示动、静脉血流影像，对诊断血管瘤有较高价值。

3．血管造影　　动脉造影可诊断血管瘤与大血管交通位置及动静脉瘘的形态，有助于制定治疗方案。

## 三、治疗要点

1．随访观察　　红斑痣除美容外不需治疗。

2．手术切除　　并发感染、出血或溃疡，以及容易损伤的毛细血管瘤、影响功能的海绵状血管瘤，经造影明确动、静脉瘘部位的蔓状血管瘤应施行手术切除或手术结扎。另外 Kasabach-Merritt 综合征其肿瘤较局限者，在控制 DIC 和激素治疗下施行手术切除肿瘤。

3．硬化剂注射　　发生在面颈部重要器官旁或范围广泛无法手术切除者，可用硬化剂注射疗法。用 40%脲素经动脉插管注射或直接注入瘤体内。用5%鱼肝油酸钠注射时应严格控制用量，每点注射0.1～0.3mL，最多注射3个点，每周1次。（用5%鱼肝油酸钠＋Procain作瘤内注射）

4．放射性核素敷贴　　用放射性核素锶或$^{32}$P局部敷贴，适用于毛细血管瘤。

5．激光治疗　　单发较小的浅表毛细血管瘤可用激光1次或分次治疗；鲜红斑痣对放疗不敏感，应首选激光治疗。

6．冷冻治疗　　适用于面部、会阴等处的皮肤血管瘤，可用半导体冷冻或液氮冷冻，1～2周可见效。

7．激素治疗　　适用于生长迅速的血管瘤。口服强的松2～4mg/kg，隔日1次，共8～10次。然后减半量隔日口服，共8～10次。再减半量隔日口服8～10次，减到每2日口服2.5mg，全疗程3个月左右，可使肿瘤缩小或局限，再手术切除。婴儿的血管瘤首选激素治疗。

### 三、预后和随诊

可完整切除的血管瘤预后良好。范围广泛者手术或其他疗法后肿瘤可能继续发展。每隔6个月应随诊1次，肿瘤增大或有并发症时需积极治疗。

# 第二节　巨大血管瘤伴发血小板减少综合征

## 一、概述

巨大血管瘤（giant hemangioma, Kasabac-Merritt syndrome）是新生儿血小板减少性紫癜罕见而重要的原因。1岁以下婴儿海绵状和毛细血管瘤发生率约1%～8%，而婴幼儿血管瘤发生血小板减少者约1～2/300～700。

本症血小板减少主要由于血小板滞留于血管瘤内及合并DIC，血小板消耗过多及遗传免疫因素（抗血小板抗体）致血小板破坏增加和巨核细胞生成障碍等所致。血管瘤内可伴出血、凝血或炎症。

## 二、诊断要点

### (一) 临床特点

1. 血管瘤　　生后即见血管瘤，可为肥大型、血管内皮型、毛细血管型及海绵窦瘤型。多见于体表的下肢、躯干、颈部、面部皮肤（多浅表），或于骨骼和某些内脏（舌、肺、结肠、腹膜后、肾被膜、横膈、肌肉、内分泌腺、生殖器及肝脾），可单发或多发性。血管瘤直径 < 5 ~ 6cm 者亦可伴发血小板减少。

2. 出血症状　　一般发生于生后 1 天至数周，可迟至数月或数年，出血前血管瘤体积可急速增大，呈紫色伴周围皮肤紫癜和瘀斑、皮肤黏膜出血或内脏出血，重者可致 DIC。

3. 血管瘤在深部肌肉或器官（肺、肝、脾、肠等）者，临床表现似原发性血小板减少性紫癜（ITP）。肝脏内病灶可因动-静脉短路，发生充血性心力衰竭。

### (二) 实验室检查

1. 血小板急剧下降，多 $< 50 \times 10^9/L$。一般于生后 6 个月后，血管瘤迅速增大，血小板随之减少。

2. 血浆纤维蛋白原、因子 V、Ⅷ减少，FDP 增加。

3. 微血管病性溶血，外周血象异形红细胞及碎片。

## 三、治疗要点

1. 皮质激素　　强的松 $1 ~ 2mg/(kg \cdot d)$，口服，连服 5 周，以后逐渐减量，4 ~ 5 周后停药。可促进瘤内血栓形成及减少纤维蛋白溶解，使病灶缩小，血小板和凝血异常恢复。

2. 抗血小板凝集剂　　阿司匹林和潘生丁有一定疗效，血小板恢复正常，病灶缩小。

3. 放射治疗　　内科保守治疗无效或威胁重要器官功能部位（如颈、胸）的血管瘤增大，需用 β 射线或浅层 X 线或局部镭针放疗，有效率 90%，年龄越小，疗效愈好。手术切除病灶需持慎重态度。

4. 输注血小板　　严重出血者可输注血小板；并发 DIC 者可

用肝素加纤维蛋白原治疗。

5. 其他　　激光治疗，亦可用冷冻疗法。

# 第三节　小儿淋巴管瘤

## 一、概述

淋巴管瘤（lymphangioma）是小儿常见软组织良性肿瘤，发病率仅次于血管瘤。肿瘤在出生时已存在，少数在生后数月或数年出现症状，男女发病机会相近。

病因病理：淋巴管瘤是胚胎期原始淋巴囊及淋巴系统发育异常或阻塞所形成的一种错构瘤。可分为3类：单纯性淋巴管瘤、海绵状淋巴管瘤及囊状淋巴管瘤（囊状水瘤）。各类可单独存在或呈混合型，少数淋巴管瘤内含有血管瘤称淋巴管血管瘤。

## 二、诊断要点

### （一）临床表现

1. 瘤样肿块　　三类淋巴管瘤均可表现瘤样肿块。单纯淋巴管瘤常发生于躯干和四肢的浅表组织内，局部皮肤呈疣状突起，皮肤正常或稍淡蓝色。海绵状淋巴管瘤可发生在软组织和体内的脏器，肿瘤局限者呈软性肿块，弥漫性肿瘤则可侵及整个肢体、颌面或唇舌。囊状水瘤则好发于腋下或颈部、大网膜或肠系膜，以颈部及腋下部尤为多见。颈、腋部淋巴管瘤呈柔软肿块，波动感明显，透光试验阳性。范围广泛者还可侵入口底、锁骨下、纵隔及对侧颈部。

2. 并发症　　淋巴管瘤易并发感染或瘤内出血，肿块突然增大、张力高、剧痛及全身发热等症状。肠系膜及大网膜淋巴管瘤可诱发肠扭转，瘤内发生出血或破裂时则表现急腹症。

3. 压迫邻近器官　　迅速增大的或并发感染及出血的淋巴管瘤可产生脏器受压症状。颈部巨大淋巴管瘤侵及口底、咽喉、纵隔时可压迫气管、食管，阻塞上呼吸道引起呼吸窘迫甚至窒息及吞咽或进食困难。

**（二）特殊检查**

（1）体表的淋巴管瘤穿刺，抽吸出淋巴液或不凝固的血水，或作细胞学检查均可确诊。

（2）胸、腹内淋巴管瘤需依靠 B 超、CT 或 MRI 进行诊断。

**（三）鉴别诊断**

海绵状淋巴管瘤需与海绵状血管瘤鉴别。后者不透光，穿刺抽出血液。前者抽出清亮淋巴液，合并出血时抽出不凝固暗红色血水。脂肪瘤少见，穿刺无液体抽出。

### 三、治疗要点

1. 注射治疗　　体表较局限且无并发症的淋巴管瘤可采用注射疗法，用于囊状水瘤疗效最佳。注射药物有博莱霉素和平阳霉素，该药有抑制淋巴管内皮细胞生长和间质纤维化作用，使肿瘤渐缩小形成硬结。方法：按 0.2~0.3mg/kg 剂量配成为 1mg/1mL 浓度的水溶液作瘤内注射，注射药物前尽量将淋巴液抽出，注射药液不可泄漏至瘤体以外。每周注射 1 次，3~5 次后即可奏效。总剂量不得超过 5mg/kg，以防止发生不可逆性肺纤维化的并发症，肺纤维化一旦发生即难以治愈，故应改用 OK-432（一种溶血性链球菌制剂）注射。

2. 手术治疗　　瘤内并发感染、出血以及压迫邻近脏器的淋巴管瘤不可注射硬化剂。应在控制感染及限期术前准备后施行手术治疗。肿瘤压迫脏器危及生命者应急诊手术。手术尽可能一次将肿瘤彻底切除，但范围广泛的巨大肿瘤需分期手术。颈部及纵隔内肿瘤与重要的神经、血管或脏器紧密粘着无法全部切除时，其残留囊壁可用 5% 碘酊涂擦数次破坏内皮细胞，切不可勉强剥除而损伤重要神经血管。

### 四、预后

预后较好，多数病例经注射或手术后基本痊愈。少数病儿可能复发，需定期随诊，肿瘤复发或增大时需再治疗。

## 第四节　脂　肪　瘤

### 一、概述

脂肪瘤（lipoma）是由成熟的脂肪组织构成的良性肿瘤。发生在脂肪组织丰富的部位，如皮下、腹膜后及肠系膜，有的发生在肌肉内，以皮下脂肪瘤最多见。

多数脂肪瘤具有完整的包膜，瘤内有许多纤维素间隔，发生在肌肉内或肌间的脂肪瘤则无包膜，故边界不清楚。小儿脂肪瘤可混杂其他组织，如血管脂肪瘤、纤维脂肪瘤及脊膜膨出脂肪瘤等。

### 二、诊断要点

皮下脂肪瘤呈分叶状的圆形或球形肿物，质地柔软，界限清楚，不与皮肤粘连，活动度较大。脂肪瘤生长较缓慢、大小不等。有少数病例的脂肪瘤为多发性，可能与遗传有关。有些多发性脂肪瘤有疼痛感，称疼痛性脂肪瘤，但小儿少见。

脂肪瘤甚少恶变。另有一类脂肪母细胞瘤，瘤组织与胚胎脂肪组织相仿，有典型的小叶结构，可见于 1 岁以内婴儿。

### 三、治疗要点

皮下脂肪瘤切除无困难。脂肪母细胞瘤无包膜，边界不清楚，切除后容易复发。

## 第五节　神经纤维瘤病

### 一、概述

神经纤维瘤（neurofibroma）属良性神经原性肿瘤，小儿最常见的神经原性肿瘤是恶性神经母细胞瘤，神经纤维瘤的发病机会较少。

全身的神经干和神经末梢均可发生神经纤维瘤，体表部位的肿瘤常分布在皮内和皮下。肿瘤由神经纤维细胞和雪旺细胞构成，瘤细胞之间存在胶原纤维，并有神经触突在瘤体内穿过。

## 二、诊断要点

1. 临床特点　　皮肤和皮下的神经纤维瘤可单发或多发，多发者也可沿着某一神经走向分布。肿瘤呈结节状，生长缓慢，由数毫米到数厘米大小。质地坚韧，边界清楚，可以活动。有的肿瘤表面皮肤有色素沉着，呈淡褐色。发生在粗大神经干的肿瘤形状呈梭形，因有神经穿过肿瘤内，故肿块不易移动。

2. 鉴别诊断

(1) 纤维瘤：纤维瘤 (fibroma) 小儿不多见。肿瘤由纤维结缔组织构成，外被包膜。好发于四肢的皮下。瘤内含有其他组织成分，如含肌肉、脂肪故称纤维肌瘤、纤维脂肪瘤等。其肿瘤生长也缓慢，呈圆形或卵圆形无痛性结节，质地偏硬，界限清楚可活动。大小由数毫米到数厘米。少数纤维瘤有恶变倾向，则生长较快，有疼痛或触痛。

(2) 注射硬结：小儿常因预防接种或治疗需作皮下或肌肉注射后残留注射硬结。此乃因药物刺激或注射局部出血，在皮下组织内形成结节所致。硬结均位于注射部位（上臂三角肌及臀部）皮下。肿块呈不规则形状、无包膜、有轻微压痛，肿块直径很少超过3cm。

## 三、治疗要点

神经纤维瘤手术切除效果较好。有的肿瘤部位特殊，如面颊或颈部的肿瘤与重要血管相邻而不能全部切除者，残瘤发展缓慢，故病情也较稳定。

纤维瘤手术切除后预后好，有恶变者手术切除后仍可复发。

（沈亦逵）

# 第四编　小儿肿瘤与化疗并发症及治疗

## 第三十五章　肿瘤急症

### 第一节　上腔静脉综合征

#### 一、概述

上腔静脉压迫综合征（superior vena cave syndromes，SVCS）是一组由于上腔静脉回流到右心房的血液部分或完全受阻，并由此产生的一系列症状。上腔静脉的血管壁较薄。上腔静脉位于中线右侧，右主支气管的前方，是头部、颈部和面部静脉回流的最后部分。

引起上腔静脉综合征的病因：在儿科多发生于胸腔、纵隔各种肿瘤，如恶性淋巴瘤、神经母细胞瘤、畸胎瘤等。上腔静脉周围的淋巴结是淋巴瘤（霍奇金淋巴瘤、T细胞非霍奇金淋巴瘤）、神经母细胞瘤、尤文肉瘤和原发性肺癌等恶性肿瘤转移的常见部位。当上腔静脉周围淋巴结肿大或出现肿块时，可能压迫上腔静脉，从而导致上腔静脉压迫综合征的发生。儿童以纵隔恶性肿瘤为主，主要由纵隔恶性淋巴瘤和神经母细胞瘤所引起。同样地，继发于恶性肿瘤的高凝状态的血栓形成，或中央静脉内插管所致的血栓形成，也会导致上腔静脉综合征的发生。

## 二、诊断要点

### (一) 临床表现

(1) 症状: 呼吸困难、夜间阵发性呼吸困难、面颈部水肿及上肢水肿是最常见的症状,有时还会出现胸痛、咳嗽、声嘶及吞咽困难。

(2) 体征: 呼吸急促呈端坐呼吸,颜面及球结膜水肿,颈静脉怒张、胸壁静脉显露,严重时可出现口唇及上肢发绀,声嘶及Horner综合征(表现为患侧上睑下垂,眼球凹陷,瞳孔缩小,面部发红,双眼大小不一)。

2. 实验室检查

(1) 血象: 白血病或纵隔淋巴瘤患儿,血常规可见贫血、血小板减少、白细胞减少或增多,并可见原始与幼稚淋巴细胞。

(2) 血生化检查: 血清尿酸、血尿素氮、肌酐和乳酸脱氢酶增高。

(3) 肿瘤标志物检测: 血清甲胎蛋白 (AFP) 或血清 β-人绒毛膜促性腺激素 (β-HCG) 增高可诊断恶性生殖细胞瘤。

3. 特殊检查

(1) 胸部影像学检查

1) X线胸片: 上腔静脉综合征合并有肺部病变或肺门淋巴结病变约占50%, 20%~50%可伴有胸腔积液 (多为右侧)。X线检查对确定原发病变有帮助,前后位和侧位胸片显示前上纵隔有肿块,常见气管受压或偏位。

2) CT或MRI检查: 由于纵隔内各种组织多层次重叠, X线胸片或断层摄片上难以显示病变, 而 CT 或 MRI 检查横断面可避免上述缺点,能较清楚显示纵隔病变的部位和肿瘤大小。依靠 CT 诊断的儿科常见纵隔肿瘤有恶性淋巴瘤、神经母细胞瘤、胸腺瘤、畸胎瘤及囊肿性肿瘤等。

3) 上腔静脉造影: 对上腔静脉综合征的诊断, 了解腔静脉有无血栓塞、血栓、受压等都有一定用处。

4）腹部超声波检查或 CT 检查：了解胸部以外的其他原发病灶。

（2）内镜检查：如有可能行纤支镜检查，并取材送病理检查。如病情严重，可根据初步估计先行减轻症状治疗，待病情好转再争取获得组织学检查。

（3）细胞病理学检查

1）骨髓穿刺或活检细胞学检查：对白血病或淋巴瘤患儿有重要诊断价值。

2）痰细胞学检查或浅表淋巴结活检：简便易行，对肺癌诊断痰细胞学检查与组织学一样正确。浅表淋巴结肿大（如锁骨上淋巴结）有可疑时，就进行活检。

3）纵隔的经胸腔针吸活检：可用于肺部肿块或浸润性病变及纵隔肿瘤的诊断，CT 导向下或超声导向下纵隔胸腔针吸活检，一定程度上避免了较大的损伤性诊断。

4）胸腔积液患者抽胸水进行脱落细胞检查。

5）支气管镜检刷洗及活检

4．鉴别诊断　　主要是区别恶性肿瘤或良性病变。根据病史、起病缓急、阻塞程度与侧支循环形成状况；影像学检查，特别是胸部正侧位摄片以及内镜或手术活检和细胞学检查，对良、恶性病变至关重要。鉴别诊断时应重视非恶性肿瘤的诊断。因多种原因可致上腔静脉压迫综合征：

（1）肺门淋巴结核：常有低热、盗汗等中毒症状，结核菌素试验阳性，抗痨治疗有效。

（2）胸内甲状腺肿：有可疑时应作放射性核素[131]I 扫描，对诊断很有帮助。

（3）前纵隔良性肿瘤：如囊肿、畸胎瘤与胸腺瘤等病史与胸部 X 线检查发现很重要。

（4）慢性纵隔炎：又称特发性纵隔纤维化。可有结核、梅毒、组织胞浆菌病、结节病、外伤后纵隔出血等多种原因引起，一般进展缓慢，X线检查患者多有纵隔胸膜增厚或上纵隔增宽，病变区可见钙化阴影。

## 二、治疗要点

### （一）治疗原则

上腔静脉压迫综合征治疗目的是缩小肿块、缓解阻塞、防止颅内压增高，恢复正常的静脉引流，改善症状，减少并发症。有时临床上诊断初步确定后，不必等待组织学诊断即可进行治疗。

### （二）治疗方法

上腔静脉阻塞是恶性肿瘤急症之一，必须立即采取急救措施。目前临床上主要有以下几种治疗方法：

1．化学治疗　　化疗与放疗联合应用效果较好。对淋巴瘤和非精原细胞性生殖细胞瘤先采用化疗。对肿块太大的淋巴瘤已达到纵隔放射耐受量的上腔静脉综合征患者，先化疗使症状减轻，肿块缩小后再放疗。可缩小放疗野，以保护更多的正常肺组织。

选择化疗方案要根据临床诊断和组织学类型来定。纵隔淋巴瘤可采用 CHOP（CTX + ADM + VCR + Pred）等方案（见非霍奇金淋巴瘤化疗方案）。生殖细胞瘤选用 VBP（VCR + BLM + DDP）方案（见第二十九章生殖细胞睾丸肿瘤化疗部分）。

化疗时应避免从上肢静脉注射，特别是右上肢，因血流缓慢，有引起血栓形成、静脉炎及不稳定的药物分布等情况，故宜选用下肢静脉给药较好。

2．放射治疗　　大多数病例，特别是不完全的上腔静脉阻塞，放射治疗仍是主要的治疗方法，有较好的临床效果。放射剂量取决于原发肿瘤的病理类型及分期，放疗方案有大剂量和常规剂量2种，放射野的设计应包括原发肿瘤、纵隔、肺门及任何邻近肺实质的病变。纵隔淋巴瘤所致上腔静脉压迫综合征时急诊放疗能迅速减轻气道压迫症状，可在48h内得到缓解。通常照射每次2～2.5Gy，总量为6～7.5Gy，2～3天内给予，常可使症状获得缓解。但对已有肿瘤播散的病孩，通常给予低剂量的姑息性照射。放疗初期时面部水肿加重，应配合用地塞米松和利尿剂的治疗。

3.手术治疗　　绝大多数上腔静脉压迫综合征可用放疗或化疗缓解。只有对良性肿瘤或对放疗、化疗不敏感的恶性肿瘤可采取手术治疗。手术的目的是切除上腔静脉周围的肿瘤组织和纤维组织，以重建回心血流。手术尤适用于 SVCS 伴有急性脑水肿或气道梗阻者。

## （三）对症治疗

1.限制液体及钠盐入量　　使用利尿剂（速尿每次 1mg/kg）对缓解颈、面部及上肢水肿有效。速尿可能因利尿减少了回心血量，静脉压减低而间接改善了上腔静脉压迫的症状。

2.吸氧　　对改善缺氧与缓解呼吸困难有一定帮助。

3.大剂量皮质激素　　如地塞米松每次 0.3～0.5mg/kg，可使肿块缩小，缓解压迫，能暂时减轻呼吸困难，并缓解肿瘤坏死和放疗有关的肿瘤周围水肿和炎症反应，进而改善阻塞症状，因而可在一定程度上缓解呼吸困难。

4.抗凝剂的应用　　由于缺氧所致的高碳酸血症，常使血流黏滞度增加，流动减慢，易形成血栓，可适当试用抗凝剂，如肠溶阿司匹林 50mg，每日 1 次，对于预防血栓形成有一定裨益。有血栓形成时，可加用溶解纤维蛋白类药物，有利于加速改善临床症状。

5.腔内血管成形术（内支架技术）　　用气囊或可扩张的金属丝经皮静脉至腔内狭窄或阻塞处进行扩张，扩张后立即置放内支架，可成功地打开上腔静脉通道并维持开放，短期疗效佳。恶性肿瘤所致上腔静脉压迫综合征，支架通常可在患者的生存期内维持上腔静脉开放；对于良性疾病所致的上腔静脉压迫综合征，静脉内支架的长期通畅率尚不明确。

# 三、预后

经治疗后通常大部分病孩在 2 周内症状及体征能得到改善，但总的预后很差，1 年生存率为 17%，2 年生成率仅为 2%。恶性淋巴瘤、生殖细胞瘤等预后要好些，应争取治愈。

（沈亦逵）

# 第二节　脊髓压迫征

## 一、概述

脊髓压迫征（spinal cord compression syndrome）是由于椎管内的占位性病变，对脊髓造成急性或慢性的压迫，从而出现一系列脊髓功能障碍（包括运动功能障碍、感觉功能障碍、植物神经功能障碍以及各种括约肌功能障碍等）的症候群。

脊髓压迫征不是一种疾病，而是一种症侯群，一种综合征；因为早期治疗，及早解除脊髓压迫，极有可能使脊髓功能恢复正常，因此，对本病的认识及早期诊断是非常重要的。

1. 病因　　任何导致椎管内管腔狭窄、脊髓受压的病变，均可引起脊髓压迫征。

常见的病因有肿瘤、炎症、外伤等，其中脊髓肿瘤所致的脊髓压迫征为常见病因之一，现分述如下：

（1）脊髓肿瘤：包括原发于椎管内的肿瘤，其他部位恶性肿瘤的转移及向椎管内浸润性生长的肿瘤。见脊髓肿瘤一章。

（2）炎症：主要经 3 种途径，包括：远处炎症病灶的血行播散、椎旁组织感染病灶直接向椎管内蔓延、腰椎穿刺引起的蛛网膜炎。

（3）脊柱外伤：脊柱外伤所致的椎骨骨折、椎体脱位、椎间盘突出、椎管内出血血肿等而致的脊髓压迫征。

（4）其他：包括椎间盘突出、脊柱畸形以及少见的脊髓血管畸形等。

2. 病理生理　　①脊髓位于狭窄的椎管内，其神经组织与大脑的神经组织相似，均对缺氧极为敏感。②引起脊髓压迫征的各类病因主要是从2个方面导致脊髓的损害。③直接对半脊髓的压迫。④影响脊髓的血液供应。

3. 脊髓压迫征临床分类 由于致病因素的不同，病变的进展不同，临床上，脊髓压迫征又可分为：①急性脊髓压迫征；②慢性脊髓压迫征；③亚急性脊髓压迫征。其临床表现和病理介于急性脊髓压迫征和慢性脊髓压迫征之间。

（1）急性脊髓压迫征：脊髓某些占位性疾病（如外伤、恶性肿瘤的椎管内转移、出血、椎管内急性脓肿形成等）在极短时间内（数小时至数天）对所处平面的脊髓快速的压迫损害，导致血供障碍，血液回流严重受阻，从而导致脊髓神经组织水肿，出现脊髓肿胀。而脊髓的肿胀又进一步加重脊髓的压迫，从而形成脊髓损害的恶性循环。此一类型的急性脊髓压迫征在临床上表现为脊髓休克状态，即弛缓性截瘫、尿潴留及肛门括约肌松弛引起的大便失禁，所有反射均引不出。

（2）慢性脊髓压迫征：脊髓某些占位性疾病（如椎管内良性肿瘤、囊肿、椎间盘突出症等）在椎管内进展缓慢，其对脊髓的压迫是一个渐进式的过程。在这一过程中，受压脊髓形成侧支循环，代偿性地为脊髓提供足够的血液供应，故脊髓缺血缺氧的病理变化不显著，不出现脊髓因水肿而肿胀的变化；而各种占位性疾病直接对脊髓的压迫，在临床上表现为各种脊髓功能障碍（包括运动功能障碍、感觉功能障碍、植物神经功能障碍以及各种括约肌功能障碍等）渐进式的相继出现过程，且随时间的推移而逐渐表现出来。

## 二、诊断要点
### （一）临床特点
1. 急性脊髓压迫征的临床特点

（1）首先要注意原发病的表现，如外伤、急起的高热等。

（2）接着出现脊髓急性压迫症状，表现为脊髓休克状态，即弛缓性截瘫、尿潴留及肛门括约肌松弛引起的大便失禁，所有反射均引不出。

（3）随着病程的推移，其脊髓受损平面的定位症状和定位体征逐渐明确，同时，各种脊髓功能障碍（包括运动功能障碍、感觉功能障碍、植物神经功能障碍以及各种括约肌功能障碍等）逐渐表现出来。

2. 慢性脊髓压迫征的临床特点　　慢性脊髓压迫征的临床表现特点可参考脊髓肿瘤（第十九章第二节），这里不再重复。

### （二）辅助检查

通过详细询问病史，准确的体格检查，特别是神经系统检查，可以大概了解脊髓病变的大致性质和部位；然而，要对脊髓病变进行准确的定性和定位诊断，则应进一步作下列的辅助检查（参考第十九章脊髓肿瘤节）。

1. 腰椎穿刺脑脊液检查　　脊髓压迫常出现蛛网膜下腔梗阻，导致压力增加。脑脊液检查发现糖含量降低，蛋白含量增高，而细胞数基本正常。脑脊液细胞学检查有时可以找到恶性肿瘤细胞。

2. 脊柱 X 线检查　　可以了解骨质变化情况，同时可以了解椎间孔与椎管是否扩大、椎管内有无钙化及椎旁软组织影的情况等。外伤时注意是否有椎骨骨折、椎体脱位等；椎间隙是否有变窄或增宽；椎旁是否发现脓肿等。

3. 脊髓碘油或碘水造影检查　　脊髓造影检查时可以出现脊髓变细和移位等征象。通过脊髓造影检查可以了解病变部位及性质，并确定其水平和范围。

4. 脊髓 CT 检查　　CT 检查可以同时了解脊椎的病变、硬膜外腔的侵犯情况和脊髓周围的软组织浸润。可以协助确定穿刺活检、手术及放射治疗的部位。

5. 脊髓 MRI 检查　　MRI 检查除了具有 CT 检查的作用外，还能够直接显示椎管内肿瘤的部位、范围及继发性空洞形成，并有较大的定性价值等优点。

6. 组织病理学检查　　临床上如果诊断不清，为明确诊断可以进行穿刺活检检查以明确诊断。手术切除标本必须进行病理学检查。

## （三）诊断步骤

第一步：详细的病史询问。

第二步：准确的体格检查，特别是神经系统检查。

第三步：脊髓病变的确定。

第四步：大概了解脊髓病变的大致性质和部位。

第五步：通过辅助检查对脊髓病变进行准确的定性和定位诊断。

## 三、治疗要点

治疗的原则：首先是减压，解除肿瘤对脊髓的压迫，恢复脊髓正常的神经功能。

1. 手术治疗　脊髓压迫手术治疗的目的主要是减压。对于某些良性肿瘤应全切除，对于恶性肿瘤也应尽可能全切除。

2. 放射治疗　放射治疗可与手术和化疗联合应用，也可以单独应用。放射治疗时应用地塞米松 $0.2 \sim 0.3mg/$（$kg \cdot d$），分次口服，或静脉注射、肌肉注射，以预防放射治疗所致的急性水肿。放射治疗的范围应包括足够的边缘。照射剂量根据肿瘤的放射敏感性来决定，如癌转移给 40Gy/4 周以上；恶性淋巴瘤给 25～30Gy/2～3 周以上。分次剂量一般不超过 2Gy。在进行放射治疗时脊髓受照射剂量不应超过其耐受剂量。

3. 化学治疗　化学治疗主要与手术或放射治疗联合应用。常用于对化疗敏感的肿瘤，如非霍奇金淋巴瘤，可应用 CHOP（环磷酰胺＋阿霉素＋长春新碱＋强的松）方案，鞘内注射 MTX＋地塞米松也有一定疗效。

4. 康复、护理与其他治疗方法可参考脊髓肿瘤治疗部分。

## 四、疗效标准及预后

1. 疗效标准　脊髓压迫经治疗后神经学症状和体征减轻或消失即为有效。治疗的目的是保持或恢复神经系统的功能，姑息性治疗是减轻痛苦。

2. 预后　　脊髓压迫多为晚期肿瘤转移所致，因此预后很差。影响预后的因素有：①肿瘤的性质、部位和范围。②治疗前神经系统的功能状态。③急性压迫持续的时间。④治疗方法的选择及肿瘤对放疗、化疗的敏感性。⑤治疗后的护理和康复措施等。

## 五、随访

脊髓压迫多为某些晚期肿瘤病儿，生存时间较短，治疗后应密切随访。主要观察神经系统症状和体征变化情况，并进行影像学检查。

（林晓源）

# 第三节　颅内压增高

## 一、概述

颅腔内容物（脑组织、脑脊液和血液）对颅腔壁产生的压力称为颅内压（intracranial pressure，ICP），主要由硬脑脊膜的弹力和血管性压力作用于颅脊腔系统而产生。颅内压增高是指脑内液体含量增加致脑容积增大和脑重量增多所产生的一系列临床表现。

1. 病因　　颅内原发性或转移性肿瘤均可引起颅内压增高。颅内肿瘤引起颅内压增高的原因有：①肿瘤本身体积增大及占位。②脑实质受压发生液化、坏死引起容积增大。③肿瘤破坏了血脑屏障，引起血管通透性增加而发生脑水肿。④肿瘤位于脑室附近或位于室间孔区致中脑导水管狭窄，造成脑脊液循环障碍。⑤位于脑干的肿瘤，可扰乱脑脊液的吸收，造成颅内压增高。⑥颅内无淋巴引流，使水肿液易于积聚。此外，急性或慢性颅内感染、非肿颅内占位性病变等也可引起颅内压增高。

2. 发病机制　　因在正常情况下密闭的颅内腔内脑实质，脑脊液及脑血流量是保持相对稳定的，这样维持正常的颅内压，当脑积液或颅内血管、脑实质任何一种内容物增加时，其余内容物容积相对缩小，以缓冲颅内压增高。当颅内压增高时，其主要机制是：

①脑脊液吸收增加，减低阻力。②脑脊液生成减少，如出现超过其代偿限度，将产生颅内压增高。

正常颅内压随年龄增大而有所不同，以腰穿脑脊液（CSF）压力评估：成年人压力约为 $70 \sim 180mmH_2O$；新生儿为 $10 \sim 20mmH_2O$；婴儿为 $30 \sim 80mmH_2O$；幼儿为 $40 \sim 150mmH_2O$；年长儿为 $60 \sim 180mmH_2O$。一般认为，颅内压 $150 \sim 270mmH_2O$ 为轻度增高，$270 \sim 540mmH_2O$ 为中度增高，大于 $540mmH_2O$ 为重度增高。

## 二、诊断要点

1. 临床特点

（1）婴儿前囟未闭，颅缝分离，代偿能力较强，颅内高压症状不明显，小婴儿慢性颅内压增高时可见头颅增大、梗阻性脑积水及"落日征"（眼球向下方转动、露出上部巩膜，瞳孔被下眼睑遮盖）。

（2）年长儿童，剧烈头痛、喷射性呕吐及视乳头水肿是颅内高压症 3 个主要症状，病情进展愈快，颅内压愈高，临床表现愈明显。短期内的颅内高压不一定有视乳头水肿。头痛为最常见症状，当病孩早期出现头痛，呈间歇性，晨起时反复头痛伴有或无呕吐，医生应怀疑是否为脑肿瘤。其他与颅内高压相关的症状包括复视、共济失调、轻偏瘫、发音障碍、颈项强直、眩晕、嗜睡和昏迷。

（3）特殊肿瘤亦可引起局部神经变化：小脑星状细胞瘤可导致同侧低张性和共济失调；小脑扁桃体疝使头倾斜和颈部强直；靠近第三脑室的肿瘤，如颅咽管瘤、胚细胞瘤、视胶质细胞瘤、丘脑下部和垂体肿瘤可产生视力丧失，颅内压增高可产生脑积水。继发于松果体肿瘤可使 Sylrius 水管梗阻，产生颅压增高和 Parinand 综合征，特征为不能向上看，辐辏性眼球震颤及瞳孔对光反射发生改变。

（4）脑疝的临床表现与疝的部位有关：如颅内压持续增高，出现意识障碍，瞳孔扩大及血压升高伴脉搏减慢称 Cushing 三联征，此为脑疝先兆。

1）小脑幕切迹疝：小脑幕切迹疝时，颞叶的钩回疝入小脑幕切迹，除颅内压增高的症状之外，往往有意识障碍，甚至昏迷；由于动眼神经受压，双侧瞳孔不等大，受压的一侧瞳孔散大，如脑疝继续发展，则可出现双侧瞳孔散大；由于锥体束受压，可表现一侧（瞳孔散大的一侧）肢体运动减少、肌张力增高、腱反射亢进、锥体束征阳性。脑疝严重时，还有生命体征紊乱，如血压、脉搏、呼吸等改变，如不及时纠正，将引起死亡。

2）小脑幕切迹上疝：颅后凹占位病变时，小脑蚓体的上部及小脑前叶可逆行向上疝入小脑幕切迹，称为小脑幕切迹上疝，可出现四叠体受压表现，两侧上睑不全下垂，两眼上视障碍，瞳孔等大但光反应消失，可有不同程度的意识障碍。

3）枕骨大孔疝：枕骨大孔疝时，小脑扁桃体及邻近的小脑组织向下疝入枕骨大孔，延髓也有不同程度的下移。缓慢形成者初期可因颈脊神经根牵压，引起后颈部疼痛加重，后组颅神经障碍，如吞咽困难、饮食呛咳等，锥体束征阳性。急性者可突然发生呼吸停止。

2．实验室检查

（1）腰椎穿刺测脑脊液压力：凡疑为颅内高压者，腰穿要慎重，以免发生脑疝，如果因需明确诊断必须行腰穿者，术前必须应用甘露醇，术时控制脑脊液的量。穿刺后免枕卧床并抬高下肢端至少 12h。

（2）侧脑室穿刺测压：此方法准确和安全，既可测颅内压，又可控制性脑脊液引流，达到减压目的。

（3）前囟测压：用非创伤的颅压监测仪直接测定前囟压力（仅适用于前囟未闭者）。

（4）直接颅压监测法（较少用）。

（5）眼底检查；颅内高压的病孩较多出现视乳头水肿。

3．影像学检查

（1）脑电图检查：颅内高压时显示弥漫性对称高波幅慢节律。半球占位病变可出现限局性高波幅慢波灶。

（2）CT 扫描：脑 CT 扫描可以清楚地显示肿瘤的部位、形态轮廓、数量及周围组织的关系，并可以了解有无脑室积液及脑水肿的情况等。急性颅内压表现脑组织丰满，脑沟回变浅，脑室受压变小，中线结构移位；慢性颅内压增高时，见外部性脑积水、脑萎缩。

（3）MRI 检查：有助寻找病因，此检查较 CT 扫描敏感，用于各种脑肿瘤、脑血管畸形等，并可观察脑疝形成。脑水肿时，T1 加权呈长低信号及等信号，T2 加权像上呈高信号。

（4）头颅 X 线检查：颅内压增高的头颅 X 线表现为：①颅缝增宽。②蝶鞍改变：颅压明显增高时可见蝶鞍扩大，蝶鞍上有钙化斑提示颅咽管瘤。③脑积水时见颅面比例失调。

慢性颅内高压征时可见前囟门扩大，颅缝裂开，脑回压迹（"指压痕"）增多、增深，颅骨变薄，蝶鞍扩大，后床突脱钙等。

（5）头颅 B 型超声波检查：小儿前囟未闭者可行此检查，能初步确定有无脑水肿或脑室扩大。经颅多普勒超声：颅压增高时，TCD 表现为频谱高尖，血液速度减低，舒张期流速下降为主，阻力指数和波动指数增高。

## 三、治疗要点

### （一）治疗原则

出现颅内高压的病孩多为肿瘤晚期，治疗的目的以姑息治疗为主。颅内高压属于急症，一旦临床诊断明确应立即开始治疗。首先降低颅内压，然后控制肿瘤，以减轻症状，延长病孩的生存时间为目的。

### （二）一般处理

保持安静，卧床头肩抬高 20～30 度，以利于颅内血液回流。如有脑疝症状时，则以平卧为宜。保持呼吸道通畅，吸氧，吸痰，必要时气管插管，发烧时降温。

### （三）治疗方法

1. 手术治疗　　手术治疗的目的主要是在可能的情况下尽量

争取手术切除病灶。对于某些特殊部位的肿瘤，如松果体瘤、垂体瘤及第四脑室肿瘤引起脑室阻塞、大量脑积水及颅内高压，必须急诊手术治疗。不能切除的应做脑室穿刺或引流术，以尽快降低颅内压，然后配合放疗和化疗等。

2. 内科治疗　　内科治疗的主要目的是减轻脑水肿，降低颅内压，改善一般状态和减少癫痫样发作。

（1）降低颅内压

1）20%甘露醇溶液：常用剂量为每次 5～10mL/kg，静脉推入或快速静脉滴注，每 4～6h 重复 1 次；静脉注射后 10min 开始作用，30min 达高峰，作用维持时间 3～6h。严重颅内压增高及脑疝时，每次剂量 7.5～10mL/kg，2～4h 1 次。该药作用机制为形成渗透性梯度，有脱水、利尿、疏通微循环、清除自由基的作用，并扩张肾血管、增加肾血流量，同时抑制醛固酮和抗利尿激素分泌，减少脑脊液分泌等作用。心肾功能不好时慎用，注意水电解质紊乱。25%山梨醇，该药作用原理和用量与甘露醇相似，但降低颅内压较甘露醇差，现较少应用。

2）10%甘油溶液：用量每次为 5～10mL/kg，每 4h 1 次，用药后 15～30min 起作用，30min 时作用最强，维持作用时间约 24h，降颅内压机制是形成渗透压梯度，减少脑血流，使用后有时会产生颅内出血、脱水，亦有发生溶血及急性肾功能衰竭的可能。

3）速尿剂：为防止因静脉注射甘露醇所产生血容量突然增加而导致心力衰竭，可同时应用速尿或利尿酸钠，静脉注射每次 0.5～1mg/kg；15～25min 开始利尿，2h 时作用最强，持续 6～8h。其作用是抑制钠离子进入水肿的脑组织，减少脑脊液负荷，达到间接使脑组织脱水的目的，与甘露醇合用可增加其疗效。

4）地塞米松：颅内压增高或脑水肿时，每次 0.5～1.0mg/kg，每 4h 1 次；用 3～4 次后改为每次 0.1～0.5mg/kg，每天 3～4 次。给药后 5～8h 起效，12～24h 达高峰，降颅压机制是稳定血脑屏障，有强烈抗炎，抗渗出，抗毒，抗氧化及消除自由基，稳定细胞膜，减少脑脊液生长等。

（2）控制惊厥

1）地西泮（安定）：作用快，静脉注射后 1~3min 即可生效。静脉注射剂量为每次 0.25~0.5mg/kg。幼儿 1 次不超过 5mg，婴儿不超过 2mg。必要时 20min 可重复应用，24h 内可重复应用 2~4 次。静脉注射时速度不宜过快，可按每分钟 1mg 速度注入。安定肌肉注射时吸收比口服还慢，故癫痫持续状态时不宜采用肌肉注射给药。

2）苯妥英钠：静脉给药后 15min 即可在脑内达高峰浓度。一次苯妥英钠负荷量为 15~20mg/kg，溶于 0.9% 生理盐水静脉滴注，注入速度每分钟 1mg/kg。12h 后给维持量，按每天 5mg/kg 计算。24h 给维持量 1 次。

3）氯硝基安定：剂量为每次 0.05~0.1mg/kg，先用 1/4 量静脉缓注，余量以 10% 葡萄糖液 100mL 稀释后静脉滴注。

4）苯巴比妥：用其钠盐每次 5~10mg/kg，肌肉注射。但本药作用缓慢，注入后 20~60min 才能在脑内达到药物浓度的高峰，所以不能使抽搐立即停止，但在安定等控制发作后，作为长效药物使用仍是基本的抗惊厥药物。

5）异戊巴比妥（阿米妥）：属于快作用的巴比妥类药物，可肌肉注射或缓慢静脉注射。将硫喷妥钠 0.25g 用 10mL 注射用水稀释，按每分钟 0.5mg/kg 的速度静脉缓慢注入，直至抽搐发作停止。剩余药液不再推入，最大剂量每次 5mg/kg。

6）强心苷类药物：对颅内压增高合并心功能不全者，应使用强心苷药。用量按心力衰竭原则用。降压机制是作用于脑室脉络丛细胞钠-钾-ATP 系统，减少脑脊液生成。

（3）其他降颅压措施

1）高压氧：视病情可用高压氧治疗，因可使脑血管收缩，减少脑血流量，改善脑供氧和脑细胞功能，从而降低颅内压。

2）注意呼吸管理：迅速纠正低氧血症及高碳酸血症，使动脉血二氧化碳分压（PaCO₂）保持在 3.3～4kPa（15～30mmHg）之间；动脉血氧分压（PaO₂）保持在 13.3～24.0kPa（100mmHg）以上，可使脑血管收缩，脑血流减少，从而降低颅内压。

3）控制性脑脊液引流：在描记颅内压的监护下，引流平均速度一般为每分钟 2～3 滴，使维持颅内压在 2.0kPa（15mmHg）以下。

4）控制液体量：补液原则是补脱结合，液体量为每天 1 000mL/m² 左右，含 1/3 张含钠液，入量应少于出量，同时纠正酸中毒及电解质紊乱。适当补充钾、钠、钙及碱性液体。

5）应用冬眠药物及物理降温：对过高热或难以控制的高热，并伴有惊厥者，经一般处理无效，可用冬眠药物和物理降温，一般体温低于 37℃ 时，每降 1℃，代谢率下降 6.7%，颅内压降低 5.5%。

6）如患儿出现呼吸衰竭则应用人工呼吸机。

3. 化学治疗　　化学治疗对脑继发性肿瘤有一定的疗效。常用能够通过血脑屏障的药物，如亚硝脲类药物（BCNU、CCNU）、替尼泊甙（VM-26）、足叶乙甙（VP-16）等。椎管内注射 MTX 亦有一定的疗效。

4. 放射治疗　　放射治疗常需配合激素和脱水剂的治疗。放射治疗主要用于继发性颅内肿瘤及某些对放疗敏感而不适合手术切除的原发性肿瘤（如松果体肿瘤、垂体瘤及第四脑室区的肿瘤等）。对手术治疗后易复发的原发性肿瘤配合放射治疗可以减少局部复发的机会。

## 四、疗效标准

颅内高压经治疗后颅内压降至正常，症状减轻或消失，视乳头水肿好转即为有效。

## 五、预后

继发性颅内肿瘤所致的颅内高压为肿瘤晚期，预后很差。原发性颅内肿瘤引起的颅内高压，如果能得到有效的治疗尚可取得较好的疗效（详见颅内肿瘤）。

## 六、随诊

颅内高压在有效的治疗后，应密切随访观察，根据病孩的具体情况来确定复诊的时间，复诊的时候注意病孩有无恶心、呕吐等颅内高压的症状，并检查视乳头有无水肿。必要时复查头部 CT 或 MRI，以了解颅内肿瘤的变化情况。

（翟琼香）

# 第四节 癌性胸腔积液

## 一、概述

癌性胸腔积液（malignant pleural effusion）是指恶性肿瘤引起的液体积聚在胸膜腔隙里。正常情况下，胸膜腔内含少许浆液，起润滑胸腔的作用，其渗出和再吸收处于平衡状态。

除脑肿瘤外的所有恶性肿瘤几乎都可以引起癌性胸腔积液。由肿瘤细胞浸润胸膜表面使毛细血管通透性增加而形成的胸水称为周围性胸水；由肿瘤阻塞淋巴管、静脉使脏层胸膜静水压增高而形成的胸水称为中心性胸水。小儿引起癌性胸腔积液最常见的原因是恶性淋巴瘤、白血病、纵隔恶性畸胎瘤，此外胸膜间皮瘤、肺癌、软组织肉瘤、消化道肿瘤及不明原发灶的腺癌引起。

癌性胸腔积液为渗出液，其外观可为浆液、血胸或乳糜胸。除原发肿瘤对胸腔积液有明确的提示作用外，良性、恶性胸腔积液的诊断金标准仍是胸积液中查见致病菌和肿瘤细胞以及胸膜活检有相应的病理证据，但阳性率低。下面一些检查有助于良性、癌性胸腔积液的鉴别诊断，可根据具体情况适当选用。

## 二、诊断要点

### （一）临床特点

1. 症状　患者可有胸痛、咳嗽、呼吸困难等症状。

2. 体征　患侧胸部叩诊呈浊音，语颤减弱，呼吸音减弱或

605

消失。

## （二）影像学检查

1. 胸 X 线检查　胸水太少时常规 X 线不易发现，X 线可明确胸水量，胸膜是否钙化、增厚或有结节，肺部纵隔有无肿瘤病变。

2. CT 检查　癌性胸腔积液 CT 检查常见胸膜改变为结节状或环状胸膜增厚，纵隔胸膜受累，胸膜厚 > 10mm，肺内肿块和结节。纵隔淋巴细胞肿大大多提示为癌性胸腔积液。良性胸腔积液则主要以基底部胸膜受累或基底部胸膜增厚较中上胸膜明显，包裹性胸水和胸膜钙化。

3. B 超检查　对胸腔穿刺有定位价值，可明确胸水量，且与胸膜粘连、纤维化鉴别。

## （三）实验室检查

1. 胸积液常规

（1）外观：癌性胸腔积液有下列特征：多为渗出性或血性。渗出液因病因不同而呈不同颜色，结核性胸积液可呈草绿色，淡黄或深黄色，淡红色；曲菌或绿脓杆菌则分别是黑色和绿色，乳糜液呈白色；阿米巴肝脓肿破入胸腔致胸腔积液呈巧克力色；血性胸积液依含红细胞多少而呈淡红色，洗肉水样或肉眼全血样。

（2）细胞计数和分类：渗出液细胞数常 $> 500 \times 10^6$/L，以白细胞为主。胸积液以中性粒细胞为主，提示炎症性改变。结核或肿瘤所致胸积液则以淋巴细胞为主。恶性胸膜间皮瘤或恶性肿瘤累及胸膜时，胸腔积液中间皮细胞增多，常 > 5%，而良性胸积液间皮细胞 < 1%。

（3）细胞学检查：胸水脱落细胞学检查的阳性率为 50% ~ 60%，根据脱落细胞学类型可推测肿瘤的原发部位。

（4）生化检查：①pH：结核性、感染性、类风湿性胸腔积液，pH < 7.30，而恶性和 SLE 胸积液 pH 常 > 7.35。②蛋白质：漏出液蛋白质含量低，< 30g/L，以白蛋白为主，胸水/血液蛋白质含量比

值 <0.5, 粘蛋白试验 (−); 渗出液蛋白含量增多, >30g/L, 胸水/血液蛋白质含量比值 >0.5, 粘蛋白试验 (+)。③葡萄糖: 漏出液中葡萄糖含量多正常, 与血糖相近; 结核性胸腔积液、化脓性胸腔积液、类风湿性关节炎所致胸腔积液及少数恶性胸腔积液, 葡萄糖含量下降。④类脂: 乳糜性胸腔积液甘油三酯 >1.2mmol/L, 胆固醇含量正常, 加入苏丹Ⅲ酒精溶液呈红色, 加乙醚摇匀, 腹水变清晰, 常见于肿瘤、丝虫病、手术后瘢痕形成阻塞或压迫胸导管与乳糜池。假性乳糜性胸腔积液胆固醇含量增高, >26mmol/L, 甘油三酯阴性, 苏丹Ⅲ染色阴性, 常由于炎症性、肝硬化、类风湿性关节炎性胸腔积液所致。

2. 特殊检查

(1) 直接或间接反应癌肿存在指标

1) DNA 含量与染色体分析: 肿瘤细胞经常出现染色体数目及结构的异常, 出现异倍体, 而良性细胞如间皮细胞、白细胞极为少见。异倍体的出现高度提高示恶性胸腔积液。FCM 检测胸腔积液异倍体敏感性为 40% ~ 80%, 特异性为 90% ~ 100%。如与胸膜活检病理诊断、胸腔积液细胞学检查、胸腔积液 CEA 测定相结结合, 则敏感性可高达 98%, 特异性达 100%。

2) 端粒酶检测: 端粒酶的激活使细胞获得无限增殖的潜能, 导致细胞永生化和恶性转化。恶性肿瘤端粒酶活性异常高表达, 而正常组织和体细胞均不能检出端粒酶活性。端粒酶活性检测恶性胸液敏感性达 80% ~ 90%, 特异性达 90% ~ 95%。

3) 肿瘤标志物及血清糖蛋白肿瘤相关系列抗原 $CA_{50}$、$CA_{125}$、$CA_{19-9}$: 肿瘤标志物主要是指肿瘤细胞分泌或脱落到体液或组织中的物质, 或是宿主对体内新生物反应而产生释放到体液或组织中的物质, 正常人含量极微。CEA (癌胚抗原) 存在胚胎胃肠黏膜上皮与一些恶性组织细胞表面。CEA >10 ~ 15$\mu$g/L, 或胸液/血清 CEA >1, 常提示癌性胸腔积液, CEA >20$\mu$g/L, 胸液/血清 CEA >1 诊断癌性胸腔积液敏感性和特异性均 >90%。糖蛋白抗原 $CA_{50}$,

$CA_{125}$，$CA_{19-9}$在癌性胸腔积液中升高，但敏感性、特异性均不如CEA，联合检测CEA有助于提高癌性胸腔积液敏感性和特异性。

4）$CY_{211}$：$CY_{211}$是正常及恶性上皮细胞的支架蛋白，可作为上皮细胞肿瘤的标志，是检测非小细胞肺癌的首选肿瘤标志物。联合检测CEA和$CY_{211}$可提高癌性胸腔积液的敏感度。$CY_{211}$结合CEA检测癌性积液有助于间皮瘤的诊断，$CY_{211}$升高而CEA不高，则高度提示间皮瘤，单纯CEA升高或CEA与$CY_{211}$均升高，提性癌性胸腔积液。

5）核仁组成区相关嗜银蛋白（Ag-NOR）：核仁组成区的数目反映细胞核和细胞的增生活性，癌性胸腔积液Ag-NOR明显高于良性胸腔积液。Ag-NOR积计数≥3.5个/细胞提示恶性胸腔积液的可能。

（2）酶学检测

1）腺苷脱氨酶（ADA）：ADA能催化腺苷和脱氧腺苷为肌苷和脱氧肌苷。ADA增高提示局部细胞免疫活化反应，ADA主要由同工酶$ADA_1$、$ADA_2$组成，广泛存在于机体组织细胞中，以淋巴细胞和单核细胞活性最强，正常<45U。结核性胸腔积液、感染性胸腔积液ADA升高，结核性胸液ADA可>100U/L，恶性胸腔积液ADA降低，血管胶原疾病所致胸腔积液ADA也降低。

2）乳酸脱氢酶：胸液LDH>200U/L，胸液/血清LDH>0.6，可诊断为渗出液，反之则为漏出液。化脓性、恶性胸腔积液LDH明显升高。LDH同工酶$LDH_2$升高，提示癌性胸腔积液。$LDH_4$、$LDH_5$高，提示良性胸腔积液可能。

3）细胞因子检查：癌性胸腔积液sIL-2R、IL-2、IL-6、IL-8、PDGF、IFN-γ、TNF多下降，但检测结果不尽一致，有待于进一步验证。CRP是一种急性时相蛋白，由肝脏合成，良性胸腔积液中升高，以>20g/L为界值，诊断良性胸腔积液敏感性为97%，特异性为100%。

### 三、治疗要点

1．治疗原则　　癌性胸腔积液宜选用综合治疗。

2．治疗方法

（1）化疗

1）全身化疗：针对引起恶性胸水的原发肿瘤，特别是对化疗敏感的肿瘤，可行全身化疗以控制全身病变及胸水。化疗方案依原发肿瘤性质而定。小儿癌性胸腔积液最常见病因为恶性淋巴瘤，对化疗敏感，经全身化疗可使大部分患者胸腔积液消失。

2）局部化疗：可选用氮芥 0.4mg/kg、顺铂 50～100mg、阿霉素 20～30mg 加入生理盐水 10mL 中胸腔内给药，每周 1 次，给药前应尽量抽尽胸水。

（2）放疗：对纵隔肿瘤或淋巴结肿大等原因引起的中心性胸水，尤其是对放疗敏感的肿瘤如淋巴瘤，宜选用放疗。

（3）胸腔穿刺放液或胸腔闭式引流：大量胸腔积液压迫症状明显时，可行胸腔穿刺放液或胸腔闭式引流，同时注入抗肿瘤药物，有利于杀伤癌细胞，又可引起胸膜粘连，防止胸积液复发。注入生物反应调节剂 LAK 细胞、TIL 细胞、IL-2、IFN 有助于残余肿瘤细胞的清除。

（林愈灯　沈亦逵）

# 第五节　恶性心包腔积液

### 一、概述

恶性心包腔积液绝大多数由心包转移癌引起，心包原发恶性肿瘤罕见。尸体解剖发现约 20% 肿瘤患者有心脏或心包转移。恶性心包积液出现心包填塞症，特别是发展迅速者能危及生命。及时发现和正确处理肿瘤急症对维持患者生命，争取时间治疗原发病，可望取得良好的治疗效果很重要。

1．病因　　恶性心包积液产生的原因是由于间皮细胞受到刺激和淋巴引流受阻所致，可由于肿瘤直接蔓延而来，也可由于血行转移而致。肺癌、食管癌多通过直接扩散侵犯心包膜，肺癌、乳腺癌、淋巴瘤、白血病、胃肠道肿瘤、肉瘤和黑色素瘤常由血行转移产生心包积液。放射后心包炎也可引起心包填塞。

2．病理生理　　心包腔是一个由数毫升浆液充填的浆膜囊，如浆液数量增多（数百毫升或更多）则为心包腔积液。恶性心包腔积液通常由大量癌性心包渗出液引起，心包积液量增多便产生心包填塞症，表现为心包囊内压力升高，妨碍右心静脉回流，严重时妨碍心脏运动，导致心脏受挤压并产生循环衰竭。心包填塞的严重程度取决于心包积液形成的速度和积液量。缓慢发生的心包积液直接扩张心包膜，心脏收缩可不受影响，但如果心包膜被肿瘤组织或放射性纤维包裹，极少量的心包积液（仅100mL）也可导致显著的心脏受压。尽管心包渗出和心脏受压可能是逐渐发生的，但心包填塞一旦出现，便会迅速导致循环衰竭。

心包内压增高可限制心室扩张和舒张期充盈，心脏射血减少，继而出现低血压，代偿性心动过速和左心房压、肺动静脉压、右心房压及腔静脉压升高。心动过速和外周血管收缩有助维持动脉压、增高血容量和改善静脉回流，当以上代偿失败时，则迅速出现休克、心脏停搏和死亡。

## 二、诊断要点

本病诊断主要根据临床上已有的原发肿瘤病基础，出现心功能不全、心包积液和心包填塞症，极少以心包腔积液为首发症状者。影像学检查可确定心包积液量，心包抽取液检查可确定积液的性质。

### （一）临床特点

文献报道癌性心包积液临床发病率为5.1%左右，以肺癌和乳腺癌最常见。大量的尸检证实仅30%癌性心包炎患者有临床症状，绝大多数病人的心包侵犯是死后被诊断的。

1．症状　　病情发展缓慢者可无临床表现。一般症状有呼吸困难、咳嗽，前倾位可减轻胸骨后疼痛，端坐呼吸和虚弱。大量心包积液者出现声音嘶哑、呃逆、恶心、呕吐及上腹部疼痛。

2. 体征　　收缩压降低、脉压差下降和奇脉、外周性紫绀、颈静脉怒张、心界扩大、窦性心动过速、心音遥远、肝脾肿大、肝颈静脉回流征阳性、腹水、末梢水肿等。

### (二) 实验室与辅助检查

1. 心包积液检查　　心包积液多为血性，少数（约16%）积液为黄色。对黄色积液不应漏诊，应结合原发病情况，并多次做心包液的病理涂片，找到瘤细胞即可确诊。心包积液找不到瘤细胞而需组织学诊断者可在局麻下行心包膜活检或全麻下胸部切开心包活检，这样可获取满意组织，阳性率高，但并发症的发生率和死亡率增加，应权衡利弊而进行。

2. X线胸片　　肺门影增大，随着积液增加，纵隔变短变宽，正常心脏弧度消失，心影呈烧瓶样改变，心尖搏动消失。同时常可见胸内肿瘤病变，如胸水、纵隔肿瘤、肺内肿瘤等，或伴有全身浅表淋巴结肿大。

3. 心电图　　心电图改变缺乏特征性，肢体导联 QRS 波电压降低、窦性心动过速、ST 段抬高和 T 波改变。

4. 超声心动图　　这是特异性、敏感性最高的无创伤检查，可见明显的液平段，液平段的长短提示心包积液的量和心包的厚度。

5. CT 或 MRI　　可明确显示积液量的多少，以及与周围组织的浸润关系。

6. 放射性核素心脏血池显影　　应用放射性$^{113m}$铟或$^{99m}$锝静脉注射，可显示心脏阴影，称为心脏血池扫描或心脏血池 γ 照相。正常时心脏血池扫描图所显示的心影大小与 X 线片所见基本一致。心包积液时，X 线片心影虽明显增大，但心脏血池扫描的心影大小却正常，扫描的心影与 X 线心影横径的比值小于 0.75，表示有心包积液，比值愈小，表示心包积液愈多。

### (三) 鉴别诊断

1. 原发性心脏肿瘤　　甚为少见，但临床意义较大，因原发性心脏肿瘤多系良性肿瘤，可经适当的手术治疗而痊愈。诊断主要根据病史与临床表现，各种影像学检查，特别是超声心动图对心内肿瘤的诊断很有价值，必要时进行放射性核素显像与细胞病理学检查。

2. 各种心脏疾病　　对各种心脏疾病特别是有心包积液时要鉴别。首先要区别感染性心包疾病，如结核性、化脓性或病毒性心包炎；非感染性心包疾病，如风湿性、类风湿性和代谢障碍性心包炎等。要详细了解病史，如患者曾接受或正在接受放疗时出现心包积液，而细胞学检查阴性，此种心包积液可能是放疗所致而非癌转移。有条件应抽取心包积液检查进行鉴别诊断。

## 三、治疗要点

心包积液的治疗分全身治疗和局部治疗两方面。如积液量不多无填塞症状可作为全身疾病的一部分进行治疗，适于急性白血病、恶性淋巴瘤、小细胞肺癌等所致心包积液。如患者出现心排血量急骤减少，是急诊心包穿刺的指征，心包穿刺可防止心包填塞的发生。心包穿刺指征：①紫绀、呼吸困难、休克和意识改变。②脉压差 > 50% 脉压。③脉压减少 > 2.67kPa。④外周静脉压超过 1.73kPa。出现上述情况应及时吸氧，但禁用正压呼吸，因正压呼吸会使心包内压和胸膜压增高，减少静脉回流，使症状加重。但癌性心包积液生成迅速，单纯抽液减压虽可一时解决心包腔压力，但缓解时间短，而且抽出积液，压力减低后，积液再生还会加速，反复多次抽液不仅对患者创伤大，又使大量蛋白质从积液中丢失。

心包穿刺抽液后可向心包腔内注入化疗药物，局部用药毒副作用小，基本不影响血象及肝肾功能，胃肠道反应较全身用药轻，患者耐受性好。向局部用药要选择有效、低毒、且对原发肿瘤敏感者，常用药有氮芥、噻替派、氟脲嘧啶、丝裂霉素、顺铂，还有报道用四环素、博莱霉素、高聚金葡素取得疗效。

治疗方法除了心包穿刺抽液减压和注入化疗药外，还可考虑剑突下心包切开引流术、心包开窗术、剑突下心包切除术、放射化疗。

剑突下心包切开引流术适于重症病人在局麻下床边进行。在心包腔内引入和保留软性聚乙烯导管引流，术时可行活检和探查心包腔。心包开窗术是最常用于心包填塞的心脏减压方法，此疗法的缺点是需全身麻醉下行胸廓切开术，对全身衰竭和血液动力学不稳定的病人很难耐受。剑突下心包切除术已发展为较之传统的胸膜心包开窗更加盛行的方法，可在局部麻醉下完成，手术意外的发生率和病死率很低。急性心包填塞缓解后可进行放射疗法，这是重要疗法之一。

以上诸种治疗方法各有特点，可根据病情选择应用，也可以几种方法互相配合应用，以获得更佳疗效。

（李文仲）

# 第六节　癌性腹腔积液

## 一、概述

癌性腹腔积液（malignant peritoneal effusion）是指恶性肿瘤引起的腹腔过量液体积聚。

除脑肿瘤以外的恶性肿瘤大多可引起癌性腹腔积液。由肿瘤侵犯腹膜所引起的称为周围性腹水；因静脉及淋巴管阻塞所引起的称中心性腹水。

小儿癌性腹水主要由恶性淋巴瘤、恶性畸胎瘤、消化道肿瘤引起，也可由间皮瘤、卵巢肿瘤等引起。

癌性腹水多数为渗出液。肿瘤性或炎症性引起的渗出性腹水中，外观检查可同为血性、乳糜性、黄色混浊或无色清亮液，病因诊断有时存在一定困难。

## 二、诊断要点

### (一) 临床特点

1. 症状　①发热：肿瘤性发热一般为中低热，38℃左右，对消炎痛治疗敏感；感染性发热常为高热；结核性发热常有规律性的午后低热，部分有高热表现，且结核中毒症状明显。②进行性消瘦伴恶病质者多为恶性肿瘤。

2. 体征　腹部可扪及包块，叩诊有移动性浊音。

3. 腹水穿刺放液后，肿瘤性腹水增长迅速，而炎症性腹水在有效抗炎治疗后，腹水逐渐吸收。

### (二) 影像学检查

1. CT 与 MRI 检查　可明确腹水多少，是否有腹膜后淋巴结增大，有无腹腔包块以及肝脾是否肿大。

2. B 超检查　对腹水有较高的检出率，还可作为腹腔穿刺的定位检查，可了解腹腔有无包块以及肝脾情况。

### (三) 实验室检查

1. 癌性腹水常规检查　多为血性或渗出性，间皮细胞增多；而炎性腹水可无间皮细胞，结核性腹水一般淋巴细胞比例偏高，常 > 80%，同时糖含量下降。

2. 腹水细胞学检查　肿瘤性腹水细胞学检查可发现异倍体细胞，而炎性腹水则无。细胞学分型对寻找肿瘤原发灶有提示作用。

3. 肿瘤标志物 $CA_{19-9}$、CEA 检测　糖蛋白肿瘤抗原 $CA_{19-9}$、癌胚抗原（CEA）是糖蛋白，分子量较大，在腹水中形成后，不易进入血液循环，同时 $CA_{19-9}$、CEA 主要在肝脏进行分解代谢，恶性肿瘤血清、腹水明显升高，腹水与血清比值 > 1.9，而良性腹水 < 1.10。$CA_{19-9}$、CEA 诊断恶性腹水敏感性和特异性分别为 75% ~ 90%，67% ~ 90%，联合检查有助于提高其敏感性和特异性。

4. 腺苷脱氨酶（ADA）　ADA 是嘌呤碱分解酶，其活性在 T 淋巴细胞中较强，结核性腹水 ADA 升高（ > 33U/L），则有诊断意义；而癌性腹水 ADA 降低。

### 三、治疗要点

#### （一）治疗原则

控制原发肿瘤同时积极综合治疗。

#### （二）治疗方法

1. 对症治疗

（1）腹腔穿刺放液：当腹水过多致腹内压升高呼吸困难时，宜穿刺放液。放液多少随病情需要而定，但须注意一次大量放液（＞1 000mL）可引起低血压和休克、低蛋白血症、急性肾功能衰竭、电解质紊乱，特别是低钾血症。

（2）低钠饮食和使用利尿剂：肿瘤性腹水患者常有 $Na^+$ 和水潴留，应给予低盐饮食，合理利用利尿剂如双氢克尿塞和安体舒通等。

2. 化疗

（1）全身化疗：针对原发肿瘤的病理类型可选用相关方案进行化疗。

（2）腹腔内化疗：可选用：①顺铂，剂量 50～100mg，或噻替哌 0.6～0.8mg/kg，每周 1 次。②氮芥，剂量每次 0.4mg/kg，溶于 10～20mL 生理盐水中，在抽液后注入腔内，每 5～7 天 1 次，4～5 次为 1 个疗程。对由于恶性淋巴瘤等压迫呼吸道和上腔静脉压迫综合征引起的严重症状，可 1 次注射 0.4mg/kg，可使之迅速缓解。也可用 5-FU、博来霉素等腹腔内注射。

3. 放疗　原发肿瘤对放射治疗敏感的患者，可酌情选用局部放疗、全身移动条照射以控制腹水的产生。

4. 肿瘤生物治疗　如肿瘤抗原致敏树突状细胞腹腔内输注、TIL 疗法和 LAK 细胞疗法，对于肿瘤性腹水都有一定的治疗作用。

（林愈灯　李永康）

# 第七节 癌症疼痛处理

通过系统的、正确的治疗，90%以上的癌痛可得到良好的控制。但现实中，许多资料均表明，即使在发达国家仍有 50% ~ 80%的癌痛患者没有得到满意缓解。

导致癌痛不能得到很好控制的原因主要有以下几点：①患者和医务人员对疼痛可以控制缺乏认识。②患者宁愿忍受疼痛，不愿治疗。③医务人员、患者和家属担心药物成瘾。④所给药物的剂量和总量不足。⑤不能按时给药。⑥医务人员缺乏关于疼痛控制的教育。⑦药物供应不能保证。

## 一、癌痛的药物治疗

药物治疗是癌痛控制的主要手段，如果使用正确和恰当的药物，合适的剂量，适时的间隔，最佳的给药途径，则绝大部分患者的癌痛能够得到控制。

### （一）常用止癌痛药物

止痛药物主要分为 3 大类：非鸦片类和鸦片类（见表 35-1）。

表 35-1 常用的癌痛止痛药物

| 分　类 | 常用剂量<br>（mg/kg，q4 ~ 6h） | 给药途径 | 主要副作用 |
|---|---|---|---|
| 非鸦片类 | | | |
| 阿司匹林<br>Aspirin | 10 ~ 15 | 口服 | 过敏、胃刺激、血小板功能障碍 |
| 扑热息痛<br>Paracetamol | 10 ~ 15 | 口服 | 肝、肾毒性 |
| 布洛芬<br>Ibuprofen | 5 ~ 10 | 口服 | 胃肠道刺激、血小板减少 |

续表

| 分　类 | 常用剂量<br>（mg/kg，q4～6h） | 给药途径 | 主要副作用 |
|---|---|---|---|
| 弱鸦片类 | | | |
| 二氢埃托啡<br>Dihydroetorphine | 0.02～0.06 | 含服 | 恶心、呕吐、头晕 |
| 曲马多<br>Tramadol | 1.0 | 口服或肌注、静滴 | 恶心、呕吐、头晕 |
| 芬太尼 | 0.001～0.002 | 肌注 | 恶心、幻觉及弱成瘾性 |
| 强鸦片类 | | | |
| 吗啡<br>Morphine | 0.1～0.2 | 皮下 | 便秘、呕吐、恶心、呼吸抑制和成瘾性 |
| 度冷丁<br>Dolantin | 0.5～0.1 | 口服或肌注 | 便秘、恶心、呕吐、蓄积中毒 |
| 美沙酮 | 0.1～0.2 | 口服、皮下或肌注 | 便秘、恶心、呕吐，久用有成瘾性 |

1. 非鸦片类药物

（1）非甾类抗炎药（NSAIDs）：①水杨酸类药物，如阿司匹林。②非水杨酸类药物，如布洛芬。

NSAIDs 是一类镇痛、解热、抗炎药物。它主要是通过抑制前列腺 $E_2$ 的合成而产生止痛和退热作用。前列腺素可使机体痛阈降低及引起发热。另外，NSAIDs 通过干扰中性粒细胞的功能而起抗炎作用。最近的研究表明，NSAIDs 可通过阻断机体对脊髓谷氨酸及 P 物质受体激活所致疼痛的过度敏感性而直接作用于脊髓水平。

在临床使用中，NSAIDs 止痛所需剂量较抗炎剂量低，且止痛作用有极限。如阿司匹林一次口服剂量大于 1 000mg 时，其止痛效果不可能增强，只会增加副作用。阿司匹林和布洛芬口服后在胃和小肠吸收，生物利用度为 68% ± 3%，45 ~ 60min 后血药浓度达高峰，止痛时间为 3 ~ 6h。其他 NSAIDs 半衰期较长，可以每天给药 2 次。

NSAIDs 最常见的副作用是胃肠道反应，可刺激胃黏膜引起出血、溃疡等，也可损害肾功能及凝血机制障碍。过量可致水杨酸中毒，有头痛、眩晕、大汗、谵妄，甚至高热、脱水、昏迷。少数患者可有过敏反应，如急性荨麻疹、支气管痉挛、哮喘等。

（2）扑热息痛：是缓解外周性疼痛的药物。应用相同剂量其止痛效果和持续时间与阿司匹林相等。它不抑制前列腺素的合成，故无抗炎作用，亦无 NSAIDs 类药物的胃肠道反应等副作用。大剂量可出现肝毒性。对于 NSAIDs 有禁忌证患者应考虑用扑热息痛。

2. 鸦片类药物　　疼痛刺激使感觉神经末梢兴奋并释放性递质（可能为 P 物质），该递质与接受神经元上受体结合，将痛觉传入脑内。感觉神经元末梢上存在鸦片受体（鸦片类药物作用部位）；含脑啡肽的神经元能释放脑啡肽，后者与阿片受体结合，使感觉神经末梢释放 P 物质减少，从而防止痛觉传入脑内。

鸦片类药物对癌痛具有极好的中枢神经系统止痛作用。它不仅影响痛觉，而且影响患者对疼痛的情感反应。这类药物的作用机制相同，但作用强度、作用时间、不同给药途径的效应均不相同。另外鸦片类药物还有抗焦虑、安定和镇静作用。

另外，新近研究还表明，吗啡同时具有外周神经止痛作用。当局部受到伤害时，使用吗啡后，吗啡可通过作用于外周神经受体而起止痛作用。

弱鸦片类药与吗啡药理作用相同，通常用于轻度到中等度疼痛，而且常与非鸦片类药物合用。强鸦片类药物以吗啡为代表，主要用于剧烈疼痛。

3. 辅助药物

（1）抗惊厥药：酰胺咪嗪及丙戊酸适合于某些神经痛，但可以引起中枢和外周神经系统的副作用。

（2）抗抑郁药：阿米替林和丙咪嗪对神经痛有效，每天 75～150mg 能有效地缓解糖尿病引起的疼痛。阿米替林又是一种抗乙酰胆碱能药物，且有很强的镇静作用。

（3）皮质类固醇：适合治疗风湿性关节炎及其他急性炎症性疾病，也用于治疗骨痛及脊髓压迫痛。

### （二）癌痛药物使用过程中的两个重要概念

1. "按阶梯"用药（by the ladder）：按阶梯用药是在止痛药物选用过程中应由弱到强，逐级增加。首先选用非鸦片类药物（代表药物是阿司匹林），用于轻度至中度的癌痛。如果推荐的药物剂量和用法达不到止痛效果或疼痛加剧时，则进入第二步；加入弱鸦片类药物（代表药物是可待因）。若非鸦片类药物加弱鸦片类药物仍不能有效地控制疼痛，或疼痛继续加剧，或对待中度到剧烈疼痛者则应进入第三步；使用强鸦片类药物（代表药物是吗啡）。阿司匹林可增加鸦片类药物的止痛效果，特别是骨痛患者效果明显。对有特殊适应证的患者，应再加入辅助药物。辅助性药物包括一系列化学结构不同的药物，它可用于治疗特殊类型的疼痛，或改善癌症患者通常发生的其他症状。如抗惊厥药对针刺样（枪击样）痛有效，阿米替林对浅表灼痛有效。精神安定药、抗焦虑药和抗抑郁药可改善患者的精神心理症状。若辅助药与止痛剂联合作用，常可取得更好的止痛效果，有时可减少止痛药的剂量。

2. "按时"用药（by the clock）：按时用药指止痛剂应有规律地"按时"给予，而不是需要时才给。一种止痛药必须先经测定到能控制患者疼痛为止，即由小剂量逐渐增加，直到患者满意为止。下一剂量给予应在前一剂量的药效消失之前，这样就能连续不断地解除疼痛。

### （三）轻度至中度癌痛的控制

首先选用阿司匹林和扑热息痛等非鸦片类止痛剂，阿司匹林对转移性骨痛特别有效。这些药物及其他的非类固醇抗炎药物是通过阻止细胞的前列腺素生物合成，降低局部前列腺素浓度而解除疼痛的。同时他们还具有抗炎和退热作用。对于不能耐受阿司匹林的骨痛患者可考虑其他非类固醇抗炎药，对非骨痛患者且又不能耐受阿司匹林者，扑热息痛是最佳的替代药。

阿司匹林和扑热息痛一般 4～6h 1 次，每次标准剂量阿司匹林为 250～1 000mg，扑热息痛为 500～1 000mg。超过此剂量不但不能增加止痛效果，还会增加副作用。

当一种非鸦片类药物不再能控制疼痛时，应将一种弱鸦片类药物与其联合应用，常用的是可待因和丙氧吩。口服 30mg 可待因的止痛效果相当于 650mg 阿司匹林。当它们伍用时，止痛效果 ≥60mg 可待因。不论是单独还是联合应用可待因，其剂量每 4h 都不要超过 120mg。

丙氧吩是可待因的一种很好的替代药物。50～100mg 丙氧吩与 250～600mg 阿司匹林或 500mg 扑热息痛联用，具有优于每一种药单独作用的止痛效果。

### （四）中度到剧烈癌痛的控制

对轻度到中度癌痛的止痛药物不再有效时，应选用能控制中度到剧烈疼痛的鸦片类药物。代表药物是吗啡。其剂量的大小取决于疼痛的强度、先前止痛药物使用情况和药物在体内的分布及利用度。

对于未用过鸦片类止痛剂的患者，首次剂量口服 5mg 吗啡可能已经足够。如果在用药 24h 后仍不能止痛时，应按开始剂量增加 50%，或者用开始剂量而缩短间隔时间，以避免疼痛再现。如果患者在使用第一剂量后过分嗜睡而不觉疼痛，则第二次给药应减少 50%。对于有肝、肾功能不全或营养不良的患者，吗啡开始剂量需要减少。

在使用强鸦片类止痛药物时，人们常常担心会出现嗜睡、呼吸抑制、产生依赖和成瘾。如果鸦片类药物剂量是根据患者个体需要所测定，一般不会发生持续性嗜睡和呼吸抑制。镇静可作为测定剂量的一个终点。假若患者持续嗜睡，应进一步探索联合使用辅助性药物，并减少吗啡类药物的剂量。

**（五）给药途径**

1. 口服　　这是使用止痛剂的最好途径，尤其是在家照顾的晚期癌症患者。因它既简便又可免除患者因注射引起的不适，并保持患者的独立性（因为下一次用药不必依靠别人）。由于呕吐、吞咽困难或昏迷而不能口服时可以改用直肠栓剂或肠道外给药。对昏迷病人不能停止使用止痛剂。

2. 舌下含化　　可不经胃肠道、肝脏直接进入血循环。对生物利用度差的药物具有重要意义。尤其适用于胃肠道功能障碍、不能口服药者。

3. 连续皮下注射　　将一种输液泵放置在患者锁骨下区和胸前区皮下，每周更换 1 次注射部位。适用于非住院患者的长期用药，病人活动不受限制，副作用少。

4. 肌肉注射　　是一种普遍的给药途径，但对极度瘦弱的患者不太适用。

5. 连续静脉给药　　适合于连续给药的住院病人，对不能口服和不能肌肉注射的患者尤为适用。但有证据表明，静脉给药有增加耐药性的危险。

6. 硬膜外给药　　是目前国外使用和研究较广泛的一种途径，方法同硬膜外麻醉。保留硬膜外导管，重复多次给药。硬膜外给药有以下优点：①止痛时间长，一般 1 次给药可维持 16h 以上。②药物用量相对较小，如吗啡用量仅为 24h 肌肉注射量的 1/6。③药物直接作用到疼痛部位，副作用少。④较少发生成瘾和耐受性。

**（六）鸦片类止痛剂的常见副作用及处理**

1. 便秘　　几乎所有使用鸦片类止痛剂的患者均有便秘。临床上往往处理便秘较控制疼痛更为困难。因而，在开始使用鸦片类止痛剂时，应着手制定一个有规律的通便方案，包括缓泻剂和大便松软剂。如番泻叶、甲基纤维素、酚肽、石蜡油等。同时应注意调整患者的饮食结构。

2．呼吸抑制　　是使用鸦片类止痛剂过程中潜在后果最严重的副作用。通常发生于第1次使用鸦片类药物且剂量过大的患者，同时伴有中枢神经系统的抑制。随着反复用药，这种并发症发生的危险性逐渐减小。当发生呼吸抑制时，应用1∶10纳络酮稀释液缓慢静脉滴注。对昏迷患者应做气管切开。

3．镇静和嗜睡　　可以发生在第1次或反复使用鸦片类止痛剂之后。尽管有时临床上需要患者镇静，但它们并不是止痛剂所需要的成分。特别是对非卧床患者。处理方法包括减少个别药物的量或延安长给药时间间隔，也可选用血浆半衰期较短的药物。

4．恶心或呕吐　　2/3 的使用鸦片类止痛剂的患者伴有不同程度的恶心和呕吐。可选用甲哌氟丙嗪、灭吐灵、维生素 $B_6$ 等药物。

5．急性中毒　　表现为呼吸抑制、昏迷、缩瞳和消化道痉挛等。选用鸦片类药拮抗剂纳络酮治疗。纳络酮能竞争性地阻止并取代鸦片样物质与受体结合，阻断其作用，以清除中毒症状。

6．身体依赖和耐药性　　在鸦片止痛剂使用过程中可伴发身体依赖和耐药性。这是使用这类药物时正常的药理学反应。身体依赖的特点是，当治疗突然停止时，会出现戒断综合征。耐药性的特点是，随着药物的重复使用，其药效降低，需增加药物剂量或缩短给药间隔时间，才能维持止痛效果。身体依赖和耐药性并不防碍鸦片类止痛药物的使用。有研究资料表明，大多数患者从首次剂量开始以后需逐步增加直至死亡。然而有 1/3 的患者在治疗的全过程中可维持稳定的剂量。大约 20% 的患者在用药过程中，要求减少剂量。

许多临床经验表明，当有规律地给那些对鸦片类药物有效的患者口服吗啡时，不存在耐药问题。当需要增加剂量或改变类型时，乃是由于疾病进展使疼痛增加，而不一定是产生了耐药性。但鸦片类止痛剂的滥用可以增加耐药性发生的危险。剂量"过小"或"按需要"给药，将使疼痛持续存在或重新出现，即达不到止痛目的，更易产生耐药性。

7. 精神依赖　　精神依赖即所谓成瘾。是一种伴随滥用药物的行为表现形式。其特征是渴望用药和不可遏止地设法获得药品，为了"舒服"而不是为了止痛。大量临床经验表明，在使用鸦片类止痛剂治疗慢性癌痛的患者中，很少发生精神依赖。如有一份资料指出，12 000 例使用鸦片类药物治疗癌痛的患者，仅有 4 例成瘾。

## 二、癌痛的其他治疗方法

85% ~ 95% 的癌痛患者可以通过止痛药物的作用使疼痛得到控制和缓解。但其他方法也可以结合药理学方法帮助患者改善疼痛症状。这些方法包括：放疗和化疗、心理学方法、麻醉和神经外科手术。

### （一）放疗和化疗

当癌肿压迫或浸润神经引起疼痛时，70% ~ 85% 的患者可通过放疗使疼痛症状缓解。若在原发肿瘤对放射线敏感，则疗效更佳。特别对骨转移者，局部的放疗，可使疼痛大大减轻。

化疗是控制癌痛的一种必要手段，它从病因上消除癌症所致的疼痛。

### （二）心理学方法

尽管纯心理因素引起的癌痛是罕见的，但不可否认绝大部分癌痛患者都存在不同程度的心理障碍。心理学方法的主要目的是减少癌痛患者所经受的绝望和无助感，增强患者治疗的信心。通过为患者提供特殊的对付办法和行为技术以帮助患者控制慢性疼痛。这些技术包括：催眠术、放松训练、生物反馈、精神治疗以及认知行为治疗。

### （三）麻醉方法

麻醉方法包括 5 个主要类型：末梢神经阻滞、肌筋触发点注射、自主神经阻断、鞘内神经阻滞以及使用一氧化氮等药物麻醉方法。

麻醉剂可用于暂时的诊断性神经阻滞，如引发点注射。而酚类、酒精和冷冻是用于永久性神经阻滞。这些化学药物产生的主要病理作用是脱髓鞘作用和继发神经变性。酚产生的神经阻滞作用比酒精所产生的要浅，持续时间短。局部神经冷冻可导致周围神经功能永久丧失。一般只有在暂时神经阻滞功能显效后，才施行永久性神经阻滞。

### (四) 神经外科方法

神经外科方法可分成 2 大类：神经破坏性方法，即沿疼痛路径进行手术或放射性破坏；神经刺激法，即将电极定向性地放置以活化抑制疼痛的路径。在癌痛控制中，神经外科方法长期被成功地应用，这些方法对于癌痛比对慢性非癌性疼痛更有效。近年来，有人用切除下丘脑中的疼痛中枢的方法治疗晚期癌症疼痛，取得了良好的效果。

对癌症疼痛的处理：①应认识到疼痛是癌症患者的一个常见的、严重的并发症。②只要治疗正确，给予恰当的药物、合适的剂量、适时的间隔，癌痛是可以控制的。③癌痛治疗前和治疗过程中要进行全面的、系统的评估。④药物治疗是控制癌痛的主要手段，在使用止痛药时应遵循 2 个原则："按阶梯"和"按时"给药；尽量采用口服方法，用药剂量应个体化。⑤注意患者的并发症和处理措施。⑥心理治疗、放疗和化疗、麻醉方法和神经外科手术可作为控制癌痛可选择的辅助方法。

（张　健）

# 第三十六章　支持治疗

## 第一节　合理营养补充（肠道外营养维持）

癌症患儿的营养状况可影响治疗效果和死亡率，营养支持已成为抗癌治疗中不可缺少的重要措施。

### 一、正常人的营养需要

正常人每天的能量消耗包括以下几方面：

1. 基础代谢（BMR）　指人体处于清醒、静卧、空腹（禁食 12h）、环境安静、室温 18～25℃时，为维持体温和生理活动所消耗的热能。

2. 机体活动的消耗。

3. 食物特殊作用的消耗（摄入食物引起的）　摄入混合食物引起的热能源额外消耗相当本人 BMR 的 10%。三大营养要素在体内引起的特殊动力作用不同，蛋白质高达 16%～30%，糖为 5%～6%，脂肪是 3%～4%。

4. 机体生长发育、修复的消耗　包括生长发育期的少年、儿童及病后康复的机体。

每个人每天静止能量消耗（REE）可根据 Harris-Benedict 公式算出。

女性：$REE\,(kcal/d) = 655 + 9.6W + 1.7H - 4.7A$。

男性：$REE\,(kcal/d) = 66 + 13.7W + 5.0H - 6.8A$。

*$W$ = 体重（kg）；$H$ = 身高（cm）；$A$ = 年龄（岁）。

为使达到能量正平衡和脂肪储存，非蛋白热量摄入必需 > 130%REE，但当增加能量摄入达 115%REE 时，并不能改善氮的平衡。

每克葡萄糖可产生 16.74kJ（4kcal）热量，每分钟每千克体重供给 4~5mg 葡萄糖时，其利用最合理。当每分钟每千克体重超过 7mg 时，则不能增加葡萄糖的氧化率，反而会转换成更多的脂肪，损坏肝功能。每克脂肪可产生热能 37.66kJ（9kcal），一般脂肪摄入量应限定在 1.5g/（kg·d）。每克蛋白质可产能 16.7kJ（4kcal），给予氨基酸和热能可促使蛋白质合成和降低蛋白质分解。人体营养除需要糖、脂肪、蛋白质外，还需要维生素、无机盐和微量元素。

## 二、营养支持途径的选择

营养支持途径的选择是实施营养支持治疗时必须正确掌握的基本问题之一。与患者的机体状况、代谢特点、器官功能状态、营养物质的情况、设备条件、并发症及费用等因素有关。目前常用的是肠道营养（EN）和胃肠外营养（PN）两种，后者包括全胃肠外营养（TPN）。

1. 肠道营养　　在胃肠道功能正常情况下，应选择经消化道补充营养，因为它更符合生理要求，并发症少，营养素的价格便宜，也无需特殊设备。在行静脉营养时，消化道结构有不同程度退行性变，胃酸和黏液分泌减少，肠内正常菌群失调和 IgA 分泌减少，导致肠黏膜防御机制下降，在多发创伤时，肠道细菌可引起全身感染。在肠道营养时避免肠道退行性变的发生。临床研究证明经肠道和胃肠外供给营养，其结果同样有效。

2. 胃肠外营养　　不能经肠道摄入营养，而可能对抗癌治疗有效的营养不良患者是 TPN 的适应证。即使可经胃肠摄取营养，但其摄取的营养仍不能维持正常营养状态的患者也是 PN 的适应证。对于严重营养不良的患者，如果营养状况得到改善就可能考虑治疗的患者也应给 PN 或 TPN。在这些患者中，严重的内脏蛋白质缺乏可影响肠道吸收功能，如用经肠道喂食法会延误治疗。

胃肠外营养可经中心静脉或周围静脉实施。短期（7~10 天）常经周围静脉，长期运用需经中心静脉。标准的进路是经皮锁骨下静脉插管到中心静脉。导管需要经长约15～20cm的皮下隧道引出，有利于避免感染性并发症。

### 三、全胃肠外营养支持适应证

1. 癌症患者消化道外瘘 行TPN时，胰瘘和小肠瘘出量可减少80%，瘘口自然闭合率达70%，死亡率降至20%以下。

2. 短肠综合征 因小肠肿瘤切除术后，空肠保留不足65cm者，只能用TPN支持，待1～2年后，保留肠管代偿扩大，绒毛增多，可逐步改为肠道营养。

3. 癌症根治术围手术期营养 如食管、胃、大肠、胰腺癌根治术前、后用TPN支持，可促进恢复，减少并发症和死亡率。

4. 晚期癌症患者经手术、放疗、化疗打击后 PN可改善患者营养状况，提高免疫力及生存质量。

5. 褥疮 下肢瘫痪患者合并褥疮时，可用TPN以减少排便，使创面保持清洁，促进愈合。此时TPN被称为"内科性结肠造瘘"。

### 四、全胃肠外营养支持

全胃肠外营养支持（TPN）从20世纪60年代开始应用于临床，是近代外科的重大进展之一。在癌症治疗过程中TPN正在被广泛应用，以提高癌症患者承受治疗的能力和治疗效果，降低死亡率和提高生活质量。

癌症患者当经胃肠道给予营养已不合适、不实际或不可能时，均需TPN。虽然TPN在字面意义上意味着除胃肠以外的任何途径，但目前惟一的途径是经静脉。

#### （一）TPN营养素

TPN营养素包括氨基酸制剂、单糖类、脂肪乳剂、电解质、微量元素及各种维生素。常规应用的营养素有：

1. 氨基酸制剂 人体内有20多种氨基酸，人体内不能合成者称必需氨基酸，体内可以合成者称非必需氨基酸。但丙氨酸、谷氨酰胺在各组织间大量以游离状态存在于身体内，并且作为氨载体对于肝脏、肌肉、肾脏和肠管等内脏器官之间相互的代谢有很密切的关系。BCAA 是 3 种氨基酸（亮氨酸、异亮氨酸、缬氨酸）的复合物，近年来被广泛应用于临床。

2．单糖类　　有些氨基酸制剂只含 5% 的山梨糖、葡萄糖或果糖。仍需加入高浓度的糖以达到 10%～15% 水平的含糖营养液，满足患者的热量需要。

3．脂肪乳剂　　10% 的脂肪乳剂能提供热量为 4.108 4kJ/mL，目前常用的是由二十个碳原子组成的长链脂肪乳剂。

4．电解质　　目前国内普遍生产的各种钾、钠、镁等制剂。

5．维生素制剂。

6．微量元素　　以上各种营养素都不能单独、直接输入人体。现推荐以下小儿 TPN 营养配方：

氨基酸 2.24g/L，脂肪乳 2.22g/(kg·d)，葡萄糖 10～18g/(kg·d)，基础热卡 48～110kcal/(kg·d)。

氮:非蛋白热卡 = 1g:(200～250)kcal。

钠:3～4mmol/(kg·d)，钾和氯:各 2～3mmol/(kg·d)。钙:0.5～1mmol/(kg·d)。

安达美 1mL/(kg·d)，水乐维他 1mL/(kg·d)。

注意事项:总液量中糖浓度 < 12.5%。至少总热量 30% 由糖供给。

**（二）TPN 的并发症及处理**

1．感染　　预防感染对能长期使用 TPN 至关重要。置管时要严格遵守无菌操作原则，皮下应留有至少 15～20cm 长隧道。在制备营养糖液、加药、更换输液瓶或管道时均应按无菌原则操作。一旦怀疑有因 TPN 所致或加重的感染时，应立即停止输注并拔出导管。为防止反跳性低血糖发生，应由外周输注等渗葡萄液糖。同时禁止滥用激素和抗生素。

2．中心静脉血栓形成　　发生率约 7%～71%。预防措施是争取一次穿刺成功。避免在穿刺损伤侧重复试做穿刺。穿刺器械在使用前用灭菌药水反复冲洗以保证无菌，防止导管放置不当而将高渗性营养液输入无名静脉内而引起血栓形成。

3. 气胸　　是经锁骨下静脉穿刺置管的一个常见并发症。一般注意以下几点基本上可以避免：术前已有严重肺部疾患者如肺气肿，尽量不选用这一途径；穿刺时病人取头低位（10～30度）可使静脉充盈，利于穿刺，头转向穿刺部位对侧，使皮肤、皮下组织及肌层处于紧张状态，有利于进针及控制方向；若从锁骨中点或偏外侧进针更能减少气胸发生。

4. 高糖性、高渗性、非酮性昏迷　　当输注葡萄糖液浓度过高或总量过多时，即血糖高达 33.6～39.2mmol/L，出现高糖渗透性利尿，造成细胞内脱水和钾离子丢失，最终导致中枢神经系统损害而死于昏迷。防治措施是：①双能源供热，避免大量输注葡萄糖。②TPN 开始阶段严格控制输入葡萄糖的浓度和速度。③按处方要求补充外源性胰岛素，将血糖控制在 8.4mmol/L 以下，尿糖（＋＋）以下。④TPN 开始 1～2 周内按计划监测血糖及尿糖。⑤一旦怀疑为此并发症，应立即停止 TPN，并输入 0.45% 和 0.9% 生理盐水，补充量为丢失量的一半。

另外，TPN 还可并发心脏受损、误穿锁骨下动脉、血胸、胸导管和背丛损伤等。只要熟悉解剖学知识，严格遵守插管技术则上述并发症是容易避免的。

（张　健）

# 第二节　纠　正　贫　血

## 一、贫血原因

贫血是小儿恶性肿瘤极常见的症状，其发生原因：

（1）骨髓红系被白血病细胞或转移瘤细胞所取代或排挤，正常造血功能衰竭而引起。

（2）化疗药物引起的骨髓抑制。

（3）失血：由于血小板减少引起外出血，如鼻出血或胃肠道出血，或为诊断需要而反复抽血而致慢性失血。

（4）无效性造血或自身免疫引起溶血。

## 二、处理

当血红蛋白下降到 60～70g/L 时，组织供氧有困难，患儿出现不适乏力、活动减少、胃纳不佳、烦躁等表现，此时应给予浓缩红细胞输注，以迅速提高血红蛋白，增加对化疗的耐受性，以保证化疗顺利进行。

1. 输注红细胞　　标准输血量应是 10mL/kg 体重，可提高患儿血红蛋白 25～30g/L，一次输血的最大安全量为 15mL/kg。有严重贫血（血红蛋白＜50g/L），特别伴有充血性心力衰竭或高血压时，应少量多次输血，即每次给浓缩红细胞 3～5mL/kg，每次输血持续 3h 以上，间隔数小时后再输血，以使心血管系统稳定，在 24h 内恢复带氧能力，以避免迅速大量输血所致的肺水肿并发症（浓缩红细胞每次 4～5mL/kg，可升高血红蛋白 10g/L）。

2. 交换输血术　　对严重贫血者，最好作部分交换输血术，即交替先抽出患者血液，然后输入浓缩红细胞 10～50mL，如此交替进行，其优点可迅速等容量地纠正贫血，这特别适合于严重贫血伴充血性心力衰竭者及白血病细胞超过 $100 \times 10^9$/L 者，及伴有肿瘤细胞溶解综合征等患儿，换血后即可纠正贫血，并除去过多的白血病细胞和毒性代谢产物。

3. 输注洗涤红细胞　　某些病例，为减少接触其他个体白细胞、血小板及血浆中的同种异体抗原，有必要输去除白细胞和洗涤红细胞的血液，因而减少输血后发生过敏反应及发热性输血反应的机会。

4. 输注血细胞预照射　　对接受强化疗、造血干细胞移植前预处理方案及免疫缺陷者，为防止输入的血液中淋巴细胞在受体体内植活，因而产生输血相关的移植物抗宿主病（transfusion-associated graft-versushost disease，TA-GVHD）。故应在输血前，将供体之血

630

液经$^{60}$Co 或直线加速器照射 15～25Gy，破坏淋巴细胞的增殖能力，然后再输给受体。

5. 促红细胞生成素的应用　　贫血是肿瘤患儿常见的并发症，除肿瘤细胞转移或浸润骨髓所致正常造血功能受损引起贫血外，另可能与肿瘤相关造血抑制因子的产生、促红细胞生成素（EPO）的相对和绝对不足、EPO 的功能抑制等明显有关。EPO 是一种红细胞生长因子，能促进红细胞生成。其基因工程生物合成的重组人促红细胞生成素（rhEPO）在肿瘤化疗中的应用受到重视。rhEPO 可以为合并贫血的肿瘤患者顺利完成化疗提供保障，在化疗同时使用 rhEPO 可以预防贫血的发生，对治疗化疗后出现的贫血明显有效，明显改善了患者的生存质量。

促红细胞生成素（rhEPO）作用机制：rhEPO 主要作用于红系造血祖细胞（BFU-E、CFU-E）的表面受体结合，促进红系细胞增殖、分化和成熟，因而可增加红细胞数量和提高血红蛋白水平。

rhEPO 剂量：100～150U/kg，皮下注射，每周 3 次，2～4 周后起效。

应用 rhEPO 治疗肿瘤贫血的观察表明，rhEPO 能显著改善肿瘤贫血或因化疗药物抑制引起的贫血，同时化疗并不影响 rhEPO 的疗效。对血液肿瘤或实体瘤合并累及骨髓出现贫血的患者，有效率达 80%。rhEPO 在肿瘤贫血中的应用，可减少输血的量和次数。

（沈亦逵）

# 第三节　防治出血

出血是恶性肿瘤，尤其是急性白血病常见症状，部分患儿以出血为首发表现，治疗过程中或疾病晚期常发生危及生命的大出血，出血的主要原因涉及到血小板、凝血因子、血管等诸多因素。

## 一、病因
### （一）血管因素

恶性肿瘤广泛浸润，侵蚀周围组织，导致血管破裂而出血，肿瘤组织易坏死脱落或癌肿结节破溃都可导致不同程度出血。急性白血病当白细胞 $> 100 \times 10^9/L$ 时，可产生白细胞淤滞综合征。大量白血病细胞黏附于血管内壁，导致血管腔狭窄，且血粘度增加，血流缓慢，利于血液凝固，形成白细胞性栓塞，或白细胞郁积性肿瘤，同时白血病细胞本身可直接侵犯血管内皮细胞，使小血管受损，最常见为颅内出血。大剂量化疗、水杨酸盐，非甾体类抗炎药物的应用能直接损伤胃肠道黏膜而引起消化道黏膜出血。

## (二) 血小板因素

恶性肿瘤病变侵及骨髓，排挤巨核细胞。联合化疗、放疗的应用，均可抑制骨髓正常造血功能，导致巨核细胞增殖、分化和成熟障碍而致血小板减少。合并细菌、病毒感染，脾脏肿大，弥散性血管内凝血，常可使血小板寿命缩短，破坏加速，某些半合成青霉素。头孢菌素还可造成获得性血小板功能异常。

恶性肿瘤和血液病患者常伴发血小板功能异常，其机制还不明确。一般表现为血小板黏附、聚集功能低下，$PF_3$（血小板第3因子）有效性降低，上述因素都可导致机体发生不同程度出血。

## (三) 凝血因子因素

除组织因子和钙离子外，绝大多数凝血因子在肝脏合成，肝实质细胞可以合成纤维蛋白原，肝细胞微粒体可以合成凝血酶原、因子Ⅶ、Ⅹ，部分因子Ⅷ、Ⅸ、Ⅴ也在肝脏合成。当肿瘤细胞浸润肝脏可导致肝脏凝血因子合成减少，合并弥散性血管内凝血可引起凝血因子消耗性减少。L-ASP（左旋门冬酰胺酶）用于急性淋巴细胞白血病诱导和强化治疗，L-ASP可抑制蛋白质合成，导致凝血酶原、因子Ⅴ、Ⅹ、纤维蛋白原和 AT-Ⅲ、蛋白 S、蛋白 C 合成减少，致出凝血功能异常，临床有出血或血栓形成倾向。

有些癌肿患者血中可出现病理性凝血抑制物，常见的有类狼疮抗凝物如恶性淋巴瘤，类肝抗凝血物如骨髓瘤，急性单核细胞性白血病，异常蛋白如浆细胞病、骨髓瘤，这些抗凝血物质在程度严重时，即可引起出血。

#### （四）弥散性血管内凝血（DIC）

DIC是儿童恶性血液病，肿瘤患者严重并发症。癌细胞对血管内皮细胞的破坏，使血小板在血管内黏附、聚集，肿瘤细胞本身含有的癌性促凝物质，具有组织凝血活酶活性，可以激活凝血活酶；肿瘤化疗过程中常并发感染，尤其是革兰氏阴性杆菌（$G^-$）感染，都可促使血管内凝血，诱发DIC的形成。最常见的是急性早幼粒细胞白血病，急性单核性细胞白血病，白血病细胞内含有大量的癌性促凝物质、组织因子样促凝物质、溶酶体及各种蛋白水解酶，同时也含有大量的纤溶酶原激活物，促进内凝、外凝及纤溶系统，引起DIC的一系列临床表现。

#### （五）纤溶异常

肿瘤细胞可直接产生t-PA或u-PA型纤溶酶原激活物，可以激活纤溶系统或直接溶解纤维蛋白原，导致纤溶亢进。白血病浸润肝脏时，纤溶酶原激活物抑制物-1（PAI-1）合成减少，抑制纤溶活性降低，纤溶功能增强，是急性白血病发生出血的重要原因。

### 二、临床特点

恶性肿瘤早期转移或晚期肿瘤，常可侵蚀相应部位的血管或癌瘤结节破裂而引起出血，常见出血包括消化道出血、咯血、颅内出血和无痛性血尿。白细胞淤滞综合征最常见颅内出血。

血小板异常所致出血常表现为皮肤瘀点、瘀斑，较少发生危及生命的大出血。血小板减少所致出血，不仅和血小板的绝对数有关，同时和血小板下降的速度、有无伴发局部感染、黏膜溃疡、发热、血管内凝血和骨髓状态有关。而凝血因子异常所导致的出血，常以肌肉、关节血肿、内脏器官甚至颅内出血为主。

DIC时，凝血和纤溶系统激活，广泛微血栓形成，凝血因子消耗，纤溶亢进，最终导致脏器功能障碍，多发性出血，微循环衰竭及微血管病性溶血性贫血。

## 三、DIC 诊断

1994 年第五届全国血栓与止血会议制订诊断标准如下：

### (一) 临床表现

(1) 存在易引起 DIC 的基础疾病。

(2) 有下列 2 项以上临床表现：①多发性出血倾向。②不易用原发病解释的微循环衰竭或休克。③多发性微血管栓塞的症状、体征，如皮肤、皮下、黏膜栓塞坏死及早期出现的肺、肾、脑等脏器功能不全。④抗凝治疗有效。

### (二) 实验室指标

(1) 同时有以下 3 项：①血小板 $< 100 \times 10^9/L$ 或进行性下降 (肝病、白血病：血小板 $< 50 \times 10^9/L$) 或有 2 项以上血浆血小板活化产物升高：β-TG、$PF_4$、$TXB_2$、GMP140。②血浆纤维蛋白原含量 $< 1.5g/L$ 或进行性下降或 $> 4g/L$ (白血病及恶性肿瘤 $< 1.8g/L$，肝病 $< 1.0g/L$)。③3P 试验 (＋) 或血浆 FDP $> 20mg/L$ (肝病 FDP $> 60mg/L$)；或 D-dimer 升高。④PT 缩短或延长 3s 以上或呈动态变化 (肝病：PT 延长 5s 以上)。⑤纤溶酶原含量及活性降低。⑥AT-Ⅲ含量及活性降低 (不适用于肝病)。⑦血浆因子Ⅷ：C 活性 $< 50\%$ (肝病必备)。

(2) 疑难病例应有下列一项以上异常：①Ⅷ：C 降低，vWF：Ag 升高，Ⅷ：C/vWF：Ag 比值降低。②血浆 TAT 浓度升高，或 $F_{1+2}$ 水平升高。③血浆纤溶酶与纤溶酶抑制复合物 (PIC) 浓度升高。④血 (尿) 纤维蛋白肽 A 升高。

日本学者采用计分标准诊断 DIC，较为实用，如表 36-1。

表 36-1  DIC 诊断标准

| 项　目 | 记　分 |
| --- | --- |
| 出血现象 | 1 |
| 脏器功能衰竭 | 1 |
| 基础疾病 | 1 |

| 项　目 | 记　分 |
|---|---|
| 血小板计数（×10⁹/L） | |
| <120 | 1 |
| <80 | 1 |
| <50 | 1 |
| 纤维蛋白原（mg/dL） | |
| <150 | 1 |
| <100 | 2 |
| 凝血酶原时间（s） | |
| >15 | 1 |
| >20 | 1 |
| FDP（μg/mL） | |
| >10 | 1 |
| >20 | 2 |
| >40 | 3 |

**诊断：**①非白血病：积分>7分，确诊 DIC，6分可疑 DIC；≤5分，排除 DIC。②白血病：积分≥4分，确诊 DIC，积分3分，疑似 DIC；≤2分排除 DIC。③DIC 可疑者如有下列二项以上异常，可确诊为 DIC：D-dimer 升高、可溶性纤维单体检测阳性、凝血酶-抗凝血酶复合物（TAT）增高、AT-III 降低、血小板进行性下降或 FDP 进行性升高、抗凝治疗有效。

## 四、治疗

1. 原发病的治疗。

2. 血管因素　　垂体后叶素作用于血管平滑肌，使小动脉和毛细血管收缩，减少肺静脉、门静脉血流，易于形成血栓而堵塞伤口，主要适用于肺血管破裂的咯血，门静脉高压所致食管、胃底静脉曲张破裂而引起的呕血，剂量 5～10 单位，溶于 5% GS 或 NS 100mL 中，缓慢注射 15～20min，必要时 4～6h 后重复注射；或用本品溶于生理盐水静脉滴注。

3．凝血因子减少　可选择性输注新鲜冰冻血浆，凝血酶原复合物，冷沉淀。L-ASP 治疗时，能抑制凝血因子、抗凝血因子合成，导致出凝血功能紊乱，输注鲜冰冻血浆可以纠正。

4．血小板减少治疗　恶性肿瘤合并血小板减少症机制已十分明显，在排除 DIC 后可试用：①皮质激素如强的松 1～2mg/(kg·d)。②静脉注射免疫球蛋白。③血小板悬液输注，按每输注 $1 \times 10^{11}/m^2$ 血小板悬液升高血小板 $5 \sim 10 \times 10^9/L$ 计算。④如伴有脾功能亢进，可考虑行脾切除手术。

5．DIC 治疗　DIC 一旦明确诊断，应立即行抗凝治疗，同时在抗凝治疗的基础上补充凝血因子和血小板、纤维蛋白原。抗凝治疗现多主张应用低分子量肝素 0.75～1.5mg/(kg·d)，可皮下注射或静脉滴注，其优点是可直接灭活 Xa 而较少依赖 AT-Ⅲ，不影响凝血酶和血小板，出血并发症少，对血小板计数减少的患儿更安全。对于高白细胞性白血病，应用低分子右旋醣酐扩张血管，扩充血容量，降低血粘度，同时水化和碱化。在 DIC 晚期，应用抗纤溶药须慎重，否则可使 DIC 加重，引起广泛微血栓形成。在明确继发性纤溶占优势成为出血的主要原因，如 3P 试验转阴，优球蛋白溶解时间显著缩短而出血持续不止时，可考虑使用抗纤溶药 EACA 或 PAMBA。如伴有低血压宜选用抑肽酶，有纠正低血压作用。对于急性早幼粒细胞性白血病，出血以原发性纤溶为主，应早期采用抗纤溶治疗。对于实验室检查明确原发性纤溶证据：低纤维蛋白原血症、FDP 升高、3P 试验阳性、D-dimer 阴性、血小板数正常，在确信无 DIC 时应及时予以抗纤溶治疗。

（林愈灯　沈亦逵）

# 第四节 预防感染

重症感染仍是恶性肿瘤死亡的主要原因。恶性肿瘤患儿尤其是须经大剂量联合化疗造成粒细胞减少或缺乏,导致细胞免疫、体液免疫功能缺陷,加上黏膜屏障功能破坏,易发生重症感染、败血症。因此预防感染在白血病治疗中非常重要,感染预防方法主要包括:

1. 病房 选择相对隔离、洁净病房。每天最好能用紫外线灯消毒 1h,保持使室内空气清新,墙壁地板用 1:200 洗必泰液喷雾,粒缺患儿有条件住单间超净房、层流床或层流房。

2. 化疗前清除隐性感染灶 主要包括口腔、扁桃体、肛周、肺等,排除结核病;有条件可行 HCV、CMV、EBV、VIV、HSV、白色念珠菌等抗体测定。

3. 医生接触患儿前后要洗手,预防交叉感染。同时告之家属粒细胞减少或缺乏感染的危险性。

4. 保持个人良好的清洁卫生习惯 保持口腔清洁,牙齿清洁,可用 1:2 000 洗必泰或其他消毒液漱口,软牙刷刷牙,如血小板减低,最好不刷牙,而用消毒液漱口,黏膜损伤部位涂以收敛剂,便后 1:5 000 高锰酸钾溶液坐浴。

5. 保持大便通畅 便秘时细菌、真菌易于肠道繁殖,如存在黏膜溃疡,易于发生侵袭性细菌、真菌感染。

6. 粒细胞缺乏时所有的食物都应煮熟,禁用新鲜水果、蔬菜。用 G-CSF 或 GM-CSF 尽快提高粒细胞,一般不输注粒细胞。静脉输注丙种球蛋白对低丙种球蛋白血症有效。

7. 细菌感染预防 一般不常规预防性应用抗菌素,因可导致耐药菌株出现,多重感染或骨髓的延迟性恢复。如接受氟哌酸预防的患者革兰氏阳性($G^+$)菌感染明显上升。但对于接受大剂量强化治疗如 HDMTX,HD-Ara-C 患儿应选择性应用口服肠道抗菌素如庆大霉素、氟哌酸、甲硝唑等。

8．卡氏肺囊虫感染的预防　　维持治疗期间对于中危、高危急性淋巴细胞白血病患儿应行卡氏肺囊虫预防，给予 SMZ 25mg/(kg·d)，TMP 5mg/(kg·d)，每天 2 次，每周服 3 天。由于和 MTX 共用时易于在肾脏形成结晶，故 MTX 和 SMZ 不应在同一天服用，尽可能相隔 2~3 天。如对 SMZ 过敏，可用戊烷咪气雾剂吸入：<4 岁，150mg/5mL/月；>4 岁，300mg/5mL/月，吸入 20~30min。

9．病毒感染的预防　　无环鸟苷有助于预防强化治疗期间单纯疱疹病毒抗体（＋）患儿单纯疱疹病毒复发，剂量：<2 岁，400mg/d；>2 岁，800~1 600mg/d。水痘-带状疱疹病毒免疫球蛋白有助于降低水痘发病率。减毒活疫苗不能用于粒细胞减少患儿，死疫苗如流感疫苗对于病毒感染有一定的预防作用。化疗期间如有水痘或带状疱疹接触史，对曾患水痘患儿，进行医学观察 28 天；未曾患水痘患儿，预防性无环鸟苷口服 14~28 天。

10．真菌感染的预防　　对于粒缺或粒减患者在使用广谱抗生素治疗期间，预防性口服制霉菌素或伊曲康唑，有助于减少局部真菌增殖和黏膜炎，但对于预防全身性真菌感染意见不一。而预防性用药有时可致真菌多重感染或耐药菌株出现，如大扶康预防性应用可出现 krusei 念珠菌感染，酮康唑预防治疗则出现曲菌和光滑拟酵母菌感染。因此，真菌的早期经验性治疗比预防治疗更为重要。

（林愈灯　李永康）

# 第五节　高尿酸血症的防治

## 一、发生机制

因为化疗时，对抗肿瘤药物敏感的肿瘤细胞迅速大量崩解，释放核酸，嘌呤核酸，分解代谢为次黄嘌呤，之后为黄嘌呤，最后通过黄嘌呤氧化代谢为尿酸，使尿酸形成增加，致高尿酸血症。当血尿酸 $\geq 417\mu mol/L$（7mg/dL）则应考虑为高尿酸血症。大量的尿酸在肾小管内的沉积，可导致肾小球滤过率的下降，继而发生急性肾功能衰竭。同时，大量的尿酸被滤到输尿管中，使尿酸浓度急速上升，远远超过尿液的溶解能力而在输尿管内沉淀引起结晶，堵塞输尿管（远端肾小管），继而导致高尿酸血症肾病综合征。

## 二、临床特点

高尿酸血症肾病综合征的患儿，常有尿毒症样症状表现，出现恶心、呕吐、嗜睡、食欲低下、少尿或无尿，可伴一侧腹痛及肉眼血尿。肾脏 B 超可判断有否肾积水及尿路闭塞，但肾静脉造影有加重肾功能不全的可能，应禁忌使用。

## 三、防治措施

1. 对于化疗高度敏感的肿瘤，宜在抗肿瘤药物应用前 48h 开始采取预防措施，并持续到化疗结束后 48～72h。

2. 预防措施

（1）充分补充液体：保持尿量 > 100mL/h，用静脉输液：2 000～3 000mL/($m^2$·d)。并给以利尿剂，但禁用噻嗪类（Thiazide）利尿剂，如氢氯噻嗪（Hydrothiazide）等。因为该类药物能减少细胞外液的容量，增加近曲小管对尿酸的吸收，且还有竞争性抑制尿酸从肾小管分泌的作用。

（2）碱化尿液：使尿液 pH > 7.0，增加尿酸溶解度。用 5% 碳酸氢钠 3～5mL/kg 静脉滴注或口服，或乙酰唑胺每次 5mg/kg，口服，每日 1 次或隔日 1 次。酸中毒者禁用。

（3）口服别嘌呤醇，使体内尿酸合成减少，8～10mg/(kg·d)，分 2～3 次服，2～6h 血中浓度达峰，约 70% 经肝代谢为具活性的别黄嘌呤（T1/2 为 12～30h）。

3. 尿酸超过 595μmol/L，肾功能衰竭时，采用血液透析治疗。

（李永康）

## 第六节　细胞保护剂的应用

化疗由于在杀伤肿瘤细胞的同时也杀伤正常细胞，因此，在肿瘤患者接受大剂量强化治疗时会对人体多种器官造成严重损害。这不仅限制了抗肿瘤治疗的疗效，同时还造成累积损害。氨磷汀（amifostine）是广谱的选择性细胞保护剂，它能选择性地保护正常器官免受化疗、放疗的毒性攻击，而不保护肿瘤组织。因此，能明显改善患者对化疗、放疗的耐受性，提高其生活质量。

### 一、作用机制

Amifostine 作为正常细胞保护剂，是一种白色结晶的冻干粉剂，可溶解于水。它的分子式是 $C_5H_{15}N_2O_3PS$，它的分子量为 214.22。化学名为 S-2-（3-氨丙基胺）乙基硫化磷酸，有如下的结构式：$H_2N(CH_2)_3NH(CH_2)S-H_2PO_3$。Amifostine 是一种有机硫代磷酸化合物，它在组织中被与细胞膜结合的碱性磷酸酶水解脱磷酸后成为具有活性的代谢产物 WR-1065，减低顺铂、环磷酰胺及丝裂霉素等的毒性。对于正常组织的选择保护能力，归因于其高的碱性磷酸酶活性，高的 pH 值和正常组织比肿瘤组织有好的血管供应，能导致更快地产生活性巯基化合物的代谢产物，从而解毒。并可作为组织中的自由基清除剂，净化顺铂产生的自由基。

### 二、药代动力学

临床药代动力学研究表明，Amifostine 在血浆中快速地被清除，排除半衰期 8min，少于 10% 的 Amifostine 在用药 6min 后在血浆中残存。Amifostine 快速地被代谢为活性的游离巯基化合物。一个二硫化合物的代谢物随后产生，它的活性弱于游离的巯基化合物。10s 内一次推注 150mg/m² 的 Amifostine，原药、巯基化合物及二硫化合物的排出量在用药后这段时间是很低的，分别是注射量的 0.69%、2.22%。静脉输注 Amifostine 5～8min 后，骨髓细胞中已发现游离的巯基代谢物。用地塞米松或甲氧氯普胺预先处理，对 Amifostine 药代动力学无影响。

## 三、临床应用

Amifostine 在体外能促进来源于骨髓增生异常（MDS）的骨髓标本中的原始造血细胞祖细胞的形成和生存。为了评价 Amifostine 的血液学效应，对患有骨髓增生异常综合征同时并发有一系或更多系顽固性血细胞减少的患者临床研究中使用 Amifostine 治疗。证实 Amifostine 以小于或等于 $200mg/m^2$，每周 3 次的剂量治疗，可被很好耐受，并且对 MDS 患者有刺激造血作用。为证实 Amifostine 是否针对不同作用机制的抗肿瘤药物都能保护原始造血始祖细胞免受细胞毒作用，通过对采用无性系祖代细胞抑制检测实验来计算具有多分化潜能的原始造血始祖细胞的集落形成因子（CFU-GEMM）-粒细胞-红细胞、巨噬细胞、巨核细胞和原红细胞形成因子（BFU-E）的形成。先将采自正常志愿者的骨髓单个核细胞浸于中等浓度的 Amifostine（$500\mu mol/L$），或近似于血液中的峰度的 WR-1065（Amifostine 代谢产物）$100\mu mol/L$ 中 15min，然后将细胞清洗 2 次后，再施以抗肿瘤药物 1～6h。在孵育细胞 14 天后记录集落生长状况。结果证实 Amifostine 可保护 CFU-GEMM 免受柔红霉素、丝裂霉素及紫杉醇造成的细胞毒，但对顺铂、地吖醌或塞替哌的细胞毒无保护作用。类似地，Amifostine 也可保护 BFU-M 免受柔红霉素、丝裂霉素、泰素、顺铂及地吖醌的细胞毒。这一广泛的血液保护作用部分是由于该药对造血祖代细胞的生长、存活有内在的营养作用。近年来，国外对细胞保护剂（Amifostine）在化疗和放疗中的应用进行了较多研究，并已应用于临床。2000 年德国的 Heidenreich 等在使用环磷酰胺和顺铂对肿瘤患者进行化疗时使用 Amifostine（$740～900mg/m^2$，化疗前 0.5h 静脉滴注），证实 Amifostine 可减轻化疗药物的肾毒性、神经毒性和骨髓抑制。2001 年意大利的 Vaira 等在腹膜后肿瘤化疗的病人中应用 Amifostine，肾毒性明显减轻。2002 年中国的 Cui 等的研究证实 Amifostine 的应用可对用卡铂化疗的患者肾脏起保护作用。同年，德国的 Sagowski 等将 Amifostine 应用于放疗病人，证实可减轻口腔黏膜干燥和溃疡。

## 四、剂量及用法

对化疗患者推荐使用的剂量为 500～600mg/m²，在化疗开始前 30min 用药，15min 静脉注射完成。对放疗患者推荐使用剂量 200～300mg/m²，在放疗前 30min 用药，15min 静脉注射完成。15min 滴注比更长时间的输注耐受性好。进一步缩短输注时间，没有系统研究过。推荐用止吐疗法，即在给予 Amifostine 前同时给予地塞米松静脉注射及未研究过 Amifostine 溶液与生理盐水或含有其他添加剂的氯化钠溶液以外的溶液相容性，不推荐使用其他的溶液。

## 五、副作用及禁忌证

用药期间主要副作用为：头晕、恶心、呕吐、乏力等，但患者可耐受；用药期间，一过性的血压轻度下降，一般 5～10min 内可缓解，故用药时注意采用平卧位，小于 3% 的患者因血压降低明显而需停用 Amifostine。血钙浓度的轻度降低，一般推荐剂量下，很少出现；个别患者可出现轻度嗜睡、喷嚏、面部温热感等；禁用于对甘露醇有过敏史及本品过敏者。

## 六、其他细胞保护剂

其他的细胞保护剂还有四氢叶酸钙和美斯钠等，四氢叶酸钙只是用于大剂量 MTX 的解毒，对其他化疗药物并无保护作用。而美斯钠仅用于大剂量环磷酰胺和异环磷酰胺化疗时保护膀胱黏膜。

（张　健）

# 第三十七章 严重感染的防治

## 第一节 细菌性感染

接受大剂量化疗、骨髓移植的血液肿瘤患儿，都会发生程度不同持续时间不一的粒细胞减少或缺乏症。淋巴、血液组织系统肿瘤患者，常存在体液免疫和细胞免疫缺陷。当 ANC < 500/$\mu$L 时，65%的患者发生细菌感染，ANC < 100/$\mu$L 时，100%感染。

### 一、粒缺患者细菌感染特点

1. 炎症感染不易局限，或局灶性感染一般缺乏或延迟出现，发热是此时惟一的症状。部分患者不一定有发热，而出现低体温、精神软、易疲劳和肌肉疼痛，常提示重症感染。感染常由革兰氏阴性（G⁻）杆菌引起，包括假单孢菌、克雷白杆菌、大肠杆菌、变形杆菌，致全身多脏器感染，而泌尿系统感染和中枢神经系统感染少见。

2. 革兰氏阳性（G⁺）球菌感染有增多趋势，与中心静脉导管留置、皮肤黏膜损伤、静脉营养、喹喏酮类药物的预防应用有关。G⁺球菌包括凝固酶阴性的金黄色葡萄球菌、链球菌、肠球菌、MRSA（耐甲氧西林金黄色葡萄球菌）、MRSE（耐甲氧西林表葡菌），淋巴血液肿瘤患者由于细胞、体液免疫功能低下，更易发生有包膜细菌感染，如肺炎球菌、嗜血杆菌、李斯特菌和放线菌属的感染。

3. 耐药菌感染增加，第三代头孢菌素的广泛应用导致 G⁻杆菌耐药性增加，如产超广谱酶 β-内酰胺酶（ESBLs）的大肠杆菌、肺炎克雷白及产 AmpC 酶的铜绿假单孢菌、阴沟肠杆菌、粘质沙雷菌。产超广谱酶 G⁻杆菌感染时，对青霉素，第一、二、三代头孢菌素甚至是第四代头孢菌素均耐药，而含酶抑制剂对部分细菌有效；产 AmpC 酶的细菌对酶抑制剂也耐药，而对第四代头孢菌素敏感，耐药 G⁺ 菌包括 MRSA、MRSE，对青霉素耐药的肺炎球菌（PRSP）、万古霉素耐药肠球菌（VRE）。

4. 结核杆菌再燃，大剂量糖皮质激素和免疫抑制剂的长期应用，原有结核有再次活动可能。

## 二、细菌感染常用药物

### (一) 头孢菌素类

第一代头孢菌素抗菌谱主要包括产酶金黄色葡萄球菌等 G⁺ 菌和部分 G⁻ 菌，目前少用于粒缺患者感染。第二代头孢对 G⁺ 菌次于第一代，对 G⁻ 菌作用更强，如头孢呋辛对肠杆菌科细菌作用良好，对 β-内酰胺酶极其稳定。第三代头孢菌素对各种 G⁻ 杆菌作用突出，毒性低，对 β-内酰胺酶稳定。头孢他啶在头孢菌素中对绿脓杆菌、沙雷氏菌作用最强，对不动杆菌属、葡萄糖不发酵 G⁻ 杆菌也有一定作用，头孢噻肟对肠杆菌科细菌作用优于其他头孢三代，但对绿脓杆菌作用较差。头孢哌酮对绿脓杆菌、沙雷菌作用仅次于头孢他定。对 β-内酰胺酶不稳定，约 70% 自胆汁排泄，适用于肝胆系统感染和肾功能不全感染。第四代头孢菌素对 G⁺、G⁻ 菌作用都优于头孢三代，对广谱 β-内酰胺酶稳定。主要品种包括头孢克定、头孢吡肟、头孢匹罗。头孢克定最突出的特点是具有高度的抗铜绿假单胞菌活性，对耐其他头孢菌素的不动杆菌有效，对产生 β-内酰胺酶的流感嗜血杆菌有效，对 MRSA、MRSE、肠球菌无效。头孢吡肟对绿脓杆菌作用强，对链球菌有高度抗菌活性，但对 MR-SA、嗜麦芽窄食单胞菌肠球菌无效。头孢匹罗对青霉素耐药的葡萄球菌属、链球菌属、肺炎链球菌活性在头孢菌素中最强。

β-内酰胺酶抑制剂与青霉素、头孢菌素合用，可保护 β-内酰胺抗菌素不被 β-内酰胺酶破坏，增强抗菌活性。包括棒酸、舒巴坦（Sulbactam）和他唑巴坦。

碳青霉烯类有亚胺培南、美罗培南、比阿培南，抗菌谱广，对 G⁺、G⁻ 菌及厌氧菌都有较强的杀菌作用，对产超广谱 β-内酰胺酶或 AmpC 酶的 G⁻ 菌都较敏感，适用于 G⁻ 菌感染、混合感染、多重耐药菌感染。亚胺培南对人体脱氢肽酶不稳定，需加去氢肽酶抑制剂西司他丁增加药物浓度。亚胺培南在剂量过大、滴速过快时可引起中枢神经毒性反应。美罗培南对脱氢肽酶稳定，对绿脓杆菌、肠杆科细菌作用强于亚胺培南。

**（二）糖肽类**

用于严重的 G⁺ 菌感染，包括 MRSA、MRSE、肠球菌，耐药肺炎球菌严重感染。除万古霉素外，最近上市的有替考垃宁（Teicoplanin），对链球菌、金黄色葡萄球菌、肺炎链球菌作用优于万古霉素，耐万古霉素肠球菌对本品也敏感，但对凝固酶阴性葡萄球菌不如万古霉素，且易产生耐药性。

**（三）喹诺酮类**

抗菌谱广，对 G⁻ 杆菌包括绿脓杆菌、不动杆菌、G⁺ 菌、耐药菌以及衣原体、支原体、结核杆菌等细胞内病原体都有良好的抗菌作用。氧氟沙星对 G⁺ 菌作用强，环丙沙星对 G⁻ 菌作用优于氧氟沙星，对 VRE 效力不佳。

**（四）氨基糖甙类**

常用包括阿米卡星、奈替米星，对细菌产生的破坏氨基糖甙类的钝化酶稳定，多用于肠道 G⁻ 菌和绿脓杆菌感染。

**三、粒缺细菌感染经验性用药**

应使用强力广谱杀菌制剂，静脉给药，重症感染常联合用药。在病原菌明确之前，任何经验性用药都要考虑到绿脓杆菌活性、医院常驻菌及其对药物敏感性、抗菌酶稳定性。见表 37-1。

表 37-1　发热性粒减患者经验用药

| 方　案 | 药　物 | 优　点 | 缺　点 |
|---|---|---|---|
| 单药治疗 | 抗假单孢菌 β-内酰胺类抗菌素 | 费用低、毒性低 | 抗菌谱窄 |

| 方案 | 药　物 | 优　点 | 缺　点 |
|---|---|---|---|
| 联合用药治疗 | 1. 抗假单孢菌 β-内酰胺类抗菌素 + 氨基糖甙类 | 协同作用，抗菌谱广 | 费用高，毒性较大 |
| | 2. 抗单孢菌 β-内酰胺类抗菌素 + 喹诺酮类 | 肾毒性低，对胞内菌感染有效 | 毒性大，耐喹诺酮 G$^-$ 菌增多 |
| | 3. 二种 β-内酰胺类抗菌素 | 抗菌谱广 | 费用高，易伴发真菌感染 |
| | 4. 上述任何一种 + 万古霉素治疗 | 抗菌谱广，同时包含 G$^+$ 菌 | 费用高，毒性大 |

### 四、抗菌治疗调整

在经验性用药之前，应尽早确定病原学诊断，血、尿、咽拭、痰、脓汁培养。经验用抗菌治疗无效，应根据培养药敏结果针对用药。如果骨髓、血 WBC 恢复，仍反复发热，应考虑以下可能：①念珠菌感染，特别未进行抗霉菌预防治疗者；②巨细胞病毒，呼吸道病毒感染；③非感染性发热如药物热；④导管相关感染；⑤结核复燃；⑥难辨状芽胞杆菌感染。临床应重新评估。ALP 检查、CRP 检查有助于帮助诊断。

抗菌治疗期限：一般抗菌素应用至 ANC$\geqslant 0.5 \times 10^9$/L，患者一般情况良好，但仍有争议，虽然有助于防止感染复发，但也有导致二重感染可能，如口腔黏膜溃疡、牙龈炎、肛周炎，要加用抗厌氧菌制剂治疗。

（林愈灯　罗丹东）

## 第二节　疱疹病毒感染

淋巴血液肿瘤患儿，常需接受激素治疗或放疗，细胞免疫功能低下，易合并疱疹病毒感染。常见与人类感染有关的疱疹病毒包括单纯疱疹病毒、水痘带状疱疹病毒、巨细胞病毒、EBV病毒，皆为DNA病毒。

## 一、疱疹病毒感染的临床特点

1. 单纯疱疹病毒（HSV）　　感染细胞后并不增殖，也不破坏细胞，绝大多数为隐性感染。病毒于细胞内处于潜伏状态，直到受到刺激因素刺激后才转为增殖性感染。HSV有2个血清型，HSV-1主要引起生殖器以外的皮肤、黏膜、脏器感染，如龈口炎、口腔溃疡、皮肤疱疹、角膜结膜炎、外阴阴道炎、脑膜脑炎，重度免疫缺陷患儿可发生全身性疱疹感染。HSV-2型主要引起生殖器及腰以下皮肤疱疹。

2. 水痘-带状疱疹病毒（VZV）　　只有1个血清型，传染性强，在儿童初次感染引起水痘，病情缓和，很少发生肺炎、脑炎等并发症。正接受皮质激素治疗者，水痘感染易扩散，可引起严重后果。感染水痘后，可以终生免除外源性感染，但机体产生的抗体并不能有效地清除患者神经节中病毒，当病毒基因组被激活后，发生带状疱疹，一般为局限性。但白血病患儿及长期接受皮质激素治疗者可出现全身播散性带状疱疹。

3. CMV感染　　普遍存在于人类，健康人群感染CMV后，临床症状轻微或无症状，成潜伏感染状态，一旦免疫功能下降，CMV感染即由潜伏状态转为CMV产毒性感染，致CMV病。对于骨髓移植患儿，CMV感染可引起严重的间质性肺炎，临床表现为发热、进行性呼吸困难、低氧血症和肺部广泛浸润，最后呼吸衰竭死亡。CMV感染还可引起重度血管炎、肝炎、肠炎、视网膜炎、血细胞和血小板降低。

CMV产毒性感染诊断标准：①从受检者血、尿、唾液或组织中分离培养出CMV病毒或见到典型的CMV包涵体。②血液或腔液中CMV抗原≥1/5 000的细胞。③PCR或分子杂交检出CMVmRNA抗原。④病程中CMV抗体从（－）转（＋）或双份血清抗体滴度升高≥4倍以上，但严重免疫缺陷者可（－）。

4. EBV 是传染性单核细胞增多症的病原体，人群感染常见，多数症状不明显，或仅引起轻度咽炎或上呼吸道炎，部分患儿出现典型体征和症状，如发热、咽炎、淋巴结炎、脾肿大、肝功能损害，周围血中出现异型淋巴细胞，一般病情不严重。

## 二、疱疹病毒感染常用治疗药物

1. 丙氧鸟苷（Ganciclovir，GCV） GCV 在病毒感染细胞内竞争性抑制 DNA 多聚酶或直接掺入病毒 DNA 中终止其延长，从而达到抑制病毒复制目的，对几乎所有的 DNA 病毒均有作用。GCV 对疱疹病毒 HSV、CMV、VZV、EBV 高度敏感，抗病毒活性比无环鸟苷（ACV）强，不易耐药，具有良好的安全性和耐受性。部分可出现肾功能和造血损害，中性粒细胞和血小板降低，当 ANC≤500/μL 或 PLT≤2 5000/μL 时不宜使用，应用造血细胞刺激因子可将 GCV 诱导的骨髓毒性降至最低。接受 GCV 者，须减量使用或停用其他免疫抑制剂，主要用于预防和治疗免疫功能损害患者 CMV 感染。

CMV 感染治疗：

（1）诱导治疗：每次 5mg/kg，每 12h 1 次，静脉滴注，14～21 天。

（2）维持治疗：5mg/(kg·d)，每周 7 天或 6mg/(kg·d)，每周 5 天。

（3）预防用药：每次 5mg/kg，Q12h×7～14 天后改为 5mg/(kg·d)，每周 7 天或 6mg/(kg·d)，每周 5 天，维持时间视临床具体情况而定。

大剂量丙种球蛋白和 GCV 联合应用对治疗 CMV 间质性肺炎有较好治疗效果。

2. 无环鸟苷（ACV） 吸收后在体内转化为三磷酸化合物干扰病毒 DNA 聚合酶，抑制 DNA 病毒复制。用于单纯疱疹病毒和水痘带状疱疹病毒感染，HSV 感染每次 5mg/kg，每 8h 1 次。VZV

感染和疱疹病毒性脑炎每次 8mg/kg，每 8h 1 次，对 CMV，EBV 病毒无效。

3. 干扰素　　干扰素在细胞表面与特殊的膜受体结合，抑制病毒 DNA、RNA 和蛋白质合成，阻止病毒在其感染的细胞中复制、释放和增殖，对 RNA 病毒敏感，对 DNA 病毒稍差，用于带状疱疹、HSV 感染，2 万 U/(kg·d) 共用 5 天，肌肉注射。

4. 磷甲酸钠（Foscarnet Sodium）　　为广谱抗病毒药，能抑制病毒特异的 DNA 多聚酶和逆转录酶，对 I 型、II 型单纯疱疹病毒、CMV 病毒等有抑制作用，40mg/(kg·d)，每 8h 1 次或每 12h 1 次，疗程 2～3 周或直至治愈。副作用已知包括肾功能能损害和电解质紊乱，表现为低钙、低钠、低镁、低钾血症，忌与肾损害药物，如氨基糖甙类抗生素、二性霉素 B 或万古霉素等同时使用。

（罗丹东　林愈灯）

# 第三节　真 菌 感 染

侵袭性真菌感染是儿童血液肿瘤患者主要致死原因，近年来有增多趋势，由于真菌感染缺乏特异性，常延迟诊断和治疗，引起严重后果。

## 一、真菌感染的诱发因素

1. 强力广谱抗菌素的广泛应用，抑制了大量正常细菌，机体菌群失调，从而引起真菌大量繁殖。

2. 肿瘤患者，长期机体分解代谢增加，防御能力降低，免疫抑制剂如皮质激素、细胞毒药物的应用，均易引起真菌感染。

3. 皮肤、黏膜破损，中心静脉导管留置、静脉高营养和白细胞低下，易引起全身性真菌感染。

## 二、常见真菌感染

临床上最常见的真菌感染为念珠菌和曲菌感染，隐球菌感染偶尔可发生于淋巴瘤或接受激素治疗者。

1. 念珠菌感染　　念珠菌为条件致病菌，其中白色念珠菌感染最常见。白色念珠菌存在于正常人的口腔、上呼吸道、肠道及阴道黏膜上，当机体免疫功能降低或正常微生物菌群失调时，白色念珠菌可侵犯人体各部位。常见有：

（1）皮肤念珠菌：多发于皮肤皱褶处，如腋窝、肛周、指甲和甲沟等处。

（2）黏膜念珠菌：最常见，包括念珠菌性口腔炎、念珠菌性阴道炎。

（3）念珠菌食管炎：多为口腔念珠菌延伸。临床表现为呕吐及严重的吞咽困难或胸骨下疼痛。

（4）念珠菌肠炎：腹泻每日数次至20余次不等，黄色水样，偶呈豆腐渣样，有发酵味，严重时大便可呈血样。

（5）播散性念珠菌病：最常见为肝脏、肾脏、脾脏和肺，形成内脏多发性微小脓肿，即使中性粒细胞恢复，仍表现为持续性或复发性发热。

2. 曲霉菌感染　　自然界曲霉菌分布甚广，存在于污染的空气环境中。由于为空气传播，主要引起肺部感染。临床可有发热、咳嗽、气喘，重者可有咯血，肺部体征不明显，胸部X线表现肺部结节性浸润阴影。此外，在皮肤、外耳、鼻腔、眼眶、骨和黏膜等处，也可引起感染，产生炎症性肉芽肿样病变，伴有组织坏死或脓肿形成，于鼻或腭黏膜部形成黑色焦痂。

### 三、真菌感染的治疗

真菌感染的诊断，虽然可以通过检测抗原或抗体方法明确病原体，但目前多数临床单位未广泛开展。故霉菌的诊断治疗多数为经验性。对于粒缺患者，在有效抗菌治疗3~5天后仍反复发热，宜常规加用抗霉菌治疗。局部真菌感染可用龙胆紫液、制霉菌素甘油、碘化钾液涂擦。深部真菌感染常需静脉用药。常用抗真菌用药包括：

1. 多烯类　　常用有二性霉素B（AmB），能与真菌细胞膜上的固醇类结合，改变膜的通透性，起杀菌作用。AmB 抗菌谱广，是深部真菌感染治疗的金标准，但治疗指数窄，易有肾毒性。AmB 用 5%GS 液稀释，浓度≤0.05mg/mL，缓慢滴注 2～6h。药液过浓可引起静脉炎，发生抽搐、心律失常、血压骤降，甚至心跳停止。首剂 0.1mg/(kg·d)，逐日或隔日增加计量直至 1～1.5mg/(kg·d)，每日 1 次，总剂量 25～50mg/kg，疗程 1～3 个月。常见副作用：肾脏损害，电解质紊乱、低钾血症、骨髓功能抑制、血液恢复延迟、肝功能损害、静脉炎或静脉栓塞。一般初期常有恶心、呕吐、腹痛、头痛、寒战或发热，哌替啶、抗组胺药或与地塞米松 2～5mg 一起滴注可使症状减轻。新品种脂质体包裹的二性霉素 B（Liposmal AmB），毒副作用小，可用于肾功能损害而不能用常规 AmB 或用常规 AmB 出现肾毒性或无效者，但价格昂贵。

2. 氟嘧啶类　　常用为 5-氟胞嘧啶（5-FC），通过抑制核酸合成，对真菌有抑制作用，可口服或静脉用药，100～150mg/(kg·d)，疗程 4～6 周，用于治疗白色念珠菌和新型隐球菌感染，但易产生耐药性。主要毒性为抑制造血，与 AmB 有协同作用，合用剂量可稍减，疗程也可缩短，毒副反应轻。

3. 唑类　　常用包括氟康唑、伊曲康唑，抗菌谱窄，主要用于念珠菌和隐球菌感染。副作用小，但偶可致严重肝功能损害。氟康唑有口服和静脉制剂，临床应用广泛。伏立康唑（Voriconazole）为第二代三唑类药物，选择性作用真菌依赖 $P_{450}$ 的去甲基酶，抑制细胞中的麦角固醇的合成，具有广谱抗真菌作用，主要用于预防和治疗耐药念珠菌和曲菌感染。

（林愈灯　罗丹东）

# 第四节　卡氏肺囊虫肺炎

## 一、发病机制

卡氏肺囊虫为原虫，分滋养体和包虫，为机会性感染微生物。

卡氏肺囊虫肺炎（pneumocystis carrinii pneumonia，PCP）是由寄生于肺部的卡氏肺囊虫引起的一种严重致命性肺炎，常见于接受抗癌治疗的肿瘤患者；接受免疫抑制剂治疗的器官移植患者；各类先天性、后天性免疫功能不全者。恶性肿瘤、白血病患儿由于长期接受免疫抑制剂治疗，免疫功能低下。卡氏肺囊虫通过空气传播，亚临床感染普遍存在，多数人在 4 岁前感染，其发病与潜在感染、再感染的重新激活有关。卡氏肺囊虫肺炎常发生于激素减量、停药或维持治疗期间。PCP 一旦发生，进展迅速，如不治疗，100% 死亡。PCP 感染率随 $CD_4$ 淋巴细胞计数下降而增大，当 $CD_4$ 淋巴细胞从 $100 \sim 200/mm^3$ 降为 $100/mm^3$ 以下时，其感染的可能性增大 1 倍。

## 二、临床表现

儿童感染卡氏肺囊虫肺炎，几乎所有患儿均有高热、咳嗽，进行性呼困难，呼吸急促，低氧血明显，口唇、指趾发绀。部分患儿可有腹泻，而肺部听诊无干湿罗音。临床症状与体征不符是 PCP 的显著特点。婴幼儿则发热不显著，主要表现为烦躁不安、咳嗽、呼吸增快及发绀。

组织病理：主要表现为肺泡存在渗液，伴有间质水肿或细胞浸润所致间质增厚，可机化或纤维化。

胸部 X 线主要表现为双肺弥漫性间质浸润，双肺野透亮度减低，呈弥漫性颗粒状阴影或普遍的云雾状密度增高影，伴有支气管充气征。尚有 5% ~ 10% 的病例表现为肺部囊性病变，局限性实质病变，结节或空洞结节及肺门、纵隔淋巴结肿大。

## 三、实验室检查

白细胞计数正常或偏高，淋巴细胞比例减少，嗜酸粒细胞增高，血气分析示显著低氧血症。

## 四、诊断

目前主要依靠临床诊断，而支气管肺泡灌洗液或支气管肺活检，Elisa 检测卡氏肺囊虫抗体或抗原有助于明确诊断，同时应与细菌性肺炎、霉菌性肺炎、病毒性肺炎鉴别。

### 五、治疗

1．甲氧苄氨嘧啶-磺胺甲基异噁唑（TMP-SMZ，SMZco）对于 PCP 的预防和治疗，SMZco 均为首选。TMP 和 SMZ 分别作用于虫体的二氢叶酸还原酶和合成酶，双重阻断叶酸合成，干扰虫体蛋白质合成，从而起到杀灭虫体的作用。

（1）治疗用量：TMP $15 \sim 20mg/(kg \cdot d)$ 与 SMZ $75 \sim 100mg/(kg \cdot d)$，每天 $3 \sim 4$ 次，疗程 $3 \sim 4$ 周。

（2）预防剂量：适用于高危儿，TMP $5mg/(kg \cdot d)$ 与 SMZ $25mg/(kg \cdot d)$，每天 2 次，每周连用 3 天，停 4 天。

SMZco 主要副反应：包括胃肠道症状如恶心、呕吐、腹泻；肝肾功能损害；血液系统反应如轻度骨髓抑制、粒细胞减少症、血小板减少、溶血性贫血、高铁血红蛋白血症；发热以及皮疹、瘙痒、渗出性多形性红斑等过敏反应。

2．戊烷脒（Pentamidine）　对于不能耐受 SMZco 患者，可选用戊烷脒，其作用机制尚不明确。可能与直接抑制细胞 DNA 复制，或抑制多胺的生物合成有关，使得依赖于多胺的虫体停止在 $G_0 \sim G_1$ 期而起作用。剂量：静脉缓慢滴注 $4mg/(kg \cdot d)$，时间不少于 $60 \sim 90min$，也可采用肌肉注射。预防可用戊烷脒雾化吸入，< 4 岁，150mg/5mL/月；> 4 岁，300mg/5mL/月。雾化吸入药物方式，使药物更集中于肺部，降低了全身其他组织器官的副反应发生率。主要副反应：常见的有咳嗽和支气管痉挛，偶见肝肾毒性，血淀粉酶增高、低血糖、低血压，高钾血症。

（林愈灯　李永康）

## 第五节　回盲肠综合征

回盲肠综合征（ileocecal syndrome，ICS）：是肿瘤化疗，特别是白血病强烈化疗期间重要的消化道并发症，但临床上误诊为并发急性阑尾炎、肠炎、出血性小肠炎、肠梗阻等较多。

发生原因是由于强烈化疗致中性粒细胞缺乏及免疫功能严重抑制，加上肠道菌群失调或消化道感染而发病，一般认为粒细胞缺乏是其主要的发病条件。

## 一、临床特点

主要以腹痛、腹泻及中性粒细胞减少为特征，但由于回盲肠综合征的临床症状常不典型，腹痛常多数呈转移性右下腹痛及右下腹可扪及包块，或呈弥漫性痉挛痛伴肌紧张，故易误诊为合并急性阑尾炎及腹膜炎，以稀水便及血便为主要症状者误诊为肠炎及急性出血性小肠炎。因本病发病后回盲部小肠伴积气、扩张、小肠内出血引起肠腔狭窄，可造成误诊肠梗阻，故回盲肠综合征诊断较困难。临床上遇白血病患儿并发上述症状、体征时须首先考虑到回盲肠综合征的可能，降低误诊率。

## 二、防治措施

一旦确诊应停止化疗和减少皮质激素的应用。

1. 防治肠道感染　　化疗期间口服新霉素、庆大霉素，注意饮食卫生；如并发本征后必要时应禁食。

2. 积极控制感染　　及早应用广谱抗生素，可选用庆大霉素、羟氨苄青霉素与灭滴灵静脉滴注；重者可静脉滴注丁胺卡那、羟氨苄青霉素或复达欣、泰能等。

3. 促进骨髓抑制的恢复与粒细胞回升　　应用粒细胞集落刺激因子（rhG-CSF、rh GM-CSF）等。

4. 增强抗病免疫功能　　静脉输注丙种球蛋白。

5. 输注粒细胞　　粒细胞严重缺乏（ANC < $0.2 \times 10^9$/L）伴严重感染时可输注粒细胞。

6. 如无强烈的外科手术指征，经内科综合合理保守治疗，能使患儿度过粒细胞缺乏期，随之回盲肠综合征亦得到控制及愈合。

（沈亦逵）

# 第三十八章 化疗毒副反应及其处理

## 第一节 急性过敏反应

### 一、左旋门冬酰胺酶

#### （一）临床表现

左旋门冬酰胺酶（L-ASP）为异种蛋白，应用过程中常可发生一般过敏反应，如皮肤瘙痒、红斑、急性荨麻疹等，经过适当的抗过敏治疗，一般不影响 L-ASP 继续使用。严重者可发生抗原抗体介导的 I 型变态反应，常于 L-ASP 静脉滴注开始 30min 内出现，表现为声音嘶哑、喉痉挛、呼吸窘迫和过敏性休克，多发生于反复应用 L-ASP 的早期强化阶段或定期强化治疗阶段。但有时第一剂 L-ASP 也可发生过敏反应，主要是由于目前应用 L-ASP 皆为大肠杆菌 E.Coli 来源，人体本身有大肠杆菌定殖，对它已预先感知。过敏反应一旦发生，须立即抢救，否则可导致严重后果。

#### （二）过敏反应的预防

L-ASP 静脉滴注前，给予 L-ASP 10～50U 或 0.2U/kg 静脉滴注 15min 或皮试，静滴过程中和 30min 后如无反应，给予相应剂量 L-ASP。虽然过敏试验有一定的预见性，但过敏试验并不能排除过敏反应的发生，在 L-ASP 应用过程中必须严密观察。白血病患儿由于长期使用免疫抑制剂，过敏试验常为阴性。

#### （三）过敏试验（+）L-ASP 的应用

过敏反应一旦发生，最好换用 PEG-L-ASP 或 Erwinia L-ASP，而不主张在应用皮质激素或抗组胺药物预防过敏反应的情况下继续使用原 L-ASP 制剂，因为可通过抗体的静态灭活而使 L-ASP 失去活性。对此，目前仍有不同的意见，有学者认为 L-ASP 应用过程中 30%～50%会产生抗体，抗体的产生一方面表现为过敏反应，另一方面即为 L-ASP 的静态灭活，但对于 ALL 长期无病生存率并无明显影响，特别是国内目前并无 Pegarspase 或 Erwinia L-ASP 供应，对于过敏反应试验（+），可行 L-ASP 脱敏治疗。

L-ASP 脱敏治疗：①先予地塞米松 5mg 静脉注射或非那根 1mg/kg，肌肉注射。②脱敏过程中予 2 条静脉通道，一条给予氢化可的松 5mg/kg 静脉滴注，另一条输注 L-ASP，先由 1U 起，静脉滴注 10min，如无不良反应，逐级加大剂量，2U、4U、8U、16U、32U、…，直至当日累积量。应当注意的是 L-ASP 脱敏治疗过程中仍可发生严重过敏反应如喉痉挛、喉头水肿和过敏性休克，必须严密观察，并准备好抢救药。L-ASP 脱敏治疗成功后，第二日 L-ASP 可按常规方法输注。

PEG-L-ASP（Pegarspase）：通过化学修饰使 PEG（聚乙二醇）和 L-ASP 结合后，其免疫原性明显降低，过敏反应发生率大为减少，$t_{1/2}$ 延长达 5.73 天，抗肿瘤作用增强，而 E.ColiL-ASP $t_{1/2}$ 为 1.24 天。剂量 1 000U/$m^2$（如体表面积 < 0.6$m^2$，则 82.5U/kg），静脉滴注 > 1h，每 2 周 1 次，每剂 Pegarspase 相当于 4 剂 E.Coli L-ASP 5 000U/$m^2$。

Erwinia L-ASP：Erwinia L-ASP 和 E.Coli L-ASP 系两种不同的菌株制备，二者之间无交叉过敏反应，但 Erwinia L-ASP $t_{1/2}$ 只有 0.65 天，抗肿瘤活性不如 E.Coli L-ASP。剂量：10 000U/($m^2$·d)，肌肉注射，隔天 1 次，每 6 剂 Erwinia L-ASP 相当于 4 剂 E.Coli L-ASP。

## 二、其他引起过敏反应药物

除 L-ASP 外，其他药物如 MTX、VM-26、VP-16 等也偶尔可引起过敏反应。如 MTX 可引起红斑、皮疹、瘙痒、感光过敏、毛细血管扩扩张、瘀斑，严重时呛咳、血管炎和 Lyell 综合征。VM-26 可引起寒战、发热、心跳加速、支气管痉挛或低血压、高血压，水肿也有报道，予皮质激素和抗组胺药物可立即停止。

（林愈灯　沈亦逵）

## 第二节　肿瘤细胞溶解综合征

### 一、发生机制

高白细胞性急性白血病与非霍奇金淋巴瘤等肿瘤细胞负荷过重，当化疗或放疗引起大量肿瘤细胞溶解，释放出大量细胞内物质到血中，使血钾、血磷显著升高；同时大量核酸分解产生大量嘌呤代谢产物尿酸增加，形成高尿酸血症与尿酸性肾病而致急性肾功能衰竭，大多在化疗开始 24~48h 后发生，重者预后极差。

### 二、临床特点

1. 临床表现　肿瘤溶解综合征典型表现为三高一低，即高尿酸血症、高血钾症、高血磷症与低血钙症。引起脉搏不规律、肌肉痉挛等症状，伴肾功能衰竭者出现尿少、尿闭与氮质血症。

2. 实验检测　①血生化：血钾、血钙、血磷、尿酸、尿素氮、二氧化碳结合力、肌酐等。②心电图：T波高尖、QRS丛宽大。

### 三、防治措施

1. 应用别嘌呤醇　对肿瘤细胞负荷过重者，如高白细胞性急性白血病，白细胞数高于 $50 \times 10^9/L$ 的急粒与高危急淋；非霍奇金淋巴瘤、神经母细胞瘤、肾母细胞瘤、肝母细胞瘤等。最初化疗不宜太强，同时应用别嘌呤醇（Allopurinol）10mg/(kg·d)，分次口服，以抑制黄嘌呤氧化酶可减少尿酸的产生。并于化疗前 12~24h 起使用。

2. 充分水化　静脉滴注 2 000~3 000mL/(m²·d)，多用 1/5 张含钠溶液。并同时给予利尿剂，速尿 1mg/kg 静脉注射。每 6h 1次，以尽量排泄尿酸等代谢产物。

3. 碱化尿液　给予 5% 碳酸氢钠溶液 5mL/kg 静脉滴注，以保持尿液 pH > 7.0，以提高尿酸的溶解性。

4. 纠正高血钾　给予 10% 葡萄糖酸钙（100~200mg/kg）和 10% 葡萄糖溶液与胰岛素（4g 糖：1U 胰岛素）250mL 静脉缓慢滴

注，促进钾离子进入细胞内，以纠正高血钾。

5．纠正低血钙　给予10%葡萄糖酸钙后如未能纠正应考虑低血镁，可给予25%硫酸镁溶液每次0.1~0.2mL/kg，深部肌肉注射，每6h 1次，症状缓解后停用。

6．透析　如果出现血钾超过6mmol/L、血磷超过3.3mmol/L、高肌酐血症(肌酐超过884μmol/L)、高尿酸血症(尿酸超过595μmol/L)等高电解质代谢异常时，出现肾功能衰竭者进行血液透析。

（李永康）

## 第三节　化疗恶心呕吐反应的防治

恶心、呕吐是肿瘤患者应用抗癌药后常见的不良反应之一。据估计，接受联合化疗的患者75%可出现。如果及时、适当地应用止吐药将会减轻患儿痛苦，并保证化疗的顺利进行。

1．易引起呕吐的抗癌药物　顺铂（DDP）、氮芥、环磷酰胺（CTX）、ADM、DNR、表阿霉素（EPI）、放线菌素D、Ara-C、VP-16、VM-26、MTX、5-FU（氟尿嘧啶）等。

2．呕吐发生机制　恶心呕吐是接受化疗患儿最难以忍受的副作用。化疗药物可引起小肠的5-羟色胺（5-$HT_3$）释放，通过激活5-$HT_3$受体引起迷走神经兴奋而导致呕吐反射。

3．临床特点　CTX、Ara-C等引起呕吐多发生于给药3~4h后。故在用化疗药物前先给予5-羟色胺（5-$HT_3$）受体拮抗剂，如枢复宁是一种强效的高度选择性的5-$HT_3$受体拮抗剂，可有效地预防和控制由化疗引起的外周性和中枢性的强烈呕吐。

4．呕吐的防治　抗癌药物引起呕吐的发生率，年龄小的婴幼儿较年长儿低，对年龄较大的患儿在应用易引起呕吐的化疗药物时，应给予止吐药进行防治。

常用止吐药物有：

（1）胃复安（灭吐灵）：为强力的多巴胺（DA）受体拮抗剂，

可阻断化学催吐感受区中 DA 受体而止吐。剂量：每次 0.3～0.5mg/kg，肌肉注射或静脉注射，有防治呕吐作用。

（2）吗丁啉：除了强力拮抗多巴胺（DA）受体外，有抑制呕吐中枢，增强食管下端括约肌张力而止吐。剂量：每次 0.2～0.5mg/kg，口服或肌肉注射。

（3）地塞米松：有止吐作用，常与其他止吐剂合用，可增强枢复宁的止吐效果。于化疗前给予，剂量为每次 0.3～0.5mg/kg，静脉注射或肌肉注射。

（4）枢复宁（Zofran）或枢丹（Zudan）：为强效的高度选择性的 5-HT$_3$ 受体拮抗剂，可有效地预防和控制由化疗引起的外周性和中枢性的强烈呕吐。剂量：4～8mg，于化疗前 15min 静脉注射；或化疗前 1h 口服枢复宁，若与地塞米松同用，则疗效更好。

（5）康泉（Kytril）：为高度选择性的 5-HT$_3$ 受体拮抗剂，可有效地预防和控制由化疗引起的强烈呕吐。于化疗前 30min，每次 3mg 加 5% 葡萄糖液 20～50mL，缓慢静脉注射。

（6）呕必停（Tropisetron，Navoban）：为高效选择性 5-HT$_3$ 受体阻滞剂，可在化疗前每次按 0.2mg/kg，静脉注射或口服。

（7）奈西雅（Nasea，盐酸雷莫司琼）：为新型 5-HT$_3$ 受体拮抗型止吐剂，对于化疗药物引起的严重恶心、呕吐，有明显的拮抗作用，研究证实该药具有强力、持久的止吐效应。它主要通过阻断消化道黏膜内传入迷走神经末梢的 5-HT$_3$ 受体而起到药理作用。剂量：每次 0.3mg（成人量），化疗前 30min 静脉注射。

（8）氟哌啶醇（Haloperidol）：每次 0.025～0.05mg/kg，每日 3 次，口服。化疗前 1 日开始服用，直至化疗结束。同时给胃复安。氟哌啶醇为丁酰苯类抗精神病药物，也可治疗化疗中呕吐。其机制为阻断延脑催吐化学感受区的多巴胺受体的突触后传递，减少多巴胺能神经通路的传导，另外还有轻度阻断 β-肾上腺能受体的作用，使皮质和边缘系统等的兴奋性明显下降，起到安定情绪、镇静及消除精神紧张等作用。胃复安同为阻断多巴胺受体药物，二者联用，可加强镇吐作用。

（沈亦逵）

# 第四节　药物性黏膜损害的防治

## 一、临床特点

由于联合化疗，放疗的应用，容易发生皮肤黏膜炎症，常见为唇炎、舌炎、牙银炎、口腔黏膜溃疡。当白细胞低下，易激活存在于体内的单纯疱疹病毒，促进黏膜溃疡的发生。黏膜溃疡为细菌、病毒、霉菌提供入侵机体门户，易发生败血症，造成进食困难。常易致黏膜炎症的药物主要包括 MTX、Ara-C、VCR、放线菌素等。

## 二、黏膜炎的防治

（1）为明确诊断，尽量行细菌、真菌培养，口咽漱口液行疱疹病毒分离。

（2）避免进食对口腔黏膜有刺激性及易损伤黏膜的药物。

（3）每日用消毒漱口液漱口，如 1:2 000 洗必泰液。

（4）局部治疗：可局部应用收敛剂如 Smecta、涂碘甘油、鱼肝油等。

（5）存在疱疹病毒感染证据，予无环鸟苷 30mg/(kg·d) 静脉滴注 5 天。

（6）对于广泛的牙龈炎或牙龈坏死，全身用抗厌氧菌治疗如甲硝唑、克林霉素等。

（7）存在广泛黏膜炎症，如对局部治疗包括二性霉素 B（AmB）悬液口服治疗无效，可经验性抗霉菌静脉治疗，AmB 0.1 ~ 0.5mg/(kg·d)，静脉滴注 5~7 天。

## 三、HDMTX 黏膜炎的防治

HDMTX 是预防髓外白血病的重要措施之一，最易引起黏膜炎症，应严格掌握适应证。

（1）HDMTX 化疗前肝肾功能正常，白细胞 $\geqslant 3 \times 10^9$/L 或 ANC >

$1.5 \times 10^9/L$，骨髓完全缓解，无感染征象存在。

（2）保证足够液体摄入，避免 MTX 结晶形成而损伤肾功能，HDMTX 当天及后 3 天必须水化，液量 $3\,000 \sim 4\,000mL/(m^2 \cdot d)$。

（3）尿液碱化：HDMTX 前 4h 及后 3 天保持尿 pH > 7，但 pH < 8。HDMTX 前 3 天起口服小苏打，当天及后 3 天 5% 碳酸氢钠 $150mL/m^2$ 静脉滴注。

（4）保证液体出入平衡，12h 内如入量 > 出量超过 $400mL/m^2$，必须强迫利尿，予速尿 1mg/kg（总量 < 20mg）。

（5）监测血 MTX 浓度，及时 CF 解救。正常情况下，MTX 浓度和 CF 解救剂量如表 38-1。

表 38-1　CF 解救剂量

| MTX 浓度（$\mu mol/L$） | 解救时间（MTX 后 h） | CF 剂量（$mg/m^2$） |
| --- | --- | --- |
| MTX 24 ≤ 150 | | |
| MTX 36 < 3.0 | | |
| MTX 42 < 1.0 | 42 | 15 |
| MTX 48 < 0.4 | 48 | 15 |
| MTX 54 < 0.4 | 54 | 15 |

42h 后如 MTX 浓度仍高，则 CF 剂量必须调整，见表 38-2，静脉注射，每 6h 1 次，直至 MTX 浓度 < $0.25\mu mol/L$。

表 38-2　CF 剂量调整

| MTX 浓度（$\mu mol/L$） | CF 剂量（$mg/m^2$） |
| --- | --- |
| ≥ 1 ~ 2 | 30 |
| ≥ 2 ~ 3 | 45 |
| ≥ 3 ~ 4 | 60 |
| ≥ 4 ~ 5 | 75 |

如 MTX 溶度≥5μmol/L，则 CF 剂量（mg）= MTX 浓度（μmol/L）×体重（kg）。

如 CF 单次剂量 > 20mg/kg，由于钙剂的存在，最好静脉滴注，如 MTX 排泄障碍，有条件立即应用羧基肽酶（Carboxypeptidase, CDPG$_2$），能水解 MTX 为其非活性形式 2,4-diamino-N$_{10}$-methylpteroic acid（DAMPA）。MTX 排泄障碍临床表现为尿量减少、水肿、高血压、24~48h 内频繁呕吐、解黄色水样便、意识模糊、视力障碍、甚至抽搐、昏迷，血清肌苷、MTX 浓度进行性升高。

（林愈灯　沈亦逵）

# 第五节　急性胰腺炎

左旋门冬酰胺酶是儿童急性淋巴细胞白血病治疗中不可替代的药物，由于其选择性细胞毒作用，对骨髓抑制轻，临床广为应用。但常可引起急性胰腺炎，地塞米松也偶可引起。如不及时处理，易并发糖尿病及酮症酸中毒，可导致死亡。

## 一、急性胰腺炎临床特点

L-ASP 致急性胰腺炎（AP）机制仍不甚明确，可能与 L-ASP 能直接损害胰腺腺泡，导致胰酶逸出、激活、自身消化而引起；也可能与 L-ASP 抑制蛋白质合成，故对蛋白质合成代谢旺盛的器官如肝脏，胰腺毒性较大。L-ASP 应用前后饮食质量的突然改变，特别是高脂肪饮食，可诱发 AP 的发生。L-ASP 所导致急性胰腺炎，大部分为水肿型，文献报道发生率差异较大，3%~16%，如不及时停药，可发展为急性出血性坏死性胰腺炎（ANP），常可并发糖尿病、酮症酸中毒。急性胰腺炎多发生在 L-ASP 用药过程中，但也可迟至 L-ASP 用药后 30 天发生。年龄 > 10 岁，尤其是青春期女性对 L-ASP 高度敏感，骨髓抑制，白细胞 < 1.0×10$^9$/L 时更易发生。

实验室检查血、尿淀粉酶早期不一定升高，部分病例始终正常，但都有消化道症状如腹痛、恶心、呕吐。因此可疑消化道症状时拟及时停药观察，动态监测血、尿粉酶，如进行性升高，即使在正常范围内也应高度重视。血清胰蛋白酶、弹性硬蛋白酶灵敏度高于血、尿淀粉酶检测，有助于早期发现亚临床急性胰腺炎。B超、CT检查有助于早期诊断。L-ASP应用过程中常伴随脂类代谢异常，血甘油三酯（TG）升高，当TG>22.6mmol/L，发生胰腺炎的危险性增加。

## 二、急性胰腺炎的治疗

L-ASP所导致AP多为水肿型，经过适当治疗可自行恢复，治疗措施包括：

（1）卧床休息。

（2）禁食：当腹痛完全缓解，压痛消失，肠鸣音恢复，可逐渐恢复正常饮食，可先进食无脂流质。

（3）积极补充血容量，维持水电解质平衡。

（4）对腹痛剧烈者，予对症治疗：

1）对腹痛、腹胀、呕吐严重者可行胃肠减压。

2）抗菌治疗，有助于预防无菌性胰腺坏死合并感染，宜选择常见由肠道移位的细菌如大肠埃希菌、假单胞菌、金葡菌敏感抗生素，甲硝唑对厌氧菌有效。

3）对于重症急性胰腺炎，除上述治疗外，还应进行抗胰酶治疗：①抑制胰液分泌：常用有抗胆碱解药物如阿托品、654-2，能减轻胰腺外分泌及痉挛，减轻胰管压力；各种制酸药如西咪替丁、奥咪拉唑、法莫替丁可减少胃酸分泌，防止胃酸对胰腺的刺激；胰高血糖素、生长抑素及其长效类似物奥曲肽能抑制胰酶及其他消化道激素如胃泌素、胰液素、胰岛素、血管活性肠肽等的分泌，但临床疗效不一，多数作者主张应用。②胰酶抑制剂：抑肽酶、福埃针剂（Foy）有抑制胰蛋白酶、糜蛋白酶和血管舒缓素等作用，但临床疗效有待证实。

（罗丹东　林愈灯）

# 第六节　骨髓抑制、粒细胞缺乏症

小儿恶性肿瘤，特别是血液肿瘤强烈化疗后引起骨髓抑制而发生造血功能衰竭（粒细胞缺乏、血小板减少等）并发严重感染与出血，如不及时处理，易发生治疗相关死亡。因此防治化疗后骨髓抑制期并发症至关重要。

## 一、发生机制

抗肿瘤化疗药物中除 L-ASP、Pred、VCR 外，其他化疗药物，尤其是 DNR、ADM、IDA、Ara-C、VP-16、VM-26、MIT、MTX、CTX 等对骨髓造血细胞均有不同程度的抑制作用。骨髓抑制程度随化疗剂量增加 1 倍，其杀伤力增加 10 倍。化疗引起骨髓抑制的机制是化疗在药物杀伤肿瘤细胞的同时，也杀伤正常造血干细胞造成骨髓抑制。化疗药物对骨髓抑制作用与血细胞的半衰期（T1/2）有关；粒细胞的半衰期最短为 6~8h，故首先粒细胞减少；血小板的半衰期 5~7 日，接着血小板减少；红细胞的寿命长，120 日，故在严重骨髓抑制后发生全血减少。

## 二、骨髓抑制程度

（1）轻度（Ⅰ）骨髓抑制：白细胞降低、粒细胞下降明显，ANC $< 1 \times 10^9$/L，骨髓增生轻度减低，经支持治疗 1 周后即能使骨髓抑制恢复。

（2）中度（Ⅱ）骨髓抑制：全血细胞减少，ANC $< 0.5 \times 10^9$/L，血小板 $< 50 \times 10^9$/L，骨髓增生减低，骨髓造血干细胞受到一定损害，积极治疗 2 周以上才能使骨髓抑制恢复。

（3）重度（Ⅲ）骨髓抑制：全血细胞减少，ANC $< 0.1 \times 10^9$/L，血小板 $< 20 \times 10^9$/L，骨髓增生极度减低，呈重型再障样骨象，造成造血功能严重抑制，经 3 周以上积极治疗，造血功能逐渐恢复。

## 三、临床特点

1. 发热、感染　常发生于化疗后 4~5 日发生骨髓抑制、粒细胞减少期。感染病原可为细菌性、病毒性、真菌性、卡氏肺囊虫等。感染以败血症为多见，其次为肺部、口腔、肛周等感染以及回盲肠综合征。感染的严重程度与粒细胞减少程度有关；多数 ANC < $0.5 \sim 1 \times 10^9/L$ 时发生感染与严重感染（院内感染率 65.4%），如 ANC < $0.1 \times 10^9/L$ 可发生极严重感染。

2．出血　　血小板 < $50 \times 10^9/L$ 时可有出血，< $20 \times 10^9/L$ 可发生严重出血。

3．贫血　　骨髓严重抑制者可发生中重度贫血。

## 四、防治措施

主要是骨髓抑制期粒细胞缺乏症的防治。

### （一）积极防治感染

1．保护性隔离　　与患儿接触者应做好清洁消毒，置于单房或层流病室（床）以避免发生感染。

2．抗生素应用　　一旦发生感染，应积极治疗。

（1）细菌性感染：应用广谱高效、足量、联合（两种以上）抗生素。根据临床经验或药敏试验选用。如先用头孢拉定或西力欣或罗氏芬＋丁胺卡那或氧哌嗪青霉素或环丙沙星，若用药 3 天仍持续高热应改用 Fortum 或泰能。

（2）病毒性感染：选用病毒唑、阿昔洛韦、更昔洛韦等。

（3）真菌感染：选用大扶康等。

（4）卡氏肺囊虫肺炎：选用复方新诺明口服或雾化吸入。

### （二）应用造血生长因子，促进骨髓抑制的恢复

rhG-CSF 或 rhGM-CSF 对小儿急性白血病化疗后骨髓抑制与粒细胞缺乏有明显疗效，rhG-CSF、rhGM-CSF 可刺激骨髓粒系干（祖）细胞增殖、分化、成熟与释放，促进骨髓抑制的恢复，粒细胞迅速回升，缩短粒细胞减少（缺乏）时间，加速感染的控制，以保证化疗的进行。应用 rhG-CSF 或 rhGM-CSF 应用时机：一般于化疗结束后 24h 即应用。化疗前如白细胞 < $2 \times 10^9/L$，ANC < $1 \times 10^9/L$ 者，在化疗前应用 rhG-CSF $2 \sim 3$ 天，起到保驾护航的作用。rhG-

CSF 或 rhG-CSF 应用剂量：$5 \sim 10\mu g/(kg \cdot d)$，皮下注射，每天 1 次，连用 $3 \sim 5$ 天，或用至 ANC $> 1.5 \times 10^9/L$ 停药。应用 rhG-CSF 或 rhGM-CSF 的疗程时间：与骨髓抑制的严重程度有关，轻中度骨髓抑制者一般用 $3 \sim 5$ 天即见粒细胞回升；如重度骨髓抑制（粒细胞严重缺乏者），因重度骨髓抑制时骨髓中粒系祖细胞也严重缺乏，因此，常需用 rhG-CSF 或 rhGM-CSF10 天以上，粒细胞才逐渐回升。骨髓中粒系祖细胞增殖、分化至成熟应需 $9 \sim 11$ 天才能释放到血中。

**（三）应用静脉输注丙种球蛋白**

严重感染者可应用 IVIG 每次 $200 \sim 400mg/kg$，连用 $2 \sim 4$ 天。

**（四）成分输血**

（1）粒细胞输注：ANC $< 0.1 \times 10^9/L$，严重感染者。

（2）血小板输注：血小板 $< 20 \times 10^9/L$，伴有出血时应输注血小板。

（3）贫血（Hb $< 80g/L$）可输注红细胞。

对有重度骨髓抑制者，当骨髓抑制恢复后，再应用对骨髓抑制的化疗药物时，应适当减少剂量，以免发生严重的骨髓抑制而造成难以恢复的骨髓损伤。

（沈亦逵）

# 第七节　肝脏毒性反应（药物性肝损害）

## 一、原因与机制

多种抗肿瘤的化疗药物均需经肝脏的代谢、活化或灭活，如果所用抗肿瘤药物负荷超过肝脏代谢能力，或肝脏本身已存在一定程度的功能异常，则容易引起肝脏损害作用。不同的化疗药物对肝脏的毒性有所区别，但多数肝脏的损害为可逆的。易引起肝脏损伤的药物有：HD-MTX、HD-Ara-C、CTX、6-MP、L-ASP、VP-16、VM-26、DNR、AMSA 等。

## 二、临床特点

患儿常表现乏力、恶心、厌食，有时发生全身黄疸，严重者可有肝大、腹痛、腹水、全身瘙痒或肝硬化、肝性脑病等。

肝脏损伤表现有三方面：①急性肝损害，肝细胞损伤坏死，表现为中毒性肝炎或胆汁淤积，化验检查主要表现为血清酶学改变。可见转氨酶（ALT、γ-GT 等）均可显著升高，有的可伴黄疸，其发生速度较快，及时恰当处理可迅速完全恢复。②肝纤维化：长期应用甲氨蝶呤可引起肝纤维化，长期小剂量给药、较大剂量冲击治疗易发生肝纤维化。一般发生的时间较晚，易合并肝硬化，多为不可逆性。③静脉闭塞（venocclusive disease VOD）：抗肿瘤药物可引起肝静脉内皮细胞损伤，导致非血栓性静脉闭塞，继而发生小叶中心出血，肝细胞坏死。常于用药后突然发生，并迅速恶化。VOD 多呈不可逆性，易导致多个脏器功能不全，死亡率高。

上述肝脏毒性损害，肝脏 B 超或 CT 检查可发现有脂肪变或肝硬化等征象。经皮肝穿刺细胞学检查发现肝细胞坏死、中心小叶充血、肝细胞脂肪浸润或肝纤维变等。

## 三、防治措施

（1）肝功能不良的患者，应慎用肝损害大的化疗药物，化疗期间定时监测检查肝功能状况，如转氨酶值超过参考正常值 3 倍以上者应暂停化疗，并应予以积极护肝疗法，待肝功能明显好转后才进行化疗。注意饮食调节，宜清淡可口，宜进食高维生素及高蛋白的食物，高糖、高脂肪类食物可加重肝脏负担，不宜多用。

（2）护肝：化疗期间可口服肝泰乐、肌苷、辅酶 $Q_{10}$、肝得健等，如出现较严重肝功能损害可静脉滴注：①肝泰乐、肌苷、肝安、甘利欣、强力宁、强肝宁、肝得健等；或②古拉定（TAD，还原型谷胱甘肽）300～600mg 静脉滴注。

（3）大剂量维生素 C（2～5g）有一定效果。

（李永康）

# 第八节  心 脏 毒 性

## 一、蒽环类抗肿瘤药

### （一）临床特点

蒽环类抗肿瘤药是治疗儿童急性白血病、淋巴瘤等的一线用药，疗效肯定，但常可引起心脏毒性。蒽环类抗肿瘤药对心脏毒性表现为急性心肌损伤和慢性心功能损害。急性心肌损害为短暂而可逆的心肌局部缺血，心律失常，活检可有心肌细胞变性，线粒体膜的局部肿胀，心肌酶谱异常，EKG 表现为心动过速，S-T 下降，T 波低平或倒置，期外收缩，心律不齐等。

慢性心功能损害为剂量限制性，当剂量累积到一定程度时发生，临床表现为不可逆的充血性心力衰竭，心力衰竭可在完全缓解期或停药后数周发生，且一般常用的内科治疗并不能改善心力衰竭。心脏活检提示心肌间质水肿，心肌细胞内线粒体扩张。EKG 以心肌劳累、低电压、窦速、频发室早多见。联合治疗（放疗及应用其他潜在的心脏毒性药物治疗如 HDCTX、HD-Ara-C 等）或存在与疾病相关的临床情况如贫血、感染、心包炎和心肌炎，都会加强蒽环类抗肿瘤药的心脏毒性。心脏曾接受 2 000cGy 照射的患者，宜将蒽环类抗肿瘤药累积量减半。依据毒性反应临床积分，蒽环类心脏毒性大小依次为 ADM、DNR、ACR、MX、IDA。

### （二）防治要点

（1）蒽环类抗肿瘤药引起的心肌损害早期临床诊断对药物治疗效果非常重要，目前并没有十分可靠的方法来预测充血性心力衰竭的发生。但蒽环类导致的心脏损害常伴随持续的 QRS 波低电压、收缩期延长、左室射血分数降低。有学者认为心脏舒张功能改变较收缩功能改变更为敏感。用药前可通过 EKG、UCG、放射性核素心脏造影等检查来预测心脏功能。一般认为急性心肌损伤 T 波低平或倒置，S-T 段下降，短暂心律失常并不是停药指征，而 QRS 波低电压，EF < 35%（正常 < 47%）是心脏毒性较为特异表现，如继续用药则可发生不可逆的心脏损害危险。已有心脏扩大、心肌病、心衰表现者应终止使用蒽环类抗肿瘤药。

（2）蒽环类引起的心脏损害为剂量限制性。柔红霉素（DNR）终生累积量应 < 600mg/m²；阿霉素（ADM）< 360~450mg/m²；米托蒽醌（MX）< 160mg/m² 或 < 120mg/m²（用过 ADM）；去甲氧柔红霉素（IDA）< 170mg/m²（静脉）或 < 400mg/m²（口服）；阿克拉霉素（ACR）< 2 000mg/m²（未用 ADM）或 < 800mg/m²（用过 ADM）。

（3）蒽环类药物化疗期间应同时使用心脏保护药物，如辅酶 $Q_{10}$、维生素 E、维生素 C 等。

（4）出现心力衰竭时应严格卧床休息，限制 $Na^+$ 的摄入，可采用洋地黄制剂、利尿剂、皮质激素。

## 二、其他引起心脏损害的药物

HD-Ara-C，HDCTX 偶可引起心脏扩大、心力衰竭；三尖杉类药物心脏毒性较多见，EKG 表现为窦性心动过速、心脏早搏、心肌损害、完全性束支传导阻滞，如出现奔马律，必须停药。

（罗丹东　林愈灯）

# 第九节　肺 脏 毒 性

## 一、发生机制

化疗药的肺毒性主要是博来霉素为最常见，其次是马利兰、甲氨蝶呤、环磷酰胺、苯丙氨酸氮芥、卡氮芥和丝裂霉素等，均主要引起间质性肺炎和肺纤维化。其原因据推测与药物对肺直接产生毒性与药物使肺组织产生敏感作用有关。甲氨蝶呤引起的肺病变为肉芽肿性肺炎，病因不明属于过敏反应。本节主要介绍博来霉素的肺毒性反应。

博来霉素在组织细胞内由肽酶水解而失活，肽酶主要存在于肝、脾、骨骼和小肠中，而在皮肤、肺部中缺乏，故易出现皮肤及肺部毒性，其肺部毒性是最严重的也是剂量限制性的毒性，可出现间质性肺炎及肺纤维化，严重者可致死。

博来霉素肺毒性反应的产生机制：博来霉素能浓集于肺，而肺中分解博来霉素的肽酶又少，因此肺组织中高浓度的博来霉素通过自由基形成和磷脂膜的脂质过氧化作用，导致肺毛细血管内皮细胞和肺泡Ⅰ型上皮细胞氧化损伤并分泌富含纤维蛋白原的渗出液进入肺泡腔；随后粒细胞进入肺泡组织，释放趋化因子、弹性酶、胶原酶及过氧化物酶；持续的损伤可进一步导致肺泡淋巴细胞及浆细胞的浸润；淋巴细胞及浆细胞分泌的细胞因子吸引及激活纤维母细胞，于是发生胶原沉积及纤维化，使得Ⅰ型细胞破坏并引起Ⅱ型细胞增生及纤维母细胞堆积。用电子显微镜观察博莱霉素对小鼠的肺毒性作用，发现病变主要发生在肺泡毛细血管的内皮细胞：①内皮细胞内质网明显扩张，使胞浆成纵横交织的网状或窗格状，呈胞浆网状化。②内皮细胞胞浆出现大小不等的圆形、卵圆形或不规则形空泡，互相紧密相连或互相套叠成皂泡样。③内皮细胞胞浆出现单个大空泡，泡内未见内容物。④内皮细胞形成粗细不等、长短不一的伪足样突起，伸向管腔。⑤血小板粘着，血小板与内皮细胞界限模糊。⑥血小板在毛细管腔内堆积，并与内皮细胞粘连，形成微血栓。

## 二、肺毒性临床特点

博来霉素肺毒性反应的临床特点，主要表现为肺纤维化，是限制治疗的主要不良反应。通常是在博来霉素治疗过程中逐渐形成。

最初症状是干咳，活动后呼吸困难，有时候可见发热，随着病情的进展，可出现静息时呼吸困难，呼吸急促甚至紫绀；查体可发现起初有双肺底部细捻发音，进展期可出现干罗音，有时可出现胸膜摩擦音；胸部 X 线检查显示肺间质呈弥散性网状密度改变，以肺底部为明显，晚期患者呈广泛性浸润病变，有时伴有肺实质变。这些病变可与肺转移灶混淆，胸部 CT 扫描有助于鉴别。肺功能试验发现动脉血缺氧，限制性通气障碍及一氧化碳弥散能力常有降低。有人认为肺活量和一氧化碳弥散能力是敏感的检测指标。

应用博来霉素后，可出现一些严重的肺部综合征，如闭塞性细支气管炎伴机化性肺炎、嗜酸性粒细胞浸润综合征等，而最常见的则是间质性肺炎，其最终可致肺纤维化。这种由博来霉素引致的肺毒性反应，发生率约占使用含博来霉素患者的 2%～46%，因肺毒性作用死亡的患者约占所有用博来霉素治疗患者的 3%。博来霉素肺毒性的临床诊断较难，因为它类似于肿瘤患者经常遇到的其他情况如肺部感染、肿瘤肺部转移等，应注意与之相区别。

### 三、肺毒性反应的防治

1. 定期做肺部 X 线及肺功能检查　　肺毒性是严重的，有时甚至是致命的，在应用博来霉素期间，须定期做肺部 X 线及肺功能检查，特别是已有肺部慢性疾患的高危患者应注意严密观察。

2. 降低累积剂量　　肺毒性反应最有效的预防方法，可能是降低博来霉素的累积剂量，一般不应超过 $300mg/m^2$。

3. 应尽量避免增加肺毒性的各种危险因素　　如吸烟、吸氧、与有肺毒性的药物及生长因子的联合应用，一旦出现 X 线异常，或肺功能明显改变，且感染被排除，应及时停药。

4. 预防肺毒性的物质或药物　　在动物实验中，已有一些物质成功用于预防肺毒性的发生或减轻其症状，如 Fas 抗原、IL-1（白介素-1）受体拮抗剂、TNF-α（肿瘤坏死因子）抗体、环孢素、角质化细胞生长因子（KGF）等。另外，细胞保护剂氨磷汀也显示有效，这类药物目前已在临床上应用于降低化疗所致的其他毒性，但对肺毒性的疗效尚有待临床进一步验证。

5. 支持治疗　　包括卧床休息、使用支气管扩张剂和祛痰剂；对继发感染和重症患者，应使用大剂量广谱抗生素及糖皮质激素治疗。目前认为皮质激素有助于肺损害的恢复，在缓解抗肿瘤药物所致的肺炎症状方面，发挥着重要作用。

（张　健）

# 第十节 肾及膀胱毒性

不少抗肿瘤药物可引起不同类型的泌尿系统毒性，临床上可表现为无症状血清肌酐升高或轻度蛋白尿，严重者甚至有血尿、少尿、无尿、肾功能衰竭。

## 一、药物性肾损害

### （一）发生机制

1. 抗肿瘤药在肾中沉积引起肾损害　　如甲氨蝶呤（MTX）大部分从肾排出，但其溶解度与尿液酸碱度密切相关，在酸性条件下，饱和度大大降低，因此大剂量 MTX 使用后，易形成结晶，造成尿路阻塞并损伤肾小管而引起肾功能衰竭。

2. 抗肿瘤药直接损害肾脏　　如顺铂由肾小管分泌时，与肾小管上皮细胞中的蛋白质和 DNA 等大分子物质结合而损伤肾小管。卡氮芥和丝裂霉素等对肾脏亦有损害作用。

### （二）防治措施

1. MTX 肾脏毒性的防治　　使用大剂量 MTX 时，应足量水化、碱化尿液，详见大剂量 MTX 毒副作用的防治节。

2. 顺铂肾脏毒性的防治

（1）使用顺铂时，应避免同时用肾毒性的药物，如氨基糖甙类抗生素（丁胺卡那等）。

（2）应用水化疗法和利尿剂减轻顺铂引起的肾毒性：①充分静脉水化利尿治疗，一般用药前 2～12h 开始直至 24h 至 3 天，可用 1/2 渗糖盐水 100～120mL/（m²·h），含氯化钾 20mmol/L（1 000mL 溶液中加 10%氯化钾 15mL）。②输入 DDP 前后用适量甘露醇，必要时加用速尿强迫利尿。③适当补充钙、钾、氯、镁，（如 10%氯化钾、10%葡萄糖酸钙、25%硫酸镁分别加入 10%葡萄糖溶液中静脉滴注）。④在用药过程中需监测尿量、体重，密切观察体液失衡，尤其要注意超负荷症状、体征并及时处理。

（3）氨磷汀（Amifostine）有保护肾脏免受顺铂的毒性，于化疗前 15～30min 静脉滴注给予，静脉滴注时间为 15min，剂量为 $740mg/m^2$。

## 二、出血性膀胱炎

### （一）发生机制

环磷酰胺（CTX）与异环磷酰胺（IFO）的毒副作用，除了引起骨髓抑制、恶心呕吐、肝功能损害、心肌损害等外，长期使用可致无月经、无精子和不育等。大剂量 CTX 和 IFO 的主要毒性反应是出血性膀胱炎：大剂量 MTX 或 IFO（每次 $800mg/m^2$）静脉输注缺乏有效预防措施时，可致膀胱刺激症状、少尿、血尿及蛋白尿，系其代谢产物丙烯醛直接损害膀胱所致。膀胱镜检查，可见膀胱黏膜充血、血管怒张、黏膜下局限性或弥漫性出血、坏死及溃疡。

### （二）防治措施

出血性膀胱炎的预防措施：在使用 HD-CTX 和 IFO 时，除了给予水化利尿、碱化尿液外，必须同时给予解毒剂美斯纳（Mesna，巯乙磺酸钠），一般均可避免发生此不良反应；美斯纳通过与毒性产物丙烯醛结合形成对泌尿道无毒性的复合物，从而发挥尿路的保护作用，以防止膀胱与肾功能受损害。用法：在应用 CTX 或 IFO 期间，应每天用美斯纳 3 次，剂量为 CTX 或 IFO 的 20%～30%，第 1 次美斯纳可与 IFO 或 CTX 一起放在 5% 葡萄糖液 250mL 中滴注，以后每 4h 在生理盐水 10mL 中静脉推注×2 次，以防止 IFO 或 CTX 代谢产物在膀胱内排出，刺激膀胱壁形成血尿。

（沈亦逵）

# 第十一节　神　经　毒　性

抗肿瘤药物的神经毒副作用较为常见。主要表现为剂量限止性的毒副作用。包括周围神经病变和急慢性脑病等。

## 一、引起神经毒副作用的药物

有长春新碱、长春地辛、氨甲蝶呤、阿糖胞苷、左旋门冬酰胺酶等。

## 二、临床特点

根据不同药物而不同。

1. 长春新碱（VCR）　　其抗肿瘤细胞作用是直接作用于微管蛋白，使之不能聚合成微管，微管为神经元的重要细胞骨架，维持神经元的形态及有丝分裂，与轴索的轴浆运输关系密切，因此长春新碱的神经毒性较严重。所有类型的长春新碱神经毒性均有基于对微管蛋白的作用，最常见的神经毒性为跟腱反射消失，趾指端麻木或感觉异常，有时呈手套状或袜状感觉障碍；继续用药则肌痛、无力、足下垂。颅神经病变表现为声嘶哑、睑下垂、面神经麻痹。长春新碱的神经毒性特点为对称性。单剂量大于 $2mg/m^2$ 时可能有植物神经紊乱症状，表现为腹痛甚至麻痹性肠梗阻、尿潴留、顽固性便秘等。少数患儿可表现为体位性低血压。以上神经毒性在停用长春新碱后数月内可恢复，用维生素 $B_{12}$ 无助于神经细胞的恢复。长春新碱对骨髓抑制不重，但过量时可至骨髓衰竭，有报道误用大剂量达 8mg/次，尽管神经毒性症状逐渐缓解，但引起骨髓衰竭可能是不可逆的，因此这种教训应引以为戒。长春地辛（VDS）的神经毒性作用与 VCR 相同，但毒性较轻。

2. 阿糖胞苷　　应用大剂量阿糖胞苷治疗急性白血病时，其毒性反应随剂量增加而增大。因使用大剂量阿糖胞苷时脑脊液的药物浓度为血药浓度的 40％，而脑脊液中缺乏相应的代谢酶类，则使脑脊液中阿糖胞苷半衰期延长，因使用而神经系统毒性发生率高达 16％～24％，大多数患者的神经系统毒性是可逆的，偶有持续性。大脑症状表现为头痛、嗜睡、淡漠、注意力不集中和惊厥。小脑病变表现眼球震颤、轮替运动障碍、共济失调，停药数月内可消失。神经系统毒性表现为剂量限制性。阿糖胞苷累积剂量 $>48g/m^2$ 时，神经系统损伤多数不可逆。肾功能不全时，出现神经毒性的可能性增加，因而有肾功能不全的患者应减少阿糖胞苷用量。

3. 甲氨蝶呤　　主要因鞘内注射甲氨蝶呤及甲氨蝶呤与头颅放疗并用的情况下发病。鞘内注射甲氨蝶呤后 2～4h 可能出现脑膜刺激现象。表现为颈强直、头痛、恶心、呕吐、发热、嗜睡及脑脊液增多。另外鞘内注射尚可引起一过性或持续性截瘫，表现为腿痛、感觉丧失、截瘫和神经性膀胱，重者可致死亡。鞘内注射并用头颅放疗患者亦可发生迟发性坏死性白质脑病综合征，矿物质性微血管病变及嗜睡综合征。

4. 左旋门冬酰胺酶（L-ASP）引起相关性脑病　　Land 报告 L-ASP 引起相关性脑病发生率为 27.8%。可引起不同程度的脑功能异常，临床表现为嗜睡、朦胧、昏迷、抽痉、定向障碍或抑郁状态，多数为可逆的；脑电图显示中度至重度异常，脑脊液检查阴性。本病预后良好，停药 2～3 周痊愈。其发生原因可能系其代谢产物 L-门冬氨酸或 L-谷氨酸对脑的毒性影响。临床研究发现，因 L-ASP 可引起蛋白质合成障碍（或）由于蛋白质的分解而致血氨升高，严重者临床上可出现脑病等精神症状。

5. 环磷酰胺　　大剂量环磷酰胺可发生听力丧失、耳鸣、第八对脑神经损伤。

## 三、治疗要点

多数情况为停药后神经系毒性损伤能逐渐恢复正常。有末梢神经病变时可应用维生素 $B_{12}$ 及维生素 $B_1$ 等 B 族维生素。在应用大剂量阿糖胞苷时可给糖皮质激素以减轻毒性反应。另参考 HDMTX 与 HD-Ara-C 毒副作用防治节。

如用 L-ASP 致血氨明显升高伴有脑症状者，可用精氨酸（Arginine）促进尿素形成而降低血氨。用法：精氨酸 0.2～0.4g/kg 加入 5%～10% 葡萄糖溶液 250～500mL 内缓慢静脉滴注 4h 以上，静脉输注 3～5 天。

（沈亦逵）

# 第十二节  大剂量甲氨蝶呤毒副作用的防治

大剂量甲氨蝶呤（HDMTX）主要用于髓外白血病的防治，由于 MTX 剂量每次 $3 \sim 5 g/m^2$，为常用剂量的 200 倍，因此常引起严重的毒副反应，所以必须加强 MTX 毒副作用的防治。

## 一、MTX 的毒副反应

1. 消化道反应    轻者食欲减退，较重者可恶心、呕吐。

2. 皮肤、黏膜损害    ①皮肤损害：偶然发生大面积皮肤红斑、大水疱、糜烂、渗液、表皮坏死剥脱性的皮肤损害，严重者发生表皮下广泛坏死呈表皮松解综合征。②黏膜损害：多见口腔黏膜溃疡，黏膜损害可在口腔、咽喉、食管、胃肠至肛门均可发生；轻者为黏膜炎，重者为溃疡；少数极严重者食管、胃肠黏膜发生成片剥脱，此时可发生严重消化道出血。

3. 肝功能损害    转氨酶增高，主要是血清丙氨酸转氨酶（ALT）>40IU/L。

4. 骨髓抑制    主要是粒细胞与血小板减少，严重者可全血减少，用药后 $7 \sim 14$ 天达最低点。

5. 肾功能损害    若原有肾功能不全者，应用大剂量 MTX 期间又未能充分碱化，MTX 在酸性尿液中，MTX 易在肾小管内形成结晶而堵塞肾小管，可发生急性肾功能衰竭；HDMTX 90% 由肾排出，在酸性尿液中易沉淀在肾小管内引起肾功能衰竭。

6. 神经毒性反应    大剂量 MTX 静脉滴注期间，特别在鞘内注射 MTX 后，少数患儿可出现头痛、呕吐或惊厥、血压升高、高热、神志改变及颅内压增高等化学性蛛网膜炎临床表现，常在鞘内注射三联（MTX、Ara-C、Dex）2h 后发生。

## 二、MTX 毒副反应的防治

临床研究证明只要通过合理的水化、碱化和甲酰四氢叶酸钙（CF）解救，可以保证绝大多数患儿化疗的安全。

676

（一）MTX 毒副反应预防

1. HDMTX 疗法必须在肝肾功能正常、白细胞数 $> 3 \times 10^9/L$ 或 ANC $> 1.5 \times 10^9/L$，无感染症状的情况下进行，以免发生严重的毒副作用。

2. 防毒措施

（1）充分水化：用 HDMTX 前后 3 天需水化治疗，补充液体总量为每日 3 000 ~ 4 000mL/m²，其中含钠液为 1/4 ~ 1/5；应注意补钾，给予 10% 氯化钾每日 1 ~ 1.5mL/kg，口服或加入静脉输液中以 0.1% ~ 0.2% 的浓度输注。

（2）合理碱化：使尿液 pH > 7，治疗前后 3 天口服碳酸氢钠每日 3 ~ 4.5g/kg，治疗当天给 5% 碳酸氢钠 3 ~ 5mL/kg，静脉滴注。

（3）按时用甲酰四氢叶酸（CF）解救：MTX 静滴完后 12h，开始用 CF 解救，首次 30mg/m² 静脉注射或肌肉注射，以后 15mg/m² 肌肉注射或口服，每 6h 1 次共 8 ~ 10 次；CF 总解救量为 MTX 总剂量的 2% ~ 3%。有条件者，监测血 MTX 浓度，用 CF 后 48h，若血 MTX 浓度 $> 10^{-6}$mol/L（$1\mu$mol/L）应增加 CF 次数，至血药浓度 $< 10^{-7}$mol/L（$0.1\mu$mol/L）。

（4）左旋门冬酰胺酶可减轻 MTX 的毒性，因为左旋门冬酰胺酶阻止细胞进入 DNA 合成期，一般 MTX 2g/m² 时，24h 内用左旋门冬酰胺酶 10 000 ~ 20 000U/m²。

（5）鞘内注射 MTX 神经毒性反应的预防：对曾有鞘内注射 MTX 所致颅内压增高与化学性蛛网膜炎者，以后鞘内注射三联化疗后，常规给予地塞米松与甘露醇等脱水治疗，可减少化学性蛛网膜炎的发生。

（二）MTX 毒副反应的治疗

1. 呕吐严重者　　可用 5-羟色胺（5-HT₃）受体拮抗剂，如枢复宁（Zofran）或枢丹（Zudan）4 ~ 8mg，于化疗前 15min 静脉注射；或化疗前 1h 口服枢复宁，若与地塞米松同用，则疗效更好；也可用康泉（Kytril）3mg 静脉注射；呕必停（Tropisetron，Navoban）

为高效选择性 5-HT$_3$ 受体阻滞剂，可在化疗前按每次 0.2mg/kg，静脉注射或口服；也可用大剂量胃复安（每次 0.3~0.5mg/kg）也有止呕吐作用。

2. 口腔黏膜溃疡　　早期可用 CF 漱口液（生理盐水 500mL 加 CF 12mg）含漱，严重者可用思密达（Smecta）喷雾溃疡局部，或溃疡面用吹氧疗法等。

3. 肝功能损害者　　应积极进行护肝，可用 TAD（还原型谷胱甘肽）、强肝宁、肝得健等静脉滴注或口服，以助肝功能恢复。

4. 骨髓抑制者　　如白细胞 $< 2 \times 10^9$/L 或粒细胞 $< 0.5 \times 10^9$/L，可用 G-CSF 5~8μg/(kg·d)，皮下注射，以加快粒细胞恢复。

5. 神经毒性反应者　　如鞘内注射 MTX 引起的化学性蛛网膜炎与颅内压增高者，应积极加强脱水治疗，可用地塞米松（每次 6~10mg/m$^2$）静脉注射；速尿（每次 1mg/kg）静脉注射；20%甘露醇（每次 5~10mL/kg）静脉快滴，以迅速减低颅内压。有高热者在应用地塞米松同时，可给予退热剂。

$$\text{鞘内注射：MTX + Ara-C} \xrightarrow{2\sim3hr} \left\{ \begin{array}{l} \text{头痛、呕吐} \\ \text{血压↑或↓} \\ \text{发热} \end{array} \right\} \xrightarrow[\text{Mannitol}]{\text{Dex}} 3\sim5hr,$$

症状消失

6. 其他毒副反应　　如发生中毒表皮松解综合征，可使用 HDIVIG 和甲基强的松龙能阻断死亡受体 CD$_{95}$ 介导的角质细胞死亡和表皮松解，延缓病情进展。其他毒副反应可给予对症处理。

# 第十三节　大剂量阿糖胞苷毒副作用的防治

大剂量阿糖胞苷（HD-Ara-C）严重毒副作用的防治，除了与 MTX 的解毒措施（水化、尿液碱化）及毒副反应的防治相同外，还有以下几点：

1. 消化道反应　　①呕吐严重静脉输注前一般都应给予枢复

宁或枢丹以防止呕吐。②骨髓抑制：常引起严重骨髓抑制，一般于用 Ara-C 后第 2 日即应用 G-CSF，以促进骨髓抑制的恢复及粒细胞的回升。

2．Ara-C 综合征　在少数病儿应用 HD-Ara-C 治疗后，可出现高热、皮肤红疹、双眼胀痛、四肢肌肉关节疼痛及肺部反应（呼吸急促、低血氧症等），停药后可用退热剂或用皮质激素治疗，症状逐渐消失。与 Ara-C 同时应用皮质激素可防治该综合征。

3．神经毒性　应用 HD-Ara-C 后有时可出现头痛、嗜睡、淡漠、注意力不集中和惊厥等大脑症状；也可表现为眼球震颤、轮转运动障碍、共济失调等小脑病变症状。如出现神经毒性应立即停药，给予糖皮质激素治疗可减轻毒性反应。

4．应用 L-ASP 对抗 Ara-C 副作用　有报告，在 HD-Ara-C 用药结束后 3h 给予左旋门冬酰胺酶 6 000 ~ 10 000U/m$^2$，静脉滴注，可减轻毒性并增加抗白血病疗效。

（沈亦逵）

# 第十四节　化疗的局部反应和栓塞性静脉炎

## 一、局部反应

有些刺激性较强的化疗药物，如长春新碱、柔红霉素、阿霉素、氮芥、丝裂霉素、放线菌素 D 类等静脉注射时不慎漏于皮下，即可引起疼痛、肿胀或局部组织坏死，使用不当可引起严重的局部反应，使用时应予重视，预防为主和及时处理十分重要。

### （一）临床特点

当刺激性强的化疗药物漏入皮下，即可引起局部皮下组织的化学性炎症，表现为漏药局部红肿、疼痛严重，可持续 2 ~ 3 周，如漏药当时未作处理，可引起局部皮肤起疱、坏死，形成溃疡，需待数月溃疡才能愈合。

依据化疗药物的种类、渗漏量而表现不同程度的临床症状和体征，一般分为 3 期：

Ⅰ期（局部组织炎性反应期）：多发生于渗漏早期，局部组织肿胀、红斑，呈持续刺痛、剧痛、烧灼样痛。

Ⅱ期（静脉炎性反应期）：药物渗漏后第 2~3 天发生，受损血管沿静脉走向呈条索样肿胀、变红，同侧腋窝或腹股沟淋巴结肿大、疼痛，可伴有发热。

Ⅲ期（组织坏死期）：浅层组织坏死，溃疡形成累及皮下肌层，甚至深部组织结构受累。药物与组织细胞的 DNA、RNA 结合，产生细胞毒作用。蒽环类渗出后嵌在 DNA 链上，引起的反应是慢性的。因为存在正常细胞吞噬坏死细胞的链性反应，所以愈合很慢。抑制炎性细胞的生成，皮下组织有水肿现象，但未见有炎性细胞浸润现象，说明其为非炎性改变。引起成纤维细胞的受损，电镜下可见成纤维细胞的慢性损害，细胞内空洞形成，线粒体肿大及一种特异的粗糙的网状结构形成。

**（二）防治方法**

1. 及时发现　　当化疗药漏于皮下时病孩即刻感到局部明显疼痛，此时应立即停注药物，拔出针头。

2. 及时处理　　用生理盐水作局部皮下注入，以稀释化疗药的浓度，并用 2%普鲁卡因局部封闭或用 1/6N 硫代硫酸钠溶液皮下注射，然后予以冷敷；亦可用氟氢松软膏外敷，或根据相应的药物性质给予适当的处理：如 VCR、VDS 及 VP-16 可给予局部应用透明质酸酶以促进吸收和弥散，DNR、ADM 则须局部冷敷以抑制药物的细胞毒反应。

## 二、栓塞性静脉炎

局部有刺激性较强的化疗药物，对血管内膜刺激性也较大。作静脉注射时常可引起静脉炎或栓塞性静脉炎。

1. 临床特点　　其表现为注入化疗药所用静脉部位疼痛、皮肤发红，以后沿静脉皮肤色素沉着、脉管呈索状变硬和导致静脉栓塞。

2．防治方法

（1）稀释药物至一定浓度。

（2）为预防静脉炎的发生，避免直接推注药物；在确定静脉输液通畅后，以点滴缓慢速度输液，或通过莫菲氏输液器将药物滴入，并间断放开输液夹，使液体不断稀释化疗药，以减轻药物对静脉的刺激。

（3）如需多次用药或病孩静脉过细，可采用锁骨下静脉穿刺法，将导管插入上腔静脉，则不会引起静脉炎，并可保留导管，使病孩减少多次穿刺的痛苦，提高病孩的生活质量。

（4）一旦发生静脉炎，组织肿痛，可局部热敷，或用金黄膏外敷局部

（张　健）

# 第十五节　远期毒副作用

## 一、化疗对生长发育的影响

化疗药物对生长发育的影响研究较少。有观察提示某些化疗药物可通过影响软骨发育，使生长受到影响。

## 二、化疗对性腺功能影响

CTX、苯丙酸氮芥、甲基苄肼、长春碱、Ara-C 和顺铂等可引起性腺功能损害。青春期前接受 CTX 400mg/kg 的患儿，30% 可发生性功能损害。化疗药物主要损害生殖上皮，睾丸产生精子能力低下，间质细胞功能受损。如 12～13 岁尚无青春期发育，则给予雄激素替代治疗。马利兰可引起卵巢功能受损，如青春期发育延迟，应给予雌激素替代治疗。有报道 CTX、马利兰等可能远期影响睾丸和卵巢功能，会引起不育。

## 三、第二肿瘤

化疗后继发第二肿瘤尚无确定统计数字，有报道使用烷化剂、亚硝脲类、甲基苄肼和顺铂等可引起继发肿瘤。使用烷化剂可能增

加急性髓性白血病和非霍奇金淋巴瘤的发生。

## 四、骨缺血性坏死（Avascular Necrosis of Bone，AVN）

有报道小儿急性淋巴细胞白血病经长期化疗后发生骨缺血性坏死者占1%～17%，恶性淋巴瘤为1%～10%。

1. 发生机制　　恶性血液病本身引起的AVN很少见。大多数病例发生在恶性血液病的治疗中或治疗后。①皮质激素是诱发AVN的主要原因，放疗和化疗引起的AVN也有报道。实验证明皮质激素能诱发动物股骨头缺血性坏死，其作用机制与骨髓腔内脂肪细胞增殖肥大、血管内脂肪栓塞形成、髓内压力增高，导致了骨细胞的坏死有关，而且剂量越大骨坏死越严重。②放射治疗也可能是导致恶性血液病并发股骨头缺血性坏死的原因之一。③化疗药物：环磷酰胺、5-FU、长春新碱、博来霉素、顺铂、甲氨蝶呤和门冬酰胺酶也有引起AVN报告。④AVN发生患者的个体易感性有重要作用，同样的药物，同样的剂量，一些病人发病，而另一些病人则不发病，这可能与患者对药物的代谢、局部骨组织微循环状况及神经内分泌等因素有关。多数学者认为化疗、放疗和皮质激素在AVN的发生发展中可能有协同作用。

2. 临床特点

（1）起病隐匿，早期可无症状，当出现骨和关节疼痛时易与恶性血液病本身所致的骨痛相混淆，而当症状明显，X线能确诊时，多属病变晚期，致残率高。

（2）恶性血液病并发AVN可发生于身体的任何部位，半数以上的病孩可同时发生双侧关节病变。最常发生的部位是股骨头，约占70%。

（3）从开始治疗到发生AVN的间期因人而异，对含有皮质激素的化疗方案治疗后所发生AVN的观察表明，短则2个月，长者超过11年，但多数在1年以上。10岁以下儿童发病率较低，青少年发病率较高。

（4）AVN发生后的主要症状是局部疼痛，运动时加剧，休息时减轻，严重时静止状态下也出现疼痛，体检发现受累关节活动受限，部分病孩有局部压痛，下肢受累者，常出现跛行。部分病孩在发生 AVN 后无任何临床症状，只是在进行影像学检查时才被发现。

3．早期诊断　　提高对骨缺血性坏死（AVN）的认识，合理应用辅助检查手段，对长期和大剂量使用皮质激素的恶性血液病患者进行监控，特别是对于用大剂量皮质激素治疗的患者如出现不能用恶性血液病解释的骨痛时，更应提高警惕，尽早检查。可采用非侵入性检查：①X 线检查：目前此项检查仍是骨缺血性坏死的重要手段之一，但出现 X 线改变，病变已到晚期。②骨扫描：比 X 线检查敏感，能早期发现 AVN。③CT 扫描：此项检查比 X 线检查清晰，并能确定病变位置、范围，能更准确地反映皮质骨与软骨下骨的骨折情况。④核磁共振（MRI）：是诊断 AVN 最敏感的检查，它不仅在症状出现前就能反映 AVN 的组织学改变、血液循环状况，区分活骨髓与死骨髓，做出定量诊断，而且在恶性血液病并发 AVN 的鉴别诊断中也有帮助。因此 MRI 是目前诊断早期 AVN 的首选方法。

4．治疗要点　　恶性血液病并发 AVN 的治疗方法与一般非创伤性 AVN 的治疗无明显不同，但必须强调恶性血液病发生 AVN 主要与治疗有关，特别是皮质激素的应用，因此在开始治疗前，应尽可能明确引起 AVN 的病因，如与皮质激素有关，应首先停用皮质激素，对可能涉及的化疗药物及放射治疗也应根据原发病的状况权衡利弊谨慎处置。其次应进行认真的分期，选择合理的治疗方法。目前，对 AVN 的治疗主要分为保守治疗和手术治疗。

（1）保守治疗：为恶性血液病并发 AVN 的主要治疗方法。主要方法有：①固定、限制关节活动、减轻关节负重。②脉冲电磁场疗法。③高压氧疗法。④中医中药疗法。保守疗法对早期的 AVN 病例，能延缓骨塌陷，减轻临床症状。但保守疗法不能阻止病变的发展。

（2）手术治疗：是防止患者残疾最好的方法，手术治疗方法较多。血管植入术、截骨术手术难度大，临床效果不够满意。带血管的骨移植、关节置换术取得了良好效果。对长期生存的 AVN 患者，应首先考虑外科手术治疗，恢复关节功能、避免残疾，以提高患者的生活质量。

（沈亦逵）

# 附　录

## 一、小儿各年龄期血细胞成分正常值

| 项　目 | 新生儿期 | 婴儿期 | 儿童期 | 成人期 |
|---|---|---|---|---|
| 红细胞数（$\times 10^{12}/L$） | 6.6 | 4.0 | 4.5~5.0 | 4.5~5.5 |
| 血红蛋白量（g/L） | 200 | 110~120 | 130~140 | 110~160 |
| 网织红细胞（%） | 5~6 | 3~15 | 2~3 | 0.5~1.5 |
| 白细胞数（$\times 10^9/L$） | 17±7 | 10~12 | 8~10 | 4.0~10.0 |
| 白细胞分类（%） | | | | |
| 　中性粒细胞 | 65 | 35 | 65 | 50~70 |
| 　淋巴细胞 | 35 | 65 | 35 | 20~40 |
| 　单核细胞 | 3 | 3 | 2 | 3~7 |
| 　嗜酸性粒细胞 | 3 | 1 | 5 | 0.5~5 |
| 　嗜碱性粒细胞 | 0.2 | 0.2 | 0.2 | 0~1 |
| 血小板数（$\times 10^9/L$） | 172 | 200 | 160 | 100~300 |
| 红细胞比积（%） | 55 | 34 | 36~40 | 36~48 |
| 红细胞平均体积（fl） | 113~99 | 84 | 73~83 | 80~100 |
| 红细胞平均血红蛋白量（pg） | 40 | 30 | 27~32 | 29~34 |
| 红细胞平均血红蛋白浓度（g/L） | 320 | 320 | 360~410 | 310~370 |

## 二、小儿正常骨髓象及骨髓象异常的临床意义

| 项　　目 | | 新生儿期 | 婴儿期 | 儿童期 | 成人期 | 临床意义 |
|---|---|---|---|---|---|---|
| 原血细胞(%) | | | | | 0 | |
| 粒细胞系(%) | | 占有核细胞的 40%~60% | | | | |
| 中性粒细胞 | 原粒 | 0.3~0.5 | 1~2 | 1~2 | 0~1.9 | 原始粒细胞+早幼粒细胞>30%，考虑急性粒细胞白血病 |
| | 早幼粒 | 1.4~2.3 | 2~5 | 2~5 | 0.2~3.2 | |
| | 中幼粒 | 6.5~6.6 | 5~10 | 5~10 | 3.1~22.0 | 粒细胞系明显减少见于粒细胞缺乏症 |
| | 晚幼粒 | 13.6~14.7 | 10~15 | 10~15 | 5.4~13.2 | |
| | 杆状核 | 36.7~39.9 | 15~20 | 15~20 | 9.5~28.5 | |
| | 分叶核 | 14.2~10.0 | 5~10 | 5~10 | 6.3~34.3 | |
| 嗜酸性粒细胞（中幼至分叶） | | 2.8~2.2 | 4~6 | 4~6 | 0.5~4.2 | |
| 嗜碱性粒细胞（中幼至分叶） | | 0.1 | 0.5~1 | 0.5~1 | 0~0.5 | |
| 红细胞系(%) | | 占有核细胞的 20%~25% | | | | |
| 原红细胞 | | 0.9~2.5 | 1~2 | 1~2 | 0~0.6 | |
| 早幼红细胞 | | 7.3~8.4 | 2~5 | 2~5 | 0~2.8 | |
| 中幼红细胞 | | 55.3~57.9 | 50~60 | 50~60 | 3.5~14.0 | |
| 晚幼红细胞 | | 36.2~30.4 | 30~40 | 30~40 | 4.4~24.0 | |
| 粒:红细胞比 | | 2:1~5:1 | 2.5:1~3:1 | 3:1~5:1 | 3:1~5:1 | |
| 淋巴细胞系(%) | | 占有核细胞的 20%~25% | | | | |

| 项　目 | 新生儿期 | 婴儿期 | 儿童期 | 成人期 | 临床意义 |
|---|---|---|---|---|---|
| 原淋巴细胞 | | | | 0 | 原淋及幼淋正常时为 0～2.1%，原淋＋幼淋＞30%，考虑急性淋巴细胞白血病 |
| 幼淋巴细胞 | | | | 0～1.0 | |
| 淋巴细胞 | 22.6～22.7 | 40～50 | 30～40 | 8.4～34.6 | |
| 单核细胞系(%) | | 占有核细胞的＜2% | | | |
| 原单核细胞 | | | | 0 | 原始单核细胞，幼单核细胞和单核细胞明显增高，＞30%考虑急性单核细胞白血病 |
| 幼单核细胞 | | | | 0～0.2 | |
| 单核细胞 | 0.9～0.5 | 2～4 | 2～4 | 0～3.8 | |
| 浆细胞 | 0.1 | 0.5～1 | 0.5～1 | 0～1.5 | |
| 巨核细胞系 | 7～35 个/1.5cm×3.0cm 血膜 | | | | |
| 组织细胞 | 0.2 | 0.5～1 | 0.5～1 | 0.1～1.5 | 泡沫型组织细胞增多者为 LCH |
| 分类不明细胞(或肿瘤细胞) | | | | | 注意肿瘤骨髓转移 |
| 骨髓增生程度 | 有核细胞:成熟红细胞 | | | | |
| 极度增生 | 1:0.5～1:2 | | | | |
| 明显增生 | 1:5～1:12 | | | | |
| 增生活跃 | 1:16～1:32 | | | | |
| 增生低下 | 1:35～1:70 | | | | |
| 增生极度低下 | 1:180～1:300 | | | | |

## 三、小儿肿瘤常用治疗药物

### (一) 抗血液肿瘤药

#### 1．烷化剂

| 药　　名 | 规格 | 用法 | 剂　　量 | 说　　明 |
|---|---|---|---|---|
| 环磷酰胺<br>(安道生)<br>Cyclophospham-ide<br>(Endoxan, Cy-toxan, CTX) | 片<br>50mg | 口服 | $2 \sim 6mg/(kg \cdot d)$,<br>分次服 | 作用:经烷化作用与DNA碱基形成桥式交联,阻断DNA合成 |
|  | 针<br>0.2g | 静滴 | 每次 $600 \sim 1200mg/m^2$, qw 或根据方案<br>累积量 $< 3.0g/m^2$ | 用途:ALL、恶性淋巴瘤、郎格罕细胞组织细胞增生症、神经母细胞瘤、睾丸癌<br>不良反应:骨髓抑制、膀胱炎、脱发、胃肠道反应 |
| 异环磷酰胺<br>(和乐生)<br>Ifosfamide<br>(IFO) | 针<br>1.0g<br>2.0g | 静滴 | 每次 $1200mg/m^2$, qw 或根据方案<br>以 5% GS 或 NS 250 ~ 500mL 稀释缓滴,同时用 Mesna 解毒 | 作用:CTX 的同分异构体,作用同 CTX,但无交叉耐药性<br>用途:难治性 ALL、淋巴瘤、软组织肉瘤、卵巢与睾丸癌<br>不良反应:同 CTX,但出血性膀胱炎几率高,可有神经毒和肾毒性 |
| 马利兰<br>(白消安)<br>Myleran<br>(Busulfan) | 片<br>2mg | 口服 | $2 \sim 4mg/(m^2 \cdot d)$,分次口服,根据血象、病情及疗效调整用量。白细胞数降至 $< 10 \times 10^9/L$ 时,宜停药 | 作用:为细胞周期非特异性药物。通过烷化作用破坏 DNA 的结构和功能;对粒细胞有明显抑制作用<br>用途:慢性粒细胞白血病<br>不良反应:主要为骨髓抑制 |

688

| 药　　名 | 规格 | 用法 | 剂　　量 | 说　　明 |
|---|---|---|---|---|
| 司莫司汀<br>(甲环亚硝脲)<br>Semustine<br>(Me-CCNU) | 胶囊<br>10mg<br>50mg | PO | 每次 0.15～0.2g/<br>$m^2$ q6～8w | 作用:使 DNA 链断裂,抑制 DNA、RNA 合成,能通过血脑屏障<br>用途:脑膜白血病防治,脑瘤<br>不良反应:迟发性骨髓抑制,肝肾功能损害,恶心、呕吐 |
| 甲基苄肼<br>Procarbazine<br>(PCB) | 片<br>50mg | PO | 100mg/($m^2$·d),分次服<br>连用 14d | 作用:单胺氧化酶抑制剂可抑制 DNA、RNA 及蛋白质合成<br>用途:霍奇金淋巴瘤<br>不良反应:骨髓抑制,胃肠道反应 |
| 氮烯咪胺<br>达卡巴嗪<br>Dacarbazine<br>(DTIC) | 针<br>0.2g | 静注<br>或<br>静滴 | 2.5～6mg/(kg·d),用 5% GS 稀释,于 15～30min 内滴完,qd,连用 5 日,疗程间隔 3～6 周。 | 作用:为细胞周期非特异性药物,活化后具烷化剂作用,能抑制 DNA 及 RNA 合成<br>用途:霍奇金淋巴瘤、软组织肉瘤、神经母细胞瘤<br>不良反应:骨髓抑制,胃肠道反应,肝肾功能损害 |
| 顺铂<br>(顺氯氨铂)<br>Cisplatin<br>(DDP,CDDP) | 针<br>10mg<br>20mg | 静滴 | 每次 20～30mg/<br>$m^2$,连用 5d,或每次 80～120mg/$m^2$,间隔 3 周 1 次,以 NS 溶解再用 NS 或 5% GS 稀释后静滴 4～6h 以上,并用甘露醇与速尿以加速排泄 | 作用:与 DNA 碱基共价交叉联结破坏 DNA,阻碍其复制<br>用途:神经母细胞瘤、骨肉瘤、肾母细胞瘤、脑瘤、睾丸瘤等<br>不良反应:骨髓抑制,胃肠道反应,心、肾毒性,低镁、低钾、低钙,听力损害等 |

| 药　　名 | 规格 | 用法 | 剂　　量 | 说　　明 |
|---|---|---|---|---|
| 卡铂(碳铂)<br>Carboplatin<br>Paraplatin<br>(CBP,CBDCA) | 针<br>0.05g<br>0.1g | 静滴 | 每次 0.3~0.4g/m²,加入 5% GS 静滴 1h 或每次 0.06~0.08g/m² qd,连用5d,隔 4 周后可重复 | 作用:与顺铂相似<br>用途:神经母细胞瘤、脑瘤、肉瘤<br>不良反应:与顺铂相似,骨髓抑制较轻,无听力损害 |

## 2. 抗代谢药

| 药　　名 | 规格 | 用法 | 剂　　量 | 说　　明 |
|---|---|---|---|---|
| 巯基嘌呤<br>(乐疾宁)<br>6-Mercaptop-urine<br>(6-MP,<br>Purinethol) | 片<br>50mg | 口服 | 50~75mg/(m²·d),tid/qN | 作用:抑制嘌呤合成,影响核酸代谢,阻碍DNA 合成<br>用途:ALL、AML、CML、LCH<br>不良反应:肝功能损害、骨髓抑制,胃肠道反应 |
| 硫鸟嘌呤<br>Tioguanine<br>(6-TG) | 片<br>50mg | 口服 | 60~75mg/(m²·d),分次服 | 作用:为一种嘌呤拮抗剂,作用与 6-MP 相似<br>用途:同 6-MP<br>不良反应:肝功能损害、骨髓抑制、胃肠道反应 |
| 甲氨蝶呤<br>(甲氨蝶呤)<br>Methotrexate<br>(MTX) | 片<br>2.5mg<br>针<br>5mg<br>100mg<br>0.5g<br>1g | 口服<br>肌注 | 20~30mg/m²,qw | 作用:抑制二氢叶酸还原酶,阻滞四氢叶酸生成,抑制 DNA、RNA 合成<br>用途:ALL、淋巴瘤、LCH;鞘注用于 ALL 非霍奇金淋巴瘤 CNS 浸润的防治<br>不良反应:消化道黏膜损害、肝功能损害、恶心、呕吐、骨髓抑制、神经毒性 |
| | | HDMTX<br>+ CF<br>静滴<br>24h | HD:3~5g/m²<br><br>用药开始后 36h 起用四氢叶酸解救 | |
| | | 鞘注 | 6~15mg/m² | |

续表

| 药　　名 | 规格 | 用法 | 剂　　量 | 说　　明 |
|---|---|---|---|---|
| 阿糖胞苷<br>Cytarabine<br>（Ara-C） | 针<br>50mg<br>100mg<br>500mg | 皮下<br>肌注 | $100mg/(m^2 \cdot d)$，<br>q12h | 作用:抑制 DNA 聚合酶,可直接掺入 DNA,干扰 DNA 复制 |
| | | 静滴 | HD 每次 1 ~ 2g/$m^2$,q12h | 用途:ALL、AML、淋巴瘤、CNSL 的防治 |
| | | 鞘注 | $30mg/m^2$ | 不良反应:骨髓抑制、胃肠道反应、皮肤黏膜损害、高热、肝功能损害 |
| 羟基脲<br>Hydroxyurea<br>（Hu） | 片<br>0.5g | 口服 | $20 ~ 40mg/(m^2 \cdot d)$ | 作用:抑制 DNA 合成并直接损伤 DNA<br><br>用途:CML 慢性期<br><br>不良反应:骨髓抑制,胃肠道反应、口腔炎、脱发 |

## 3．抗癌抗生素

| 药　　名 | 规格 | 用法 | 剂　　量 | 说　　明 |
|---|---|---|---|---|
| 柔红霉素<br>Daunorubicin<br>（DNR） | 针<br>10mg<br>20mg | 静注<br>或<br>静滴 | 每次 20 ~ 40mg/$m^2$,qod<br>累积量 < 300mg/$m^2$ | 作用:影响核酸代谢 DNA、RNA 合成,并可生成自由基破坏细胞<br><br>用途:ALL、AML、恶组、恶性淋巴瘤、神经母细胞瘤、肾母细胞瘤、软组织肉瘤<br><br>不良反应:骨髓抑制、胃肠道反应、心脏毒性、肝肾功能损害、脱发 |

续表

| 药　名 | 规格 | 用法 | 剂　量 | 说　明 |
|---|---|---|---|---|
| 阿霉素<br>（多柔比星）<br>Adriamycin<br>（ADM）<br>Doxorubicin | 针<br>10mg<br>20mg | 静注<br>或<br>静滴 | 每次 20～30mg/<br>$m^2$, qod<br>累积量 < 300mg/<br>$m^2$ | 作用:同 DNR,抗瘤谱<br>较广,抗癌活性强<br>用途:同 DNR<br>不良反应:骨髓抑制<br>较 DNR 明显,心脏毒性<br>较轻 |
| 表阿霉素<br>（表柔比星）<br>Epirubicin | 针<br>10mg<br>50mg | 静注<br>或<br>静滴 | 30mg/（$m^2$·d）, qd<br>连用 3d<br>累积量 < 550mg/<br>$m^2$ | 作用:同 DNR<br>用途:急性白血病、恶<br>性淋巴瘤、肾母细胞瘤、<br>软组织肉瘤<br>不良反应:骨髓、胃肠<br>道及心脏毒性较 ADM<br>轻 |
| 阿克拉霉素<br>（安乐霉素）<br>Aclacinomycin<br>（ACM） | 针<br>10mg<br>20mg | 静注<br>或<br>静滴 | 10～15mg/（$m^2$·<br>d）,连用 7d | 作用:同 DNR,对 G1<br>期及 S 期最敏感<br>用途:同 DNR,可用于<br>难治或复发的 AML<br>不良反应:同 DNR,心<br>脏毒性较低(为其 1/10<br>～1/6) |
| 去甲氧柔红霉<br>素<br>（善唯达）<br>Idarubicin<br>（Zavedos） | 针<br>5mg<br>10mg<br>胶囊<br>5mg | 静注<br>或<br>静滴 | 每次 8～12mg/<br>$m^2$, qd 或 qod<br>应用次数可根据<br>方案（累积量为<br>93mg/$m^2$） | 作用:同 ADM,作用<br>比其强,疗效大其 10<br>倍,半衰期长,可透过血<br>脑屏障<br>用途:高危、难治、复<br>发型急性白血病<br>不良反应:同 DNR,心<br>脏毒性较其低 1/6,脱<br>发、肾功能损害等少见 |

| 药　名 | 规格 | 用法 | 剂　量 | 说　明 |
|---|---|---|---|---|
| 吡喃阿霉素<br>（吡柔比星）<br>Pirarubicin<br>（THP-ADM） | 针<br>5mg<br>10mg | 静注<br>或<br>静滴 | 每次 10 ~ 30mg/$m^2$,qd 或 qod 应用次数可根据方案 | 作用:为合成蒽环类抗肿瘤抗生素,能迅速进入细胞核,嵌入 DNA 双链之间,抑制 RNA 聚合酶,从而抑制 DNA 和 RNA 合成。阻滞肿瘤细胞于 $G_2$ 期,使肿瘤细胞停止增殖并引起死亡<br>用途:用于急性白血病,恶性淋巴瘤和其他实体瘤<br>不良反应:对心脏毒性较低,脱发少,胃肠反应、骨髓抑制等副作用亦较轻 |
| 米托蒽醌<br>Mitoxantrone<br>（MIT） | 针<br>5mg<br>10mg | 静注<br>或<br>静滴 | 每次 4 ~ 8mg/$m^2$,累积量 100mg/$m^2$ | 作用:通过和 DNA 结合抑制核酸与 DNA 的合成而导致细胞死亡<br>用途:难治、复发型急性白血病、恶性淋巴瘤<br>不良反应:同 DNR,心脏毒性较 DNR 轻 |
| 安吖啶<br>Amsacrine<br>（AMSA） | 针<br>75mg | 静滴 | 50 ~ 70mg/($m^2$·d) | 作用:能阻止 DNA 合成,使 DNA 断裂,阻止细胞增殖,对 $G_2$ 及 S 期最敏感<br>用途:ALL、AML、难治和复发型白血病、恶性淋巴瘤<br>不良反应:骨髓抑制、胃肠道反应、心肌损害、黏膜炎及肝功能损害 |

| 药　名 | 规格 | 用法 | 剂　　量 | 说　　明 |
|---|---|---|---|---|
| 博来霉素<br>Bleomycin<br>（BLM） | 针<br>10mg | 静滴 | 每次 8~10mg/m² | 作用：与 DNA 结合，使 DNA 单链断裂，阻止 DNA 复制<br>用途：霍奇金淋巴瘤、实体瘤<br>不良反应：过敏皮疹、口腔炎、脱发、肺、肝肾功能损害 |
| 放线菌素 D<br>（更生霉素）<br>Actinomycin D<br>（ACTD） | 针<br>0.2mg | 静注<br>或<br>静滴 | $15\mu g/(kg \cdot d)$，连用 5d | 作用：能与 DNA 结合，抑制 RNA 和蛋白质合成，对 $G_1$ 期前半段最敏感，尚能提高肿瘤对放疗的敏感性<br>用途：霍奇金淋巴瘤、肾母细胞瘤、软组织肉瘤<br>不良反应：骨髓抑制、胃肠道反应、口腔溃疡、静脉炎 |

### 4.抗肿瘤植物生物碱

| 药　名 | 规格 | 用法 | 剂　　量 | 说　　明 |
|---|---|---|---|---|
| 长春新碱<br>Vincristine<br>（VCR） | 针<br>1mg | 静注 | 1.5~2mg/m²，qw | 作用：作用 M 期、与纺锤丝微管蛋白结合使之变性，阻滞细胞分裂<br>用途：ALL、淋巴瘤、LCH、实体瘤、恶组、神经母细胞瘤、肾母细胞瘤<br>不良反应：末梢神经炎、脱发 |

| 药　　名 | 规格 | 用法 | 剂　　量 | 说　　明 |
|---|---|---|---|---|
| 长春地辛<br>Vindesine<br>（VDS） | 针<br>1mg<br>4mg | 静注 | $3\sim4mg/m^2$,qw | 作用:同上,其作用较VCR强3倍<br>用途:同VCR<br>不良反应:神经毒性较VCR轻 |
| 长春瑞滨<br>（诺维本）<br>Vinorelbine<br>（Navelbine,<br>NVB） | 针<br>10mg<br>50mg | 静注 | $25\sim30mg/m^2$,qw | 作用:同长春新碱抑制细胞分裂,具有广谱抗肿瘤作用<br>用途:用于恶性淋巴瘤和其他恶性肿瘤<br>不良反应:骨髓抑制较轻,神经毒性感觉异常,较长春新碱和长春地辛低 |
| 三尖杉酯碱<br>Harringtonine<br>（HRT） | 针<br>1mg<br>2mg | 静滴<br><br>鞘注 | $4\sim6mg/(m^2\cdot d)$,<br>连用 7~9d<br><br>$0.5\sim1.0mg/m^2$ | 作用:抑制蛋白质与DNA 的合成,对 $G_1$、$G_2$期细胞杀伤作用最强<br>用途:AML、慢粒急粒变<br>不良反应:骨髓抑制、胃肠道反应、心肌损害 |
| 高三尖杉酯碱<br>Homoharring-<br>tonine<br>（HHRT） | 针<br>1mg<br>2mg | 静滴 | 每次 $4\sim6mg/(m^2$<br>$\cdot d)$,连用 7~9d<br>本品疗效不及三尖杉酯碱 | 作用:同三尖杉酯碱<br>用途:三尖杉酯碱<br>不良反应:比三尖杉酯碱高,其他不良反应与三尖杉酯碱相似 |

续表

| 药　　　名 | 规格 | 用法 | 剂　　量 | 说　　明 |
|---|---|---|---|---|
| 依托泊苷<br>足叶乙甙<br>凡毕复<br>Etoposide<br>Vepeside<br>（VP-16） | 针<br>0.1g<br><br>胶囊<br>50mg | 静滴<br><br><br>口服 | 每次 100～150mg/m$^2$<br>用 20 倍以上生理盐水稀释后避光静滴 | 作用:干扰 DNA 拓扑酶Ⅱ的 DNA 断裂重新连接反应并抑制有丝分裂。脂溶性,能透过血脑屏障<br>用途：ALL、AML、LCH、淋巴瘤、实体瘤<br>不良反应:骨髓抑制、胃肠道反应、黏膜炎、快滴易发生低血压,脱发 |
| 替尼泊苷<br>卫萌（威猛）<br>Teniposide<br>（VM-26） | 针<br>50mg | 静滴 | 每次 100～150mg/m$^2$ | 作用:与 VP-16 相似,抑制 DNA 合成及有丝分裂<br>用途:同 VP-16<br>不良反应:同 VP-16,过敏反应（荨麻疹、支气管痉挛） |

### 5.糖皮质激素、酶类

| 药　　　名 | 规格 | 用法 | 剂　　量 | 说　　明 |
|---|---|---|---|---|
| 强的松<br>（泼尼松）<br>Prednisone<br>（Pred） | 片<br>5mg | 口服 | 40～60mg/（m$^2$·d）,分次服 | 作用:与染色质结合,影响 RNA 转录;参与受体介导的幼淋细胞溶解作用<br>用途:ALL、恶性淋巴瘤、LCH、脑肿瘤<br>不良反应:Cushing's 征、高血压继发感染、骨质疏松 |

续表

| 药　　名 | 规格 | 用法 | 剂　　量 | 说　　明 |
|---|---|---|---|---|
| 地塞米松<br>（弗美松）<br>Dexamethasone<br>（Dex） | 片<br>0.75mg<br>针<br>2mg<br>5mg | 口服<br>或<br>静滴<br>鞘注 | 6～10mg/（m²·d），<br>分次给予<br><br>每次5mg | 作用:同强的松,能透过血脑屏障<br>用途:同强的松,防治CNSL<br>不良反应:同强的松 |
| 门冬酰胺酶<br>L-Asparaginase<br>（L-ASP） | 针<br>5 000U<br>10 000U | 静滴<br>或<br>肌注 | 每　次　　6 000～<br>10 000U/m²,qod | 作用:分解门冬酰胺酶,抑制白血病细胞蛋白合成<br>用途:ALL、恶性淋巴瘤,治疗CNS白血病<br>不良反应:过敏反应（皮疹、喉水肿、休克）、高血糖、胰腺炎、低蛋白血症、纤维蛋白原减少凝血异常、高血氨症,使用期间低脂饮食 |
| | | 鞘注 | 每次150U/kg | |
| | | | 用前应做皮试:一般以10～50U/0.1mL,皮内注射,观察3h,如有红肿斑块或风团为阳性,不可应用 | |

## 6. 其他抗血液肿瘤药

| 药　　名 | 规格 | 用法 | 剂　　量 | 说　　明 |
|---|---|---|---|---|
| 全反式维甲酸<br>All-trans<br>Retinoic Acid<br>（ATRA） | 片<br>10mg<br>20mg | 口服 | 20～40mg/（m²·<br>d）,分次服 | 作用:诱导白血病细胞分化成熟抑制其增殖<br>用途:APL（M3）<br>不良反应:高白细胞综合征,颅内压增高,皮肤黏膜干燥 |

| 药　名 | 规格 | 用法 | 剂　量 | 说　明 |
|---|---|---|---|---|
| 亚砷酸<br>三氧化二砷<br>$As_2O_3$<br>Arsenious acid | 针<br>10mg | 静滴 | $0.15 \sim 0.3$mg/(kg·d)，用5% GS 或 NS 稀释后静滴 | 作用:对白血病细胞有促其凋亡<br>用途:APL(M3)<br>不良反应:皮肤痉挛、干燥、色素沉着,胃肠道反应 |
| 格列卫 STI 571<br>2-苯氨嘧啶<br>2-pheny-<br>laminopyr-<br>imide<br>（Glivec） | 片<br>100mg | 口服 | 成人 $300 \sim 600$mg/d<br>小儿按 $5 \sim 10$mg/(kg·d)计算,分次服 | 作用:为特异性 Bcr/Abl 酪氨酸激酶抑制剂,可选择性抑制 Ph(+)慢性粒细胞白血病细胞<br>用途:可用于慢粒慢性期、加速期、急变期<br>不良反应:骨髓抑制、呕吐 |
| 重组干扰素 α-2b<br>Recombinant<br>Interferon α-2b<br>（INF） | 针<br>100万 U<br>300万 U<br>500万 U | 皮下 | 多毛细胞白血病:每次 200 万 $IU/m^2$,每周 3 次,连用 $6 \sim 12$ 个月<br>慢粒:400 万 $\sim 500$ 万 $IU/(m^2 \cdot d)$<br>白细胞计数控制后改为 qod<br>非霍奇金淋巴瘤:每次 300 万 $\sim 500$ 万 $IU/m^2$, qod | 作用:通过结合于细胞表面的特异性膜受体而引起细胞内一系列复杂的变化,如肿瘤抗原性增强,影响肿瘤基因表达、诱导化分化等,并调节一系列细胞毒药物的抗肿瘤活性<br>用途:慢粒、非霍奇金淋巴瘤、多毛细胞白血病<br>不良反应:流感样症状、白细胞减少、血小板减少、肝肾功能损害 |

## （二）出血、凝血药

| 药　　　名 | 规格 | 用法 | 剂　　量 | 说　　明 |
|---|---|---|---|---|
| 安络血<br>Adenosem | 片<br>2.5mg | 口服 | 每次 2.5～5mg,<br>2～3 次/天 | 增加毛细血管对损伤<br>的抵抗力,减少渗透性 |
| | 针<br>10mg | 肌注 | 每次 5～10mg,2～<br>3 次/天 | |
| 6-氨基己酸<br><br>6-Aminocaproic<br>Acid(EACA) | 片 0.5g | 口服 | 0.1g/kg 2～3 次/<br>天 | |
| | 针 2g | 静滴 | 0.08～0.1g/kg | |
| 对羧基苄胺<br>PAMBA | | | | |
| 止血环酸 | | | | |
| 止血敏<br>Dicynone | 针<br>0.24g<br>0.5g | 肌注<br>静滴 | 每次 5～10mg/kg,<br>2～3 次/天 | 能促使血小板循环量<br>增加,增强血小板功能,<br>加速血块收缩,减少血<br>管渗透性。用于血管因<br>素所致出血 |
| 立止血<br>Reptilase | 针 1kU | | | |
| 凝血酶<br>Thrombin | | | | |
| 人纤维蛋白原<br>Human Fibrino-<br>gen | 针 1.0g<br>1.5g | 静滴 | 根据血浆纤维蛋<br>白原含量而定 | |
| 凝血酶原复合<br>物<br>Prothrombin<br>Complex<br>PPC,PPSB? | 针<br>400U | 静滴 | | |

### （三）血液肿瘤化疗辅助药

| 药　名 | 规格 | 用法 | 剂　量 | 说　明 |
|---|---|---|---|---|
| 胃复安<br>（灭吐灵）<br>paspertin | 片5mg<br><br>针<br>10mg | 口服<br><br>肌注<br>静注 | 每次 0.1～0.2mg/kg | 有中枢性镇吐作用，通过抑制延髓的催吐化学感受区和脑干网状结构而起作用。并能促进胃蠕动，加快胃内容物排空。可用于化疗药物和放射治疗引起的呕吐 |
| 吗丁啉<br>motilium | 片<br>10mg<br>针<br>10mg | 口服<br><br>肌注 | 每次 0.3mg/kg<br><br>每次 0.1～0.3mg/kg | 为外周多巴受体阻滞剂，通过此拮抗效应起止吐作用，直接作用于胃肠道多巴胺受体，提高食管下部括约肌张力，防止胃、食管返流，增强胃蠕动并促进胃排空。用于化疗药物和放疗引起的恶心、呕吐 |
| 枢复宁（枢丹）<br>Ondansetron<br>（zofran） | 片<br>4mg<br>8mg<br><br>针<br>4mg<br>8mg | 口服<br><br><br>静注<br>或<br>静滴 | $5mg/m^2$ 化疗前30～60min 服用，以后酌情 8～12h 1次<br><br>$5mg/m^2$ 化疗前30min，缓慢输注15min（ < 0.64mg/mL），以后根据化疗强度酌情追加药物 | 为 5-羟色胺（5-HT$_3$）受体拮抗剂。能选择性地阻断 5HT$_3$ 受体引起迷走神经兴奋而导致的呕吐反射，对外周、中枢神经的 5-HT$_3$ 受体均有作用。用于防治细胞毒化疗药物及放疗引起的恶心、呕吐 |

续表

| 药　　名 | 规格 | 用法 | 剂　　量 | 说　　明 |
|---|---|---|---|---|
| 格拉司琼(康泉)<br>Granisetron<br>(Kytril) | 针<br>3mg | 静注或静滴 | 每次 $40\mu g/kg$，24h内应用不超过3次 | 为选择性中枢和外周神经 $5\text{-}HT_3$ 受体拮抗剂，用于预防和治疗化疗引起的恶心和呕吐 |
| 托烷司琼(欧必亭)<br>Tropisetron<br>(Navoban) | 针<br>5mg | 静滴 | 化疗前，按每次0.2mg/kg，加入5%GS 或 NS100mL 中缓慢静滴 | 为高度选择性抑制中枢神经和外周神经 $5\text{-}HT_3$ 受体，具强效的止吐作用，用于防治化疗和放疗引起的恶心呕吐。该药作用时限为24h，故只需每天给药1次 |
|  |  | 口服 | 化疗前 30min，按以上剂量，用橙汁或可乐稀释后服用 |  |
| 辅酶 $Q_{10}$<br>Coenzyme $Q_{10}$ | 片<br>10mg | 口服 | 每次 10mg,tid | 是细胞代谢和细胞呼吸的激活剂。用于治疗化疗所致的心肌与肝功能损害 |
| 果糖二磷酸钙<br>Fructose<br>Diphosphate<br>Dicalcium<br>(FDP) | 片<br>155mg | 口服 | 每次 1~2 片 tid | 通过激活细胞膜上磷酸果糖激酶和丙酮酸激酶的活性，使细胞内的三磷酸腺苷和磷酸肌酸的浓度增加，有益于细胞的能量代谢和葡萄糖利用,使心肌损伤减轻 |

| 药　名 | 规格 | 用法 | 剂　　量 | 说　　明 |
|---|---|---|---|---|
| 别嘌呤醇<br>Allopurinol | 片<br>100mg | 口服 | 10mg/(kg·d),分次口服 | 本品可抑制黄嘌呤氧化酶,使尿酸合成减少,降低血中尿酸水平,减少尿酸盐在肾脏沉着,避免尿酸性肾病的发生。用于急慢性白血病、血液肿瘤化疗时,由于肿瘤细胞大量破坏而导致的高尿酸血症 |
| 碳酸氢钠 | 片0.5<br>针<br>5%<br>20mL<br>100mL<br>250mL | 口服<br><br>静滴 | 每次0.5~1.0g/次,tid<br><br>每次3~5mL/kg | 给予本品后能增加尿中碳酸氢盐的排泄而易碱化尿液。预防预处理应用CTX/IFO所致的出血性膀胱炎。预防化疗时出现的高尿酸血症与尿酸性肾病 |
| 甲酰四氢叶酸钙<br>(亚叶酸钙)<br>Calcium Folinate<br>(CF) | 针<br>3mg | 肌注<br>口服<br>静注<br>静滴 | 用于解救大剂量甲氨蝶呤(HDMTX)的毒性,于滴完MTX后12h起,用CF进行解救,首次量为30mg/m²,  iv,  后15mg/m² q6h im或po,连用8~10次 | 为叶酸的活性形式,是核酸、DNA合成及某些氨基酸相互转变的重要辅酶。用于大剂量甲氨蝶呤治疗后,由于抑制二氢叶酸还原酶,阻断四氢叶酸的生成,因此应用四氢叶酸钙,绕开甲氨蝶呤抑制的生化环节,解救正常组织细胞,免受过强的毒性影响 |

| 药　　名 | 规格 | 用法 | 剂　　量 | 说　　明 |
|---|---|---|---|---|
| 美斯纳(美钠)<br>Mesna | 针<br>400mg | 静注 | 剂量为 CTX/IFO 的 20%～30% 或每次 10～15mg/kg，用生理盐水 10～20mL 稀释后静注（15～30min），于 IFO/CTX 开始起每 3h 1 次，共 4 次，即第 0、3、6、9h 各 1 次 | 美斯纳中巯基-SH 与 CTX 和 IFO 的毒性产物丙烯醛结合成无毒缩合物，从而避免出血性膀胱炎的发生。用于预防和治疗 CTX 和 IFO 引起的出血性膀胱炎 |
| 氨磷汀<br>(阿米福汀)<br>Amifostine | 针<br>400mg | 静注 | 每次 200～600mg/m²，用生理盐水 20mL 稀释，在化疗 30min 前 15min 内推注完毕 | 为一种广谱细胞保护剂，对化疗正常细胞保护并具有内在促干细胞增殖作用，可提高白血病化疗效果。对环磷酰胺的骨髓毒性有显著的保护作用，可改善细胞毒药物累积毒性以及粒细胞/血小板减少率的发生，而不影响肿瘤细胞对化疗药物的反应<br>不良反应：低血压、恶心呕吐、低钙、过敏反应等 |

## （四）造血细胞因子

| 药　　名 | 规格 | 用法 | 剂　　量 | 说　　明 |
|---|---|---|---|---|
| 粒细胞集落刺激因子（G-CSF） | 针 50μg 75μg 100μg 150μg | 皮下静滴 | 每次 5~8μg/kg | rhG-CSF 对小儿急性白血病化疗后骨髓抑制与粒细胞缺乏有明显疗效，rhG-CSF 可刺激骨髓粒系干/祖细胞增殖、分化、成熟与释放，促进骨髓抑制的修复，粒细胞迅速回升，缩短粒细胞减少（缺乏）时间，加速控制感染，以保证化疗的进行 |
| 粒-巨噬细胞集落刺激因子（GM-CSF） | 针 50μg 150μg 300μg | 皮下静滴局部 | 每次 5~10μg/kg 按 5~10μg/mL 浓度配成漱口液，局部应用于治疗化疗后的口腔黏膜炎与口腔溃疡，可促使溃疡愈合 | 基本同 rhG-CSF，只是 rhGM-CSF 对多能造血干细胞无作用，而对单核-巨噬细胞系的祖细胞有促进增殖、分化和成熟的作用。另外体外研究表明还能促进单核-巨噬细胞对肿瘤细胞的裂解作用 |
| 白细胞介素-2（IL-2） | 针 5万IU 10万IU 20万IU | 皮下肌注 | 10万 IU/d | IL-2 是一种淋巴因子，是机体免疫应答的核心物质，能清除肿瘤细胞和被感染的细胞。用于白血病、恶性淋巴瘤等 |

| 药　　名 | 规格 | 用法 | 剂　　量 | 说　　明 |
|---|---|---|---|---|
| 重组红细胞生成素（rhEPO） | 针<br>1 500IU<br>3 000IU | 皮下<br>静滴 | 初始剂量每次100IU/kg，每周3次<br>维持剂量每次500IU/kg，每周2次 | rhEPO 主要作用于红系造血祖细胞（BFU-E、CFU-E）的表面受体结合，促进红系细胞增殖、分化和成熟，因而可增加红细胞数量和提高血红蛋白水平<br>　在血液肿瘤贫血应用：rhEPO 能显著改善由化疗药物抑制引起的贫血，同时化疗并不影响 rhEPO 的疗效 |
| 重组人白细胞介素-11(IL-11)迈格尔 | 针<br>750μg<br>1 500μg<br>3 000μg | 皮下<br>注射 | 每次剂量 12.5～25μg/kg | 本品可以直接刺激骨髓造血干细胞和巨核系祖细胞的增殖，诱导巨核细胞的成熟分化，增加体内血小板计数并增强功能 |
| 重组血小板生成素（rhTPO） | | | | 具有刺激巨核细胞系定向祖细胞的增殖，促进巨核细胞的增殖、分化和成熟，从而产生大量的血小板。并增强血小板的功能，可协同 rhEPO 刺激红系祖细胞的生长，对红系造血有促进作用 |

## 四、小儿体表面积计算法

### （一）按体重、身高测算体表面积

小儿体表面积用直尺将左侧小儿的身高（cm）和右侧体重（kg）的连线的实测数值连成一线，与中间相交点的数值即为小儿的体表面积（m²）（见附图 1）。

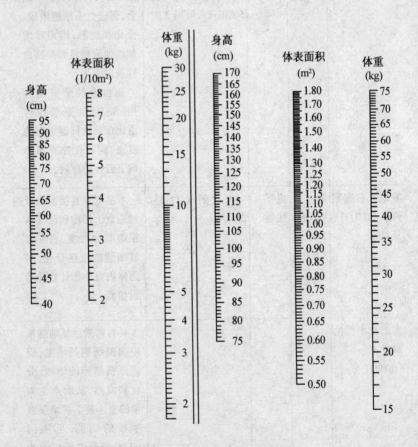

**附图 1  小儿体表面积测算图**

## （二）按体重求体表面积

| 体重（kg） | 体表面积（m²） | 体重（kg） | 体表面积（m²） |
|---|---|---|---|
| 2 | 0.12 | 25 | 0.93 |
| 3 | 0.20 | 30 | 1.07 |
| 4 | 0.23 | 35 | 1.20 |
| 5 | 0.25 | 40 | 1.32 |
| 6 | 0.29 | 45 | 1.43 |
| 7 | 0.33 | 50 | 1.53 |
| 8 | 0.36 | 55 | 1.62 |
| 9 | 0.40 | 60 | 1.70 |
| 10 | 0.44 | 65 | 1.78 |
| 15 | 0.62 | 70 | 1.84 |
| 20 | 0.79 | | |

## （三）体表面积计算法

（1）小儿体表面积 = （年龄 + 5）× 0.07m²。

小儿按体表面积剂量 = （年龄 + 5）× 0.07 × 剂量/m²。

（2）体表面积（m²）= 体重（kg）× 0.035（m²/kg）+ 0.1m²。

对 30kg 以上者，则体重每增加 5kg，体表面积就增加 0.1m²。

# 五、抗癌药物的骨髓抑制程度和持续时间

| 化疗药物 | 骨髓抑制程度* | 骨髓抑制最低值（天） | 骨髓恢复时间（天） | 说　明 |
|---|---|---|---|---|
| 门冬酰胺酶 | 0 ~ Ⅰ | 7 ~ 10 | 14 | L,凝血酶原 |
| 柔红霉素（DNR） | Ⅲ | 6 ~ 13 | 21 ~ 24 | L,T,A |
| 阿霉素（ADR） | Ⅲ | 10 ~ 14 | 21 | L,T,A |

| 化疗药物 | 骨髓抑制程度* | 骨髓抑制最低值(天) | 骨髓恢复时间(天) | 说　明 |
|---|---|---|---|---|
| 长春新碱(VCR) | Ⅰ~Ⅱ | 10 | 21 | L,T,A |
| 长春花碱(VLB) | Ⅱ~Ⅲ | 410 | 1 112 | L,T, |
| 长春地辛(VDS) | Ⅰ~Ⅱ | 36 | 21 | L,T |
| 长春瑞宾(VNR) | Ⅲ | 7~10 | 14~18 | L |
| 氮芥 | Ⅲ | 7~14 | 28 | L,T,A |
| 甲氨蝶呤(MTX) | Ⅲ | 7~14 | 14~21 | L,T,A |
| 阿糖胞苷(Ara-C) | Ⅲ | 7~24 | 22~30 | L,T,A |
| 6-巯基嘌呤(6-MP) | Ⅱ | 7~14 | 14~21 | L,T,A |
| 硫鸟嘌呤(6-TG) | Ⅰ~Ⅱ | 7~14 | 12~21 | L,T,A |
| 足叶乙甙(VP-16) | Ⅱ | 7~16 | 21~28 | L,T,A |
| 替尼泊甙(VM-26) | Ⅱ | 10~16 | 20 | L,T,A |
| 氮芥 | Ⅲ | 7~14 | 28 | L,T,A |
| 环磷酰胺 | Ⅱ~Ⅲ | 8~15 | 17~28 | L,T,A |
| 异环磷酰胺 | Ⅱ~Ⅲ | 8~10 | 14~21 | L,T,A |
| 环己亚硝脲 | Ⅱ~Ⅲ | 28~42 | 35~56 | L,T,A |
| 白消安 | Ⅲ | 11~30 | 24~54 | L,T,A |
| 卡铂 | Ⅲ | 14~28 | 35~42 | L,T,A |
| 顺铂 | Ⅱ~Ⅲ | 14 | 21 | L,T,A |
| 氮烯咪胺(达卡巴嗪) | Ⅲ | 21~28 | 28~35 | L,T,A |
| 羟基脲 | Ⅲ | 10 | 18~21 | L |
| 博来霉素 | 0~Ⅰ | 12 | 17 | T,L |
| 光神霉素(普卡霉素) | Ⅰ | 5~10 | 10~18 | |

续表

| 化疗药物 | 骨髓抑制程度* | 骨髓抑制最低值(天) | 骨髓恢复时间(天) | 说　明 |
|---|---|---|---|---|
| 放线菌素 | Ⅲ | 14～21 | 21～25 | L,T,A |
| 丝裂霉素 | Ⅱ | 28～42 | 42～56 | L,T |
| 甲基苄肼 | Ⅱ | 25～36 | 35～50 | L,T |
| 丙亚胺 | Ⅱ | 11～16 | 12～25 | |
| 米托蒽醌 | Ⅱ | 10～14 | 21 | |
| 紫杉醇 | Ⅲ | 10～14 | 21 | T,A |

注：0.无；Ⅰ.轻度；Ⅱ.中度；Ⅲ.重度（以常用剂量和间隔算）；L.白细胞减少；T.血小板减少；A.贫血

# 六、人类白细胞分化抗原（CD）简表

| CD | 别名 | 细胞分布 | 临床应用 | 单抗 |
|---|---|---|---|---|
| CD$_{1a}$ | T6 | 胸腺皮质细胞(强)、郎格罕细胞、树突状细胞、B细胞亚群 | 白血病及淋巴瘤的分类 | HI149 M-T102 T6 Leu6 |
| CD$_{1b}$ | | 皮质胸腺细胞,郎格罕细胞,树突状细胞 | 白血病及淋巴瘤的分类 | M-T101 WM-25 |
| CD$_{1c}$ | | B细胞亚群,皮质胸腺细胞(弱),郎格罕细胞 | 白血病及淋巴瘤的分类 | L-161 M-241 |
| CD$_2$ | SRBC-R | T细胞,胸腺细胞,NK细胞 | 检测免疫缺陷症、慢性炎症疾病、白血病及淋巴瘤的分类 | HIT11 RPA-2.10 T11 |

| CD | 别名 | 细胞分布 | 临床应用 | 单抗 |
|---|---|---|---|---|
| $CD_2R$ | | 激活 T 细胞,NK 细胞 | | T11.3<br>VIT13 |
| $CD_3$ | $CD_3$/TCR | T 细胞、胸腺细胞 | 用于器官及骨髓移植的免疫抑制治疗 | HIT3a<br>UCHT1<br>Leu4 |
| $CD_4$ | T4;gp59 | T 辅助细胞亚群,胸腺细胞,单核细胞,树突状细胞 | 检测 T 细胞亚群,艾滋病患者明显减少,免疫抑制治疗 | HIT4a<br>RPA-T4<br>T4 |
| $CD_5$ | Leu-1;T1 | T 细胞(强),B 细胞亚群(弱),胸腺细胞 | 骨髓净化,白血病及淋巴瘤的分类 | THSM2<br>HISM3<br>UCTH2<br>T1 |
| $CD_6$ | T12 | 多数 T 细胞亚群(强),B 细胞亚群(弱),胸腺细胞 | 免疫抑制治疗,骨髓净化中去除 T 细胞 | M-T605<br>HI210 |
| $CD_7$ | | T 细胞胸腺细胞,前 B 细胞,NK 细胞 | 白血病、淋巴瘤及免疫缺陷症的分类 | HIT7<br>M-T701<br>Tu93 |
| $CD_8$ | T8 | T 抑制/毒性细胞,胸腺细胞,NK 细胞 | 检测 T 细胞亚群,艾滋病人 $CD_4$/$CD_8$ 比例倒置 | HIT8a<br>HIT8b<br>RPA-T8<br>Leu2a |
| $CD_9$ | P24 | 前 B 细胞、单核细胞、血小板、内皮细胞、上皮细胞 | 白血病免疫分型、骨髓净化 | HI9a<br>HI117<br>M-L13 |

| CD | 别名 | 细胞分布 | 临床应用 | 单抗 |
|---|---|---|---|---|
| CD$_{10}$ | CALLA | C-ALL<br>淋巴祖细胞、嗜中性粒细胞 | C-ALL 特异性标记,此类白血病预后较好,淋巴瘤分型,免疫毒素治疗及骨髓净化 | HI10a<br>J5 |
| CD$_{11a}$ | LFA-1a | 各种白细胞 | 促进骨髓植活,抑制移植物排斥 | HI111<br>G43-25B |
| CD$_{11b}$ | CR3<br>Mac-1a | NK 细胞,粒细胞,单核/巨噬细胞,T、B细胞亚群众 | 治疗肺部炎症性疾病(临床Ⅰ期试验) | 44<br>PEN-2 |
| CD$_{11c}$ | p150/95 | NK 细胞,树突状细胞,粒细胞激活的 T和 B 细胞,单核/巨噬细胞 | | B-ly6<br>BU-15 |
| CDW$_{12}$ | | 单核细胞,粒细胞 | | M67 |
| CD$_{13}$ | 氨基肽酶N | 内皮细胞、单核细胞、粒细胞 | 白血病分型 | WM15<br>MY7 |
| CD$_{14}$ | gp55 | 单核细胞、粒细胞、B 细胞 | 是单核细胞及巨噬细胞的特异性标记;用于白血病分型 | M5E2<br>63D3<br>LeuM3 |
| CD$_{15}$ | X-半抗原Lewis X;3-FAL | 粒细胞、单核细胞Red-sternberg 细胞 | 白血病及淋巴瘤分型,骨髓净化 | HIM4<br>HIM5<br>HI98<br>KC48 |

| CD | 别名 | 细胞分布 | 临床应用 | 单抗 |
|---|---|---|---|---|
| CD$_{15}$S | SLeX | 郎格罕细胞、单核细胞、粒细胞、高内皮小静脉、NK 细胞亚群 | | 2H5<br>2F3 |
| CD$_{16}$ | FcγRⅢ-A | NK 细胞、粒细胞、T 细胞亚群、巨噬细胞 | CD$_{16}$ 单抗已用于 ITP 治疗中作为 FC 受体阻滞剂 | 3G8<br>Leulla |
| CD$_{16b}$ | FcγRⅢ-B | 粒细胞 | | 1D3 |
| CDW$_{17}$ | 乳糖苷酯 | 单核细胞、粒细胞、血小板 | | Go35<br>MG-4 |
| CD$_{18}$ | Integrin β$_2$ | 白细胞 | CD$_{18}$ 缺陷可导致白细胞黏附缺陷 | 6.7<br>L130 |
| CD$_{19}$ | B4 | 全部细胞(除浆细胞外) | 作为白血病及淋巴瘤患者 B 淋巴细胞系的标记 | HIB19<br>B43<br>B4 |
| CD$_{20}$ | B1;Bp35 | 全 B 细胞(除浆细胞外)T 细胞亚群 | 细胞特异性标记之一,但一般多用 CD$_{19}$ | HI47<br>2H7<br>B1 |
| CD$_{21}$ | CR$_2$ | 成熟 B 细胞,滤泡性树突状细胞,上皮细胞 | 淋巴瘤细胞分型 | B-ly4<br>B2 |
| CD$_{22}$ | BL-CAM | 表面:成熟 B 细胞膜胞浆内:全 B 细胞 | 用于鉴别慢淋(CLL)与幼淋白血病(PLL)及毛细胞白血病(HCL) | HIB22<br>HD39 |

| CD | 别名 | 细胞分布 | 临床应用 | 单抗 |
|---|---|---|---|---|
| CD23 | FcεRⅡ Blast-2 | 激活的 B 细胞,单核细胞,嗜酸性粒细胞,血小板 | 与 AIDS 相关的 NHL 病人血清中可溶性 CD23 水平增高 | ML-234 |
| CD24 | | 全 B 细胞(除浆细胞外),粒细胞 | 判断 B 细胞成熟 | HI45 HI46 ML5 |
| CD25 | Tac 抗原; IL-2R | 激活的 T、B 细胞,巨噬细胞 | 抗体用于抑制移植反应及自身免疫反应,在移植、炎症和恶性疾病中出现血清 IL-2 受体 | M-A251 anti-TAC |
| CD26 | ADA | 休止 T 细胞,激活 T、B 细胞、巨噬细胞 | 作为早期 HIV 病人或自身免疫性病患者的表现型 | M-A261 BA5 |
| CD27 | | 多数 T 细胞亚群,髓质胸腺细胞亚群 | 淋巴瘤分型 | M-T271 OKT18a |
| CD28 | TP44 | T 细胞亚群,胸腺细胞,骨髓瘤细胞 | | Leu-28 CD28.2 |
| CD29 | Integin β1 | 分布很广泛(除红细胞外) | | MAR4 4B4 |
| CD30 | Ki-1 | 激活的 T、B 细胞,K-S 细胞 | 淋巴瘤及白血病的分型;在传染性单核细胞增多症、霍奇金病及成人 T 细胞白血病等要检测 CD30 抗原 | Ki-1 AC10 |

| CD | 别名 | 细胞分布 | 临床应用 | 单抗 |
|---|---|---|---|---|
| CD₃₁ | PECAM-1 | 淋巴细胞亚群,单核细胞,粒细胞,血小板,内皮细胞,干细胞 | 对炎症可能有免疫治疗作用 | WM-59<br>10G9 |
| CD₃₂ | Fc γ RⅢ;<br>P40 | B 细胞,单核/巨噬细胞,各种粒细胞,血小板,内皮细胞 | | 2003<br>IV3 |
| CD₃₃ | gp67 | 单核细胞,髓性祖细胞,激活的 T 细胞 | 白血病分型,骨髓净化 | HIM3-4<br>WM53 |
| CD₃₄ | | 造血干/祖细胞、毛细血管内皮细胞 | 标记鉴定及纯化造血干细胞和祖细胞;白血病细胞的免疫分型;炎症及血管肿瘤的免疫病理学检查 | HPCA2<br>My10<br>TuK3 |
| CD₃₅ | CR1;<br>33b/C46 | T 细胞亚群,B 细胞,NK 细胞亚群,单核细胞,粒细胞及红细胞 | 研究自身免疫和免疫复合物疾病的补体受体;鉴定白血病及淋巴瘤 | E11<br>8D7 |
| CD₃₆ | GPIV | B 细胞(弱),单核/巨噬细胞,原始红细胞,血小板 | 可用于疟疾及动脉粥样硬化的免疫治疗 | C38<br>SMO |
| CD₃₇ | GPIV | 全 B 细胞(除外浆细胞),T 细胞(弱),髓性细胞 | 组织染色时可用于鉴定 B 细胞 | M-B371 |

| CD | 别名 | 细胞分布 | 临床应用 | 单抗 |
|---|---|---|---|---|
| CD$_{38}$ | T10 | 激活 T 细胞,胸腺细胞,浆细胞,NK 细胞,单核细胞,造血祖细胞 | 白血病及淋巴瘤分型,检测浆细胞,骨髓瘤细胞 | HIT2 HI157 OKT10 |
| CD$_{39}$ | gp80 | 激活的 T 和 B 细胞,NK 细胞,内皮细胞,巨噬细胞,树突状细胞 | 免疫组织学:用于 B 淋巴瘤分型 | Tu66 AC2 |
| CD$_{40}$ | Bp50 | 全 B 细胞(除外浆细胞),单核细胞(弱),滤泡性树突状细胞,R-S 细胞 | | 5C3 G28-5 HB14 |
| CD$_{40}$L | CD$_{40}$配基 | 激活 T 细胞 | CD$_{40}$L 激发多发性骨髓瘤细胞分泌 IL-6 | TRAP1 |
| CD$_{41}$ | GPⅡb | 血小板、巨核细胞 | 用于诊断血小板功能不全及巨核细胞白血病;还可作为抗血栓制剂 | HIP7 HIP2 HIP8 |
| CD$_{42a}$ | GP1X | 血小板、巨核细胞 | 诊断 Bernard-Soulier 氏病;巨核细胞白血病免疫分型;检测自体或异体抗血小板抗体 | Beb1 SZ-1 |
| CD$_{42b}$ | GP1b-a | 血小板、巨核细胞 | 诊断 Bernard-Soulier 氏病;巨核细胞白血病免疫分型:检测自体或异体抗血小板抗体 | HIP1 AK-2 |

| CD | 别名 | 细胞分布 | 临床应用 | 单抗 |
|---|---|---|---|---|
| CD<sub>42c</sub> | GP1b-b | 血小板、巨核细胞 | 诊断 Bernard-Soulier 氏病；巨核细胞白血病免疫分型；检测自体或异体抗菌素血小板抗体 | G127 |
| CD<sub>42d</sub> | GPV | 血小板、巨核细胞 | 诊断 Bernard-Soulier 氏病；巨核细胞白血病免疫分型；检测自体或异体抗菌素血小板抗体 | SW16 |
| CD<sub>43</sub> | Leukosialin | 全部白细胞（除外未激活的 B 细胞） | 用石蜡切片时对淋巴瘤分型 | HI165 CBA5D.1 1G10 |
| CD<sub>44</sub> | H-CAM；Pgp1 | 白细胞、红细胞、成纤维母细胞、上皮细胞 | | G44-26 CB05 |
| CD<sub>44</sub>R | CD<sub>44</sub>v9 | 上皮细胞、激活的 T 细胞、肉瘤细胞 | | FW11.24 |
| CD<sub>45</sub> | 白细胞共同抗原 | 全部白细胞 | 肾移植时灌注抗体可预防排斥反应；鉴别非霍奇金淋巴瘤与肉瘤及非淋巴肉瘤 | HI73 HI30 MEM-24 |
| CD<sub>45</sub>RA | 限制性表达 | 未致敏的 T 细胞、B 细胞、单核/巨噬细胞 | 石蜡切片对淋巴瘤分型 | HI100 G1-15 |

| CD | 别名 | 细胞分布 | 临床应用 | 单抗 |
|---|---|---|---|---|
| CD$_{45}$RB | 限制性表达 | T 细胞亚群；B 细胞亚群、粒细胞、单核/巨噬细胞 | 肾移植对灌注可预防排斥反应。鉴别非霍奇金淋巴瘤和淋巴肉瘤 | Js-83 |
| CD$_{45}$RC | 限制性表达 | 记忆 T 细胞，B 细胞亚群，单核/巨噬细胞 | 石蜡切片对淋巴瘤分型 | UCHL1 |
| CD$_{46}$ | 膜共因子蛋白（MCP） | 造血及非造血细胞（除外红细胞） | | E4.3 GB24 |
| CD$_{47}$ | Neutrophilin | 各种细胞和组织 | 对研究血小板及中性粒细胞激活机制非常有用，某些抗体对测定肿瘤标记有价值 | CIKM1 B6H12 |
| CD$_{48}$ | Blast-1 | 淋巴细胞（强），中性粒细胞（弱） | 诊断阵发性睡眠性血红蛋白尿 | MEM-102 6.28 |
| CD$_{49a}$ | VLA-1α Integrin-α1 | 长期激活的淋巴细胞，平滑肌细胞，内皮细胞，成纤维细胞 | | IB3.1 SR84 |
| CD$_{49b}$ | VLA-2α Integrin-α2 | 激活的 T 细胞，单核细胞，内皮细胞，成纤维母细胞，上皮细胞，血小板（弱） | | AK7 G14 |
| CD$_{49c}$ | VLA-3α Integrin-α3 | 淋巴细胞、上皮细胞、内皮细胞、成纤维母细胞 | | J143 |

717

| CD | 别名 | 细胞分布 | 临床应用 | 单抗 |
|---|---|---|---|---|
| $CD_{49d}$ | VLA-4α Integrin-α4 | 淋巴细胞,NK 细胞,单核细胞,胸腺细胞,黑色素瘤,嗜酸细胞 | 抑制 $CD_{49d}$ 使白细胞不能在炎症部位定居和行使功能 | 9F10 HP2/1 |
| $CD_{49e}$ | VLA-5α Integrin-α5 | T 细胞,单核细胞,成纤维母细胞,上皮细胞,内皮细胞,血小板(弱) | | VC5 1A1 |
| $CD_{49f}$ | VLA-6α Integrin-α6 | T 细胞,单核细胞,胸腺细胞,血小板,上皮细胞,内皮细胞,平滑肌细胞 | | GoH3 BQ16 |
| $CD_{50}$ | ICAM-3 | 白细胞,某些树突状细胞、郎格罕细胞 | 白细胞特异性标记 | CBR-IC 3/1 |
| $CD_{51}$ | Integrin-αV | B 细胞亚群,单核细胞,血小板(弱),内皮细胞,破骨细胞,黑色素瘤 | 与病原进入细胞内及肿瘤转移有关 | AMF7 13C2 |
| $CD_{51}/$ $CD_{61}$ | Vilronectin R | 内皮细胞,血小板(弱),破骨细胞,单核细胞 | 抗肿瘤内血管,用于治疗肿瘤 | 23C6 LM609 |
| $CD_{52}$ | CAMPATH-1 | 淋巴细胞,单核/巨噬细胞,嗜酸性粒细胞(弱),附睾上皮细胞,成熟精子 | 移植时去除骨髓中淋巴细胞,对移植物排斥及自身免疫病进行免疫抑制治疗;白血病及淋巴瘤的血清治疗 | CAMPA-TH-1M |

续表

| CD | 别名 | 细胞分布 | 临床应用 | 单抗 |
|---|---|---|---|---|
| $CD_{53}$ | | 全白细胞,红细胞和血小板及非造血细胞 | | HI36<br>HI29<br>MEM-53 |
| $CD_{54}$ | ICAM-1 | 内皮细胞,淋巴细胞,单核细胞,成纤维母细胞,上皮细胞 | 减少灌注损伤;预防镰状疟原虫疟疾;治疗感冒、肿瘤转移及预防移植排斥反应 | HA58<br>RR1/1 |
| $CD_{55}$ | DAF | 造血与非造血细胞 | 诊断阵发性睡眠性血红蛋白尿 | IA10<br>MWM-18 |
| $CD_{56}$ | N-CAM,<br>NKH-1 | NK细胞,T细胞亚群,一些神经元细胞 | 检测NK细胞 | B159<br>NKH-1<br>Leu19 |
| $CD_{57}$ | HNK-1 | T细胞亚群,NK细胞亚群,神经内分泌细胞 | | NK-1<br>Leu7 |
| $CD_{58}$ | LFA-3 | 造血细胞,内皮细胞,基质细胞 | 对抗原特异性的和自体的免疫反应有拮抗作用 | TS2/9<br>BRIC5 |
| $CD_{59}$ | P18 | 造血与非造血细胞 | 诊断阵发性睡眠性血红蛋白尿 | MEM-43 |
| $CDW_{60}$ | UM4D4 | T细胞亚群,$CD_8^+$ T辅助细胞,血小板 | | M-T41<br>UM4D4 |

| CD | 别名 | 细胞分布 | 临床应用 | 单抗 |
|---|---|---|---|---|
| $CD_{61}$ | GPHa | 与 $CD_{41}$：血小板、巨核细胞；与 $CD_{51}$：B 细胞亚群、破骨细胞、单核细胞激活的内皮细胞 | 诊断 Glanzmam 血小板减少症和巨核胞白血病；测定 GPⅡb/Ⅲa 的异体抗体 | 7G2 AP6 |
| $CD_{62}E$ | E-Selectin | | 慢性炎症性疾病的治疗 | ENA2 H18/7 |
| $CD_{62}L$ | L-Selectin | 白细胞、胸腺细胞亚群、造血祖细胞 | 预防器官移植的排斥反应 | DREG-56 FMC46 |
| $CD_{62}P$ | P-Selectin | 血小板、内皮细胞、巨核细胞 | 用于治疗慢性溃疡 | AK4 G1 |
| $CD_{63}$ | 血小板激活抗原 | 激活的血小板,单核/巨噬细胞 | 检测循环血中激活的血小板 | 16-K-7 H5C6 |
| $CD_{64}$ | FcγRI | 单核/巨噬细胞 | 检测循环血中单核细胞 | 10.1 22.2 |
| $CDW_{65}$ | | 单核细胞,粒细胞 | 自体骨髓移植时净化骨髓 | VIM8 B-D22 |
| $CD_{66a}$ | BGP | 粒细胞 | | |
| $CD_{66b}$ | CGM6 $CD_{67}$ | 粒细胞 | | G10F5 B13.9 |
| $CD_{66c}$ | NCA | 粒细胞,单核/巨噬细胞 | | B6.2 9a6 |
| $CD_{66d}$ | CGM1 | 粒细胞 | | |
| $CD_{66e}$ | CEA | 粒细胞,上皮细胞 | | JGT13 |

| CD | 别名 | 细胞分布 | 临床应用 | 单抗 |
|---|---|---|---|---|
| CD₆₇ | CD₆₆ᵦ | | | |
| CD₆₈ | LGP | 单核/巨噬细胞,T细胞 | 作为单核/巨噬细胞表面标记 | Y-2/131 Y-1/82A |
| CD₆₉ | AIM | 激活的 T 和 B 细胞,NK 细胞,激活的巨噬细胞,嗜酸性粒细胞,血小板 | | FN50 C1.18 |
| CD₇₀ | KI-24 | 激活的 T、B 细胞,R-S 细胞 | 淋巴瘤分类 | KI-24 LD6 |
| CD₇₁ | 转铁蛋白受体 T19 | 激活的 T、B 细胞,巨噬细胞,增殖性细胞 | 白血病与淋巴瘤分类 | HI160 HI166 M-A712 BER-T9 |
| CD₇₂ | | 全部 B 细胞(除外浆细胞),CD₅⁻ B 细胞恶性肿瘤 | 选择性表达在不同淋巴系统恶性肿瘤上,可用于分型 | BU40 3F3 |
| CD₇₃ | Ecto-5'-nu-cleolidase | T 和 B 细胞亚群 | 在各种免疫缺陷病患者的淋巴细胞上严重缺乏 CD₇₈表达 | 1E9 AD2 |
| CD₇₄ | MHC Ⅱ类相关链(Ti) | 主要表达在细胞内,表面只有弱表达:B 细胞、单核/巨噬细胞 | | LM2 M-B741 BU43 |
| CDW₇₅ | | 成熟 B 细胞 | | LN1 OKB4 |

| CD | 别名 | 细胞分布 | 临床应用 | 单抗 |
|---|---|---|---|---|
| CDW₇₆ | 原先是 CD₇₆ | 成熟 B 细胞(强), T 细胞亚群 | | HD66 |
| CD₇₇ | BLA | 滤泡中心 B 细胞、Burkitt 淋巴瘤细胞 | | 3B.13 (BLA) |
| CDW₇₈ | 8a | B 细胞 | IgM 与 CDW₇₈ 交联可增强 B 细胞增殖 | FN1 Anti-Ba Leu21 |
| CD₇₉ₐ | Igα | B 细胞 | 胞浆内 CD₇₉有重要临床意义:因为它能够识别任何阶段的 B 细胞和肿瘤细胞 | HM47 HM57 |
| CD₇₉ᵦ | Igβ | B 细胞 | 胞浆内 CD₇₉有重要临床意义:因为它能够识别任何阶段的 B 细胞和肿瘤细胞 | CB3-1 B29 Igb |
| CD₈₀ | B7/BB1 | 激活 B 细胞和 T 细胞 | 同 CD₈₀ CDNA 传染黑色素瘤细胞可排斥体内小鼠黑色素瘤细胞系 | BB1 133 |
| CD₈₁ | TAPA-1 | T、B 细胞,单核细胞,NK 细胞,胸腺细胞,嗜酸性粒细胞 | | JS-81 ID6 5A6 |
| CD₈₂ | R2;1A4 | T 细胞,NK 细胞,单核细胞,粒细胞,血小板,内皮细胞 | | 4F9 1A4 |

| CD | 别名 | 细胞分布 | 临床应用 | 单抗 |
|---|---|---|---|---|
| $CD_{83}$ | HB15 | 激活的 T 和 B 细胞,郎格罕细胞,树突状细胞 | 鉴定和提取血中树突状细胞 | HB15a |
| $CDW_{84}$ | | 激活的 T 细胞和 B 细胞,单核/巨噬细胞,血小板 | | 2G7<br>152-1D5 |
| $CD_{85}$ | WMP55 | B 细胞,单核细胞,毛细胞白血病细胞 | 对毛细胞白血病及浆细胞肿瘤有鉴别诊断意义 | VMP55 |
| $CD_{86}$ | FUN-1 | 激活的 B 细胞,单核细胞 | | IT2.2<br>FUN-1<br>BU63 |
| $CD_{87}$ | UPA-R | 激活 T 细胞,单核/巨噬细胞,粒细胞 | 用流式细胞仪及免疫组化测定肿瘤细胞上的 UPA-R 可能有预后评定意义,高表达者预后差;测定血清及体液中可溶性 UPA-R 可作为炎症和肿瘤生长的标记 | VIM5<br>L21 |
| $CD_{88}$ | $C_{5a}R$ | 单核/巨噬细胞,粒细胞,肥大细胞 | | S5/1<br>W17/1 |
| $CD_{89}$ | IgAR | 单核/巨噬细胞,嗜中性粒细胞 | | A62<br>A59<br>My43 |

| CD | 别名 | 细胞分布 | 临床应用 | 单抗 |
|---|---|---|---|---|
| $CDW_{90}$ | ThY-1 | 造血祖细胞亚群,$CD_{34}^{+}$细胞亚群,脐带血细胞,胎肝细胞 | 分离人干细胞 | 5E10 |
| $CD_{91}$ | $\alpha_2$巨球蛋白受体 | 单核/巨噬细胞,各种非造血细胞 | 粒单细胞性白血病和肉瘤的免疫分型,确定代谢缺陷病 | A2MR$_\alpha$-2 |
| $CDW_{92}$ | P70 | 单核细胞,粒细胞,内皮细胞,血小板 | | VIM15 |
| $CD_{93}$ | | 粒细胞,单核细胞,内皮细胞 | | VIMD2 X2 |
| $CD_{94}$ | KP23 | 多数T细胞亚群,NK细胞 | 临床上检测NK细胞 | HP-3B1 |
| $CD_{95}$ | FAS;APO-1 | 广泛分布 | 分子本质可能与某些自身免疫性疾病及血液系肿瘤的发病机制有关 | DX2 anti-APO-1 anti-FAS |
| $CD_{96}$ | TACTILE | 激活的T细胞和NK细胞 | 临床上检测激活的T细胞及NK细胞 | G8.5 TH-111 |
| $CD_{97}$ | | 激活的T和B细胞,NK细胞,单核细胞,粒细胞 | | VIM3B |
| $CD_{98}$ | 4F2 | 激活的淋巴细胞,胸腺细胞,NK细胞,单核细胞,血小板 | | HI197 HIM6 4F2 KS-4 |

续表

| CD | 别名 | 细胞分布 | 临床应用 | 单抗 |
|---|---|---|---|---|
| CD$_{99}$ | MIC2；E2 | 白细胞 | | 12E7<br>Tu12 |
| CD$_{99}$R | | T、B细胞 | | HI170<br>HIT4<br>HI147 |
| CD$_{100}$ | BB18；A8 | T细胞，NK细胞，EB病毒转化的B细胞，单核细胞 | | A8<br>BB18 |
| CDW$_{101}$ | BB27；BA27 | T细胞亚群，巨噬细胞，粒细胞 | | BA27<br>BB27 |
| CD$_{102}$ | ICAM-2 | 淋巴细胞亚群，单核细胞，内皮细胞 | 作为内皮细胞免疫组化标记 | CBR-1C<br>2/1<br>6D5 |
| CD$_{103}$ | αE；HMC-1 | 黏膜上皮内淋巴细胞，T细胞亚群 | | LF61 |
| CD$_{104}$ | Integrin β$_4$ | 上皮细胞，Schwann细胞，神经元细胞 | | LM-A9<br>239-9B |
| CD$_{105}$ | Endoglin | 血管内皮细胞，合胞体滋养层细胞，原始红细胞，淋巴和粒系白血病细胞 | 可能有干扰TGFβ的作用；与血管性疾病有关 | 266<br>E-9 |
| CD$_{106}$ | VCAM-1 | 内皮细胞，骨髓基质细胞，巨噬细胞，树突状细胞 | | 1G11<br>STA |

| CD | 别名 | 细胞分布 | 临床应用 | 单抗 |
|---|---|---|---|---|
| CD$_{107a}$ | LAMP-1 | 存在于激活的血小板,黑色素细胞和树突状细胞的溶酶体内 | 检测血循环中激活的血小板 | H4A3<br>ED11 |
| CD$_{107b}$ | LAMP-2 | 存在于激活血小板的溶酶体内 | | H4B4 |
| CD$_{108}$ | | 淋巴细胞,某些基质细胞 | | MEM-121 |
| CDW$_{109}$ | 8A3;7D$_1$ | 激活的 T 细胞,内皮细胞,激活的血小板/巨噬细胞 | | 7D1<br>8A3 |
| CD$_{115}$ | M-CSFR | 单核细胞,巨噬细胞,造血祖细胞亚群 | | 7-7A3-14 |
| CDW$_{116}$ | GM-CSFR | 单核细胞,中性粒细胞,嗜酸性粒细胞,成纤维细胞,内皮细胞,郎格罕细胞 | | M5D12 |
| CD$_{117}$ | SCFR;<br>C-Kit | 造血祖细胞,胸腺细胞,肥大细胞,红细胞 | | 17F11<br>YB5.B8 |
| CD$_{118a}$ | IFNαR | 广泛分布 | | |
| CD$_{118b}$ | IFNβR | 广泛分布 | | |
| CDW$_{119}$ | IFNγR | 广泛分布(除外红细胞) | | GIR-208 |
| CD$_{120a}$ | TNFR | 广泛分布(除外红细胞和休止 T 细胞) | | htr-9<br>MR1-1 |

| CD | 别名 | 细胞分布 | 临床应用 | 单抗 |
|---|---|---|---|---|
| CD$_{120b}$ | TNFR | 造血细胞 | | htr-1<br>MR2-1 |
| CD$_{121a}$ | IL-1R I | 各种细胞 | | 6B5<br>4C1 |
| CD$_{121b}$ | IL-1R II | 各种细胞 | | HIL-1R2-M2 |
| CD$_{122}$ | IL-2R | 休止 T 细胞亚群,B 细胞,NK 细胞,单核细胞 | | Mik-$\beta_1$<br>Mik-$\beta_2$ |
| CD$_{123}$ | IL-3R | 造血祖细胞亚群 | | 9F5<br>7G3 |
| CDW$_{124}$ | IL-4R | 成熟淋巴细胞、造血祖细胞 | | ML-4R-M57 |
| CD$_{125}$ | IL-5R | 单核细胞,嗜酸性粒细胞、嗜碱性粒细胞 | | 2H3<br>9H10 |
| CD$_{126}$ | IL-6R | 激活的 B 细胞及浆细胞;单核细胞,粒细胞,上皮细胞 | | B-C22<br>PM-1 |
| CDW$_{127}$ | IL-7R | 成熟 T 细胞,前 B 细胞亚群,胸腺细胞,单核细胞,造血祖细胞 | | HIL-7R-M20 |
| CDW$_{128}$ | IL-8R | T 细胞亚群,单核细胞,粒细胞 | | B-F25<br>B-G20 |

| CD | 别名 | 细胞分布 | 临床应用 | 单抗 |
|---|---|---|---|---|
| CD$_{129}$ | 保留 | | | |
| CDW$_{130}$ | 9P130 | 广泛分布 | | AM64 |
| | | | | AM82 |

## 七、抗癌药物不良反应分级标准

| | | 0级 | Ⅰ级 | Ⅱ级 | Ⅲ级 | Ⅳ级 |
|---|---|---|---|---|---|---|
| 血液系统 | 血红蛋白(g/L) | ≥110 | 95~105 | 80~94 | 65~79 | <65 |
| | 白细胞(10$^9$/L) | ≥4.0 | 3~3.9 | 2.0~2.9 | 1.0~1.9 | <1.0 |
| | 粒细胞(10$^9$/L) | ≥2.0 | 1.5~1.9 | 1.0~1.4 | 0.5~0.9 | <0.5 |
| | 血小板(10$^9$/L) | ≥100 | 75~99 | 50~74 | 25~49 | <25 |
| | 出血 | 无 | 瘀点 | 轻度失血 | 明显失血 | 严重失血 |
| 肝脏及胃肠道 | 胆红素 | ≤1.25×N | (1.25~2.5)×N | (2.6~5)×N | (5.1~10)×N | ≥10×N |
| | AST、ALT | ≤1.25×N | (1.26~2.5)×N | (2.6~5)×N | (5.1~10)×N | ≥10×N |
| | AKP | ≤1.25×N | (1.26~2.5)×N | (2.6~5)×N | (5.1~10)×N | ≥10×N |
| | 口腔 | 无 | 红斑,疼痛 | 红斑,溃疡,可进干食 | 溃疡,仅能进流质 | 不能进食 |
| | 恶心、呕吐 | 无 | 恶心 | 暂时性呕吐 | 呕吐,需治疗 | 难控制的呕吐 |
| | 腹泻 | 无 | 暂时性(<2日) | 能耐受(>2日) | 不能耐受,需治疗 | 血性腹泻 |

续表

| | | 0级 | Ⅰ级 | Ⅱ级 | Ⅲ级 | Ⅳ级 |
|---|---|---|---|---|---|---|
| 肾及膀胱 | 尿素氮、血尿酸 | $\leq 1.25 \times N$ | $(1.25 \sim 2.5) \times N$ | $(2.6 \sim 5) \times N$ | $(5.1 \sim 10) \times N$ | $\geq 10 \times N$ |
| | 肌酐 | $\leq 1.25 \times N$ | $(1.25 \sim 2.5) \times N$ | $(2.6 \sim 5) \times N$ | $(5.1 \sim 10) \times N$ | $\geq 10 \times N$ |
| | 蛋白尿 | 无 | $+$,$<0.3g$ | $2+\sim 3+$ $(0.3 \sim 1)g$ | $4+$,$>1g$ | 肾病综合征 |
| | 血尿 | 无 | 镜下血尿 | 肉眼血尿 | 肉眼血尿,血块 | 泌尿道梗阻 |
| 肺 | | 无 | 症状轻微 | 活动后呼吸困难 | 安静时呼吸困难 | 需完全卧床 |
| 药源性发热 | | 无 | $<38℃$ | $38 \sim 40℃$ | $>40℃$ | 发热伴低血压 |
| 过敏性 | | 无 | 水肿 | 哮喘,需口服治疗 | 哮喘,需注射治疗 | 过敏性休克 |
| 皮肤 | | 无 | 红斑 | 干性脱屑,水泡,瘙痒 | 湿性皮炎,溃疡 | 剥脱性皮炎,坏死 |
| 头发 | | 无脱落 | 极少脱落 | 中度脱发,斑秃 | 完全脱发,可恢复 | 脱发,不可恢复 |
| 感染(详细部位) | | 无 | 轻度感染 | 中度感染 | 重度感染 | 重度感染,低血压 |

续表

| | | 0级 | Ⅰ级 | Ⅱ级 | Ⅲ级 | Ⅳ级 |
|---|---|---|---|---|---|---|
| 心脏 | 节律 | 正常 | 窦速,休息时心率>100次/min | 单灶PVC,房性心律失常 | 多灶性PVC | 室性心律不齐 |
| | 心功能 | 正常 | 无症状,但有异常心脏体征 | 有症状的心功能不足,但无需治疗 | 有症状的心功能不足,治疗有效 | 有症状的心功能不足,治疗无效 |
| | 心包炎 | 无 | 无症状心包积液 | 有症状但无需抽液 | 心包填塞需抽液 | 心包填塞需手术 |
| 神经系统 | 神志 | 清醒 | 暂时嗜睡 | 嗜睡,时间不少于清醒的50% | 嗜睡,时间超过清醒的50% | 昏迷 |
| | 周围神经 | 正常 | 感觉异常和(或)腱反射减退 | 严重感觉异常和(或)轻度无力 | 难耐受的感觉异常和(或)肌无力 | 瘫痪 |
| | 便秘 | 无 | 轻度 | 中度 | 腹胀 | 腹胀,呕吐 |
| 疼痛 | | 无 | 轻 | 中 | 重 | 难控制 |

此标准系 WHO 1981 年提出(Cancer 1981,47:207),迄今仍在肿瘤临床与科研中被广泛应用。

［注］N:正常值上限;便秘:不包括麻醉剂引起者;疼痛:仅限于抗癌药物治疗引起的疼痛。

# 八、缩略语表（病名、药名）

| | | |
|---|---|---|
| AA | Aplastic anemia | 再生障碍性贫血 |
| ADM | Adriamycin | 阿霉素 |
| AIEOP | Associazione Italiana Ematologia Oncologia Pediatrica | 意大利儿童血液学及癌症协会 |
| AL | Acute leukemia | 急性白血病 |
| ALCL | Anaplastic Large Cell Lymphoma | 间变性大细胞型淋巴瘤 |
| ALL | Acute lymphocytic leukemia | 急性淋巴细胞白血病 |
| Allo-BMT | Allogenetic Bone Marrow Transplantation | 异基因骨髓移植 |
| AML | Acute myelogenous leukemia | 急性髓细胞白血病 |
| AMoL | Acute monocytic leukemia | 急性单核细胞白血病 |
| ANC | Absolute neutrophil count | 中性粒细胞绝对计数 |
| ANNL | Acute non-Lymphocytic Leukemia | 急性非淋巴细胞白血病 |
| APL | Acute promyelocytic leukemia | 急性早幼粒细胞白血病 |
| Ara-C | Cytosine Arabinoside | 阿糖胞苷 |
| ATLS | Acute tumor lysis syndrome | 急性肿瘤细胞溶解综合征 |
| ATRA | All-trans Retinoic Acide | 全反式维甲酸 |
| AUL | Acute undifferentiated cell leukemia | 急性未分化细胞白血病 |
| BFM | Berlin-Frankfurt-Münster | 柏林-法兰克福-蒙斯特 |
| BLM | Bleomycin | 博来霉素 |
| BMT | Bone Marrow Transplantation | 骨髓移植 |
| BUS | Busulfan(myleran) | 白消安,马利兰 |
| CBP | Carboplatin | 卡铂 |
| CCNSA | Cell cycle non-specific agents | 细胞周期非特异性药物 |

| CCR | Continuous Complete Remission | 持续完全缓解 |
|---|---|---|
| CCSA | Cell cycle specific agents | 细胞周期特异性药物 |
| CCSG | Childrens Cancer Study Group | 儿童癌症研究组 |
| CD | Cluster Designation | 白细胞(簇)分化抗原 |
| CF | Citrovorum Factor | 甲酰四氢叶酸钙 |
| CML | Chronic Myelogenous leukemia | 慢性粒细胞白血病 |
| CMML | Chronic Myelo-Monocytic leukemia | 慢性粒-单细胞白血病 |
| CNSL | Central Nervous System leukemia | 中枢神经系统白血病 |
| CR | Complete Remission | 完全缓解 |
| CR1 | Complete Remission 1 | 第一次完全缓解 |
| CR2 | Complete Remission 2 | 第二次完全缓解 |
| CRT | Cranial radiation | 颅脑照射 |
| CsA | Cyclosiorin A | 环孢菌素 |
| CSF | Cerebrospinal Fluid | 脑脊液 |
| CTX | Cyclophosphamide | 环磷酰胺 |
| D-D | D-dimer | D-二聚体 |
| DDAVP | Desmopressin, Minirin | 去氨加压素,弥凝 |
| DDP | Cisplatin | 顺铂 |
| Dex | Dexamethasone | 地塞米松 |
| DFS | Disease Free survival | 无病存活期 |
| DHFR | Dihydrofolate reductase | 二氢叶酸还原酶 |
| DIC | Disseminated Intravenous Congulation | 弥漫性血管内凝血 |
| DNR | Daunorubicin | 柔红霉素 |
| EFS | Event free survival | 无病生存 |

| EGB | Eosinophilic Granuloma of Bone | 骨嗜酸细胞肉芽肿 |
|---|---|---|
| EL | Erytholeukemia | 红白血病 |
| EPI | Epirubicin | 表阿霉素 |
| FAB | French-American-British | 法国-美国-英国 |
| FCM | Flow cytometry | 流式细胞仪 |
| FFP | Fresh Frozen Plasma | 新鲜冰冻血浆 |
| G-CSF | Granulocyte-Colony-Forming Factor | 粒细胞集落刺激因子 |
| GM-CSF | Granulocyte/macrophage-Colony-Forming Factor | 粒-巨细胞集落刺激因子 |
| GVHD | Graft Versus Host Disease | 移植物抗宿主病 |
| GVL | Graft Versus Leukemia | 移植物抗白血病反应 |
| HCL | Hairy cell leukemia | 多毛细胞白血病 |
| HD | High-Dose, Hodgkin's Disease | 大剂量 霍奇金病 |
| HHRT | Homoharringtonine | 高三尖杉脂碱 |
| HLA | Human leukocyte antigen | 人类白细胞抗原 |
| HLA | Histocompatibility leukocyte antigen | 组织相容性白细胞抗原 |
| HR | High-risk | 高危(险)型 |
| HRT | harringtonine | 三尖杉脂碱 |
| HU | Hydroxyurea | 羟基脲 |
| IDA | Idarubicin | 去甲氧柔红霉素 |
| IFN | Interferon | 干扰素 |
| IFO | Ifosfamide | 异环磷胺 |
| IL-3 | Interlukin-3 | 白细胞介素-3 |
| INF | Intravenous infusion | 静脉输注 |

| IT | Intrathecal | 鞘内,鞘注 |
|---|---|---|
| L-ASP | L-Asparaginase | 左旋门冬酰胺酶 |
| LCH | Langerhans cell Histiocytosis | 郎格罕细胞组织细胞增生症 |
| LD | Low dose | |
| LR | Low-risk | 低危 |
| McAb | Monoclonal antibody | 单克隆抗体 |
| MDR | Multiple Drug Resistance | 多药耐药 |
| MDS | Myelodysplastic Syndrome | 骨髓增生异常综合征 |
| MeCCNU | Semustine | 甲环亚硝脲 |
| MH | Malignant Histiocytosis | 恶性组织细胞病 |
| MIT | Mitoxantrone | 米托蒽醌 |
| ML | Malignant Lymphoma | 恶性淋巴瘤 |
| MLL | Mixed lineage leukemia | 混合系白血病 |
| MPO | Myeloperoxidase | 髓过氧化物酶 |
| MRD | Minimal residual disease | 微小残留病 |
| 6-MP | 6-Mercaptopurine | 6-巯基嘌呤 |
| MTX | Methotrexate | 甲氨蝶呤 |
| NAP | Neutrophil Alkaline Phosphatase | 中性粒细胞碱性磷酸酶 |
| NB | Neuroblastoma | 神经母细胞瘤 |
| NHL | Non-Hodgkin's Lymphoma | 非霍奇金淋巴瘤 |
| NR | No Remission | 未缓解 |
| PBSCT | Periphearl Blood Stem Cell Transplantation | 外周血造血干细胞移植 |
| PCB | Procarbazine | 甲基苄肼 |

| Ph' | Philadelphia chromosome | 费城染色体 |
|---|---|---|
| Plt | Platelet | 血小板 |
| POG | Pediatric Oncology Group Study | 儿童癌症组 |
| POX | Peroxidase | 过氧化物酶 |
| PR | Partial Remission | 部分缓解 |
| Pred | prednisone | 强的松 |
| RA | Refractory Anemia | 难治性贫血 |
| RAEB | Refractory Anemia With Excessive Blasts | 难治性贫血伴原始细胞增多型 |
| RAEBT | Refractory Anemia With Excessive Blasts in Transformation | 难治性贫血伴原始细胞增多转化型 |
| RAS | Refractory Anemia With Sideroblasts | 伴环状铁粒幼细胞难治性贫血 |
| RNA | Ribonucleic acid | 核糖核酸 |
| SR-ALL | Standard risk acute lymphocytic leukemia | 标危型急性淋巴细胞白血病 |
| Syn-BMT | Syngeneic bone marrow transplatation | 同基因骨髓移植 |
| T-ALL | T-Acute Lymphocytic Leukemia | T急性淋巴细胞白血病 |
| TBI | Total Body Irradition | 全身照射 |
| TdT | Terminal deoxynucleotidyl transferase | 末端脱氧核苷转移酶 |
| 6-TG | 6-Trioguanine | 6-硫鸟嘌呤 |
| TIT | Triple intrathecal | 三联鞘注 |
| TL | Testis leukemia | 睾丸白血病 |
| TNF | Tumor Necrosis Factor | 肿瘤坏死因子 |

| VCR | Vincristine | 长春新碱 |
|---|---|---|
| VDS | Vindesine | 长春地辛 |
| VM-26 | Teniposide | 替尼泊苷,威猛 |
| VP-16 | Etoposide | 依托泊苷,足叶乙甙 |

（沈亦逵）